执业药师考试通关题库 2000 题系列丛书

总主编 吴正红 田 磊

执业药师考试通关题库 2000 题
药学专业知识一

主 编 吴正红 钟 毅
副主编 祁小乐 刘珊珊
编 委（按姓氏笔画排序）
　　　 刘珊珊 毕小玲 祁小乐
　　　 陈龙宝 吴正红 吴琼珠
　　　 钟 毅 曾伟民

全国百佳图书出版单位
中国中医药出版社
·北京·

图书在版编目（CIP）数据

执业药师考试通关题库2000题．药学专业知识（一）/吴正红，钟毅主编．—北京：中国中医药出版社，2022.4
ISBN 978－7－5132－7463－0

Ⅰ.①执⋯ Ⅱ.①吴⋯ ②钟⋯ Ⅲ.①药物学－资格考试－习题集 Ⅳ.① R192.8-44

中国版本图书馆 CIP 数据核字（2022）第 036458 号

中国中医药出版社出版
北京经济技术开发区科创十三街 31 号院二区 8 号楼
邮政编码　100176
传真　010-64405721
三河市同力彩印有限公司印刷
各地新华书店经销

开本 787×1092　1/16　印张 19.5　字数 599 千字
2022 年 4 月第 1 版　2022 年 4 月第 1 次印刷
书号　ISBN 978－7－5132－7463－0

定价　79.00 元
网址　www.cptcm.com

服 务 热 线　010-64405510
购 书 热 线　010-89535836
维 权 打 假　010-64405753

微信服务号　zgzyycbs
微商城网址　https://kdt.im/LIdUGr
官方微博　http://e.weibo.com/cptcm
天猫旗舰店网址　https://zgzyycbs.tmall.com

如有印装质量问题请与本社出版部联系（010-64405510）
版权专有　侵权必究

执业药师考试通关题库 2000 题系列丛书

编委会

总主编 吴正红　田　磊

编　委（按姓氏笔画排序）

王　虓	王　雪	王思琦	左玉霞
田　磊	田泾市	主雪华	冯　硕
毕小玲	刘　婷	刘珊珊	祁小乐
李　璇	杨　晨	吴正红	吴琼珠
吴紫珩	宋宜霏	张　峦	张　超
张伶俐	张咏馨	张雅洁	陈龙宝
季　鹏	周明旺	赵元晖	赵元骞
胡丽鸽	胡梦雅	钟　毅	高　欣
郭琛英	黄海琴	曹粟满	曾伟民
虞雅雯	蔡　鹏	潘　浩	

前　言

《执业药师考试通关题库2000题》系列丛书紧紧围绕最新版国家执业药师资格考试大纲要求，严格依据《国家执业药师考试指南》，由资深国家执业药师资格考试辅导专家合力编著而成。

该套丛书旨在帮助广大考生在全面复习教材基础上，通过强化练习，巩固所学教材内容，深入理解重点、难点问题，提高应考技能，达到快速、高效的复习效果。其主要特点如下：

1. 紧扣大纲，力求全面

本书编写过程中，根据新考纲中各章比重和题型新变化，精编试题，基本覆盖所有考点。考生只要把这套习题真正做完，弄懂，通过考试会非常轻松。

2. 针对性强，重点突出

本丛书紧扣大纲，针对大纲要求了解、掌握、熟悉的知识点进行了不同层次的强化训练，有助于考生全面、系统地巩固所学知识，迅速掌握考点，做到有的放矢、胸有成竹。

3. 模拟真题，精准解析

本丛书所载2000题可分为两部分，一部分为真题，另一部分为根据真题出题思路编写的"仿真题"。考生通过做这样的考题才能起到巩固知识，检查复习效果的目的。另外，本丛书所有考题均附有精准的答案和解析，以满足广大考生复习备考需求。

本套丛书凝聚了编者十余年的执业药师考前辅导经验，相信只要大家认真学习，在本丛书的帮助下一定能顺利通过执业药师资格考试。

编　者

2021年3月

目 录

第一章 药品与药品质量标准 ……………………………………………………………（1）
　　第一节　药物与药物制剂 …………………………………………………………（1）
　　第二节　药品质量标准与药品质量保证 …………………………………………（13）
第二章 常用的药物结构与作用 ……………………………………………………（27）
第三章 常用的药物结构与作用 ……………………………………………………（40）
　　第一节　中枢神经系统疾病用药 …………………………………………………（40）
　　第二节　外周神经系统疾病用药 …………………………………………………（49）
　　第三节　解热镇痛及非甾体抗炎药 ………………………………………………（61）
　　第四节　消化系统疾病用药 ………………………………………………………（69）
　　第五节　循环系统疾病用药 ………………………………………………………（76）
　　第六节　内分泌系统疾病用药 ……………………………………………………（90）
　　第七节　抗感染药 …………………………………………………………………（98）
　　第八节　抗肿瘤药 …………………………………………………………………（110）
第四章 口服制剂与临床应用 ………………………………………………………（118）
　　第一节　口服固体制剂 ……………………………………………………………（118）
　　第二节　口服液体制剂 ……………………………………………………………（126）
第五章 注射剂与临床应用 …………………………………………………………（135）
　　第一节　注射剂的基本要求与普通注射剂 ………………………………………（135）
　　第二节　微粒制剂与其他注射剂 …………………………………………………（143）
第六章 皮肤和黏膜给药途径制剂与临床应用 ……………………………………（147）
　　第一节　皮肤给药制剂 ……………………………………………………………（147）
　　第二节　黏膜给药途径制剂 ………………………………………………………（151）
第七章 生物药剂学与药物动力学 …………………………………………………（160）
　　第一节　生物药剂学 ………………………………………………………………（160）
　　第二节　药物动力学 ………………………………………………………………（169）
第八章 药物对机体的作用 …………………………………………………………（178）

答案与解析

第一章 药品与药品质量标准 ………………………………………………………（211）
　　第一节　药物与药物制剂 …………………………………………………………（211）

第二节　药品质量标准与药品质量保证 …………………………………………（217）
第二章　常用的药物结构与作用 ………………………………………………………（226）
第三章　常用的药物结构与作用 ………………………………………………………（233）
　　第一节　中枢神经系统疾病用药 …………………………………………………（233）
　　第二节　外周神经系统疾病用药 …………………………………………………（235）
　　第三节　解热镇痛及非甾体抗炎药 ………………………………………………（240）
　　第四节　消化系统疾病用药 ………………………………………………………（242）
　　第五节　循环系统疾病用药 ………………………………………………………（244）
　　第六节　内分泌系统疾病用药 ……………………………………………………（248）
　　第七节　抗感染药 …………………………………………………………………（251）
　　第八节　抗肿瘤药 …………………………………………………………………（255）
第四章　口服制剂与临床应用 …………………………………………………………（258）
　　第一节　口服固体制剂 ……………………………………………………………（258）
　　第二节　口服液体制剂 ……………………………………………………………（262）
第五章　注射剂与临床应用 ……………………………………………………………（266）
　　第一节　注射剂的基本要求与普通注射剂 ………………………………………（266）
　　第二节　微粒制剂与其他注射剂 …………………………………………………（269）
第六章　皮肤和黏膜给药途径制剂与临床应用 ………………………………………（272）
　　第一节　皮肤给药制剂 ……………………………………………………………（272）
　　第二节　黏膜给药途径制剂 ………………………………………………………（274）
第七章　生物药剂学与药物动力学 ……………………………………………………（278）
　　第一节　生物药剂学 ………………………………………………………………（278）
　　第二节　药物动力学 ………………………………………………………………（284）
第八章　药物对机体的作用 ……………………………………………………………（289）

第一章　药品与药品质量标准

第一节　药物与药物制剂

A 型题（最佳选择题，每题的备选答案中只有一个最佳答案）

1. 含有喹啉酮环母核结构的药物是

   A. 氨苄西林　　　　　　　　B. 环丙沙星 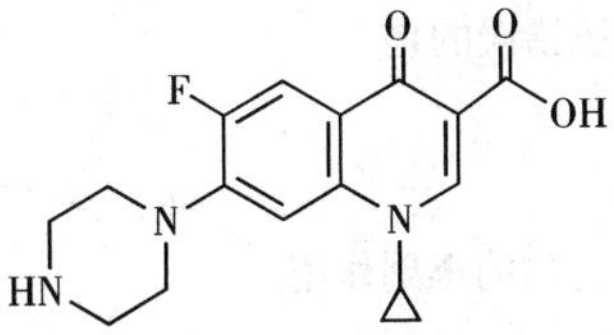　　　　　　　　C. 尼群地平

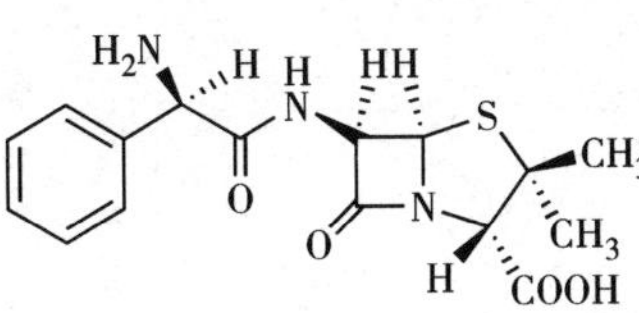

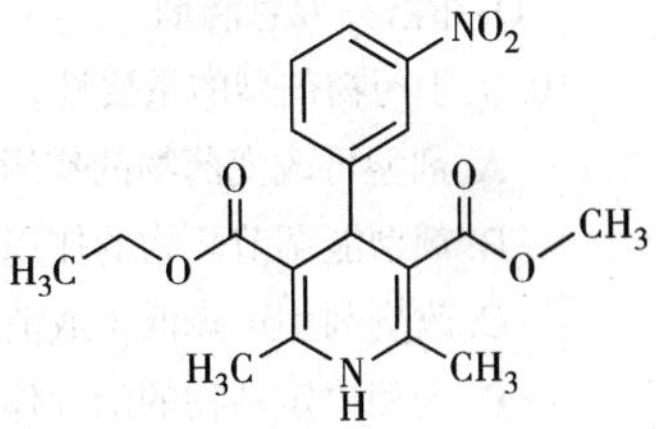

   D. 格列本脲 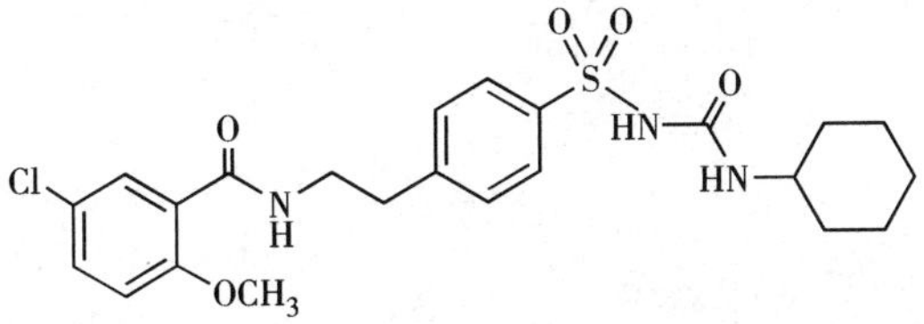　　　　　　　　　　　　　　　　　　　　　E. 阿昔洛韦

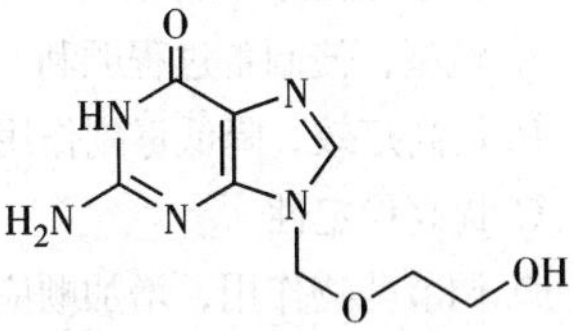

2. 阿昔洛韦 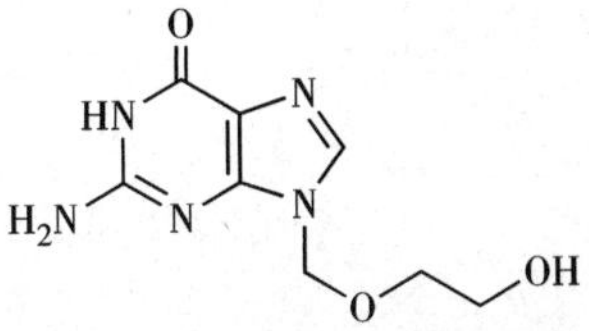　　　　　　　　　　的母核结构是

   A. 嘧啶环　　　　　　　　　B. 咪唑环　　　　　　　　　C. 鸟嘌呤环
   D. 吡咯环　　　　　　　　　E. 吡啶环

3. 可以进行注册和申请专利保护的药品名是

   A. 化学名　　　　　　　　　B. 商品名　　　　　　　　　C. 通用名
   D. 国际非专利药品名称（INN）　　　E. 俗名

4. 关于药品名的说法，正确的是

   A. 药品不能申请商品名

   B. 药品通用名可以申请专利和行政保护

   C. 药品化学名是国际非专利药品名称

   D. 制剂一般采用商品名加剂型名

   E. 药典中使用的名称是通用名

5. 含有喹啉酮环母核结构的药物是

A. 氨苄西林　　　　　　B. 环丙沙星　　　　　　C. 氢化可的松
D. 格列本脲　　　　　　E. 阿昔洛韦

6. 含有 1,4-二氢吡啶环结构的药物是
　A. 地西泮　　　　　　B. 萘普生　　　　　　C. 氯丙嗪
　D. 阿托伐他汀　　　　E. 尼群地平

7. 以下分类方法中，混悬型药物剂型属于
　A. 按给药途径分类　　B. 按分散系统分类　　C. 按制法分类
　D. 按形态分类　　　　E. 按药物种类分类

8. 舌下片剂属于
　A. 注射给药剂型　　　B. 呼吸道给药剂型　　C. 皮肤给药剂型
　D. 黏膜给药剂型　　　E. 腔道给药剂型

9. 属于非经胃肠道给药的制剂是
　A. 维生素 C 片　　　　B. 西地碘含片　　　　C. 盐酸环丙沙星胶囊
　D. 布洛芬混悬滴剂　　E. 氯雷他定糖浆

10. 关于药物剂型的重要性，其表述错误的是
　A. 剂型可改变药物的作用性质
　B. 剂型能调节药物的作用速度
　C. 改变剂型可降低（或消除）药物的毒副作用
　D. 剂型决定药物的治疗作用
　E. 剂型可影响疗效

11. 关于药用辅料的作用，其表述错误的是
　A. 赋型，使制备过程顺利
　B. 提高疗效，降低毒副作用
　C. 提高稳定性
　D. 调节药物作用，增加顺应性
　E. 有助于营销宣传

12. 下列哪项不属于物理变化引起的不稳定
　A. 乳剂的分层
　B. 水性液体的变色
　C. 浸出制剂贮存后产生沉淀
　D. 片剂崩解迟缓
　E. 混悬剂沉降

13. 制剂中药物的化学降解途径不包括
　A. 水解　　　　　　　B. 氧化　　　　　　　C. 异构化
　D. 结晶　　　　　　　E. 脱羧

14. 下列主要降解途径中，属于降解酚类药物的是
　A. 脱羧　　　　　　　B. 氧化　　　　　　　C. 水解
　D. 光学异构化　　　　E. 聚合

15. 易发生氧化的药物是
　A. 氯霉素　　　　　　B. 青霉素　　　　　　C. 头孢菌素类
　D. 巴比妥类　　　　　E. 水杨酸钠

16. 易发生水解的药物为

A. 酚类药物 B. 烯醇类药物 C. 杂环类药物
D. 磺胺类药物 E. 酯类与酰胺类药物

17. 不属于影响药物稳定性的环境因素是
A. 温度 B. pH C. 光线
D. 空气中的氧 E. 湿度

18. 关于药物制剂稳定性的说法，错误的是
A. 药物制剂稳定性主要研究药物制剂的物理稳定性
B. Arrhenius 方程是药物稳定性预测的主要理论依据
C. 药物制剂稳定性影响因素试验包括高温试验、高湿试验和强光照射试验
D. 加速试验是在超常试验条件下进行试验，以预测药品在常温条件下的稳定性
E. 长期试验为制定药物有效期提供依据

19. 为制剂的生产工艺、包装、贮存条件提供了科学依据的是
A. 影响因素试验 B. 加速试验 C. 长期试验
D. 经典恒温法 E. 装样试验

20. 离子强度对药物降解速度的影响表示为
A. $K=K_0+K_{H^+}[H^+]+K_{OH^-}[OH^-]$
B. $\lg K=\lg K_{H^+}-PH$
C. $\lg K=\lg K_{OH^-}+\lg K_w+PH$
D. $\lg K=\lg K_\infty-K'Z_AZ_B/\varepsilon$
E. $\lg K=\lg K_0+1.02Z_AZ_B\mu^{1/2}$

21. 常用的油溶性抗氧剂有
A. 硫脲 B. 半胱氨酸 C. BHT
D. 硫代硫酸钠 E. 亚硫酸氢钠

22. 适用于偏碱溶液的抗氧化剂是
A. 依地酸二钠 B. 氯化钠 C. 焦亚硫酸钠
D. 硫代硫酸钠 E. 盐酸

23. 一般药物的有效期是指
A. 药物降解 10% 所需要的时间
B. 药物降解 30% 所需要的时间
C. 药物降解 50% 所需要的时间
D. 药物降解 70% 所需要的时间
E. 药物降解 90% 所需要的时间

24. 某药的降解反应为一级反应，其反应常数 $K=0.0096$ 天$^{-1}$。其有效期 $t_{0.9}$ 为
A. 1 天 B. 5 天 C. 8 天
D. 11 天 E. 72 天

25. 关于药物制剂配伍变化叙述错误的是
A. 配伍变化包括物理学、化学与药理学方面的变化
B. 药学方面的配伍变化又称为疗效配伍变化
C. 药物配伍后在体内相互作用，产生不利于治疗的变化，属于疗效配伍禁忌
D. 物理配伍变化往往导致制剂出现产气现象
E. 易产生物理配伍变化的药物制剂，若改变制备条件可防止配伍变化的发生

26. 地西泮（安定）注射液与 5% 葡萄糖输液配伍时，析出沉淀的原因是

A. pH 改变 B. 盐析作用 C. 离子作用
D. 直接反应 E. 溶剂组成改变

27. 氨苄西林在含乳酸钠的复方氯化钠输液中 4 小时后损失 20%，是由于
    A. 溶剂组成改变 B. pH 改变 C. 离子作用
    D. 配合量 E. 混合顺序

28. 下列属于药物化学配伍变化中复分解产生沉淀的是
    A. 溴化铵与利尿药配伍产生氨气
    B. 麝香草酚与薄荷脑形成低共溶混合物
    C. 水杨酸钠在酸性药液中析出
    D. 高锰酸钾与甘油配伍发生爆炸
    E. 硫酸镁遇可溶性钙盐产生沉淀

29. 下列不属于化学配伍变化的是
    A. 变色 B. 分解破坏，疗效下降 C. 发生爆炸
    D. 乳滴变大 E. 产生降解物

30. 溴化铵与尿素配伍时会发生的变化是
    A. 沉淀 B. 变色 C. 产气
    D. 爆炸 E. 分解

31. 阿莫西林与克拉维酸配伍联用的目的是
    A. 利用协同作用，以增加疗效
    B. 提高疗效，减少或延缓耐药性
    C. 利用拮抗作用，以克服某些药物的不良反应
    D. 预防或治疗并发症或多种疾病
    E. 增加稳定性，延长药物有效期

32. 盐酸氯丙嗪注射液与异戊巴比妥钠注射液混合后产生沉淀的原因是
    A. 水解 B. pH 的变化 C. 还原
    D. 氧化 E. 聚合

33. 关于配伍变化的错误表述是
    A. 两种以上药物配合使用时，应该避免一切配伍变化
    B. 配伍禁忌指可能引起治疗作用减弱甚至消失，或导致毒副作用增强的配伍变化
    C. 配伍变化包括物理的、化学的和药理的三方面配伍变化
    D. 药理的配伍变化又称为疗效的配伍变化
    E. 药物相互作用包括药动学的相互作用和药效学的相互作用

34. 临床上药物可以配伍使用或者联合使用，若使用不当，可能出现配伍禁忌，下列药物配伍或者联合使用中，不合理的是
    A. 磺胺甲噁唑与甲氧苄啶联合应用
    B. 地西泮注射液与 0.9% 氯化钠注射液混合滴注
    C. 硫酸亚铁片与维生素 C 片同时使用
    D. 阿莫西林与克拉维酸联合使用
    E. 氨苄西林溶于 5% 葡萄糖注射液后在 4 小时内滴注

35. 下列不属于克服物理、化学配伍禁忌方法的是
    A. 改变药物的调配次序
    B. 调整处方组成

C. 阿莫西林与克拉维酸联用

D. 改变贮存条件

E. 调整溶液的 pH

36. 药品包装的作用不包括

    A. 阻隔作用　　　　　　B. 缓冲作用　　　　　　C. 标签作用

    D. 增效作用　　　　　　E. 商品宣传

37. 属于Ⅱ类药品包装材料的是

    A. 塑料输液瓶　　　　　B. 玻璃输液瓶　　　　　C. 固体药用塑料瓶

    D. 输液瓶铝盖　　　　　E. 铝塑组合盖

38. 下列不属于药剂学任务的是

    A. 新机械设备的研究与开发

    B. 新技术的研究与开发

    C. 新辅料的研究与开发

    D. 新剂型的研究与开发

    E. 新原料药的研究与开发

39. 生物药剂学研究中的剂型因素不包括

    A. 药物的理化性质　　　B. 药物的处方组成　　　C. 药物的剂型及用药方法

    D. 药物的疗效和毒副作用　E. 药物制剂的工艺过程

40. 不属于新药临床前研究内容的是

    A. 药效学研究　　　　　B. 一般药理学研究　　　C. 动物药动学研究

    D. 毒理学研究　　　　　E. 人体安全性评价研究

41. 临床药理研究不包括

    A. Ⅰ期临床试验　　　　B. Ⅱ期临床试验　　　　C. Ⅲ期临床试验

    D. Ⅳ期临床试验　　　　E. 动物实验

42. 临床药理学研究实验分为

    A. 3期　　　　　　　　B. 4期　　　　　　　　C. 5期

    D. 6期　　　　　　　　E. 10期

43. 新药Ⅳ期临床试验的目的是

    A. 在健康志愿者中检验受试药的安全性

    B. 在患者中检验受试药的不良反应发生情况

    C. 在患者中进行受试药的初步药效学评价

    D. 扩大试验，在300例患者中评价受试药的有效性、安全性、利益与风险

    E. 受试新药上市后在社会人群中继续进行安全性和有效性评价

44. 药物分析学研究的主要内容不包括

    A. 化学药物合成　　　　B. 药物结构确证　　　　C. 药品质量研究

    D. 药品稳定性研究　　　E. 药品上市质量监督

45. 关于药品玻璃容器特点的错误描述

    A. 良好的化学稳定性　　B. 良好的通气性　　　　C. 良好的耐热稳定性

    D. 易清洗消毒　　　　　E. 密封性能好

46. 下列属于Ⅰ类药包材的是

    A. 玻璃滴眼液瓶　　　　B. 塑料输液瓶　　　　　C. 安瓿

    D. 输液瓶天然胶塞　　　E. 玻璃口服液瓶

47. 将药物制成不同制剂的意义不包括
   A. 改变药物的作用性质
   B. 改变药物的构造
   C. 调节药物的作用速度
   D. 降低药物的不良反应
   E. 提高药物的稳定性

48. 关于药品有效期的说法正确的是
   A. 有效期可用加速试验预测，用长期试验确定
   B. 根据化学动力学原理，用高温试验按照药物降解1%所需的时间计算确定有效期
   C. 有效期按照药物降解50%所需时间进行推算
   D. 有效期按照 $t_{0.1}=0.1054/k$ 公式进行推算，用影响因素试验确定
   E. 有效期按照 $t_{0.9}=0.693/k$ 公式进行推算，用影响因素试验确定

B型题（配伍选择题，备选答案在前，试题在后，每题若干组，每组均对应同一组备选答案）

[1～3]
   A. 化学药
   B. 中药
   C. 生物制品
   D. 成品药
   E. 原料药

1. 通过化学方法得到的小分子药物为
2. 抗体、疫苗和重组蛋白质药物属于
3. 六味地黄丸属于

[4～6]
   A. 药品通用名
   B. 化学名
   C. 拉丁名
   D. 商品名
   E. 俗名

4. 对乙酰氨基酚属于
5. 泰诺属于
6. N-（4-羟基苯基）乙酰胺

[7～9]
   A. 孕甾烷
   B. 吩噻嗪环
   C. 二氢吡啶环
   D. 鸟嘌呤环
   E. 喹啉酮环

7. 阿昔洛韦 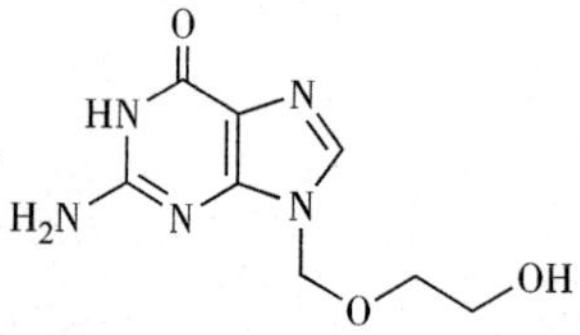 的母核结构是

8. 氢化可的松 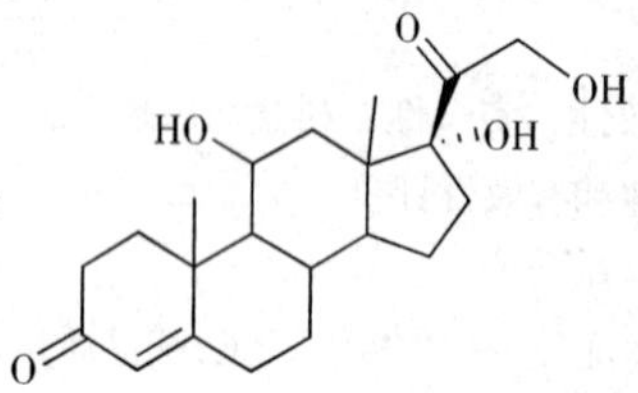 的母核结构是

9. 洛美沙星 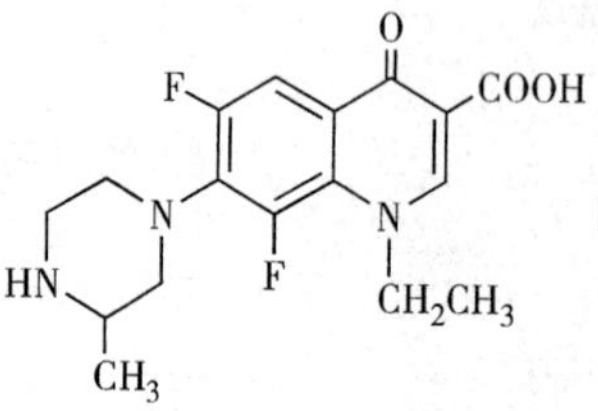 的母核结构是

[10～12]
A. 苯二氮䓬环　　　　　　B. 吩噻嗪环　　　　　　C. 萘环
D. 鸟嘌呤环　　　　　　　E. 喹啉酮环

10. 氯丙嗪 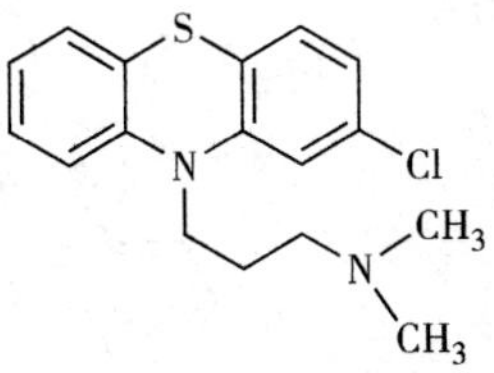 的母核结构是

11. 环丙沙星 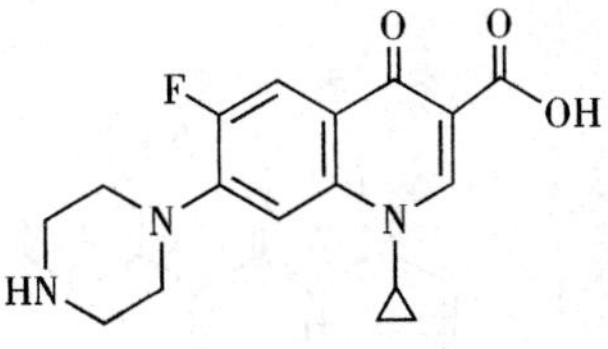 的母核结构是

12. 萘普生 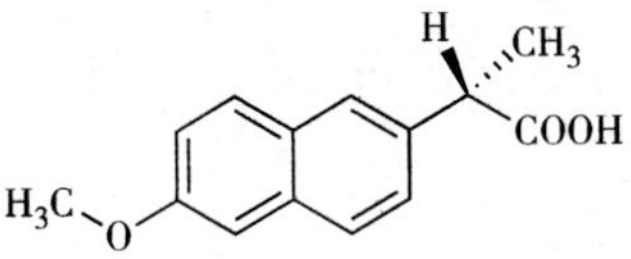 的母核结构是

[13～15]
A. 苯磺酰脲　　　　　　　B. 萘环　　　　　　　　C. 苯二氮䓬环
D. 吩噻嗪环　　　　　　　E. 1,4-二氢吡啶环

13. 尼群地平 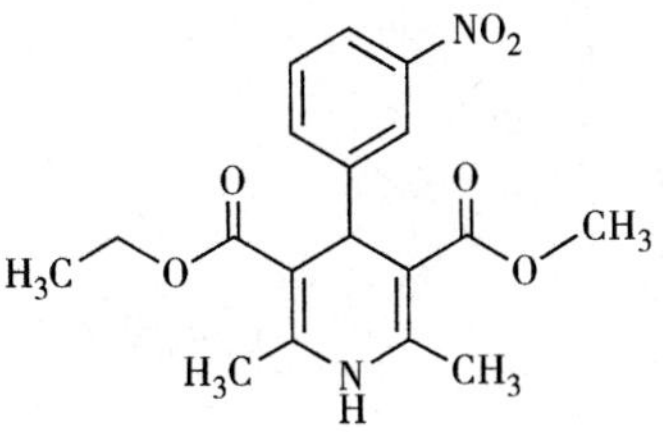 的母核结构是

14. 地西泮 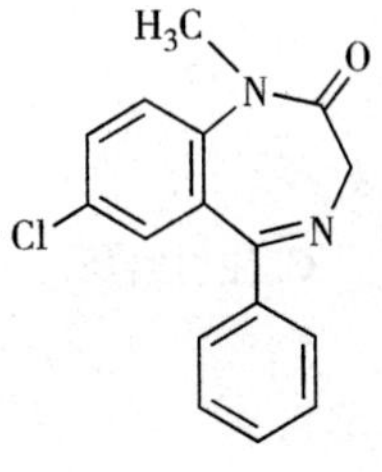 的母核结构是

15. 格列吡嗪 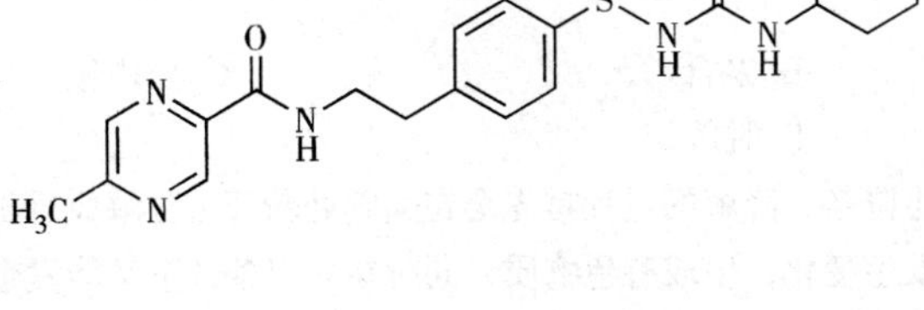 的母体结构是

[16～18]
A. 氨苄西林　　　　　　　B. 环丙沙星　　　　　　C. 阿托伐他汀

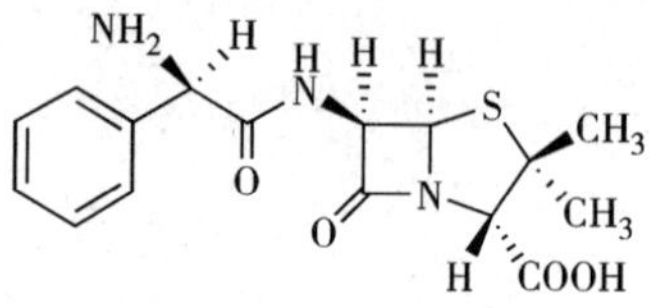

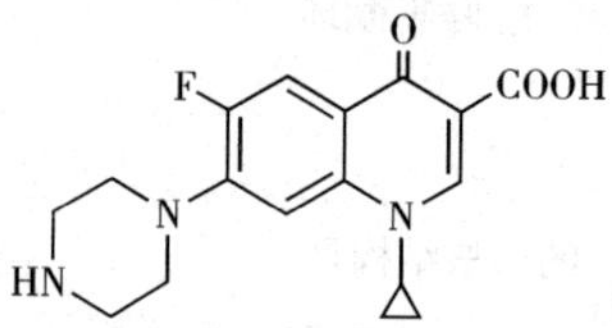

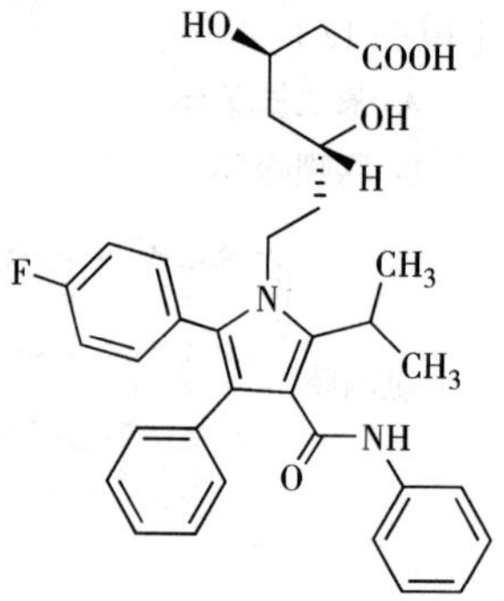

D. 普萘洛尔   E. 格列本脲

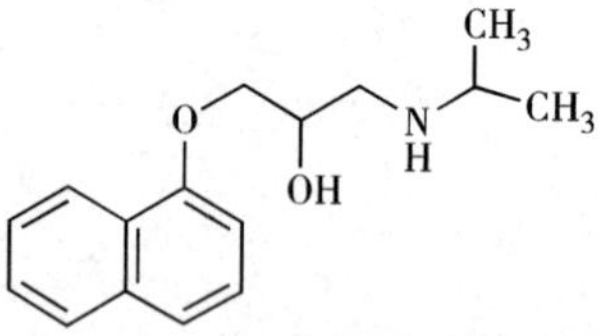

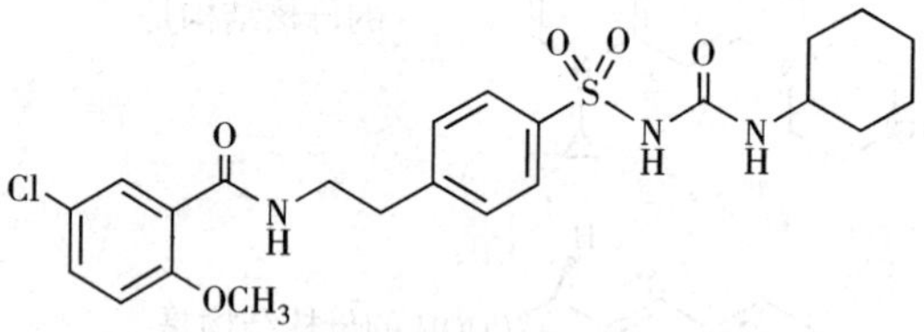

16. 含有萘环母核结构的药物是
17. 含有吡咯环母核结构的药物是
18. 含有β-内酰胺环母核结构的药物是

[19~20]
A. 商品名   B. 通用名   C. 化学名
D. 别名   E. 药品代码
19. 在药品名称中，国际非专利的药品名称是
20. 只能由该药品的拥有者和制造者使用的药品名称是

[21~22]
A. 注册商标   B. 商品名   C. 品牌名
D. 通用名   E. 制剂名
21. 药品名称"盐酸小檗碱"属于
22. 药品名称"盐酸小檗碱片"属于

[23~24]
A. 腔道给药   B. 黏膜给药   C. 注射给药
D. 皮肤给药   E. 呼吸道给药
23. 舌下片剂的给药途径属于
24. 滴眼剂的给药途径属于

[25~26]
A. 水解   B. 聚合   C. 异构化
D. 氧化   E. 脱羧

盐酸普鲁卡因在水溶液中易发生降解，降解的过程首先会在酯键处断开，分解成对氨基苯甲酸与二乙氨基乙醇。对氨基苯甲酸还可继续发生变化，生成有色物质，同时在一定条件下又能发生脱羧反应，生成有毒的苯胺。

25. 盐酸普鲁卡因在溶液中发生的第一步降解反应是
26. 盐酸普鲁卡因溶液发黄的原因是

[27~28]
　　A. 乳剂分层、混悬剂结晶生长、片剂溶出速度改变
　　B. 药物水解、结晶生长、颗粒结块
　　C. 药物氧化、颗粒结块、溶出速度改变
　　D. 药物降解、乳液分层、片剂崩解度改变
　　E. 药物水解、药物氧化、药物异构化
27. 三种现象均属于药物制剂化学稳定性变化的是
28. 三种现象均属于药物制剂物理稳定性变化的是

[29~33]
　　A. 强氧化剂与蔗糖　　　　　B. 维生素 B_{12} 和维生素 C　　　　C. 异烟肼与乳糖
　　D. 黄连素和黄芩苷　　　　　E. 溴化铵与利尿药
29. 能产生沉淀的配伍
30. 能产生分解反应的配伍
31. 能产生变色的配伍
32. 能发生爆炸的配伍
33. 能产生气体的配伍

[34~36]
　　A. 氨茶碱　　　　　　　　　B. 四环素类　　　　　　　　　C. 两性霉素 B
　　D. 甘露醇　　　　　　　　　E. 促皮质素
34. 葡萄糖溶液中，不宜加入的药物是
35. 在生理盐水和林格注射液中，均不宜加入的药物是
36. 不适于与其他注射液配伍的是

[37~39]
　　A. 药理学的配伍变化　　　　B. 给药途径的变化　　　　　　C. 适应证的变化
　　D. 物理学的配伍变化　　　　E. 化学的配伍变化
37. 将氯霉素注射液加入 5% 葡萄糖注射液中，氯霉素从溶液中析出属于
38. 多巴胺注射液加入 5% 碳酸氢钠溶液中，逐渐变成粉红色属于
39. 异烟肼合用香豆素类药物抗凝血作用增强属于

[40~43]
　　A. 铝或镀铝膜　　　　　　　B. PE　　　　　　　　　　　　C. PVC
　　D. 丁基橡胶　　　　　　　　E. 明胶
下列材料在药品包装容器中的作用：
40. 胶塞
41. 药用塑料瓶
42. 泡罩包装基材
43. 复合膜中间阻隔层

[44~45]
　　A. 注册商标　　　　　　　　B. 品牌名　　　　　　　　　　C. 商品名
　　D. 别名　　　　　　　　　　E. 通用名
44. 药品名称"盐酸黄连素"属于
45. 药品名称"盐酸小檗碱"属于

C型题（综合分析选择题，每题的备选答案中只有一个最佳答案）

[1～4]

稳定性研究是基于对原料药或制剂及其生产工艺的系统研究和理解，通过设计试验获得原料药或制剂的质量特性在各种环境因素的影响下随时间变化的规律，并据此为药品的处方、工艺、包装、贮存、运输条件和有效期的确定提供支持性信息。

1. 下列属于外界因素的是
   A. 广义酸碱催化的影响　　B. 金属离子的影响　　C. 离子强度的影响
   D. 表面活性剂的影响　　　E. 溶剂的影响下列

2. 关于pH影响的不正确表述是
   A. 药物的水解受H^+或OH^-催化，水解速度主要由pH决定
   B. pH较低，以H^+为主
   C. pH较高，以OH^-为主
   D. pH中间范围，与pH无关
   E. 确定最稳定的pH（PH_m）是溶液型制剂的处方设计中首先要解决的问题

3. 下列关于药物制剂稳定化方法的表述，错误的是
   A. 控制温度　　　　　　　B. 驱逐氧气　　　　　C. 改变溶剂
   D. 控制水分和湿度　　　　E. 加助溶剂

4. 药物稳定性试验方法中，根据考察结果确定样品有效期的是
   A. 高温试验　　　　　　　B. 高湿试验　　　　　C. 强光试验
   D. 加速试验　　　　　　　E. 长期试验

[5～8]

药品的包装系指选用适当的材料或容器，利用包装技术对药物制剂的半成品或成品进行分（灌）、封、装、贴签等操作，为药品提供质量保护、签订商标与说明的一种加工过程的总称。

5. 根据在流通领域中的作用，可将药品包装分为
   A. 内包装和外包装　　　　B. 商标和说明书　　　C. 保护包装和外观包装
   D. 纸质包装和瓶装　　　　E. 口服制剂包装和注射剂包装

6. 药品包装的作用不包括
   A. 阻隔作用　　　　　　　B. 缓冲作用　　　　　C. 方便应用
   D. 增强药物疗效　　　　　E. 商品宣传

7. 按使用方式，可将药品的包装材料分为
   A. 容器、片材、袋、塞、盖等
   B. 金属、玻璃、塑料等
   C. Ⅰ、Ⅱ、Ⅲ三类
   D. 液体和固体
   E. 普通和无菌

8. 下列不属于药品包装材料质量要求的是
   A. 材料的鉴别　　　　　　B. 材料的化学性能检查　　C. 材料的使用性能检查
   D. 材料的生物安全检查　　E. 材料的药理活性检查

[9～11]

按照《药品经营质量管理规范》的要求，对药品的采购、验收、储存、养护、销售运输、售后管理等环节都做出了规定。

9. 药品储存的相对湿度为

A. 25%～65%   B. 35%～75%   C. 25%～75%
D. 35%～65%   E. 25%～35%

10. 药品储存在冷处，指的是
   A. 2～10℃   B. 10～30℃   C. 10～15℃
   D. 15～20℃   E. 20～30℃

11. 垛与地面的间距不小于
   A. 5 cm   B. 10 cm   C. 20 cm
   D. 30 cm   E. 100 cm

X 型题（多项选择题，每题的备选答案中有 2 个或 2 个以上正确答案，少选或多选均不得分）

1. 关于药物的命名，描述正确的有
   A. 药物的名称包括药物的通用名、化学名和商品名
   B. 商品名又称品牌名，可暗示药物的疗效和用途，且应简易顺口
   C. 药品通用名也是药典中使用的名称
   D. 药品通用名也称为国际非专利药品名称
   E. 药物的化学名是根据其化学结构式来进行命名的

2. 关于药物的通用名，描述正确的是
   A. 对于同一个药品来讲，在不同的企业中可能有不同的通用名
   B. 也称为国际非专利药品名称（INN），是世界卫生组织推荐使用的名称
   C. 药学研究人员和医务人员使用的共同名称，一个药物只有一个药品通用名
   D. 不受专利和行政保护，是所有文献、资料、教材以及药品说明书中标明有效成分的名称
   E. 药品通用名也是药典中使用的名称

3. 下列属于来源于天然产物的药物是
   A. 化学合成药物
   B. 从天然产物中提取得到的有效单体
   C. 通过发酵方法得到的抗生素
   D. 半合成得到的天然药物和半合成抗生素
   E. 生物技术药物

4. 下列属于制剂的是
   A. 青霉素 V 钾片   B. 红霉素片   C. 甲硝唑注射液
   D. 维生素 C 注射液   E. 软膏剂

5. 按物质形态分类，剂型可分为
   A. 液体剂型   B. 溶液剂型   C. 气体剂型
   D. 固体剂型   E. 半固体剂型

6. 按分散系统分类，属于非均相制剂的有
   A. 低分子溶液   B. 混悬剂   C. 乳剂
   D. 高分子溶液   E. 溶胶剂

7. 下列关于剂型重要性的叙述正确的是
   A. 剂型可影响疗效
   B. 剂型能改变药物的作用速度
   C. 剂型可产生靶向作用
   D. 剂型能改变药物的作用性质
   E. 剂型能降低药物的不良反应

8. 药用辅料的作用有
   A. 赋型，使制备过程顺利进行
   B. 提高稳定性
   C. 提高疗效，降低毒副作用
   D. 调节药物作用
   E. 增加顺应性

9. 药物制剂中金属离子的主要来源有
   A. 容器
   B. 分析试剂
   C. 溶剂
   D. 制备用具
   E. 原辅料

10. 下列辅料中，属于抗氧剂的有
    A. 焦亚硫酸钠
    B. 硫代硫酸钠
    C. 依地酸二钠
    D. 半胱氨酸
    E. 亚硫酸氢钠

11. 提高药物稳定性的方法有
    A. 对水溶液不稳定的药物，制成固体制剂
    B. 为防止药物因受环境中的氧气、光线等影响，制成微囊或包合物
    C. 对遇湿不稳定的药物，制成包衣制剂
    D. 对不稳定的有效成分，制成前体药物
    E. 对生物制品，制成冻干粉制剂

12. 关于有效期的表述正确的有
    A. 直接标明有效期，如某药品的有效期为2017年10月5日，表明本品至2017年10月6日起便不得使用，国内多数药厂都用这种方法
    B. 直接标明有效期，如某药品的有效期为2017年10月5日，表明本品至2017年10月5日起便不得使用，国内多数药厂都用这种方法
    C. 直接标明失效期，如某药品的失效期为2017年10月5日，表明本品可使用至2017年10月4日，一些进口药品可见这种表示方法
    D. 直接标明失效期，如某药品的失效期为2017年10月5日，表明本品可使用至2017年10月5日，一些进口药品可见这种表示方法
    E. 标明有效期年限，可由批号推算，如某药品批号为20170504，有效期为3年，由批号可知本产品为2017年5月4日生产，有效期3年，表明本品可使用到2020年5月3日

13. 注射剂配伍变化的主要原因包括
    A. 混合顺序
    B. 离子作用
    C. 盐析作用
    D. 成分的纯度
    E. 溶剂组成改变

14. 配伍变化的处理方法有
    A. 改变贮存条件
    B. 改变调配次序
    C. 改变溶剂或添加助溶剂
    D. 调整溶液的pH值
    E. 改变有效成分或改变剂型

15. 药剂学研究的内容有
    A. 配制理论
    B. 处方设计
    C. 制备工艺
    D. 质量控制
    E. 合理应用

16. 毒理学的研究内容有
    A. 全身性用药的毒性试验
    B. 局部用药的毒性试验
    C. 特殊毒理研究
    D. 药物依赖性试验
    E. 药物稳定性试验

17. 新药的研究开发一般包括

A. 目标化合物的寻找和获得 B. 药效学筛选 C. 药学研究
D. 安全性评价 E. 临床研究

18. 药品质量评价的研究内容包括
A. 药物结构确证 B. 药品质量研究 C. 药品质量保障
D. 药品质量监督 E. 药品稳定性研究

19. 药用辅料的作用有
A. 使制剂成型 B. 使制备过程顺利进行 C. 降低药物毒副作用
D. 提高药物疗效 E. 提高药物稳定性

20. 阿司匹林药品质量标准收载的内容中，属于鉴别项的有
A. 本品为白色结晶或结晶性粉末；无臭或微带醋酸臭；遇湿气即缓缓水解
B. 本品在乙醇中易溶，在三氯甲烷或乙醚中溶解，在水或无水乙醚中微溶
C. 取本品约 0.1g，加水 10mL，煮沸，放冷，加三氯化铁试液 1 滴，即显紫堇色
D. 本品的红外光吸收图谱应与对照的图谱（光谱集 5 图）一致
E. 炽灼残渣不得过 0.1%（通则 0831）

第二节　药品质量标准与药品质量保证

A 型题（最佳选择题，每题的备选答案中只有一个最佳答案）

1. 关于《中国药典》最正确的说法是
A. 一部药物分析的书
B. 收载所有药物的法典
C. 一部药物词典
D. 我国制定的药品标准的法典
E. 我国中草药的法典

2. 在 2020 年版《中国药典》中通用的测定方法收载在
A. 目录部分 B. 凡例部分 C. 正文部分
D. 通则部分 E. 索引部分

3. 对《中国药典》中所用名词（例：试药、计量单位、温度等）做出解释的属药典哪一部分内容
A. 附录 B. 凡例 C. 制剂通则
D. 正文 E. 一般鉴别试验

4. 《中国药典》收载药品的中文名称为
A. 商品名 B. 法定名 C. 化学名
D. 英译名 E. 学名

5. 药品中文名称的命名应按照
A.《中国药典》规定 B. 中国药品法定名称 C. 中国药品通用名称
D. 中国药品专用名称 E. 国际非专利药品名

6. 药物的英文名应尽量采用世界卫生组织制定的
A. ChP B. INN C. CADN
D. BNF E. BHP

7. 在《中国药典》中通用的测定方法收载在
A. 目录部分 B. 凡例部分 C. 正文部分

D. 附录部分 E. 索引部分

8. JP 与 USP 的正文内容均不包括
   A. 作用与用途 B. 性状 C. 参与标准
   D. 贮藏 E. 确认试验

9. 药品质量标准中不属于性状项下的内容为
   A. 熔点 B. 吸收系数 C. 溶解性
   D. 外观、臭、味 E. 不溶性微粒

10. 《中国药典》采用符号 cm^{-1} 表示的计量单位名称是
    A. 长度 B. 体积 C. 波数
    D. 黏度 E. 密度

11. 《中国药典》采用的法定计量单位名称与符号中，密度为
    A. mm B. mL C. Pa
    D. cm^{-1} E. kg/m^3

12. 3n ≤ 300 时，取样的件数应为
    A. 每件取样 B. 10 C. 50
    D. $n^{1/2}+1$ E. $n^{1/2}/2+10$

13. 药物纯度合格是指
    A. 对患者无害 B. 绝对不存在杂质 C. 符合分析纯度的规定
    D. 含量符合药典的规定 E. 不超过该药物杂质限量的规定

14. 某药厂生产的维生素 C 要外销到英国，其质量的控制应根据
    A. 《中华人民共和国卫生部药品质量标准》
    B. 《中华人民共和国药典》
    C. 国际药典
    D. BP
    E. USP

15. 根据《中国药典》，精密量取 50 mL 某溶液时，宜选用
    A. 50 mL 量筒 B. 50 mL 移液管 C. 50 mL 滴定管
    D. 50 mL 量瓶 E. 100 mL 量筒

16. 测定旋光度时的测定温度为
    A. 15℃ B. 20℃ C. 25℃
    D. 30℃ E. 35℃

17. 《中国药典》规定"熔点"指
    A. 固体初熔时的温度
    B. 固体全熔时的温度
    C. 供试品在毛细管中收缩时的温度
    D. 固体熔化时自初熔至全熔时的一段温度
    E. 供试品在毛细管中开始局部液化时的温度

18. 关于熔点的说法，正确的是
    A. 液体药物的物理性质
    B. 不加供试品的情况下，按样品测定方法，同法操作
    C. 用对照品代替样品同法操作
    D. 用作药物的鉴别，也可反映药物的纯度

E. 可用于药物的鉴别、检查和含量测定

19. 《中国药典》收载的熔点测定方法有几种？测定易粉碎固体药品的熔点应采用哪一法？
    A. 2种，第一法　　　　　B. 4种，第二法　　　　　C. 3种，第一法
    D. 4种，第一法　　　　　E. 3种，第二法

20. 关于内服液体制剂标签的叙述，正确的是
    A. 药瓶标签为白底蓝字或黑字
    B. 药瓶标签为蓝底红字或黄字
    C. 药瓶标签为蓝底红字或黑字
    D. 药瓶标签为白底红字或黄字
    E. 药瓶标签为红底蓝字或黑字

21. 《中国药典》规定，贮藏项下的"冷处"是指
    A. 不超过20℃　　　　　B. 避光并不超过20℃　　　　　C. 0～5℃
    D. 2～10℃　　　　　　E. 10～30℃

22. 《中国药典》"阴凉处"是指
    A. 放在阴暗处，温度不超过2℃
    B. 放在阴暗处，温度不超过10℃
    C. 避光，温度不超过20℃
    D. 温度不超过20℃
    E. 放在室温避光处

23. 对《中国药典》规定的项目与要求的理解，错误的是
    A. 注射剂规格为"1 mL:10 mg"，是指每支装药量为1 mL，含有主药10 mg
    B. 片剂规格为"0.1g"，指的是每片中含有主药0.1g
    C. 贮藏条件为"密闭"，是指将容器密闭，以防止尘土及异物进入
    D. 贮藏条件为"遮光"，是指用不透光的容器包装
    E. 贮藏条件为"在阴凉处保存"，是指保存温度不超过10℃

24. 《中国药典》规定，称取某药2g系指
    A. 称取的重量可为1.5～2.5g
    B. 称取的重量可为1.95～2.05g
    C. 称取的重量可为1.95～2.005g
    D. 称取的重量可为1.995～2.005g
    E. 称取的重量可为1～3g

25. 《中国药典》规定，称"2.0g"是指称取
    A. 1.5～2.5g　　　　　B. 1.95～2.05g　　　　　C. 1.4～2.4g
    D. 1.995～2.005g　　　E. 1.94～2.06g

26. 《中国药典》规定，称"2.00g"系指
    A. 称取的重量可为1.5～2.5g
    B. 称取的重量可为1.95～2.05g
    C. 称取的重量可为1.95～2.005g
    D. 称取的重量可为1.995～2.005g
    E. 称取的重量可为1～3g

27. 药典规定取用量"约"若干时，系指取用量不得超过规定量的
    A. ±0.1%　　　　　　B. ±1%　　　　　　C. ±5%

D. ±10%　　　　　　　　E. ±2%

28. 《中国药典》规定取用量"约"1g时，系指取用量是

A. 0.9～1.1g　　　　　B. 0.9g　　　　　　　C. 1.10g

D. 1.0g　　　　　　　　E. 0.6g

29. 原料药含量百分数如未规定上限，系指不超过

A. 100.1%　　　　　　B. 101.0%　　　　　　C. 100.0%

D. 100%　　　　　　　E. 110.0%

30. 《中国药典》规定"精密称定"时，系指重量应准确至所取重量的

A. 百分之一　　　　　　B. 千分之一　　　　　　C. 万分之一

D. 百分之十　　　　　　E. 千分之三

31. 测得值与真实值接近的程度称

A. 精密度　　　　　　　B. 准确度　　　　　　　C. 定量限

D. 相对误差　　　　　　E. 偶然误差

32. 在测定条件有小的变动时，测定结果不受其影响的承受程度应是

A. 专属性　　　　　　　B. 耐用性　　　　　　　C. 准确度

D. 检测限　　　　　　　E. 重现性

33. 专属性是指

A. 有其他组分共存时，不用标准对照即可准确测得被测物含量的能力

B. 表示工作环境对分析方法的影响

C. 有其他组分共存时，该法对供试物能准确测定的最低值

D. 有其他组分共存时，该法对供试物能准确测定的最高值

E. 有其他组分共存时，分析方法能准确地测出被测组分的特性

34. 回收率属于药物分析方法验证指标中的

A. 精密度　　　　　　　B. 准确度　　　　　　　C. 检测限

D. 定量限　　　　　　　E. 线性与范围

35. 含量限度是指

A. 测得药物的最高量

B. 用规定的检测法测得药品中有效物质含量的限度

C. 测得药物的含量

D. 用法定方法测得药物含量的限度

E. 用规定的检测方法测得药物的准确含量

36. 化学分析法测定药物含量的特点是

A. 专属性强

B. 方便、快速

C. 称为含量测定或效价测定

D. 精密度高、准确度好

E. 与药物作用强度有很好的相关性

37. 滴定分析中，一般利用指示剂的突变来判断化学计量点的到达，在指示剂变色时停止滴定，这一点为

A. 化学计量点　　　　　B. 滴定分析　　　　　　C. 滴定终点

D. 滴定等当点　　　　　E. 滴定误差

38. 滴定分析中，滴定反应进行完全的一点称为

A. 等当点   B. 滴定分析   C. 化学计量点

D. 滴定终点   E. 滴定误差

39. 非水碱量法采用的指示剂是

A. 酚酞   B. 溴酚蓝   C. 淀粉

D. 结晶紫   E. 酚红

40. 《中国药典》所收载的亚硝酸钠滴定法中指示终点的方法是

A. 电位法   B. 永停法   C. 外指示剂法

D. 内指示剂法   E. 自身指示剂法

41. 铈量法中常用的滴定剂是

A. 碘   B. 高氯酸   C. 硫酸铈

D. 亚硝酸钠   E. 硫代硫酸钠

42. 红外光谱图中，$1650 \sim 1900\,cm^{-1}$ 处具有强吸收峰的基团是

A. 甲基   B. 羰基   C. 羟基

D. 氰基   E. 苯环

43. 根据 Lambert-Beer 定律，吸收度与浓度和光路长度之间的正确关系式是

A. $A=-lgT=-lg10/1=Ec$ B. $A=-lgT=-lg10/1=cl$ C. $A=lgT=-lg1/10=cl$

D. $A=lgT=-lg10/1=Ecl$ E. $A=-lgT=-lg1/10=Ec$

44. 检验记录作为实验的第一手资料

A. 应保存一年   B. 应妥善保存以备查   C. 待检验报告发出后可销毁

D. 待复合无误后可自行处理   E. 在必要时应做适当修改

45. "药品检验报告书"必须有

A. 送检人签名和送检日期   B. 检验者、送检者签名   C. 送检单位公章

D. 详细的实验记录   E. 检验者、复核者签名和负责人签名或盖章

46. 临床上，治疗药物检测常用的生物样品是

A. 全血   B. 血浆   C. 唾液

D. 尿液   E. 粪便

47. 高效液相中流动相极性大于固定相的称为

A. RP-HPLC   B. HPTLC   C. NP-HPLC

D. LLPC   E. HPCE

48. 放射免疫法与荧光免疫法的区别在于

A. 抗体不同   B. 亲和力不同   C. 标准抗原不同

D. 标记物不同   E. 原理不同

49. 表示生物样品测定方法准确度的是

A. 检测限   B. 定量限   C. 精密度

D. 线性范围   E. 回收率

50. 在色谱定量分析中，采用内标法的目的是

A. 提高灵敏度   B. 改善分离度   C. 改善精密度

D. 增加稳定性   E. 增加选择性

51. 表示生物介质中药物最低可测度的是

A. 检测限   B. 定量限   C. 线性范围

D. 最低检测浓度   E. 可信限

52. 一般在进行全项检验后，按质量标准出具检验报告，其"检验项目"项下应依次列出

A. 性状、鉴别、检查、含量测定
B. 性状、检查、鉴别、含量测定
C. 含量测定、性状、鉴别、检查
D. 检查、含量测定、性状、鉴别
E. 鉴别、性状、检查、含量测定

53. 非无菌药品被某些微生物污染后可能导致其活性降低，所以多数非无菌制剂需进行微生物限度检查，常用于药品微生物限度检查的方法是
A. 平皿法　　　　　　　　B. 铈量法　　　　　　　　C. 碘量法
D. 色谱法　　　　　　　　E. 比色法

54. 《中国药典》对药品质量标准中含量（效价）限度的说法，错误的是
A. 原料药的含量限度是指有效物质所占的百分比
B. 制剂含量限度一般用含量占标示量的百分率表示
C. 制剂效价限度一般用效价占标示量的百分率表示
D. 抗生素效价限度一般用重量单位（mg）表示
E. 原料药含量测定的百分比一般是指重量百分比

55. 临床治疗药物监测的前提是体内药物浓度的准确测定，在体内药物浓度测定中，如果抗凝剂、防腐剂可能与被监测的药物发生作用，并对药物浓度的测定产生干扰，则检测样品宜选择
A. 汗液　　　　　　　　　B. 尿液　　　　　　　　　C. 全血
D. 血浆　　　　　　　　　E. 血清

56. 某药物采用高效液相色谱法检测，药物响应信号强度随时间变化的色谱图及参数如下，其中可用于该药物含量测定的参数是

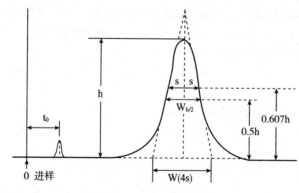

A. t_0　　　　　　　　　B. t_R　　　　　　　　　C. W
D. h　　　　　　　　　　E. σ

57. 《中国药典》收载的阿司匹林标准中，记载在"性状"项的内容是
A. 含量的限度　　　　　　B. 溶解度　　　　　　　　C. 溶液的澄清度
D. 游离水杨酸的限度　　　E. 干燥失重的限度

58. 《中国药典》规定氨茶碱为白色至微黄色的颗粒或粉末，易结块，在空气中吸收二氧化碳，并分解成茶碱。根据氨茶碱的性状，其贮存的条件应满足
A. 遮光，密闭，室温保存　B. 遮光，密封，室温保存　C. 遮光，密闭，阴凉处保存
D. 遮光，严封，阴凉处保存 E. 遮光，熔封，冷处保存

59. 阿司匹林遇湿气即缓慢水解，《中国药典》规定其游离水杨酸的允许限度是0.1%，适宜的包装与贮存条件规定

A. 避光、在阴凉处保存　　B. 遮光、在阴凉处保存　　C. 密封、在干燥处保存
D. 密闭、在干燥处保存　　E. 融封、在凉暗处保存

60. 在工作中欲了解化学药物制剂各剂型的基本要求和常规检查的有关内容,需查阅的是（ ）

A.《中国药典》二部凡例　　B.《中国药典》二部正文　　C.《中国药典》四部正文
D.《中国药典》四部通则　　E.《临床用药须知》

61. 关于药典的说法,错误的是

A. 药典是记载国家药品标准的主要形式
B.《中国药典》二部不收载化学药品的用法与用量
C.《美国药典》与《美国国家处方集》合并出版,英文缩写为 USP-NF
D.《英国药典》不收载植物药和辅助治疗药
E.《欧洲药典》收载有制剂通则,但不收载制剂品种

B 型题（配伍选择题,备选答案在前,试题在后,每题若干组,每组均对应同一组备选答案）

[1～2]

A. BP　　B. USP　　C. ChP
D. EP　　E. LF

1.《美国药典》的缩写是
2.《欧洲药典》的缩写是

[3～5]

A. 1.5～2.5g　　B. ±10%　　C. 1.95～2.05g
D. 百分之一　　E. 千分之一

3.《中国药典》规定"称定"时,指称取重量应准确至所取重量的
4. 取用量为"约"若干时,指该量不得超过规定量的
5. 称取"2g"指称取重量可为

[6～10]

A. kPa　　B. Pas　　C. mm^2/s
D. cm^{-1}　　E. μm

6. 波数
7. 压力
8. 运动黏度
9. 动力黏度
10. 长度

[11～12]

A. 极易溶解　　B. 易溶　　C. 极微溶解
D. 几乎不溶或不溶　　E. 微溶

11. 溶质 1g（mL）能在溶剂不到 1 mL 中溶解,称为
12. 溶质 1g（mL）在溶剂 10000 mL 中不能完全溶解,称为

[13～14]

A. 用作色谱测定的内标物质
B. 配制标准溶液的标准物质
C. 用于生物检定、抗生素或生化药品含量或效价测定的标准物质
D. 浓度准确已知的标准溶液
E. 用于鉴别、检查、含量测定的标准物质（按干燥品计算后使用）

13. 标准品
14. 对照品

[15～19]
　A. 有效性检查　　　　　　B. 均一性检查　　　　　　C. 纯度检查
　D. 安全性检查　　　　　　E. 测定含量

15. 含氟有机药物"含氟量"的检查
16. 片剂含量均匀度检查是
17. 药品中杂质的检查是
18. 原料药中重金属的检查是
19. 注射液中热原的检查是

[20～24]
　A. 百分吸收系数　　　　　B. 比旋度　　　　　　　　C. 折光率
　D. 熔点　　　　　　　　　E. 沸点

20. $[\alpha]_D^t$ 表示
21. n_D^t 表示
22. $E_{1cm}^{1\%}$ 表示
23. mp 表示
24. bp 表示

[25～28]
　A. 色谱定性分析　　　　　B. 柱效计算　　　　　　　C. 色谱定量分析
　D. 色谱分离度　　　　　　E. 色谱峰对称性

25. 两峰保留时间与半峰宽
26. 峰面积
27. 半峰宽
28. 保留时间

[29～33]
　A. 结晶紫　　　　　　　　B. 碘化钾 - 淀粉　　　　　C. 荧光黄
　D. 酚酞　　　　　　　　　E. 邻二氮菲

下列各指示液分别与哪些滴定方法相对应

29. 亚硝酸钠法
30. 吸附指示剂法
31. 非水碱量法
32. 酸碱滴定法
33. 铈量法

[34～36]
　A. 高氯酸滴定液　　　　　B. 亚硝酸钠滴定液　　　　C. 氢氧化钠滴定液
　D. 硫酸铈滴定液　　　　　E. 硝酸银滴定液

以下药物含量测定所使用的滴定液是

34. 盐酸普鲁卡因
35. 苯巴比妥
36. 地西泮

[37～38]
A. 溶出度　　　　　　　B. 热原　　　　　　　　C. 重量差异
D. 含量均匀度　　　　　E. 干燥失重
37. 在药品质量标准中，属于药物安全性检查的项目是
38. 在药品的质量标准中，属于药物有效性检查的项目是

[39～41]
A. 265nm　　　　　　　B. 273nm　　　　　　　C. 271nm
D. 245nm　　　　　　　E. 259nm

布洛芬的 0.4% 氢氧化钠溶液的紫外吸收光谱如下图所示：

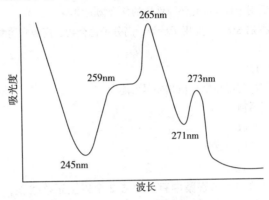

39. 在布洛芬溶液的紫外吸收光谱中，除 273 nm 外，最大吸收波长是
40. 在布洛芬溶液的紫外吸收光谱中，肩峰的波长是
41. 在布洛芬溶液的紫外吸收光谱中，除 245 nm 外，最小吸收波长是

C 型题（综合分析选择题，每题的备选答案中只有一个最佳答案）

[1～3]
某药厂生产的一批左氧氟沙星片，规格为 0.1g，批号 20141002，共 1600 盒，有效期 2 年。于 2015 年 2 月 10 日进行销售发货，发货前进行检验

1. 该检验类型属于
   A. 出厂检验　　　　　　B. 委托检验　　　　　　C. 抽查检验
   D. 复核检验　　　　　　E. 进口药品检验

2. 该药品的有效期至
   A. 2016 年 10 月 1 日　　B. 2016 年 10 月 2 日　　C. 2016 年 10 月 3 日
   D. 2016 年 9 月 30 日　　E. 2016 年 11 月 1 日

3. 检查前应进行取样，取样量为
   A. 40　　　　　　　　　B. 31　　　　　　　　　C. 30
   D. 26　　　　　　　　　E. 21

[4～7]
体内药物分析旨在通过各种分析手段，了解药物在体内的数量与质量变化，获得药物动力学的各种参数、药物在体内的生物转化、代谢方式和途径等信息

4. 不属于体内药物分析特点的是
   A. 干扰杂质多
   B. 对分析方法的灵敏度和专属性要求不高
   C. 样品量少

D. 要求较快提供结果（临床用药监护、中毒解救等）
E. 要有可以进行复杂样品分析的设备

5. 不属于影响液－液提取因素的是
   A. 水相 pH
   B. 提取溶剂
   C. 离子强度
   D. 有机相和水相体积
   E. 药物的剂型

6. 利用 HPLC 检测体内样品，常用检测器表述错误的是
   A. 紫外检测器最常用，用于具有 π–π 共轭及 N–π 共轭结构的化合物
   B. 光电二极管阵列检测器 DAD，多用于无紫外吸收的化合物
   C. 荧光检测器 FD，用于能产生荧光或其衍生物能发荧光的物质
   D. 电化学检测器，适用于具有氧化还原性质的化合物的检测
   E. 蒸发光散射检测器 ELSD，主要用于糖类、高分子化合物、高级脂肪酸、氨基酸等无紫外吸收的化合物

7. 不属于内标选择原则的是
   A. 内标物的保留时间应与待测物 t_R 值相差尽可能大
   B. 内标与被测物为同系物
   C. 内标与被测物结构相似
   D. 内标与被测物理化性质相似
   E. 内标与被测物相差一个化学元素

X 型题（多项选择题。每题的备选答案中有 2 个或 2 个以上正确答案，少选或多选均不得分）

1. 药品标准正文内容，除收载有名称、结构式、分子式、分子量与性状外，还载有
   A. 鉴别
   B. 检查
   C. 含量测定
   D. 药动学参数
   E. 不良反应

2. 《中国药典》规定的标准品是指
   A. 用于鉴别、检查、含量测定的标准物质
   B. 除另有规定外，均按干燥品（或无水物）进行计算后使用
   C. 用于抗生素效价测定的标准物质
   D. 用于生化药品中含量测定的标准物质
   E. 由国务院药品监督管理部门指定的单位制备、标定和供应

3. 制定药品质量标准应遵循以下原则
   A. 必须坚持质量第一的原则
   B. 制定质量标准要有针对性
   C. 检验方法的选择，应根据"准确、灵敏、简便、快速"的原则
   D. 制定质量标准要有广泛性
   E. 质量标准中限度的规定，在保证药品质量的前提下，根据生产所能达到的实际水平来制定

4. 关于《美国药典》说法正确的是
   A. 缩写是 USP
   B. USP 与 NF 合并出版
   C. USP-NF 的基本内容包括凡例、通则和标准正文
   D. USP 收载有原料药和剂型的标准
   E. NF 收载药用辅料的标准与 NF 合并出版

5. 《中国药典》的基本结构包括
   A. 凡例
   B. 正文
   C. 附录

D. 目录　　　　　　　　　　E. 索引
6. 对照品系指
   A. 自行制备、精制、标定后使用的标准物质
   B. 由国务院药品监督管理部门指定的单位制备、标定和供应
   C. 按效价单位（或 μg）计
   D. 均按干燥品（或无水物）进行计算后使用
   E. 均应附有使用说明书、质量要求、使用有效期和装量等
7. 标准品系指
   A. 用于生物检定的标准物质
   B. 用于抗生素含量或效价测定的标准物质
   C. 用于生化药品的质量或效价测定的标准物质
   D. 用于校正检定仪器性能的标准物质
   E. 用于鉴别、杂质检查的标准物质
8. 药品质量标准分析方法验证指标包括
   A. 准确度与精密度　　　B. 线性与范围　　　C. 专属性
   D. 检测限　　　　　　　E. 定量限
9. 在药物分析中，精密度是表示该法的
   A. 正确性
   B. 重现性
   C. 专属性
   D. 一组测量值彼此符合的程度
   E. 测量值与真值接近的程度
10. 药品质量标准的主要内容有
    A. 贮藏　　　　　　　　B. 类别　　　　　　C. 含量测定
    D. 鉴别、检查　　　　　E. 名称
11. 性状在药品检验中化学鉴别法有
    A. 颜色反应　　　　　　B. 沉淀反应　　　　C. 气体生成反应
    D. 焰火反应　　　　　　E. 红外光谱药物的熔点
12. 药物的熔点是
    A. 能鉴别药物的真伪　　B. 反映药物的黏度　　C. 是物理常数
    D. 是化学常数　　　　　E. 反映药物的纯度
13. 下列酸碱指示剂中在酸性区域变色的有
    A. 溴甲酚绿　　　　　　B. 甲基橙　　　　　　C. 甲基红
    D. 酚酞　　　　　　　　E. 百里酚酞
14. 可用非水碱量法测定含量的药物有
    A. 地西泮　　　　　　　B. 肾上腺素　　　　　C. 硫酸阿托品
    D. 水杨酸二乙胺　　　　E. 马来酸氯苯那敏
15. 氧化还原法中常用的滴定液是
    A. 碘滴定液　　　　　　B. 硫酸铈滴定液　　　C. EDTA 滴定液
    D. 亚硝酸钠滴定液　　　E. 硝酸银滴定液
16. 下列属于氧化还原滴定法的是
    A. 碘量法　　　　　　　B. 溴量法　　　　　　C. 铈量法

D. 铬酸钾法 E. 亚硝酸钠滴定法

17. 亚硝酸钠滴定法中，可用于指示终点的方法有

   A. 自身指示剂法 B. 酸碱指示剂法 C. 永停法

   D. 外指示剂法 E. 内指示剂法

18. 采用亚硝酸钠法测定含量的药物有

   A. 苯巴比妥 B. 盐酸丁卡因 C. 苯佐卡因

   D. 醋氨苯砜 E. 盐酸去氧肾上腺素

19. 属于药品监督管理行政机构的有

   A. 国家药品监督管理局（NMPA）

   B. 中国食品药品检定研究院

   C. 省、自治区、直辖市药品监督管理局

   D. 地区、市药品监督管理局

   E. 县、县级市药品监督管理局

20. 药品质量监督检验的类型有

   A. 抽查性检验和委托检验 B. 注册检验 C. 国家检验

   D. 进口检验 E. 复验

21. 药品质量标准分析方法验证内容

   A. 准确度

   B. 精密度（包括重复性、中间精密度和重现性）

   C. 专属性

   D. 检测限和定量限

   E. 线性范围和耐用性

22. 药品检验报告是对药品质量做出的技术鉴定，规范的检验报告应做到

   A. 依据准确，数据无误

   B. 结论明确，文字简洁

   C. 书写清晰，格式规范

   D. 每份检验报告可填写同厂家、同品种、同检验项目的三批次样品数据

   E. 每份检验报告可填写同厂家、不同品种、同检验项目的三批次样品数据

23. 检验原始记录是出具检验报告的依据，是对实际操作的真实记录，是进行技术总结和科学研究的原始资料，为保证药品检验工作的科学性和规范化，检验原始记录必须做到

   A. 完整 B. 真实 C. 不得涂改

   D. 检验人签名 E. 送检人签名

24. 检验人员在检验前，应注意检验样品的标签（标识或说明书）与所填检验卡（表）的内容是否相符，并逐一填写、核对以下信息

   A. 检品的编号、品名和规格

   B. 检品的批号和有效期

   C. 检品的来源和检验目的

   D. 收样检验的日期

   E. 样品的数量（含检验数量、留样数量）

25. 以下为左氧氟沙星的部分报告书，其中合格的项目有

检验项目	标准	检验结果
液相色谱	主峰保留时间应与对照品的一致	主峰保留时间与对照品的一致
紫外光谱	应在 226～294 nm 波长处有最大吸收，在 263 nm 波长处有最小吸收	在 226～294 nm 波长处有最大吸收，在 263 nm 波长处有最小吸收
杂质 A	≤ 0.3%	0.3%
其他单杂	≤ 0.3%	0.2%
其他总杂	≤ 0.7%	0.8%
含量测定	标示量为 90.0%～110.0%	110.0%

  A. 紫外光谱   B. 杂质 A   C. 其他单杂
  D. 其他总杂   E. 含量测定

26. 属于体内药物分析方法学研究的稳定性试验内容有
  A. 长期贮存稳定性   B. 短期室温稳定性   C. 冷冻 – 解冻稳定性
  D. 贮备液稳定性   E. 流动相稳定性

27. 影响血药浓度的因素有
  A. 机体因素
  B. 病理因素
  C. 遗传因素（代谢酶活性差异）
  D. 药物因素
  E. 环境因素

28. 体内药物检测常用的生物样本有
  A. 血液   B. 尿液   C. 唾液
  D. 粪便   E. 病理组织

29. 关于非无菌药品的微生物限度标准正确表述的是
  A. 非无菌药品的微生物限度标准是基于药品的给药途径和对患者健康潜在的危害以及药品的特殊性而制定的
  B. 用于手术、严重烧伤、严重创伤的局部给药制剂应符合无菌检查法规定
  C. 在需氧菌总数、霉菌和酵母菌总数标准中 101cfu 表示可接受的最大菌数为 20
  D. 在需氧菌总数、霉菌和酵母菌总数标准中 102cfu 表示可接受的最大菌数为 200
  E. 在需氧菌总数、霉菌和酵母菌总数标准中 103cfu 表示可接受的最大菌数为 2000

30. 临床治疗药物的药动学参数通常基于血药浓度的获得，常用的检测血药浓度的方法有
  A. 红外分光光度法（IR）
  B. 薄层色谱法（TLC）
  C. 酶免疫法（ELISA）
  D. 高效液相色谱法（HPLC）
  E. 液相色谱 – 质谱联用法（LC–MS）

31. 关于生物利用度测定中分析方法的基本要求，叙述正确的是
  A. 首选色谱法
  B. 特异性要求能测定出原形药物和代谢产物的总含量即可
  C. 检测限至少能检测出 3～5 个半衰期样品中的浓度
  D. 绝对回收率要求在 90%～100% 之间

E. 标准曲线应覆盖高浓度范围，低浓度范围可以外推

32. 依据检验目的不同，药品检验可分为不同的类别。关于药品检验的说法中正确的有

A. 委托检验系药品生产企业委托具有相应检测能力并通过资质认定或认可的检验机构对本企业无法完成的检验项目进行检验

B. 抽查检验系国家依法对生产、经营和使用的药品按照国家药品标准进行抽查检验

C. 出厂检验系药品检验机构对药品生产企业要放行出厂的产品进行的质量检验

D. 复核检验对抽验结果有异议时，由药品检验仲裁机构对有异议的药品进行再次抽检

E. 进口药品检验系对于未获得《进口药品注册证》或批件的进口药品进行的检验

第二章 常用的药物结构与作用

A 型题（最佳选择题，每题的备选答案中只有一个最佳答案）

1. 酸类药物成酯后，其理化性质的变化是
   A. 脂溶性增大，易离子化
   B. 脂溶性增大，不易通过生物膜
   C. 脂溶性增大，刺激性增加
   D. 脂溶性增大，易吸收
   E. 脂溶性增大，与碱性药物的作用强

2. 药物与受体形成不可逆复合物的键合形式是
   A. 疏水键和氢键
   B. 电荷转移复合物
   C. 偶极相互作用力
   D. 共价键
   E. 范德华力和静电引力

3. 利多卡因在体内代谢如下，其发生的第 I 相生物转化反应是

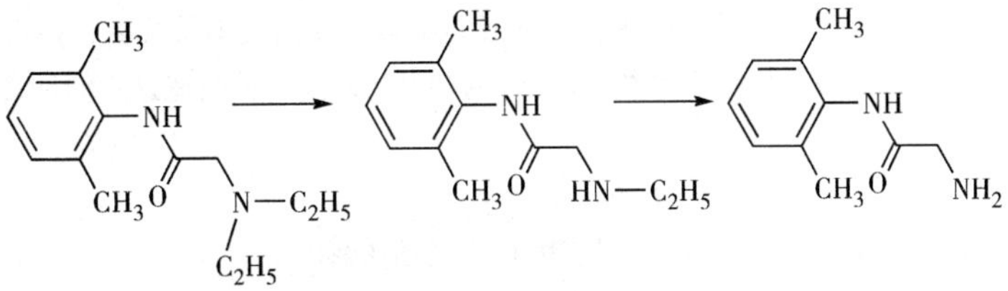

   A. $O-$ 脱烷基化
   B. $N-$ 脱烷基化
   C. $N-$ 氧化
   D. $C-$ 环氧化
   E. $S-$ 氧化

4. 下列不属于第 I 相生物转化官能团化反应的是
   A. 氧化反应
   B. 还原反应
   C. 水解反应
   D. 羟基化反应
   E. 乙酰化结合反应

5. 不属于葡萄糖醛酸结合反应的类型是
   A. $O-$ 葡萄糖醛苷化
   B. $C-$ 葡萄糖醛苷化
   C. $N-$ 葡萄糖醛苷化
   D. $S-$ 葡萄糖醛苷化
   E. $P-$ 葡萄糖醛苷化

6. 磺酰胺类利尿药与碳酸酐酶结合的键合方式是
   A. 疏水键
   B. 氢键
   C. 离子偶极键
   D. 范德华力
   E. 共价键

7. 有机药物多数为弱酸或弱碱，在体液中只能部分解离，解离的形式与非解离的形式同时存在于体液中。当 $pKa=pH$ 时，分子型和离子型药物所占的比例分别为
   A. 90% 和 10%
   B. 10% 和 90%
   C. 50% 和 50%
   D. 33.3% 和 66.7%
   E. 66.7% 和 33.3%

8. 抗疟药氯喹与生物大分子的键合方式是
   A. 疏水键
   B. 氢键
   C. 离子偶极键
   D. 范德华引力
   E. 电荷转移复合物

9. 胃液酸性强，弱酸性药物容易在胃中吸收。下列药物容易在胃中吸收的是
   A. 氨苯砜　　　　　　　B. 地西泮　　　　　　　C. 胍乙啶
   D. 奎宁　　　　　　　　E. 阿司匹林

10. 羟甲基戊二酰辅酶A还原酶抑制剂的药效团是
    A. 嘧啶环　　　　　　　B. 吲哚环　　　　　　　C. 3，5-二羟基羧酸
    D. 六氢萘　　　　　　　E. 吡咯环

11. 下列结构改变的方法能增加水溶性的是
    A. 引入卤素原子　　　　B. 引入硫原子　　　　　C. 引入烃基
    D. 将羟基换成烷氧基　　E. 引入羟基

12. 下列哪个药物在胃中不易吸收
    A. 茶碱　　　　　　　　B. 麻黄碱　　　　　　　C. 阿司匹林
    D. 苯巴比妥　　　　　　E. 咖啡因

13. 药物的解离度与生物活性的关系正确的是
    A. 增加解离度，离子浓度上升，活性增强
    B. 增加解离度，离子浓度下降，活性增强
    C. 增加解离度，不利吸收，活性下降
    D. 增加解离度，有利吸收，活性增强
    E. 合适的解离度，有最大活性

14. 环己巴比妥属于中时效巴比妥类药物，改造成为海索比妥使其不易解离，在生理pH环境下未解离的分子形式占90.91%，口服后大约10分钟内即可生效。这种改造是受何种官能团影响
    A. 烃基　　　　　　　　B. 卤素　　　　　　　　C. 羟基
    D. 羧酸　　　　　　　　E. 酯

15. 氟奋乃静的安定作用比奋乃静强，这是受何种官能团的影响
    A. 羟基　　　　　　　　B. 卤素　　　　　　　　C. 氨基
    D. 羧酸　　　　　　　　E. 醚键

16. 下列哪种官能团可与重金属作用生成不溶性的盐，且含有该官能团的化合物可作为解毒药
    A. 羟基　　　　　　　　B. 卤素　　　　　　　　C. 巯基
    D. 羧酸　　　　　　　　E. 氨基

17. 下列药物可与重金属作用生成不溶性的盐，可作为解毒药的是
    A. 环己巴比妥　　　　　B. 海索比妥　　　　　　C. 氟奋乃静
    D. 二巯丙醇　　　　　　E. 奋乃静强

18. 含有下列哪种官能团的药物在脂-水交界处定向排布，易于通过生物膜
    A. 酯　　　　　　　　　B. 卤素　　　　　　　　C. 醚
    D. 羧酸　　　　　　　　E. 酰胺

19. 经常将羧酸制成下列哪种官能团的前药，既可增加药物吸收，又可降低药物的酸性，减少对胃肠道的刺激性
    A. 酯　　　　　　　　　B. 卤素　　　　　　　　C. 醚
    D. 磺酸　　　　　　　　E. 酰胺

20. 具有下列哪种官能团的药物易与生物大分子形成氢键，增强与受体的结合能力
    A. 酯基　　　　　　　　B. 羟基　　　　　　　　C. 氨基
    D. 磺酸　　　　　　　　E. 酰胺

21. 因干扰心肌细胞K^+通道，引发致死性尖端扭转型室性心动过速，导致药源性心律失常，被美国

FDA 从市场撤回，并建议修改说明书的药物是
A. 罗非昔布 B. 伐地昔布 C. 红霉素
D. 特非那啶 E. 氯丙嗪

22. 吗啡 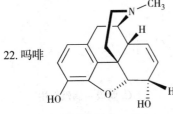 可以发生的第Ⅱ相代谢反应是

A. 氨基酸结合反应 B. 葡萄糖醛酸结合反应 C. 谷胱甘肽结合反应
D. 乙酰化结合反应 E. 甲基化结合反应

23. 药物分子与机体生物大分子相互作用的方式有共价键合和非共价键合两大类，以共价键合方式与生物大分子作用的药物是
A. 美法仑 B. 美洛昔康 C. 雌二醇

D. 乙胺丁醇 E. 卡托普利

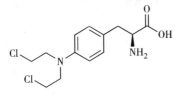 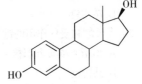

24. 具有儿茶酚胺结构的药物极易被儿茶酚-O-甲基转移酶（COMT）代谢发生甲基化反应。下列药物中不发生 COMT 代谢反应的药物是
A. 肾上腺素 B. 多巴酚丁胺 C. 沙丁胺醇

D. 多巴胺 E. 异丙肾上腺素

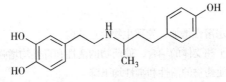 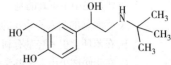

25. 普鲁卡因在体内与受体之间存在多种结合形式，结合模式如图所示，图中 B 区域的结合形式是

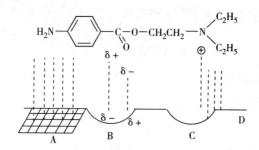

A. 氢键作用 B. 离子－偶极作用 C. 偶极－偶极作用
D. 电荷转移作用 E. 疏水性相互作用

26. 下列键合形式属于不可逆结合形式的是
    A. 范德华力 B. 氢键 C. 疏水键
    D. 电荷转移复合物 E. 共价键

27. 烷化剂类抗肿瘤药物环磷酰胺与 DNA 中鸟嘌呤碱基的键合类型是
    A. 共价键 B. 范德华力 C. 氢键
    D. 疏水键 E. 偶极相互作用力

28. 美沙酮和受体作用的键合类型是
    A. 离子－偶极和偶极－偶极相互作用
    B. 共价键
    C. 氢键
    D. 静电引力
    E. 电荷转移复合物

29. 对映异构体之间产生相反活性的药物是
    A. 氯苯那敏 B. 普罗帕酮 C. 哌西那朵
    D. 甲基多巴 E. 氯胺酮

30. 手性药物两个对映体分别起不同治疗作用和毒副作用的是
    A. 萘普生 B. 氟卡尼 C. 哌西那朵
    D. 氨己烯酸 E. 氯胺酮

31. 下列叙述中不正确的是
    A. 磺酸基的引入使药物的水溶性增加，导致生物活性减弱
    B. 在苯环上引入羟基有利于和受体的结合，使药物的活性和毒性均增强
    C. 在脂肪链上引入羟基常使药物的活性和毒性均下降
    D. 季铵类药物不易通过血脑屏障，没有中枢作用
    E. 酰胺类药物和受体的结合能力下降，活性降低

32. 下列叙述中哪一条是不正确的
    A. 对映异构体间可能会产生相同的药理活性和强度
    B. 对映异构体间可能会产生相同的药理活性，但强度不同
    C. 对映异构体间可能一个有活性，另一个没有活性
    D. 对映异构体间不会产生相反的活性
    E. 对映异构体间可能会产生不同类型的药理活性

33. 含芳环的药物主要发生以下哪种代谢
    A. 还原代谢 B. 氧化代谢 C. 脱羟基代谢

D. 开环代谢　　　　　　　　　　E. 水解代谢

34. 含芳环药物的氧化代谢产物主要是以下哪一种
    A. 环氧化合物　　　　B. 酚类化合物　　　　C. 二羟基化合物
    D. 羧酸类化合物　　　E. 醛类化合物

35. 氯霉素产生毒性的主要原因是
    A. 在体内代谢生成有毒性的代谢产物
    B. 生物利用度低，临床使用剂量大
    C. 能对体内生物大分子进行烷基化
    D. 化学性质不稳定，带入少量有毒性的杂质
    E. 不易代谢，在体内发生蓄积

36. 奥沙西泮是地西泮在体内的活性代谢产物，主要是在地西泮的结构上发生了哪种代谢变化
    A. 1 位 N- 脱甲基
    B. 3 位碳原子羟基化
    C. 1 位 N- 脱甲基，3 位碳原子羟基化
    D. 1 位 N- 脱甲基，2' 位碳原子羟基化
    E. 3 位和 2' 位碳原子同时羟基化

37. 关于舒林酸在体内代谢的叙述哪一条是最准确的
    A. 生成无活性的硫醚代谢物
    B. 生成有活性的硫醚代谢物
    C. 生成无活性的砜类代谢物
    D. 生成有活性的砜类代谢物
    E. 生成有活性的硫醚代谢物和无活性的砜类代谢物

38. 氯霉素产生毒性的主要根源在于其在体内发生了哪一种代谢
    A. 硝基还原为氨基　　　B. 苯环上引入羟基
    C. 苯环上引入环氧　　　D. 酰胺键发生水解
    E. 二氯乙酰侧链氧化成酰氯

39. 驱虫药阿苯哒唑经下列哪种代谢后活性提高而发挥驱虫作用
    A. S- 脱烷基　　　　B. S- 氧化生成亚砜　　　　C. 氧化脱硫代谢
    D. 氧化成砜　　　　　E. 还原成硫醚

40. 镇咳药可待因在体内约有 10% 的药物经代谢生成吗啡，长期和大量服用可待因也会产生成瘾性的不良后果。此代谢为
    A. O- 脱烷基　　　　B. 醇氧化为醛　　　　C. 醇氧化为酮
    D. 醛氧化为酸　　　　E. 酮还原为醇

41. 当多卤代烃如氯仿在体内代谢生成酰卤或光气时，下列哪种结合反应可以解毒
    A. 葡萄糖醛酸与酰卤代谢物结合
    B. 谷胱甘肽与酰卤代谢物结合
    C. 氨基酸与酰卤代谢物结合
    D. 硫酸与酰卤代谢物结合
    E. 酰卤代谢物甲基化

42. 新生儿在使用氯霉素时，容易引起"灰婴综合征"，这是由于新生儿
    A. 不能使氯霉素和葡萄糖醛酸形成结合物而排出体外
    B. 不能使氯霉素和谷胱甘肽形成结合物而排出体外

C. 不能使氯霉素和氨基酸形成结合物而排出体外

D. 不能使氯霉素和硫酸形成结合物而排出体外

E. 不能使氯霉素发生乙酰化结合反应

43. 下列哪种反应一般是体内外来物的去活化反应

   A. 与葡萄糖醛酸的结合反应　　B. 甲基化结合反应　　C. 与氨基酸的结合反应

   D. 与谷胱甘肽的结合反应　　E. 乙酰化结合反应

44. 不能使亲水性增加、极性增加的结合反应是

   A. 与葡萄糖醛酸的结合反应

   B. 甲基化结合后生成季铵盐的反应

   C. 与氨基酸的结合反应

   D. 与谷胱甘肽的结合反应

   E. 乙酰化结合反应

45. 酯类和酰胺类药物发生的最常见的代谢途径是

   A. 氧化　　B. 还原　　C. 水解

   D. 羟基化　　E. 乙酰化

46. 6-甲基硫嘌呤在体内代谢如下，其发生的第Ⅰ相生物转化反应是

   A. S-脱烷基　　B. S-氧化生成亚砜　　C. 氧化脱硫代谢

   D. 氧化成砜　　E. 还原成硫醚

47. 将胺类药物制成酰胺，其药物作用的改变是

   A. 易与受体形成氢键　　B. 空间位阻增大　　C. 碱性提高

   D. 解离度增加　　E. 水溶性增加

48. 关于药物物理、化学性质的说法，错误的是

   A. 弱酸性药物在酸性胃液中解离度低，易在胃中吸收

   B. 药物的脂溶性越高，在体内的吸收越好

   C. 药物的脂水分配系数值用于衡量药物的脂溶性

   D. 由于肠道比胃的 pH 高，所以弱碱性药物在肠道中比在胃中容易吸收

   E. 由于体内不同部位 pH 不同，所以同一药物在体内不同部位的解离度不同

49. 下列以共价键方式结合的抗肿瘤药物为

   A. 尼群地平　　B. 乙酰胆碱　　C. 氯喹

   D. 环磷酰胺　　E. 普鲁卡因

50. 人体胃液的 pH 值为 0.9～1.5，下面最易吸收的药物是

   A. 奎宁（弱碱 pKa 8.0）　　B. 卡那霉素（弱碱 pKa 7.2）　　C. 地西泮（弱碱 pKa 3.4）

   D. 苯巴比妥（弱酸 pKa 7.4）　　E. 阿司匹林（弱酸 pKa 3.5）

51. 属于药物代谢第Ⅱ相反应的是

   A. 氧化　　B. 羟基化　　C. 水解

   D. 还原　　E. 乙酰化

52. 下列以共价键方式结合的抗肿瘤药物为

A. 尼群地平 B. 乙酰胆碱 C. 氯喹
D. 环磷酰胺 E. 普鲁卡因

53. 碱性药物的解离度与药物的 pKa 和体液 pH 的关系式为：$\log[B]/[HB^+]$=pH–pKa。某药物的 pKa=8.4，在 pH=7.4 的生理条件下，以分子形式存在的比率为

A. 1% B. 10% C. 50%
D. 90% E. 99%

54. 阿托伐他汀是羟甲戊二酰辅酶 A 还原酶抑制剂，其发挥此作用的必需药效团是

A. 异丙基 B. 吡咯环 C. 氟苯基
D. 3,5-二羟基戊酸结构片段 E. 酰苯胺基

55. 手性药物有不同的对应异构体，不同的异构体有不同的活性，一个异构体具有麻醉作用，另一个异构体具有中枢兴奋作用，该药物是

A. 苯巴比妥 B. 米安色林 C. 氯胺酮
D. 依托咪啉 E. 普鲁卡因

56. 根据生物药剂学分类系统，属于第Ⅳ类低水溶性、低渗透性的药物是

A. 双氯芬酸 B. 吡罗昔康 C. 阿替洛尔
D. 雷尼替丁 E. 酮洛芬

57. 拟胆碱药氯贝胆碱与 M 胆碱受体的键合类型为

A. 离子键 B. 离子–偶极相互作用 C. 电荷转移复合物
D. 范德华力 E. 金属离子络合物

58. 离子-偶极，偶极-偶极相互作用通常见于

A. 胺类化合物 B. 羰基化合物 C. 芳香环
D. 羟基化合物 E. 巯基化合物

59. 主要参与酯类和酰胺类药物代谢的酶是

A. 过氧化酶 B. 多巴胺 β-单加氧酶 C. 单胺氧化酶
D. 还原酶 E. 水解酶

60. 药物进入体内后，"一药一靶"是理想状态，但往往很难实现，不少情况是"一药多靶"，药物与非治疗靶标结合，产生治疗作用以外的生物活性。ACEI 抑制血管紧张素转化酶的同时也阻断了缓激肽的分解，增加呼吸道平滑肌分泌前列腺素、慢反应物质以及神经肽 A 等，导致一系列不良反应。其中发生率较高的不良反应是

A. 血压过低 B. 血钾过多 C. 干咳
D. 皮疹 E. 味觉障碍

61. 因 COX-2 有关的前列腺素 PGI_2 产生受阻而与 COX-1 有关的血栓素 TXA_2 合成不受影响，破坏了 TXA_2 和 PGI_2 的平衡，从而引发血管栓塞事件而撤出市场的药物是

A. 罗非昔布 B. 塞来昔布 C. 特非那定
D. 罗红霉素 E. 培哚普利

B 型题（配伍选择题，备选答案在前，试题在后，每题若干组，每组均对应同一组备选答案）

[1~2]

A. 渗透效率 B. 溶解速率 C. 胃排空速率
D. 解离度 E. 酸碱度

生物药剂学分类系统根据药物溶解性和肠壁渗透性的不同组合，将药物分为 4 类：

1. 阿替洛尔属于第Ⅲ类，是高水溶性、低渗透性的水溶性分子药物，其体内吸收取决于
2. 卡马西平属于第Ⅱ类，是低水溶性、高渗透性的亲脂性分子药物，其体内吸收取决于

[3~5]
A. 共价键
B. 氢键
C. 离子-偶极和偶极-偶极相互作用
D. 范德华引力
E. 疏水性相互作用

3. 乙酰胆碱与受体作用形成的主要键合类型是
4. 烷化剂环磷酰胺与DNA碱基之间形成的主要键合类型是
5. 碳酸与碳酸酐酶结合形成的主要键合类型是

[6~9]
A. 丙氧酚　　　　　B. 依托咪啉　　　　　C. 异丙嗪
D. 甲基多巴　　　　E. 氯苯那敏

6. 对映异构体产生相反活性的药物是
7. 对映异构体没有活性的药物是
8. 对映异构体产生不同类型药理活性的药物是
9. 对映异构体产生相同的药理活性，但强弱不同的药物是

[10~11]
A. 氧化反应　　　　B. 重排反应　　　　　C. 卤代反应
D. 甲基化结合反应　E. 脱水反应

10. 第Ⅰ相生物转化代谢中发生的反应是
11. 第Ⅱ相生物结合代谢中发生的反应是

[12~14]
A. 普萘洛尔　　　　B. 双氯芬酸　　　　　C. 雷尼替丁
D. 特非那定　　　　E. 呋塞米

12. 高水溶解性、高渗透性的两亲性分子药物，其体内吸收取决于胃排空速率的是
13. 低水溶解性、高渗透性的亲脂性分子药物，其体内吸收取决于溶解速率的是
14. 高水溶解性、低渗透性的水溶性分子药物，其体内吸收受渗透效率影响的是

[15~17]
A. 卤素　　　　　　B. 羟基　　　　　　　C. 酰胺
D. 胺类　　　　　　E. 烃基

15. 可增强药物水溶性，并增强与受体的结合力的基团或原子是
16. 为强吸电子基团，能影响药物分子间电荷分布和脂溶性及药物作用时间的基团或原子是
17. 易与生物大分子形成氢键，增强与受体的结合能力的基团或原子是

[18~20]
A. 巯基　　　　　　B. 酯键　　　　　　　C. 酰胺
D. 季胺类　　　　　E. 烃基

18. 水溶性大，不易通过生物膜和血脑屏障，无中枢作用的基团或原子是
19. 有较强亲核性，可与重金属作用生成不溶性盐，可作为解毒药的基团或原子是
20. 可以改变溶解度、解离度、分配系数、稳定性的基团或原子是

[21~23]
A. 洛伐他汀　　　　B. 辛伐他汀　　　　　C. 氟伐他汀
D. 阿托伐他汀　　　E. 瑞舒伐他汀

21. 母核结构中含有吲哚环的是
22. 母核结构中含有吡咯环的是
23. 母核结构中含有嘧啶环的是

[24～25]

　　A. 静电引力

　　B. 氢键

　　C. 离子-偶极和偶极-偶极相互作用

　　D. 范德华引力

　　E. 疏水性相互作用

24. 非共价键键合方式中最弱的一种是
25. 药物结构中非极性链部分和生物大分子中非极性链部分的相互作用是

[26～28]

　　A. 普罗帕酮　　　　B. 萘普生　　　　　　C. 氨己烯酸

　　D. 哌西那朵　　　　E. 氯胺酮

26. 对映异构体之间具有等同的药理活性和强度的药物是
27. 对映异构体之间产生相反活性的药物是
28. 一种对映体具有药理活性，另一种对映体具有毒性作用的药物是

[29～30]

　　A. 氟卡尼　　　　　B. 异丙肾上腺素　　　C. 奎宁

　　D. 乙胺丁醇　　　　E. 甲基多巴

29. 对映异构体之间产生相反活性的药物是
30. 一种对映体具有药理活性，另一对映体具有毒性作用的药物是

[31～34]

　　A. 6-甲基硫嘌呤　　B. 阿苯达唑　　　　　C. 硫喷妥

　　D. 塞替哌　　　　　E. 舒林酸

31. 经氧化代谢生成亚砜化合物，其生物活性比氧化代谢前提高的药物是
32. 体外无效，进入体内后经还原代谢，生成硫醚类活性代谢物发挥作用的药物是
33. 经脱硫氧化代谢后，脂溶性下降，导致药物作用强度减弱的药物是
34. 经脱硫氧化代谢后，生成另一个有活性的抗肿瘤药物的药物是

[35～37]

　　A. 氯霉素　　　　　B. 甲芬那酸　　　　　利多卡因

　　D. S-(+)-美沙酮　　E. 丙戊酸钠

35. 发生酮基还原，并具有立体选择性代谢特征的药物是
36. 发生硝基还原，经生物转化还原生成对氨基苯化合物的药物是
37. 发生苯环上甲基氧化，生成羧酸化合物的药物是

[38～39]

　　A. 苯环羟化　　　　B. 侧链酮基还原　　　C. 羟基氧化

　　D. O-脱甲基　　　　E. 酯键水解

华法林的代谢途径存在立体选择性。

38. R-(+)-华法林主要发生
39. S-(-)-华法林主要发生

[40～41]
  A. 可待因 B. 吲哚美辛 C. 甲芬那酸
  D. 阿苯达唑 E. 舒林酸

40. 在体内约有10% 经 O- 脱甲基后生成吗啡，长期和大量服用会产生成瘾性不良后果的药物是
41. 在体内约有50% 经 O- 脱甲基代谢，生成无活性代谢产物的药物是

[42～45]
  A. 依托唑啉 B. 扎考必利 C. 甲基多巴
  D. 异丙肾上腺素 E. 哌西那朵

42. R- 对映体是 $5-HT_3$ 受体拮抗剂，S- 对映体是 $5-HT_3$ 受体激动剂的药物是
43. 右旋体是阿片受体激动剂，左旋体是阿片受体拮抗剂的药物是
44. 左旋体是利尿剂，右旋体是抗利尿剂的药物是
45. R- 对映体有 β 受体激动作用，S- 对映体有 β 受体拮抗作用的药物是

[46～48]
  A. 解离多，重吸收少，排泄快
  B. 解离少，重吸收多，排泄慢
  C. 解离多，重吸收少，排泄慢
  D. 解离少，重吸收少，排泄快
  E. 解离多，重吸收多，排泄快

46. 肾小管中，弱酸在酸性尿液中是
47. 肾小管中，弱酸在碱性尿液中是
48. 肾小管中，弱碱在酸性尿液中是

[49～51]
  A. 羟基 B. 硫醚 C. 羧酸
  D. 卤素 E. 酰胺

49. 可氧化成亚砜或砜，使极性增加的官能团是
50. 有较强的吸电子性，可增强脂溶性及药物作用时间的官能团是
51. 可与醇类做成酯，使脂溶性增大，有利于吸收的官能团是

[52～53]
  A. 甲基化结合反应 B. 与硫酸的结合反应 C. 与谷胱甘肽的结合反应
  D. 与葡萄糖醛酸的结合反应 E. 与氨基酸的结合反应

52. 含有甲磺酸酯结构的抗肿瘤药物白消安，在体内的代谢反应是
53. 含有儿茶酚胺结构的肾上腺素，在体内发生 COMT 失活的代谢反应是

[54～55]
  A. 水解 B. 聚合 C. 异构化
  D. 氧化 E. 脱羧

盐酸普鲁卡因 在水溶液中易发生降解，首先在酯键处断开，分解成对氨基苯甲酸与二乙氨基乙醇；对氨基苯甲酸还可继续发生变化，生成有色物质，同时在一定条件下又能发生脱羧反应，生成有毒的苯胺。

54. 盐酸普鲁卡因在溶液中发生的第一步降解反应是

55. 盐酸普鲁卡因溶液发黄的原因是

[56～58]
    A. 芳环羟基化   B. 硝基还原   C. 烯烃氧化
    D. N-脱烷基化   E. 乙酰化

56. 保泰松在体内代谢成羟布宗，发生的代谢反应是
57. 卡马西平在体内代谢生成有毒性的环氧化物，发生的代谢反应是
58. 氟西汀在体内生成仍具有活性的代谢物去甲氟西汀，发生的代谢反应是

[59～61]
    A. 氯苯那敏   B. 普罗帕酮   C. 扎考必利
    D. 氯胺酮   E. 氨己烯酸

59. 对映异构体中一个有活性，一个无活性的手性药物是
60. 对映异构体之间具有相同的药理作用，但强弱不同的手性药物是
61. 对映异构体之间具有相同的药理作用和强度的手性药物是

[62～64]
    A. 卤素   B. 羟基   C. 硫醚
    D. 酰胺基   E. 烷基

62. 在分子中引入可增强与受体的结合力，增加水溶性，改变生物活性的基团是
63. 含有孤对电子、在体内可氧化成亚砜或砜的基团是
64. 可影响分子间的电荷分布、脂溶性及药物作用时间的吸电子基团是

[65～67]
    A. 离子键   B. 离子-偶极相互作用   C. 电荷转移复合物
    D. 范德华力   E. 金属离子络合物

关于药物与作用靶标结合的化学本质

65. 去甲肾上腺素与 β_2 肾上腺素受体作用
66. 镇痛药美沙酮与阿片受体结合发挥镇痛作用
670. 二巯基丙醇解救锑、砷、汞中毒

[68～71]
    A. 奈法唑酮   B. 普拉洛尔   C. 比索洛尔
    D. 佐美酸   E. 曲格列酮

关于药物代谢产物产生的毒副作用

68. 结构中含有苯基哌嗪片段，体内代谢物因产生肝毒性而撤市的是
69. 体内代谢产生亚胺-醌式毒性代谢物可导致临床上发生特质性硬化性腹膜炎而被撤出市场的是
70. 含有色满酮母核，体内代谢产生 o-次甲基-醌和 p-醌，导致严重的肝脏毒性被停止使用
71. 因可发葡萄糖醛酸苷酯化反应，进而引发肝脏毒性，被停止应用的是

X型题（多项选择题，每题的备选答案中有 **2** 个或 **2** 个以上正确答案，少选或多选均不得分）

1. 药物与靶标产生共价键键合的药物主要有
    A. 烷化剂类抗肿瘤药物   B. β-内酰胺类抗生素药物   C. 拉唑类抗溃疡药物
    D. 羰基类化合物   E. 抗疟药

2. 下列药物在体内发生生物转化反应，属于第Ⅰ相生物转化反应的有
    A. 苯妥英代谢生成羟基苯妥英
    B. 对氨基水杨酸经乙酰化得到对乙酰氨基水杨酸
    C. 卡马西平代谢生成 10S, 11S-二羟基卡马西平

D. 地西泮经 N-脱甲基和 α-碳原子羟基化生成奥沙西泮

E. 硫喷妥经氧化脱硫生成戊巴比妥

3. 属于第Ⅱ相生物转化的反应有

A. 对乙酰氨基酚和葡萄糖醛酸的结合反应

B. 沙丁胺醇和硫酸的结合反应

C. 白消安和谷胱甘肽的结合反应

D. 对氨基水杨酸的乙酰化结合反应

E. 肾上腺素的甲基化结合反应

4. 第Ⅱ相生物结合代谢中发生的反应有

A. 甲基化 B. 还原 C. 水解

D. 葡萄糖醛苷化 E. 形成硫酸酯

5. 局麻药普鲁卡因与受体作用键合可能存在的键合形式有

A. 疏水性作用 B. 电荷转移复合物 C. 偶极相互作用力

D. 静电引力 E. 范德华力

6. 药物与受体形成可逆复合物的键合形式有

A. 疏水键和氢键 B. 电荷转移复合物 C. 偶极相互作用力

D. 共价键 E. 范德华力和静电引力

7. 手性药物的对映体之间药物活性的差异主要有

A. 对映异构体间具有相同的药理活性和强度

B. 对映异构体间产生相同的药理活性，但强弱不同

C. 对映异构体中一个有活性，一个没有活性

D. 对映异构体间产生相反的活性

E. 对映异构体间产生不同类型的药理活性

8. 下列哪些基团可以与受体形成氢键

A. 氨基 B. 巯基 C. 羟基

D. 羰基 E. 卤素

9. 药物的哪些理化性质可能会影响药效

A. 药物的脂水分配系数 B. 药物酸碱性 C. 药物的解离度

D. 药物的溶解度 E. 药物的渗透性

10. 引入以下哪些基团可使药物分子的脂溶性增大

A. 脂烃基 B. 羟基 C. 氯或氟原子

D. 酯键 E. 芳烃基

11. 下列哪些药物属于低溶解度、低渗透性的疏水性分子药物，其在体内吸收比较困难

A. 特非那定 B. 酮洛芬 C. 普萘洛尔

D. 呋塞米 E. 双氯芬酸

12. 下列药物中，在胃中容易吸收的有

A. 苯巴比妥 B. 阿司匹林 C. 地西泮

D. 咖啡因 E. 茶碱

13. 下列药物中，在肠道容易吸收的有

A. 地西泮 B. 奎宁 C. 麻黄碱

D. 氨苯砜 D. 茶碱

14. 下列药物中，在消化道吸收能力较差的是

A. 茶碱 B. 季铵盐 C. 磺酸类药物
D. 地西泮 E. 胍乙啶

15. 下列药物中，对映异构体之间药理活性相反的是
    A. 依托唑啉 B. 扎考必利 C. 乙胺丁醇
    D. 异丙肾上腺素 E. 哌西那朵

16. 地西泮在体内经过哪些代谢后可得到奥沙西泮
    A. N-脱甲基 B. 苯环羟基化 C. N-氧化
    D. α-碳原子羟基化 E. 酰胺键水解

17. 下列药物中，在体内经代谢后能产生具有活性的代谢产物的有
    A. 保泰松 B. 卡马西平 C. 地西泮
    D. 丙戊酸钠 E. 硫喷妥

18. 使药物分子水溶性增加的结合反应有
    A. 与氨基酸的结合反应 B. 乙酰化结合反应 C. 与葡萄糖醛酸的结合反应
    D. 形成硫酸酯的结合反应 E. 与谷胱甘肽的结合反应

19. 第Ⅰ相生物转化（官能团化反应）的反应包括
    A. 氧化 B. 还原 C. 水解
    D. 羟基化 E. 乙酰化

20. 下列哪些药物的代谢属于代谢活化
    A. 保泰松代谢为羟布宗 B. 美沙酮代谢为美沙醇 C. 阿苯达唑代谢为亚砜化合物
    D. 舒林酸代谢为硫醚化合物 E. 吲哚美辛脱甲基物

21. 下列药物中，属于手性药物的是
    A. 氯胺酮 B. 乙胺丁醇 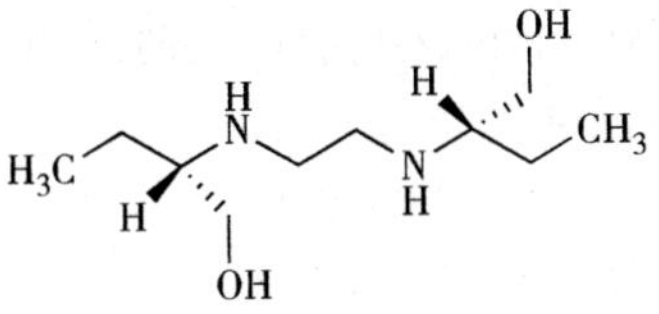 C. 氨氯地平 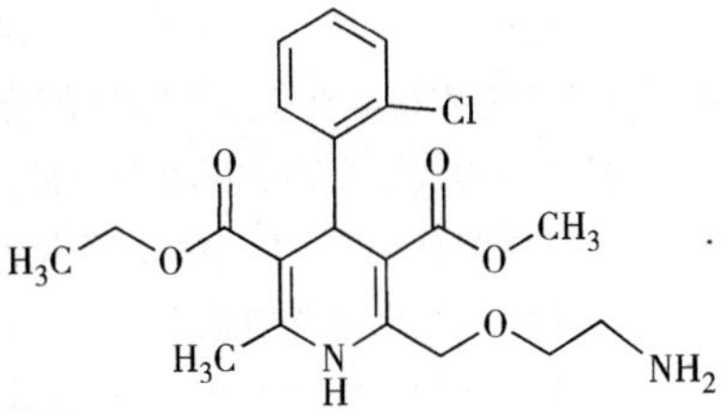
    D. 普鲁卡因 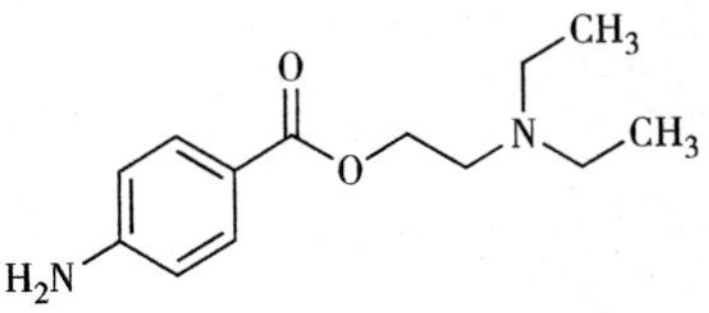 E. 阿司匹林

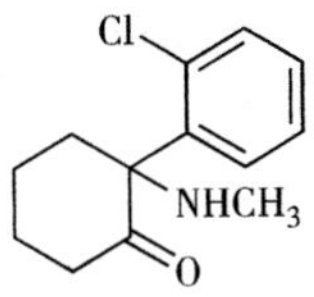

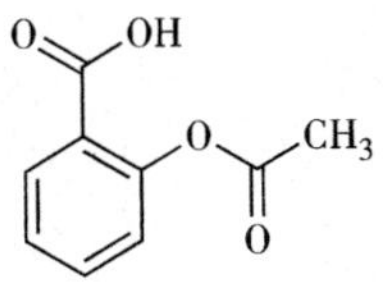

第三章 常用的药物结构与作用

第一节 中枢神经系统疾病用药

A型题（最佳选择题，每题的备选答案中只有一个最佳答案）

1. 精神病患者在服用盐酸氯丙嗪后，在日光强烈照射下易发生光过敏反应。产生光过敏反应的原因是
   A. 氯丙嗪分子中的吩噻嗪环遇光被氧化，与体内蛋白质发生反应
   B. 氯丙嗪分子中的硫原子遇光被氧化成亚砜，与体内蛋白质发生反应
   C. 氯丙嗪分子中的2-氯键遇光分解产生自由基，与体内蛋白质发生反应
   D. 氯丙嗪分子中的侧链碳原子遇光被氧化成羰基，与体内蛋白质发生反应
   E. 氯丙嗪分子中的侧链氮原子遇光被氧化成N氧化物后，与体内蛋白质发生反应

2. 源于地西泮活性代谢产物的药物是
   A. 依替唑仑
   B. 三唑仑
   C. 艾司唑仑
   D. 奥沙西泮
   E. 氟西泮

3. 下列药物中，哪一个药物为阿片受体拮抗剂
   A. 曲马多
   B. 羟考酮
   C. 哌替啶
   D. 纳洛酮
   E. 阿芬太尼

4. 关于5-HT重摄取抑制剂类抗抑郁药的手性异构体及其代谢产物的说法错误的是
   A. 氟西汀的代谢产物去甲氟西汀的半衰期为4～16天
   B. 舍曲林含有两个手性中心，药用的 $S,S-(+)$ 异构体活性最强
   C. 文拉法辛的代谢产物是 $O-$ 去甲文拉法辛，无生物活性
   D. 帕罗西汀含有两个手性中心，药用的是 $3S,4R-(-)$ 异构体
   E. 艾司西酞普兰是西酞普兰的 $S-$ 异构体

5. 下列关于利培酮描述错误的是
   A. 运用拼合原理设计得到
   B. 为一种非经典的抗精神病药物
   C. 体内代谢生成帕利哌酮有活性
   D. 为三环类药物
   E. 含有苯并异噁唑结构

6. 由地西泮的活性代谢产物开发成为药物的是
   A. 硝西泮
   B. 奥沙西泮
   C. 劳拉西泮

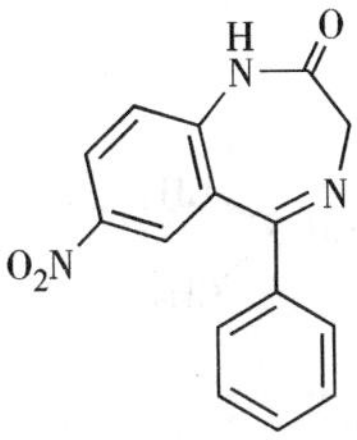

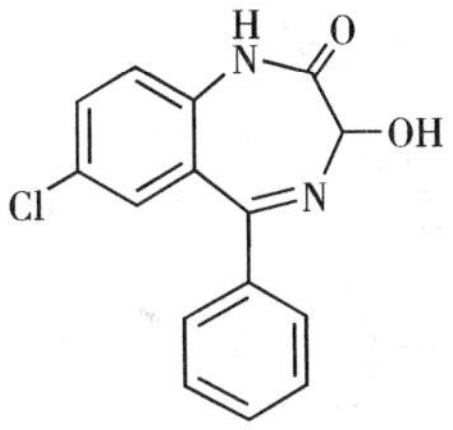

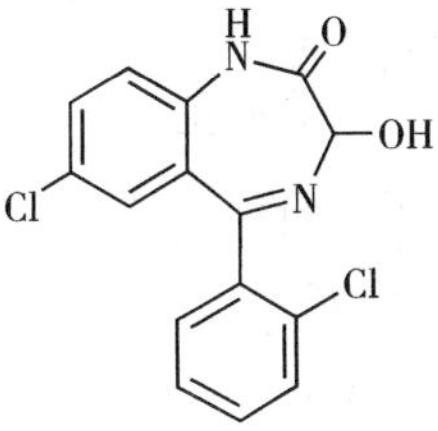

D. 氯硝西泮　　　　　　　　E. 氟西泮

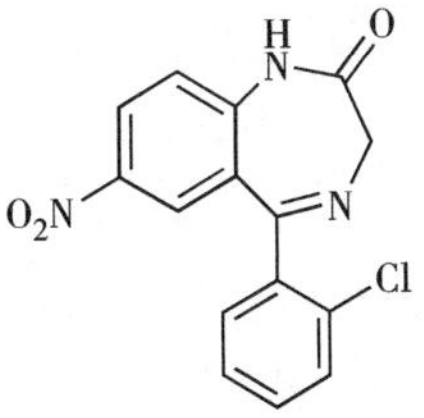

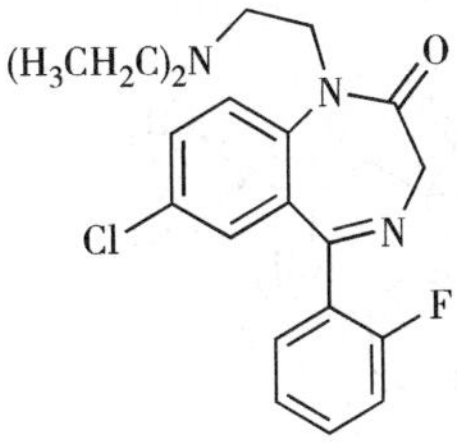

7. 利培酮的半衰期只有 3 小时，但其作用时间较长，原因是利培酮的代谢产物也具有抗精神病活性，且半衰期长达 24 小时。该活性代谢产物是
   A. 齐拉西酮　　　　　　B. 洛沙平　　　　　　C. 阿莫沙平
   D. 帕利哌酮　　　　　　E. 帕罗西汀

8. 下列哪个药物为 5- 羟色胺重摄取抑制剂
   A. 氟西汀　　　　　　　B. 阿米替林　　　　　C. 舒必利
   D. 氯硝西泮　　　　　　E. 阿普唑仑

9. 比较地西泮与奥沙西泮的化学结构，奥沙西泮的极性明显大于地西泮的原因是
   A. 奥沙西泮的分子中存在酰胺基团
   B. 奥沙西泮的分子中存在烃基
   C. 奥沙西泮的分子中存在氟原子
   D. 奥沙西泮的分子中存在羟基
   E. 奥沙西泮的分子中存在氨基

10. 在 1，4- 苯二氮䓬类结构的 1，2 位并入三唑环，生物活性明显增强，原因是
    A. 药物对代谢的稳定性增加
    B. 药物对受体的亲和力增加
    C. 药物的极性增大
    D. 药物的亲水性增大
    E. 药物对代谢的稳定性及对受体的亲和力均增大

11. 阿米替林的作用机制为
    A. 单胺氧化酶抑制剂
    B. 5- 羟色胺重摄取抑制剂
    C. 去甲肾上腺素重摄取抑制剂
    D. 多巴胺受体阻滞剂
    E. 5- 羟色胺受体阻滞剂

12. 下列含有 4- 苯胺基哌啶结构的镇痛药是
    A. 哌替啶　　　　　　　B. 纳洛酮　　　　　　C. 曲马多

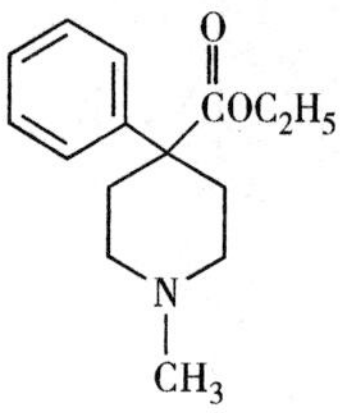

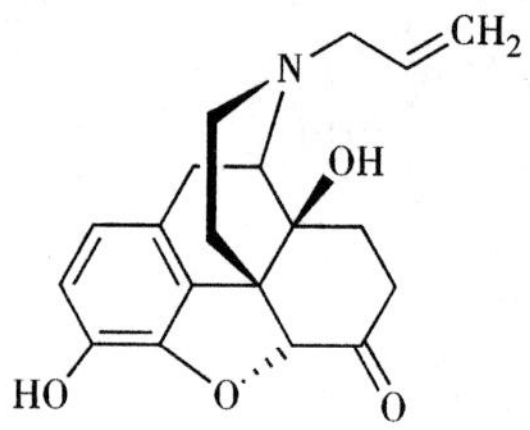

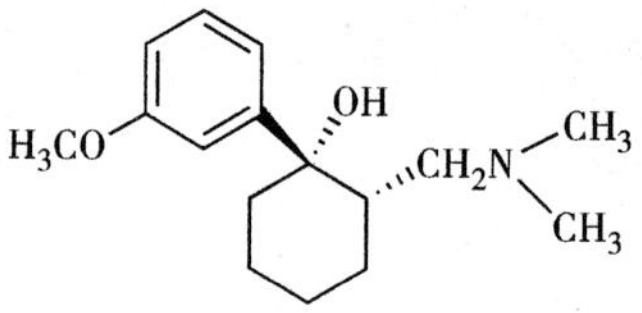

D. 芬太尼　　　　　　　　E. 美沙酮

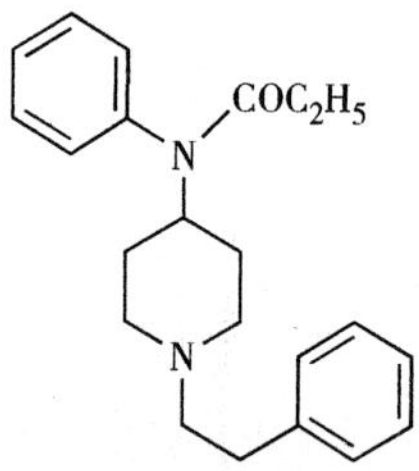

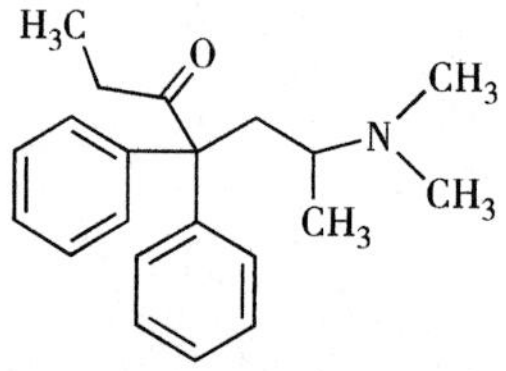

13. 含有咪唑并吡啶结构，为非苯二氮䓬类镇静催眠药的是
    A. 唑吡坦　　　　　　　B. 佐匹克隆　　　　　　　C. 地西泮

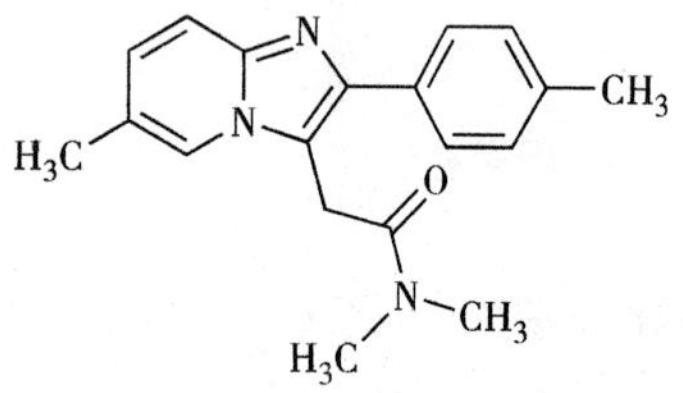

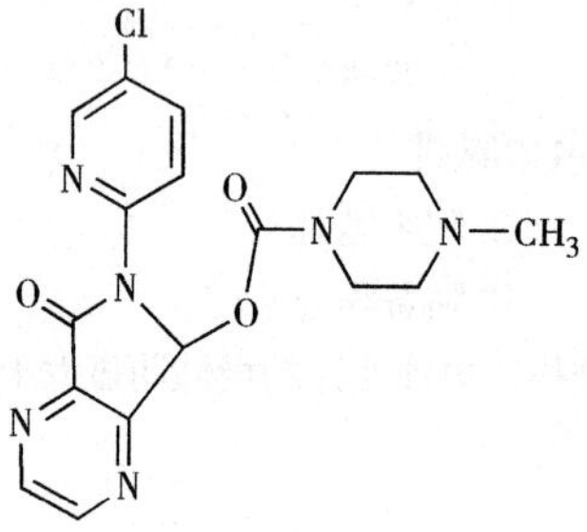

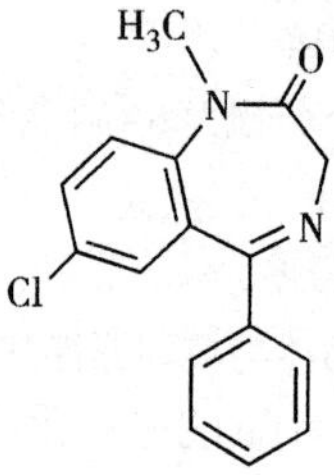

    D. 艾司唑仑　　　　　　E. 苯巴比妥

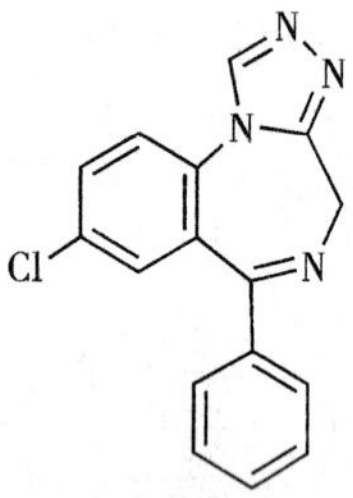

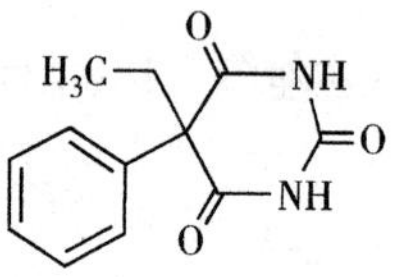

14. 属于丁酰苯类抗精神病药，活性代谢物为羰基还原反应所产生的代谢物的药物是
    A. 舒必利　　　　　　　B. 氟哌啶醇　　　　　　　C. 氯丙嗪
    D. 齐拉西酮　　　　　　E. 氯氮平

15. 运用拼合原理设计的非经典的抗精神病药物是
    A. 地西泮　　　　　　　B. 艾司唑仑　　　　　　　C. 利培酮
    D. 氯丙嗪　　　　　　　E. 卡马西平

16. 在丙米嗪2位引入氯原子得到的二苯并氮杂䓬类抗抑郁药，具有起效快的特点，同时还能抗焦虑的是
    A. 阿米替林　　　　　　B. 氯米帕明　　　　　　　C. 地昔帕明

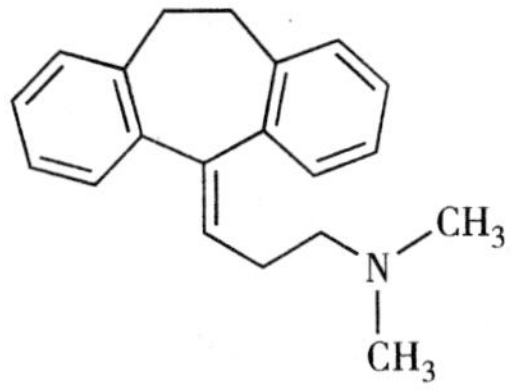

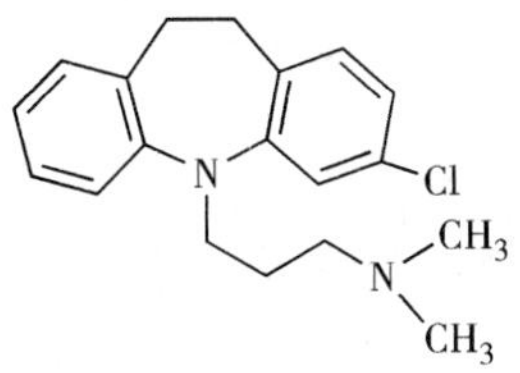

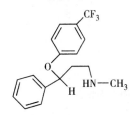

D. 氟西汀

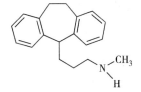

E. 文拉法辛

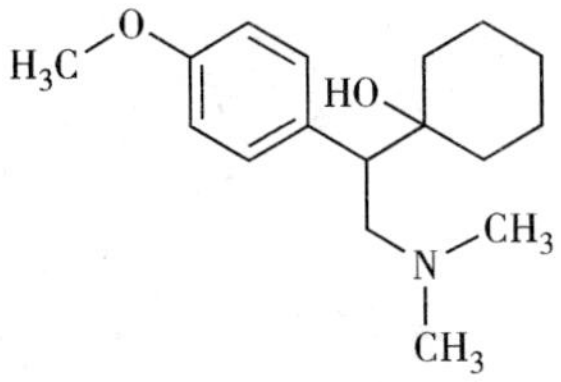

17. 具有两个几何异构体，Z 型异构体抑制 5-羟色胺重摄取的活性较强，E 型异构体抑制去甲肾上腺素重摄取的活性较优的药物是

　　A. 阿米替林　　　　　　B. 多塞平　　　　　　C. 文拉法辛
　　D. 氟西汀　　　　　　　E. 舍曲林

18. 选择性抑制中枢神经系统对 5-HT 的再吸收，口服吸收良好，进食不影响生物利用度，代谢物的半衰期很长，会产生药物积蓄及排泄缓慢现象的抗抑郁药是

　　A. 氟西汀　　　　　　　B. 舍曲林　　　　　　C. 氯伏沙明
　　D. 文拉法辛　　　　　　E. 西酞普兰

19. 属于 5-羟色胺与去甲肾上腺素重摄取抑制剂，O-去甲活性代谢产物也有双重作用机制的是

　　A. 帕罗西汀　　　　　　B. 舍曲林　　　　　　C. 氟伏沙明
　　D. 文拉法辛　　　　　　E. 艾司西酞普兰

20. 分子中有氨基酮结构，用于吗啡、海洛因等成瘾造成的戒断症状的治疗药物是

　　A. 美沙酮　　　　　　　B. 吗啡　　　　　　　C. 芬太尼
　　D. 哌替啶　　　　　　　E. 纳洛酮

21. 在苯二氮䓬结构的 1，2 位并上三氮唑结构，增加了化学稳定性和代谢稳定性，也增强了药物和受体的亲和力，从而产生较强的镇定催眠作用的药物是

　　A. 地西泮　　　　　　　B. 奥沙西泮　　　　　　C. 氟西泮

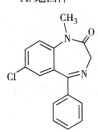

D. 阿普唑仑

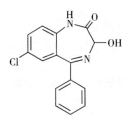

E. 咪达唑仑

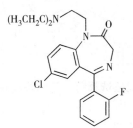

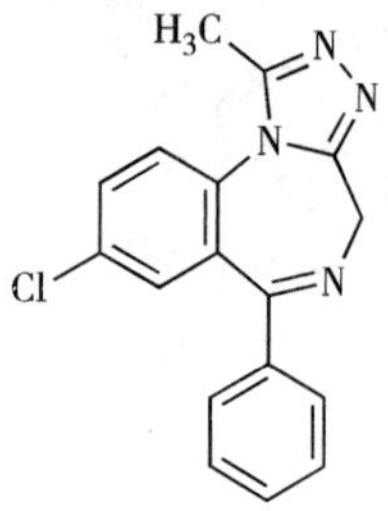

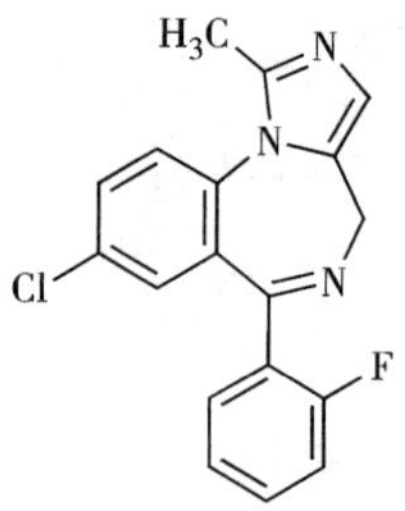

22. 非经典抗精神病药利培酮 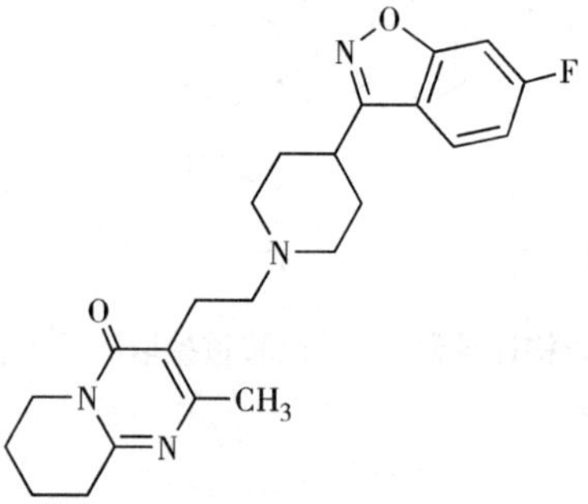 的活性代谢产物是

A. 氯氮平　　　　　　　B. 氯噻平　　　　　　　C. 齐拉西酮

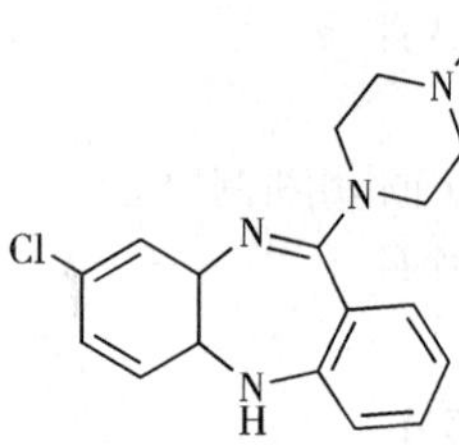

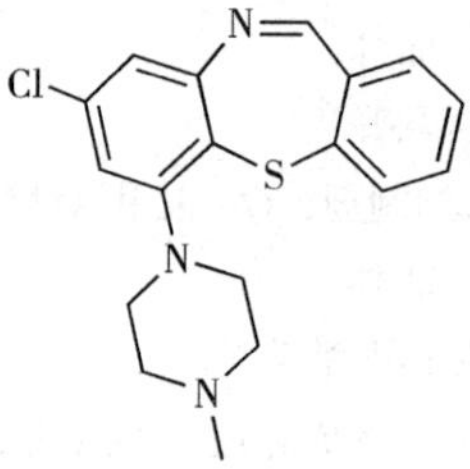

D. 帕利哌酮　　　　　　E. 阿莫沙平

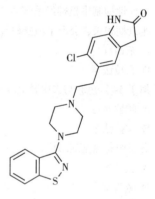

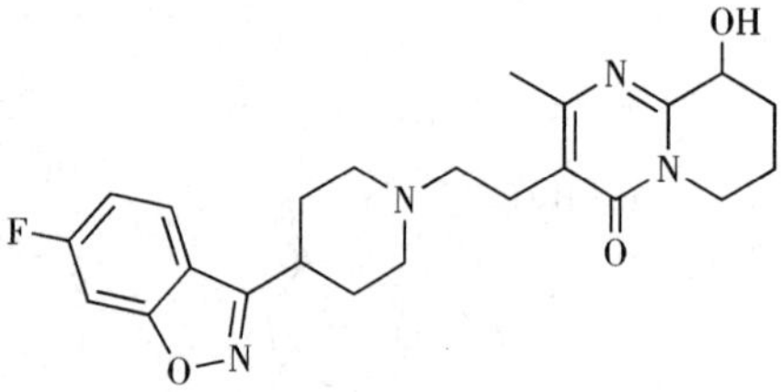

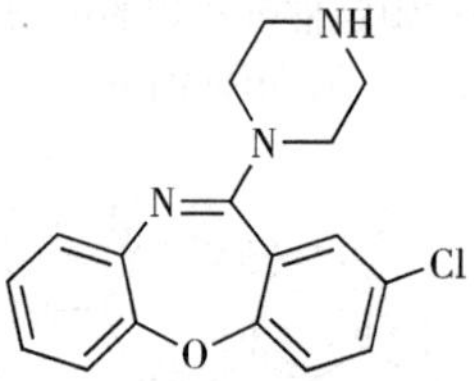

B 型题（配伍选择题，备选答案在前，试题在后，每题若干组，每组均对应同一组备选答案）

[1～3]

　　A. 氟西汀　　　　　　B. 艾司佐匹克隆　　　　C. 艾司唑仑
　　D. 齐拉西酮　　　　　E. 美沙酮

1. 口服吸收好，生物利用度高，属于 5-羟色胺摄取抑制剂的抗抑郁药是
2. 因左旋体引起不良反应，而以右旋体上市，具有短效催眠作用的药物是
3. 可用于阿片类成瘾替代治疗的氨基酮类药物是

[4～6]

　　A. 地西泮　　　　　　B. 艾司唑仑　　　　　　C. 唑吡坦

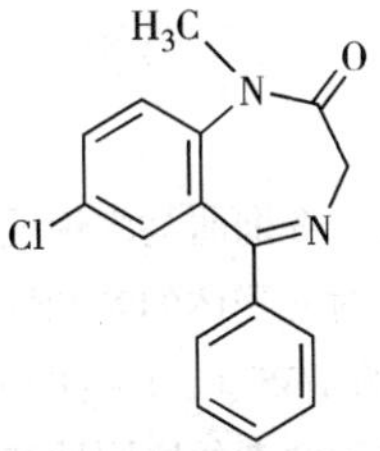

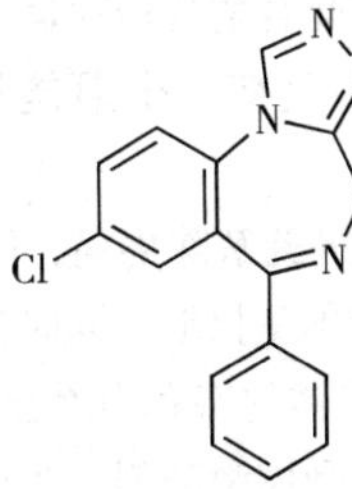

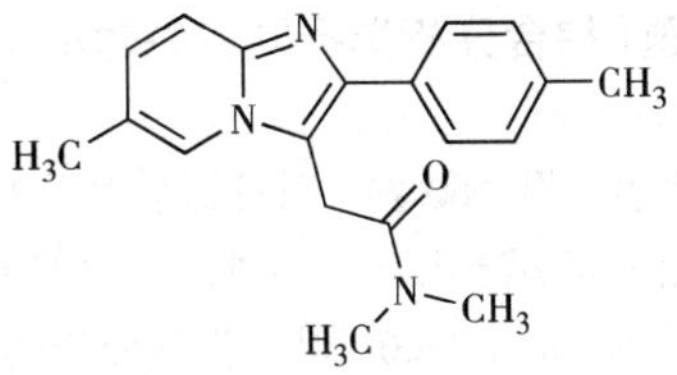

D. 扎来普隆   E. 奋乃静

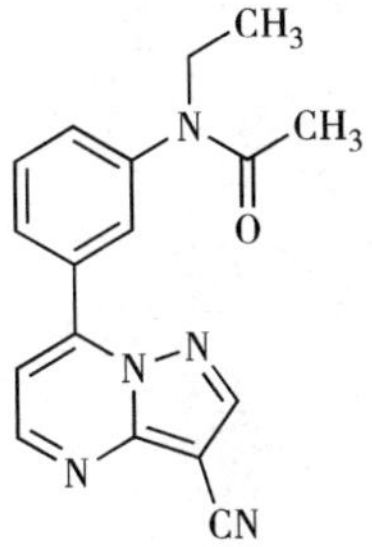

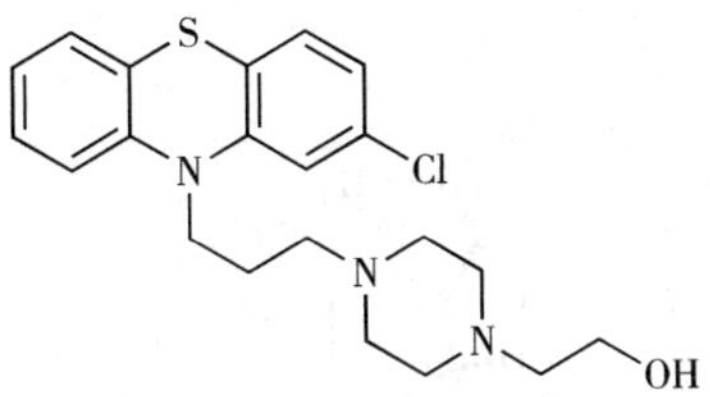

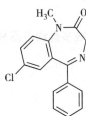

4. 结构中含有吡唑并嘧啶环的镇静催眠药是
5. 结构中含有三氮唑环的镇静催眠药是
6. 结构中含有咪唑并吡啶环的镇静催眠药是

[7～8]

A. 咪达唑仑   B. 依替唑仑   C. 三唑仑

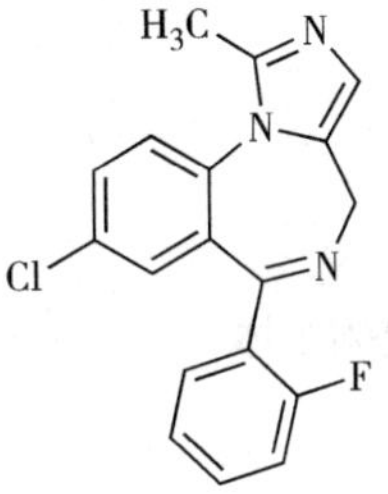

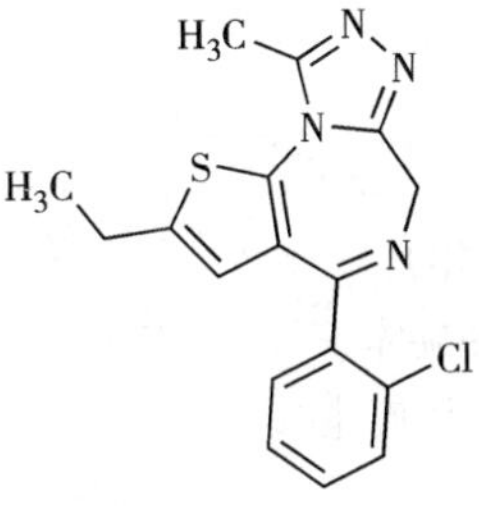

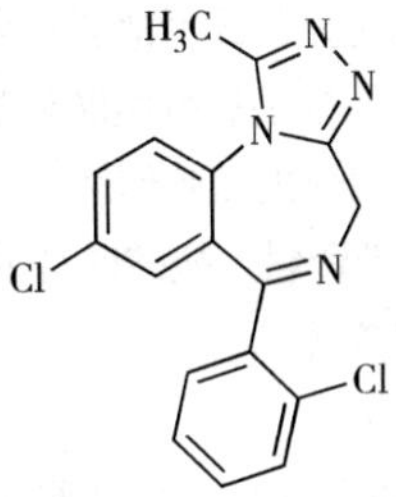

D. 地西泮   E. 奥沙西泮

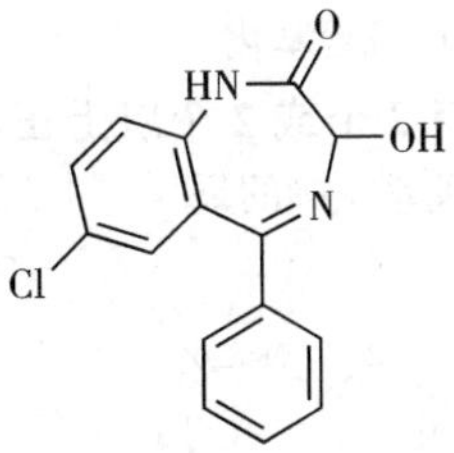

7. 苯并二氮䓬1,2位并上咪唑环的镇静催眠药，用于治疗失眠症的药物是
8. 将苯并二氮䓬的苯环用5-乙基噻吩替换得到的镇静催眠药是

[9～11]

A. 瑞芬太尼   B. 氟西汀   C. 阿普唑仑
D. 氟哌啶醇   E. 地西泮

9. 在体内迅速被非特异性酯酶代谢为羧酸衍生物，具有起效快、维持时间短特点的药物是
10. 在代谢过程中，主要代谢产物为N-去甲基化合物的药物是

11. 在代谢过程中，主要代谢产物为 C3- 羟基化合物的药物是

C 型题（综合分析选择题。每题的备选答案中只有一个最佳答案）

[1～3]

患者，男，60 岁，因骨折手术后需要使用镇痛药解除疼痛，医生建议使用曲马多。查询曲马多说明书和相关药学资料，（+）- 曲马多主要抑制 5-HT 的重摄取，同时为弱 μ 受体激动剂，对 μ 受体的亲和性相当于吗啡的 1/3800，其活性代谢产物对 μ、K 受体的亲和力增强，镇痛作用为吗啡的 1/35；（-）- 曲马多是去甲肾上腺素重摄取抑制剂和肾上腺素能 α 受体激动剂。曲马多的镇痛作用得益于两者的协同性和互补性作用。中国药典规定盐酸曲马多缓释片的溶出度限度标准：在 1 小时、2 小时、4 小时和 8 小时的溶出量分别为标示量的 25%～45%、35%～55%、50%～80% 和 80% 以上。

曲马多的化学结构如图：

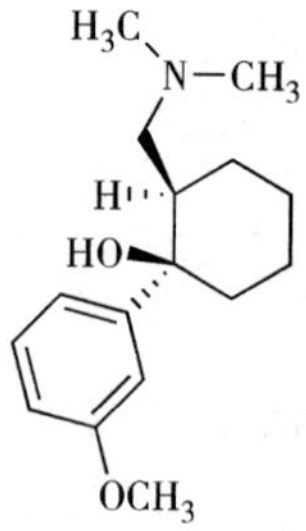

1. 根据背景资料，盐酸曲马多的药理作用特点是
   A. 镇痛作用强度比吗啡大
   B. 具有一定程度的耐受性和依赖性
   C. 具有明显的致平滑肌痉挛作用
   D. 具有明显的影响组胺释放作用
   E. 具有明显的镇咳作用
2. 根据背景资料，盐酸曲马多在临床上使用其
   A. 内消旋体
   B. 左旋体
   C. 优势对映体
   D. 右旋体
   E. 外消旋体
3. 曲马多在体内的主要代谢途径是
   A. O- 脱甲基
   B. 甲基氧化成羟甲基
   C. 乙酰化
   D. 苯环羟基化
   E. 环己烷羟基化

X 型题（多项选择题，每题的备选答案中有 2 个或 2 个以上正确答案，少选或多选均不得分）

1. 关于苯并二氮杂䓬类镇静催眠药的构效关系正确的是

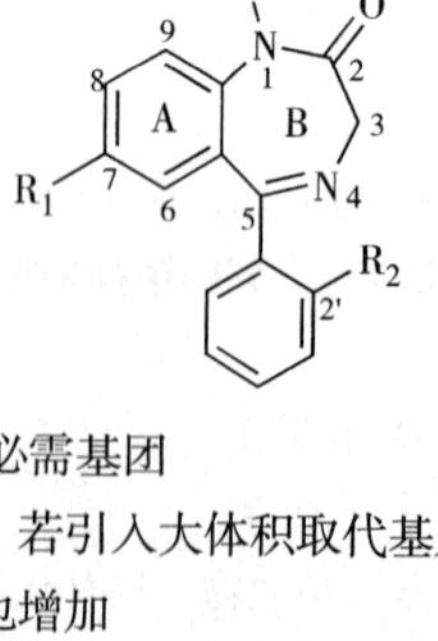

   A. B 环的七元亚胺内酰胺环是活性必需基团
   B. 7 位引入吸电子取代基活性增加，若引入大体积取代基及供电子基则活性下降
   C. 3 位引入羟基后活性增加，毒性也增加
   D. 5 位取代苯环的 2' 位引入体积小的吸电子基团可使活性增强

E. 1，2 位并上三氮唑环，可使稳定性和脂溶性增加，活性显著增加

2. 下列含有两个手性中心的抗抑郁药物有

  A. 氟西汀   B. 舍曲林   C. 阿米替林

  D. 帕罗西汀   E. 西酞普兰

3. 下列关于中枢性镇痛药曲马多的描述正确的是

  A. 为微弱的 μ 阿片受体激动剂

  B. 分子中有两个手性中心，临床用其外消旋体，镇痛作用得益于两者的协同性和互补性作用

  C.（+）- 曲马多主要抑制 5-HT 重摄取

  D.（−）- 曲马多是去甲肾上腺素重摄取抑制剂和肾上腺素能 α_2 受体激动剂

  E. 曲马多对呼吸抑制的作用强，成瘾性大

4. 在体内可发生去甲基化代谢，其代谢产物仍具有活性的抗抑郁药物的有

  A. 氟西汀   B. 舍曲林 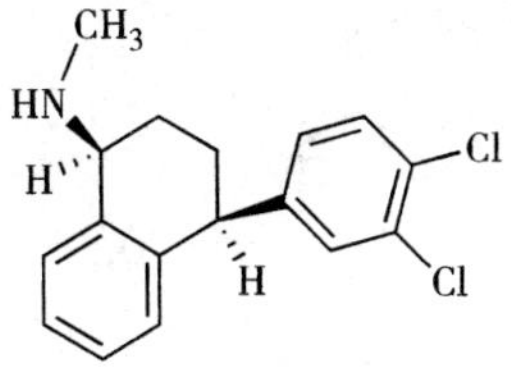   C. 文拉法辛

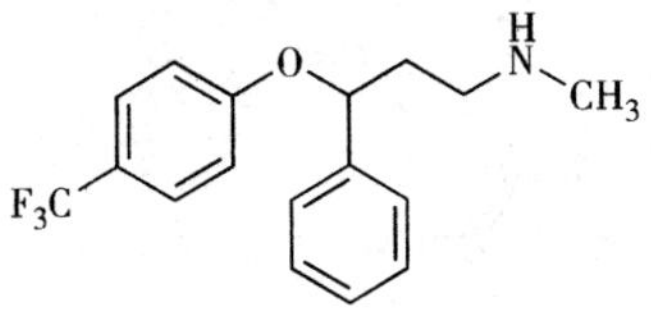

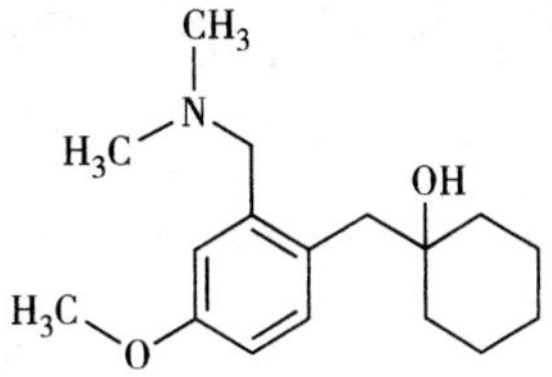

  D. 艾司西酞普兰 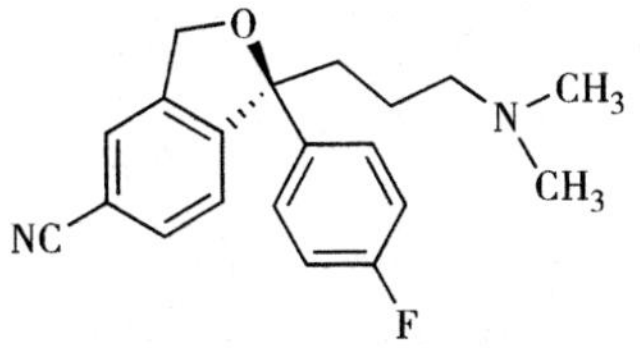   E. 阿米替林

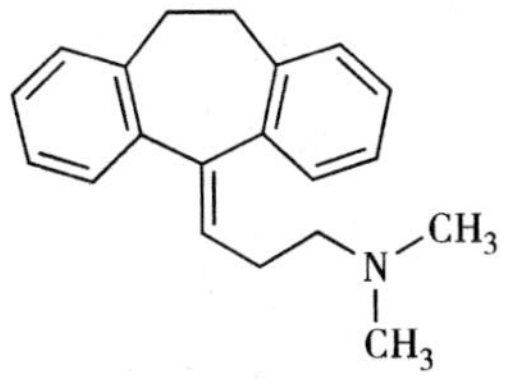

5. 下列哪些药物具有苯并二氮䓬母核

  A. 艾司唑仑   B. 硝西泮   C. 美沙酮

  D. 地西泮   E. 阿米替林

6. 以下叙述哪些与氟西汀相符

  A. 为 5- 羟色胺重摄取抑制剂

  B. 为去甲肾上腺素重摄取抑制剂

  C. 结构中含有手性碳原子

  D. 口服吸收良好，代谢产物去甲氟西汀仍然具有活性

  E. 结构中含有三氟甲基

7. 以下哪些符合吩噻嗪类抗精神病药的构效关系

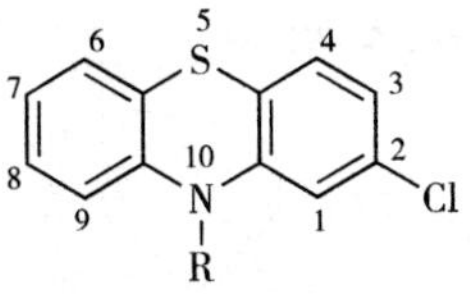

  A. 2 位取代基为活性必需基团，被吸电子基团取代时，药物的活性增强

  B. 吩噻嗪侧链碱性氨基与环之间相隔 3 个碳原子为宜

  C. 10 位侧链末端的氮为叔胺，以哌嗪取代的侧链作用最强

  D. 10 位氮原子换成碳原子，再通过双键与侧链相连，仍保持药效

E. 碱性侧链末端含伯醇基时，常与长链脂肪酸做成酯，可使作用时间延长

8. 下列用拼合原理设计合成的非经典抗精神病药物有
   A. 利培酮 B. 氟哌利多 C. 氯氮平
   D. 阿莫沙平 E. 齐拉西酮

9. 下列抗抑郁药物中，代谢产物仍然具有抗抑郁活性的药物有
   A. 氟西汀 B. 文拉法辛 C. 丙咪嗪
   D. 西酞普兰 E. 阿米替林

10. 下列具有三环结构的药物有
    A. 氯丙嗪 B. 奋乃静 C. 利培酮 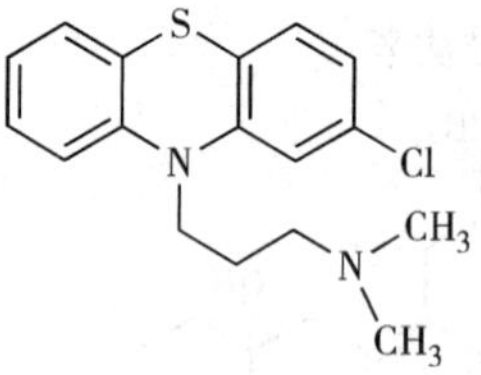 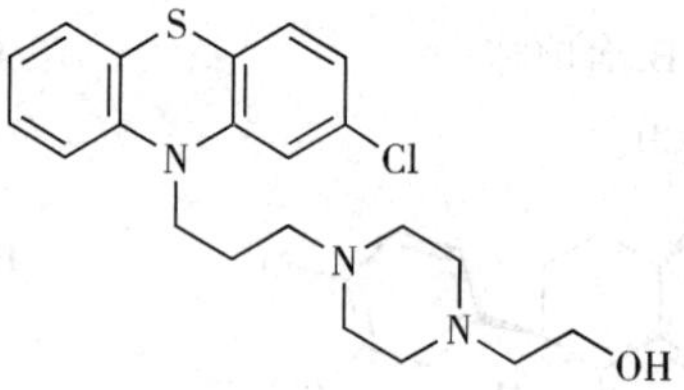 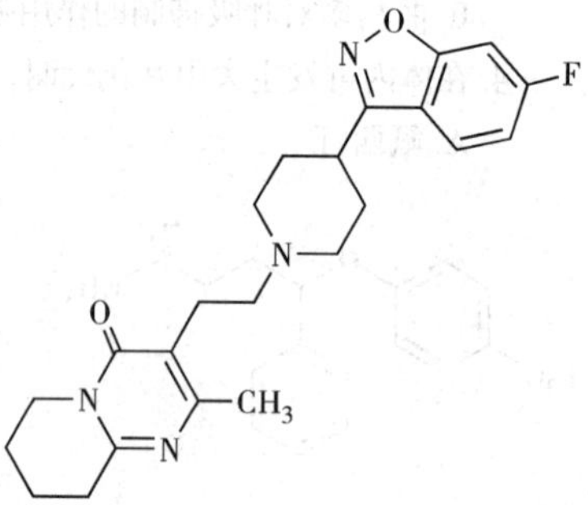
    D. 阿米替林 E. 氟西汀

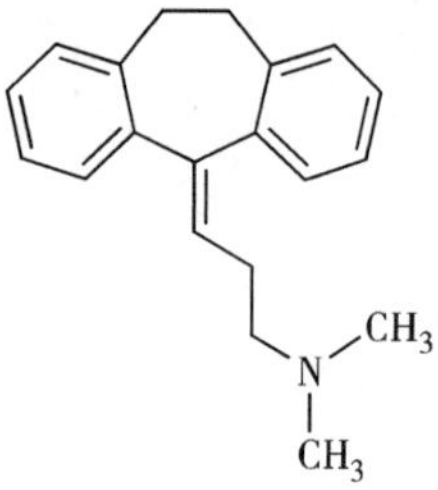

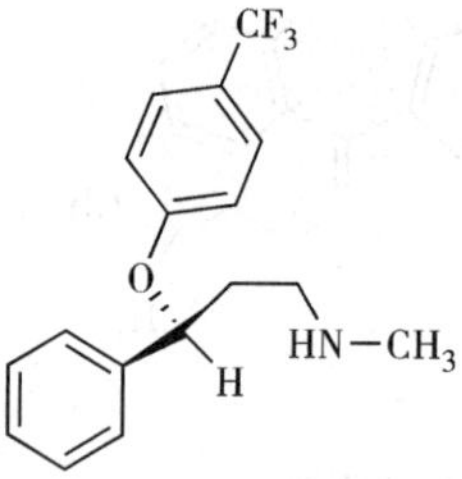

11. 在体内可发生去甲基化代谢，其代谢产物仍具有活性的抗抑郁药物有
    A. 阿米替林 B. 舍曲林 C. 文拉法辛 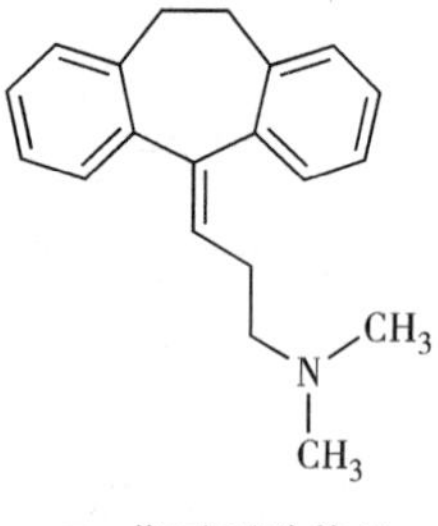 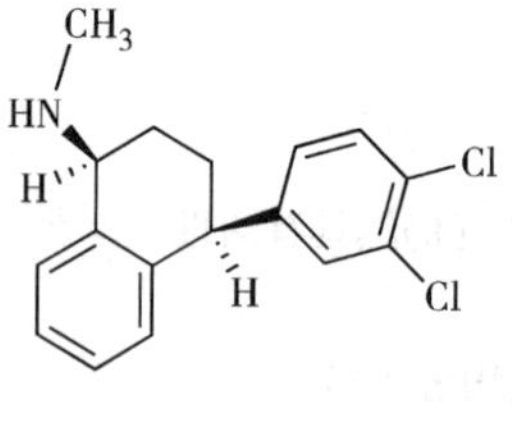 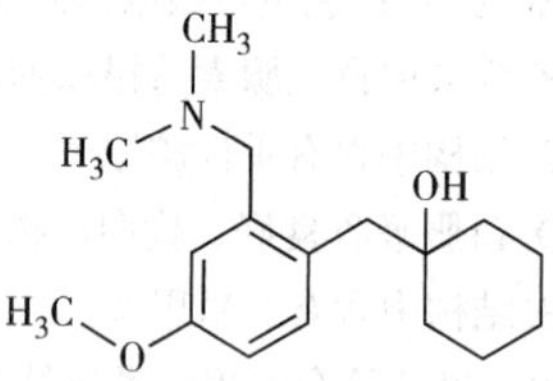
    D. 艾司西酞普兰 E. 氟西汀

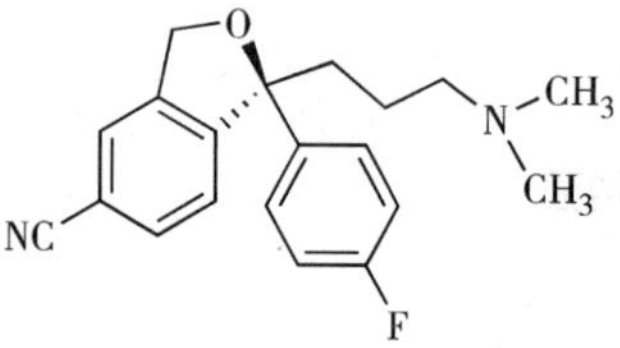

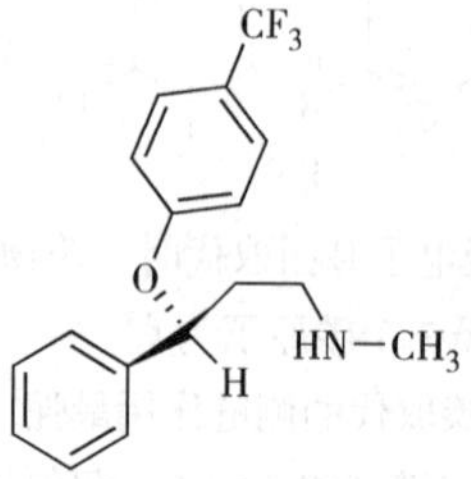

12. 原形与代谢产物均具有抗抑郁作用的药物有
    A. 舍曲林　　　　　　B. 文拉法辛　　　　　　C. 氟西汀
    D. 帕利哌酮　　　　　E. 阿米替林

第二节　外周神经系统疾病用药

A型题（最佳选择题，每题的备选答案中只有一个最佳答案）

1. 为克服嗜睡和中枢抑制副作用，与兴奋药8-氯茶碱成盐制得抗晕动病药的药物是
   A. 苯海拉明　　　　　B. 西替利嗪　　　　　　C. 氯苯那敏
   D. 氯雷他定　　　　　E. 赛庚啶

2. H_1受体阻断药类抗过敏药物的化学结构类型不包括：
   A. 氨基醚类　　　　　B. 乙二胺类　　　　　　C. 吩噻嗪类
   D. 三环类　　　　　　E. 哌啶类

3. 下列哪个药物属于哌嗪类非镇静类H_1受体阻断药
   A. 苯海拉明　　　　　B. 赛庚啶　　　　　　　C. 氯苯那敏
   D. 西替利嗪　　　　　E. 氯雷他定

4. 下列与氯雷他定不符的描述是
   A. 为三环类非镇静性H_1受体阻断药
   B. 代谢产物地氯雷他定没有活性
   C. 无抗胆碱能活性和中枢神经系统抑制作用
   D. 临床上可治疗过敏性鼻炎及其他过敏性皮肤病
   E. 结构中含有酯键

5. 下列哪一个药物由于分子呈两性离子而不易通过血脑屏障，属于非镇静类H_1受体阻断药
   A. 苯海拉明　　　　　B. 氯雷他定　　　　　　C. 酮替芬
   D. 西替利嗪　　　　　E. 赛庚啶

6. 依据药物的化学结构判断，属于前药型的β受体激动药是
   A. 班布特罗　　　　　　　　　　　　　　B. 沙丁胺醇

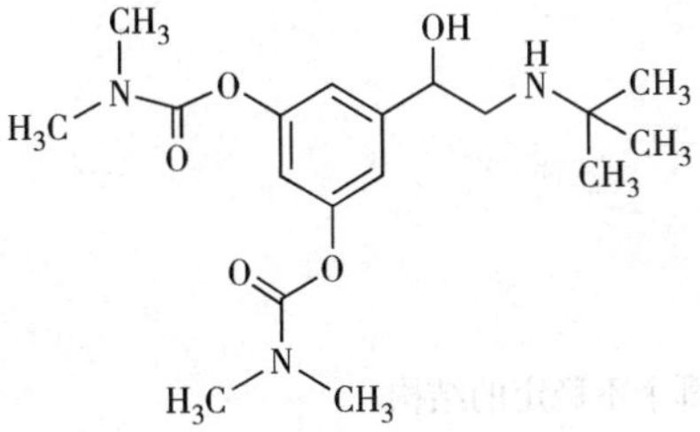

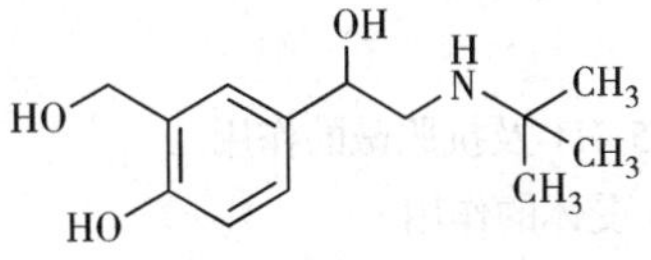

   C. 沙美特罗

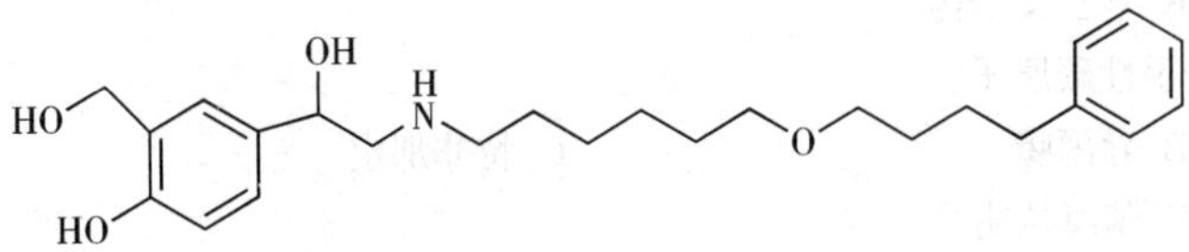

   D. 丙卡特罗　　　　　　　　　　　　　　E. 福莫特罗

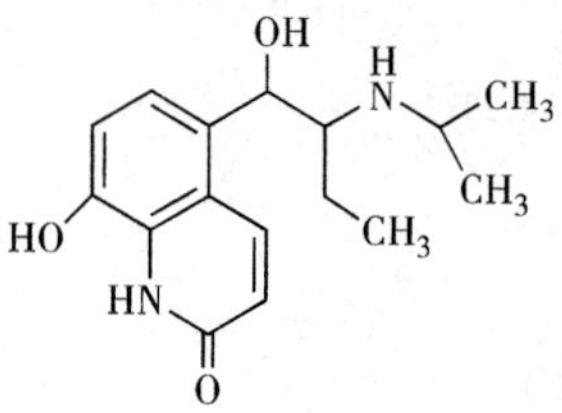

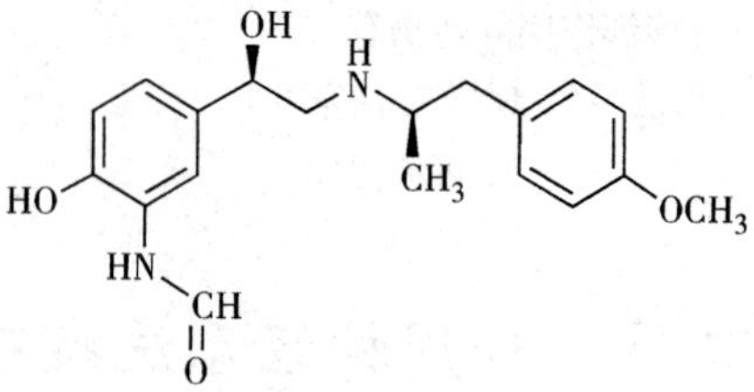

7. 除具有抗过敏作用外，还有镇静及抗晕动症的药物是
   A. 西替利嗪　　　　　　　B. 赛庚啶　　　　　　　C. 氯苯那敏
   D. 氯雷他定　　　　　　　E. 苯海拉明

8. 对麻黄碱描述错误的是
   A. 可通过血-脑屏障进入脑脊液
   B. 为第二类精神药品
   C. 药用为1S,2R-赤藓糖型
   D. 代谢和排泄较慢，作用持久
   E. 能直接或间接发挥拟肾上腺素作用

9. 下列抗过敏药物中，哪一个还具有抗偏头痛的作用
   A. 氯雷他定　　　　　　　B. 赛庚啶　　　　　　　C. 西替利嗪
   D. 氯苯那敏　　　　　　　E. 苯海拉明

10. 茶苯海明是苯海拉明和8-氯茶碱结合成的盐，将两者合用的理由是
    A. 8-氯茶碱可以降低苯海拉明的副作用
    B. 8-氯茶碱可以增加苯海拉明的生物利用度
    C. 8-氯茶碱可以增加苯海拉明的水溶性
    D. 8-氯茶碱可以增加苯海拉明的脂溶性
    E. 8-氯茶碱可以增强苯海拉明的活性

11. 下面哪个药物不是 H_1 受体阻断药
    A. 赛庚啶　　　　　　　　B. 苯海拉明　　　　　　C. 酮替芬
    D. 布洛芬　　　　　　　　E. 特非那定

12. 以下叙述中哪个不符合赛庚啶的性质
    A. 具有三环结构
    B. 具有轻、中度的抗 5-HT 及抗胆碱的作用
    C. 具有较强的拮抗 H1 受体的作用
    D. 具有含有 N-甲基哌啶结构
    E. 不能通过血-脑屏障

13. 肾上腺素与空气或日光接触易氧化变色，原因是含有以下哪个不稳定的结构
    A. 侧链上的羟基　　　　　B. 侧链上的氨基　　　　C. 邻二酚羟基（儿茶酚）
    D. 烃氨基侧链　　　　　　E. 苯乙胺结构

14. 下列哪个药物分子结构中含有两个手性碳原子？
    A. 氯马斯汀　　　　　　　B. 异丙嗪　　　　　　　C. 特非那定
    D. 阿司咪唑　　　　　　　E. 苯海拉明

15. 因发现有尖端扭转型室性心动过速（TDP）等心脏不良反应，后被宣布撤出美国市场和欧美市场的是
    A. 诺阿司咪唑　　　　　　B. 左卡巴斯汀　　　　　C. 赛庚啶

D. 氯雷他定　　　　　　　　E. 特非那定

16. 大剂量可干扰心肌细胞 K^+ 通道，引发致死性尖端扭转型室性心动过速的 H_1 受体阻断药是
   A. 酮替芬　　　　　　　　B. 阿司咪唑　　　　　　　　C. 赛庚啶
   D. 氯雷他定　　　　　　　　E. 咪唑斯汀

17. 和阿司咪唑结构相似，可以看成阿司咪唑中哌啶的反转衍生物，分子中含有两个胍基并掺入杂环中的 H_1 受体拮抗剂是
   A. 诺阿司咪唑　　　　　　　B. 依美斯汀　　　　　　　　C. 咪唑斯汀
   D. 卡瑞斯汀　　　　　　　　E. 卡巴斯汀

18. 分子中含有易离子化的羧基，不易通过血脑屏障的非镇静性抗组胺药物是
   A. 地氯雷他定　　　　　　　B. 氯苯那敏　　　　　　　　C. 西替利嗪
   D. 赛庚啶　　　　　　　　　E. 苯海拉明

19. H_1 受体阻断药的化学结构类型有
   A. 乙二胺类、哌嗪类、三环类、丙胺类
   B. 乙二胺类、氨基醚类、丙胺类、三环类、哌嗪类、哌啶类
   C. 咪唑类、呋喃类、噻唑类
   D. 哌嗪类、咪唑类、呋喃类、乙二胺类、噻唑类
   E. 乙二胺类、呋喃类、噻唑类、咪唑类、哌嗪类、哌啶类

20. 如何增强拟肾上腺素药物对 β 受体的选择性

   A. 延长苯环与氨基间的碳链
   B. 把苯环上的酚羟基甲基化
   C. 去掉苯环上的酚羟基
   D. 在 α-碳上引入甲基
   E. 在氨基上以较大的烷基取代

21. 能收缩周围血管，使得外周阻力增加，血压上升，临床主要用于治疗低血压和抗休克的药物是
   A. $α_1$ 受体激动药　　　　　B. $α_2$ 受体激动药　　　　　C. $β_1$ 受体激动药
   D. $β_2$ 受体激动药　　　　　E. 非选择性 $β_1$ 受体激动药

22. 临床上主要用于平喘的药物是
   A. $α_1$ 受体激动药　　　　　B. $α_2$ 受体激动药　　　　　C. $β_1$ 受体激动药
   D. $β_2$ 受体激动药　　　　　E. 非选择性 α 受体激动药

23. 关于 β 受体激动药构效关系的阐述不正确的是

   A. 基本结构为 β-苯乙胺
   B. 苯环的 3,4-二羟基的存在可显著增强活性
   C. 当苯环上无儿茶酚羟基时，作用时间延长
   D. 氨基的 β 位羟基的存在对活性有显著的影响，其中 S-构型的活性较强

E. 在一定范围内，氨基上的取代基体积越大，对 β 受体的亲和力越大

24. 下列叙述中，哪一条不符合肾上腺素的性质

　　A. 分子中具有儿茶酚胺的结构

　　B. 在空气或日光中长时间放置很稳定

　　C. 水溶液加热时可发生消旋化而降低效用

　　D. 对 α 受体和 β 受体都有激动作用

　　E. 临床用于过敏性休克、支气管哮喘及心脏骤停的抢救

25. 下列关于多巴胺的叙述哪一条不符合多巴胺的性质

　　A. 可直接兴奋 α 受体和 β 受体

　　B. 是体内生物合成去甲肾上腺素和肾上腺素的前体

　　C. 易透过血－脑屏障，具有较强的中枢作用

　　D. 具有儿茶酚结构，在空气中易氧化变色

　　E. 临床用于多种类型的休克

26. 分子中不含有邻二酚羟基（儿茶酚）结构的拟肾上腺素药物是

　　A. 肾上腺素　　　　　B. 异丙肾上腺素　　　　　C. 多巴酚丁胺

　　D. 沙丁胺醇　　　　　E. 去甲肾上腺素

27. 下面哪个药物是选择性 $β_1$ 受体激动药

　　A. 福莫特罗　　　　　B. 特布他林　　　　　C. 沙丁胺醇

　　D. 麻黄碱　　　　　　E. 多巴酚丁胺

28. 下列药物中哪个是利用前药原理设计的含有双特戊酯结构的药物

　　A. 地匹福林　　　　　B. 利美尼定　　　　　C. 沙丁胺醇

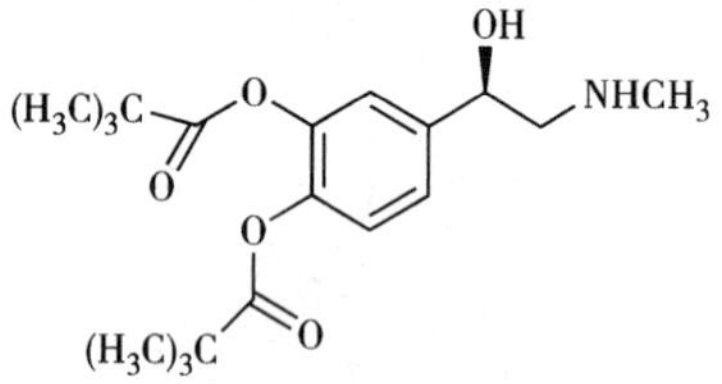

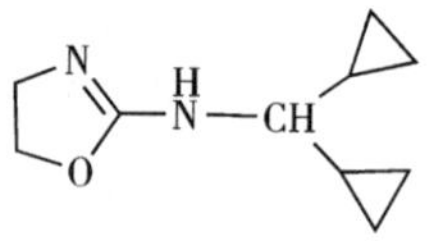

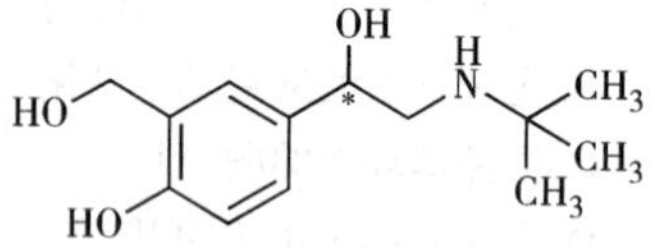

　　D. 麻黄碱　　　　　　E. 异丙肾上腺素

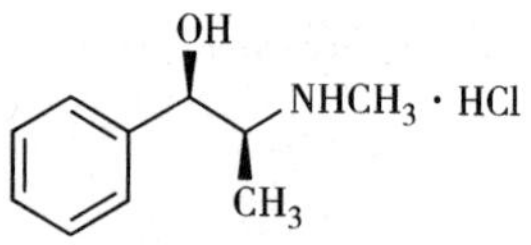

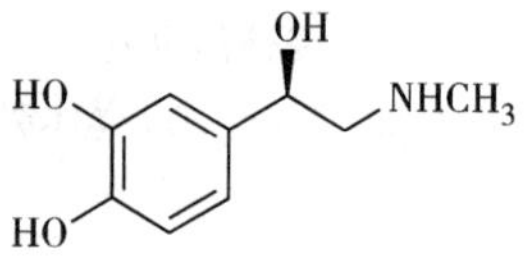

29. 药用的活性最强的麻黄碱结构是

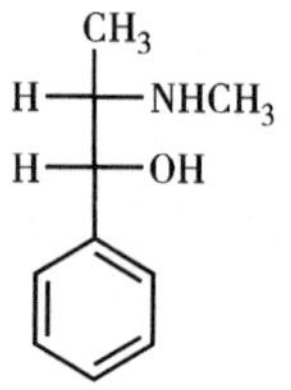

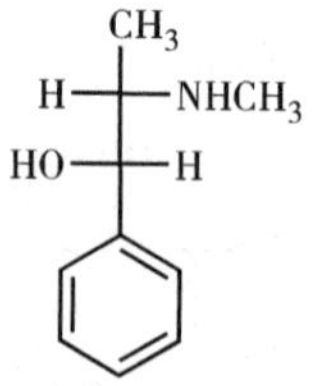

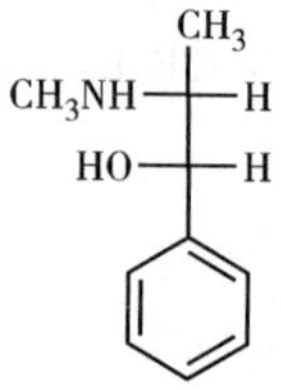

D. 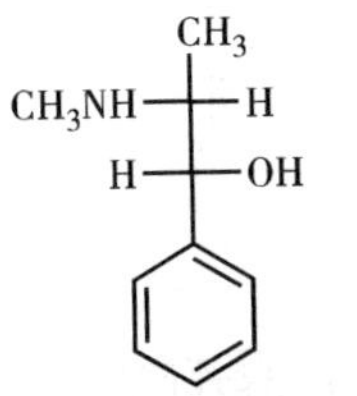 [structure]   E. 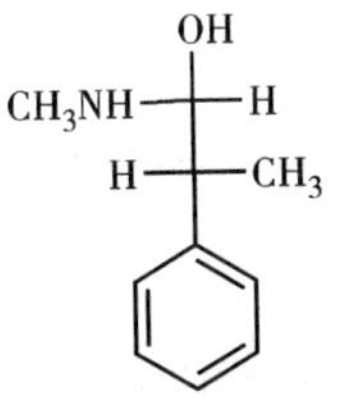 [structure]

30. 关于沙丁胺醇的阐述不正确的是

   A. 可用于各型支气管哮喘的治疗

   B. 含有 1 个手性碳原子，S- 右旋体比 R- 左旋体的活性强 100 倍

   C. 不含儿茶酚结构，故口服有效

   D. 结构中含有叔丁氨基

   E. 为选择性 β_2 受体激动药

31. 下列哪个药物是多种毒品（冰毒、摇头丸等）的合成中间体，被列为"易制毒品"

   A. 甲基多巴   B. 沙美特罗   C. 利美尼定

   D. 麻黄碱   E. 多巴胺

32. 关于多巴酚丁胺的叙述不正确的是

   A. 为选择性心脏 β_2 受体激动药

   B. 含有 1 个手性碳原子，有两种光学异构体，药用其外消旋体

   C. 含有 3,5- 间苯二酚结构，口服有效

   D. 临床用于治疗心力衰竭、心源性休克和术后低血压

   E. 在肝脏中代谢成无活性的化合物，经肾脏排出

33. 肾上腺素的化学结构为

A. 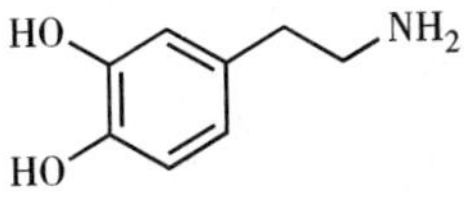 [structure]   B. 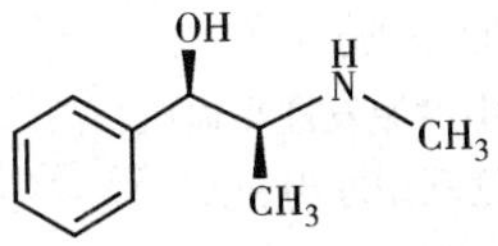 [structure]

C. 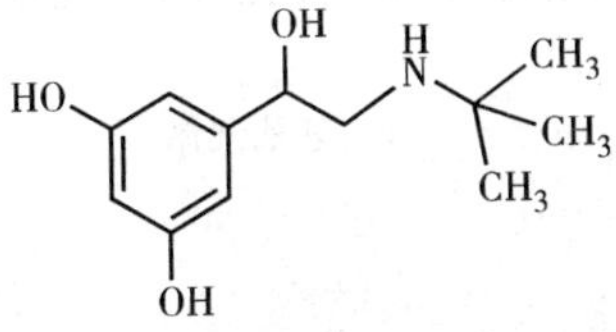 [structure]

D. 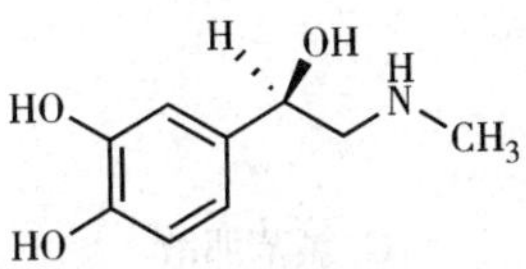 [structure]   E. 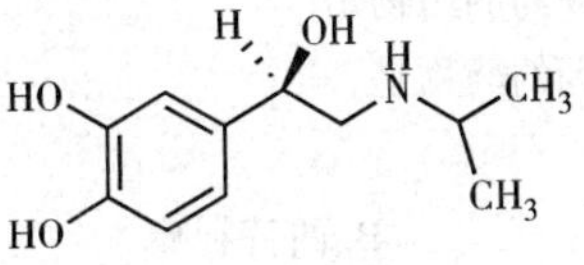 [structure]

34. 以下药物中，不含手性碳原子的药物是

   A. 去甲肾上腺素   B. 异丙肾上腺素   C. 多巴胺

   D. 麻黄碱   E. 沙丁胺醇

35. 具有下列结构的药物为

A. β_1 受体激动药   B. α_1 受体激动药   C. β_2 受体激动药

D. α_2 受体激动药   E. β_1、β_2 受体激动药

36. 肾上腺素水溶液加热或室温放置后时效价降低, 是因为发生了以下哪种反应

  A. 消旋化反应   B. 还原反应   C. 氧化反应

  D. 开环反应   E. 水解反应

37. 地匹福林是利用前药原理制得的药物, 体内可迅速水解为下列哪个药物而发挥作用

  A. 沙丁胺醇   B. 去甲肾上腺素   C. 异丙肾上腺素

  D. 麻黄碱   E. 肾上腺素

38. 下面哪一种酶没有参与肾上腺素在体内的代谢过程

  A. 儿茶酚-O-甲基转移酶   B. 单胺氧化酶   C. 乙酰化酶

  D. 醛糖还原酶   E. 乙醛脱氢酶

39. 将特布他林苯环上两个酚羟基酯化成的双二甲氨基甲酸酯前药是哪一个药物

  A. 丙卡特罗   B. 福莫特罗   C. 班布特罗

  D. 沙美特罗   E. 克伦特罗

40. 关于莫索尼定的描述错误的是

  A. 莫索尼定是可乐定的衍生物

  B. 莫索尼定是咪唑啉 I_1 受体选择性激动药

  C. 莫索尼定是 β_2 受体选择性激动药

  D. 莫索尼定主要用于治疗轻中度原发性高血压

  E. 莫索尼定口服吸收快, 生物利用度为88%

B 型题（配伍选择题, 备选答案在前, 试题在后, 每题若干组, 每组均对应同一组备选答案）

[1~3]

  A. 苯海拉明   B. 非索非那定   C. 氯苯那敏

  D. 西替利嗪   E. 氯雷他定

1. 属于丙胺类 H_1 受体阻断药的药物是
2. 属于氨基醚类 H_1 受体阻断药的药物是
3. 属于哌啶类 H_1 受体阻断药的药物是

[4~5]

  A. 苯海拉明   B. 西替利嗪   C. 氯苯那敏

  D. 酮替芬   E. 赛庚啶

4. 具有抗5-HT和抗胆碱作用的 H_1 受体阻断药是
5. 具有抗晕动症的 H_1 受体阻断药是

[6~8]

  A. 氨基醚类组胺 H_1 受体阻断药

  B. 乙二胺类组胺 H_1 受体阻断药

  C. 哌啶类组胺 H_1 受体阻断药

  D. 丙胺类组胺 H_1 受体阻断药

E. 三环类组胺 H₁ 受体阻断药

6. 司他斯汀属于
7. 氯雷他定属于
8. 咪唑斯汀属于

[9～10]

A. 酮替芬　　　　　B. 左卡巴斯汀　　　　　C. 赛庚啶
D. 氯雷他定　　　　E. 诺阿司咪唑

9. 哪个药物的活性代谢产物已经开发成临床上使用的药物
10. 哪个药物是通过研究代谢产物而开发成临床上使用的药物

[11～13]

A. 氮卓斯汀　　　　B. 特非那定　　　　　C. 苯海拉明

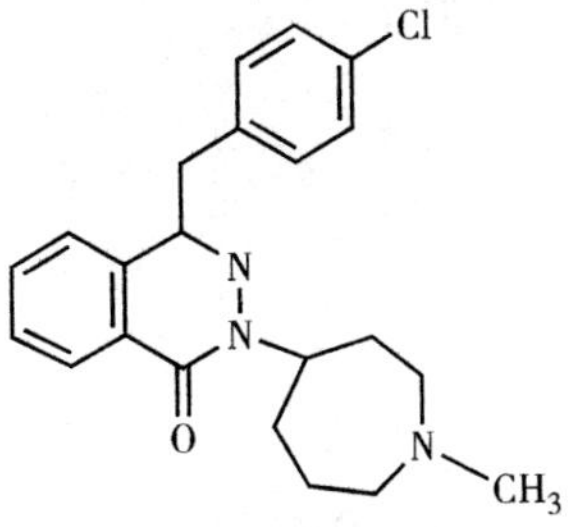

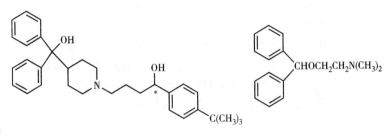

D. 氯雷他定　　　　　　E. 诺阿司咪唑

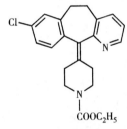

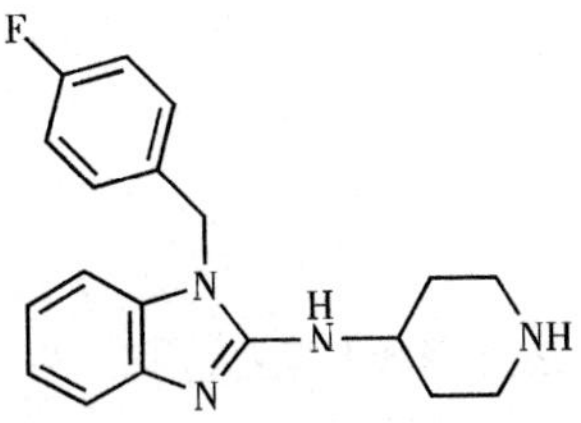

11. 分子中含有二苯甲醇结构的药物是
12. 分子中含有二苯甲醚结构的药物是
13. 分子中含有氨甲酸乙酯结构的药物是

[14～16]

A. 诺阿司咪唑　　　B. 咪唑斯汀 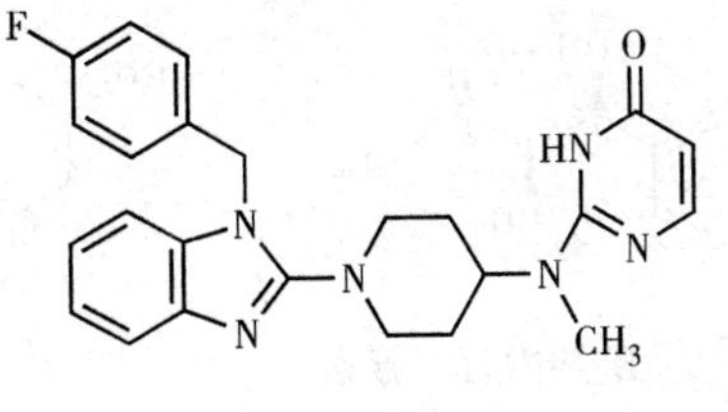　　　　　C. 氯马斯汀

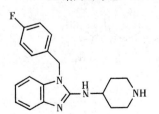

D. 赛庚啶　　　　　E. 氮䓬斯汀

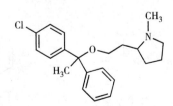

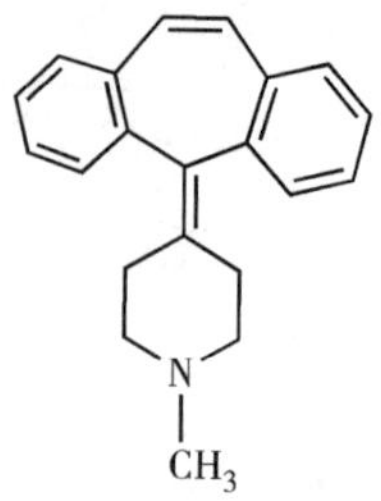

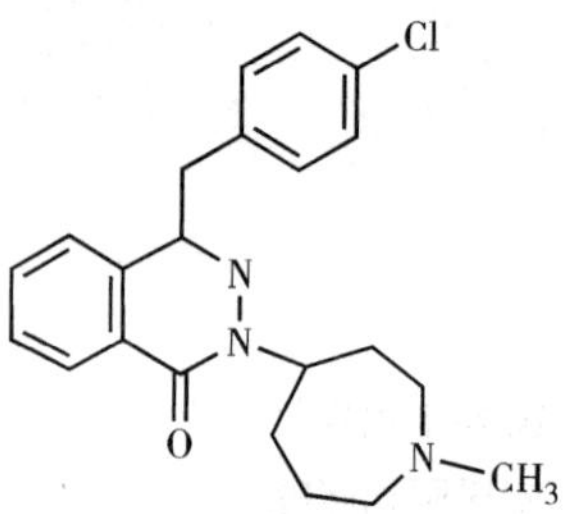

14. 结构中含有苯并哒嗪结构的药物是
15. 结构中含有 N-甲基四氢吡咯结构的药物是
16. 结构中含有二苯并环庚三烯的药物是

[17～20]

  A. 西替利嗪   B. 氯雷他定   C. 氯马斯汀
  D. 赛庚啶   E. 酮替芬

17. 分子呈两性离子，不易穿透血脑屏障的非镇静性 H_1 受体阻滞药是
18. 强效、长效、选择性对抗外周 H_1 受体的非镇静性 H_1 受体阻滞药是
19. 具有轻中度的抗 5-羟色胺及抗胆碱作用的 H_1 受体阻滞药是
20. 还可抑制过敏介质释放的 H_1 受体阻滞剂是

[21～23]

  A. 药用其盐酸盐   B. 药用其硫酸盐   C. 药用其马来酸盐
  D. 药用其富马酸盐   E. 药用其枸橼酸盐

21. 氯马斯汀
22. 氯苯拉明
23. 苯海拉明

[24～26]

  A. 特布他林   B. 去甲肾上腺素   C. 可乐定
  D. 甲基多巴   E. 沙丁胺醇

24. 结构中含有 2,6-二氯苯基，用于抗高血压的拟肾上腺素药物是
25. 结构中含有 3,5-二羟苯基，用于支气管哮喘的拟肾上腺素药是
26. 结构中含有 3,4-二羟基苯基，用于治疗各种休克的拟肾上腺素药是

[27～29]

  A. 多巴胺   B. 麻黄碱   C. 特布他林

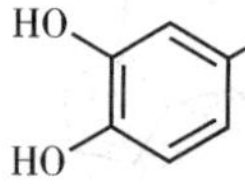

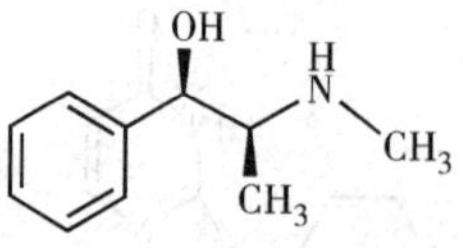

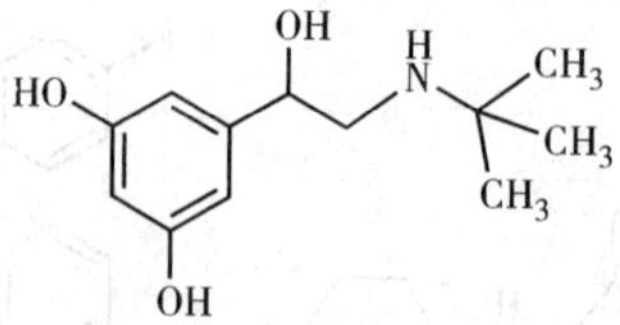

  D. 肾上腺素   E. 异丙肾上腺素

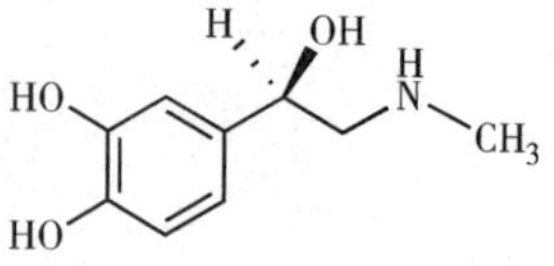

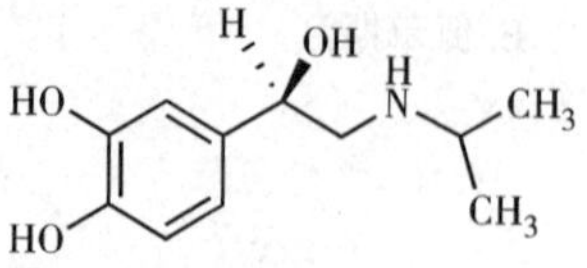

27. 具有苯异丙胺结构，可口服，为易制毒化学品的是

28. 具有间苯二酚结构，可口服，为 β_2 受体激动剂的平喘药是
29. 具有儿茶酚胺结构，不能口服，常用于青霉素过敏性休克抢救的是

[30～33]

　　A. 异丙肾上腺素　　　　B. 可乐定　　　　C. 多巴酚丁胺
　　D. 丙卡特罗　　　　　　E. 肾上腺素

30. 属于选择性 β_2 受体激动药的是
31. 属于选择性 β_1 受体激动药的是
32. 属于 α、β 受体激动药的是
33. 属于非选择性 β 受体激动药的是

[34～36]

　　A. 地匹福林　　　　　　B. 沙丁胺醇 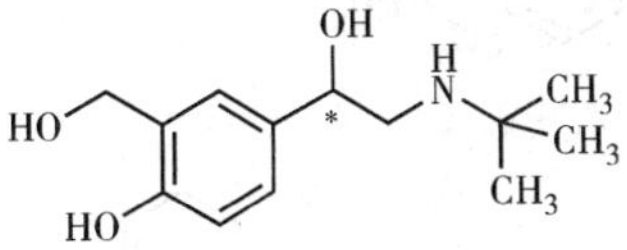　　　　C. 班布特罗

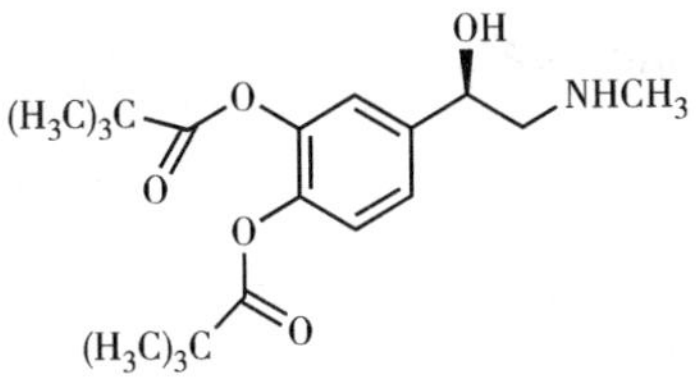

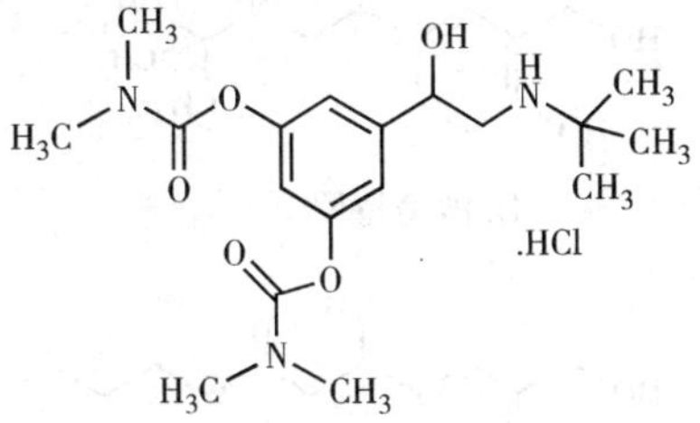

　　D. 肾上腺素 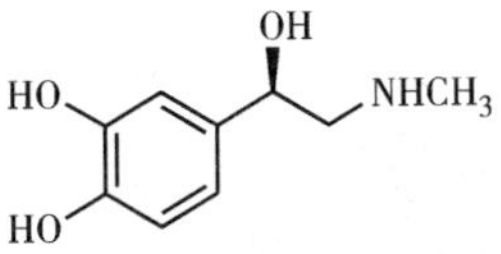　　　　　　E. 甲基多巴

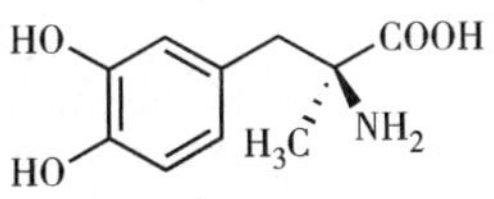

34. 含有双特戊酸酯结构的前体药物是
35. 含有儿茶酚结构的前体药物是
36. 含有双二甲氨基甲酸酯的前体药物是

[37～39]

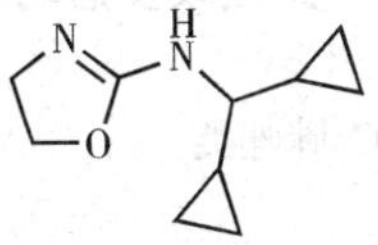

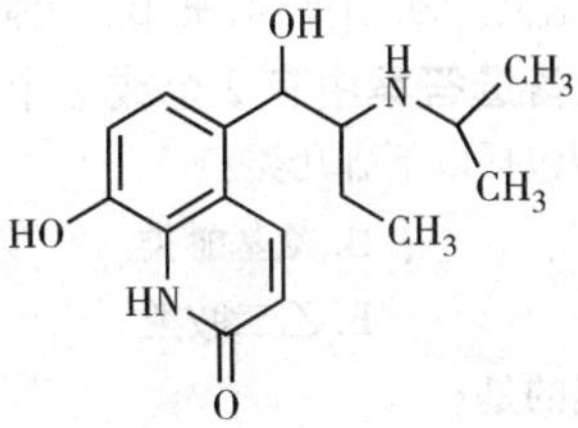

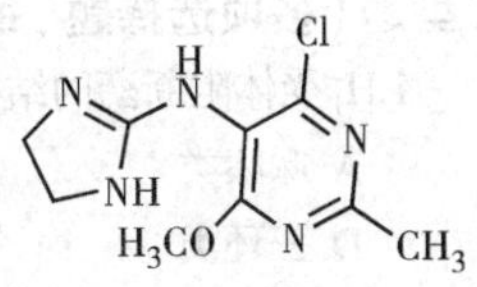

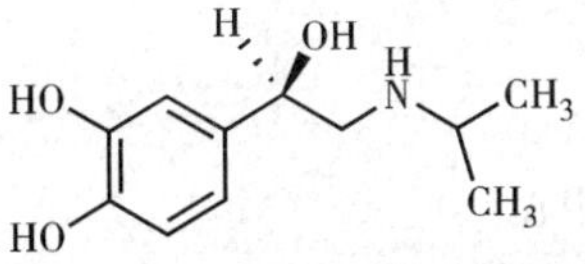

37. 分子中含有吲哚酮结构，对支气管的 β_2 受体具有高度选择性的药物是
38. 分子中含有噁唑啉结构，可作用于外周突触前的 α_2 受体的药物是
39. 分子中含有咪唑啉结构，对咪唑啉 I_1 受体也有高度亲和力的药物是

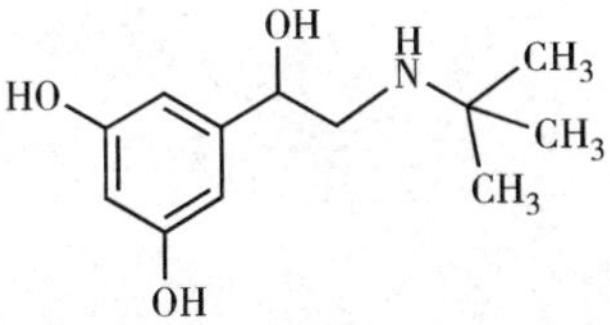

[40～43]

　　A. 主要用于治疗心力衰竭、心源性休克和术后低血压

B. 主要用于低血压和抗休克

C. 主要用于支气管哮喘,也可用于鼻黏膜充血肿胀引起的鼻塞等

D. 主要用于原发性和继发性高血压

E. 主要用于支气管哮喘,还有祛痰和镇咳作用

40. 去甲肾上腺素

41. 麻黄碱

42. 可乐定

43. 丙卡特罗

[44～46]

A. 沙丁胺醇 B. 麻黄碱 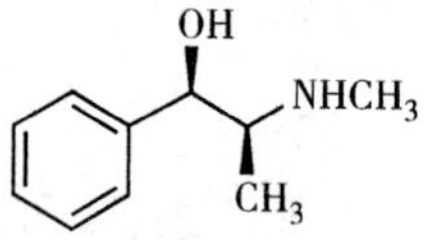 C. 多巴胺

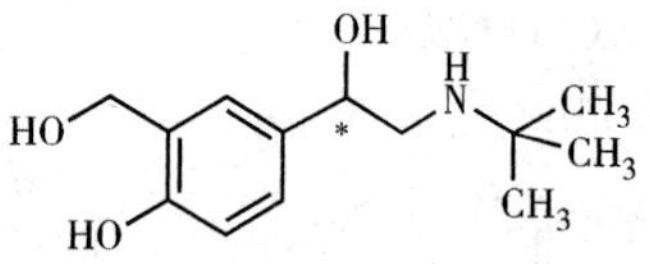

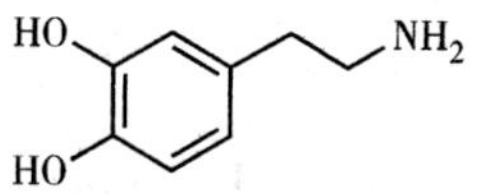

D. 沙美特罗

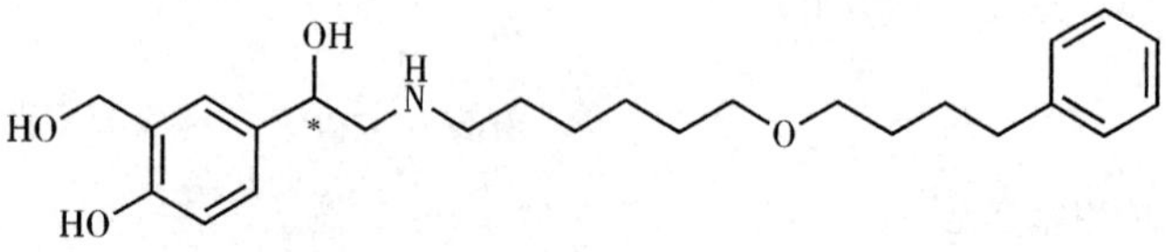

E. 多巴酚丁胺

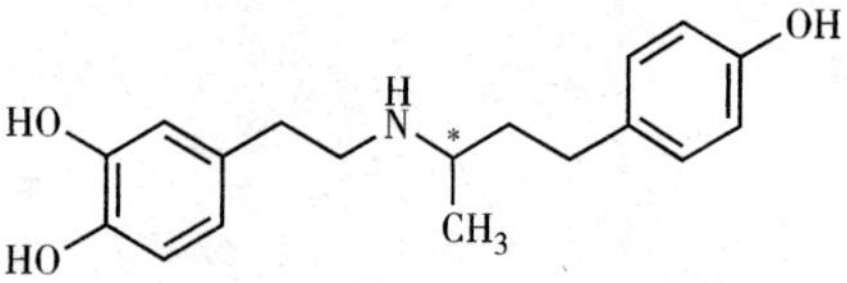

44. 分子中含有亲脂性长链取代基,为长效 $β_2$ 受体激动剂是

45. 分子中含有两个手性碳原子,以 1R,2S- 异构体药用的 α、β 受体激动剂是

46. 分子中含有一个手性碳原子,为选择性心脏 $β_1$ 受体激动剂是

X 型题(多项选择题,每题的备选答案中有 2 个或 2 个以上正确答案,少选或多选均不得分)

1. H_1 受体阻断药的结构类型包括以下哪几类

   A. 哌嗪类 B. 氨基醚类 C. 咪唑类

   D. 三环类 E. 乙二胺类

2. 关于苯海拉明的描述正确的是

   A. 属于氨基醚类 H_1 受体阻滞剂药

   B. 口服吸收完全

   C. 具有肝药酶诱导作用

   D. 分子中含有两个手性中心

   E. 有较强的嗜睡和中枢抑制副作用

3. 下列关于氯苯那敏的说法正确的是

   A. 口服吸收快且完全,作用持久

   B. 嗜睡副作用较小,适合日间服用

   C. 含有一个手性碳原子,对映体为 S(+)- 异构体

   D. 属于丙胺类 H_1 受体阻断药

E. 与马来酸成盐使用

4. 下列哪些药物属于三环类 H_1 受体阻断药
   A. 苯噻啶　　　　　　　　B. 酮替芬　　　　　　　　C. 赛庚啶
   D. 氯雷他定　　　　　　　E. 西替利嗪

5. 酮替芬符合下列哪些性质
   A. 结构中含有吡啶环和噻吩环
   B. 结构中含有哌啶环和噻吩环
   C. 临床用于防治哮喘和支气管痉挛
   D. 具有轻、中度的抗 5-HT 和抗胆碱作用
   E. 为三环类 H_1 受体阻滞药

6. 下列药物中，哪些为非镇静性 H_1 受体阻断药
   A. 氯雷他定　　　　　　　B. 赛庚啶　　　　　　　　C. 特非那定
   D. 依巴斯汀　　　　　　　E. 诺阿司咪唑

7. 氯苯那敏不符合下列哪些性质
   A. 为强效的非镇静性 H_1 受体阻断药
   B. 属于氨基醚类 H_1 受体阻断药
   C. $S(+)$-异构体的活性比 $R(-)$-异构体的活性强
   D. 在体内大部分在肝脏代谢
   E. 和马来酸成盐使用

8. 不属于非镇静类 H_1 受体阻断药有
   A. 西替利嗪　　　　　　　B. 苯海拉明　　　　　　　C. 氯苯那敏
   D. 盐酸赛庚啶　　　　　　E. 氯雷他定

9. 下列哪些药物属于哌啶类非镇静类 H_1 受体阻断药
   A. 氯雷他定　　　　　　　B. 咪唑斯汀　　　　　　　C. 非索非那定
   D. 西替利嗪　　　　　　　E. 诺阿司咪唑

10. 具有苯并咪唑结构的 H_1 受体阻断药有
    A. 酮替芬　　　　　　　　B. 左卡巴斯汀　　　　　　C. 咪唑斯汀
    D. 阿司咪唑　　　　　　　E. 依美斯汀

11. 下列哪些药物是通过研究体内代谢产物而开发成临床使用的药物
    A. 卡瑞斯汀　　　　　　　B. 左卡巴斯汀　　　　　　C. 咪唑斯汀
    D. 诺阿司咪唑　　　　　　E. 非索非那定

12. 下列关于西替利嗪的说法，哪些是正确的
    A. 分子中含有哌嗪基和亲水性基团羧甲氧烷基
    B. 含有一个手性碳原子，左旋体比右旋体活性更强
    C. 为 H_1 受体阻断药
    D. 分子呈两性离子，不易穿透血-脑屏障，大大减少了镇静副作用
    E. 常用于治疗季节性过敏性鼻炎、皮炎、眼结膜炎、哮喘等

13. 具有邻二酚羟基（儿茶酚）结构的拟肾上腺素药物有
    A. 去甲肾上腺素　　　　　B. 多巴酚丁胺　　　　　　C. 沙丁胺醇
    D. 甲基多巴　　　　　　　E. 异丙肾上腺素

14. 下列哪些药物是选择性 β_2 受体激动药
    A. 沙美特罗　　　　　　　B. 班布特罗　　　　　　　C. 沙丁胺醇

D. 甲基多巴　　　　　　　　E. 莫索尼定

15. 下面哪些药物为长效的 β_2 受体激动药
    A. 沙美特罗　　　　B. 福莫特罗　　　　C. 异丙肾上腺素
    D. 去氧肾上腺素　　　E. 地匹福林

16. 侧链中含有叔丁氨基结构的拟肾上腺素药物有
    A. 多巴酚丁胺　　　　B. 沙丁胺醇　　　　C. 班布特罗
    D. 丙卡特罗　　　　　E. 特布他林

17. 下列哪些药物可以制备甲基苯丙胺（冰毒），在生产和使用时应严格控制的是
    A. 麻黄碱　　　　　　B. 沙丁胺醇　　　　C. 伪麻黄碱
    D. 克仑特罗　　　　　E. 特布他林

18. 下列叙述中，哪些符合多巴酚丁胺的性质
    A. 含有一个手性碳原子，药用其外消旋体
    B. 含有儿茶酚胺结构
    C. $S-(-)$-异构体阻断 α_1 受体，$R-(+)$-异构体激动 α_1 受体
    D. 易于在体内代谢，口服无效
    E. 选择性激动心脏 β_1 受体，临床用于治疗心力衰竭等

19. 下列关于伪麻黄碱的说法不正确的是
    A. 含有儿茶酚胺的结构
    B. 含有两个手性碳原子，为 $1S, 2S(+)$ 苏阿糖型
    C. 含有两个手性碳原子，为 $1R, 2S(-)$ 赤藓糖型
    D. 能兴奋 α、β 两种受体，直接发挥拟肾上腺素作用
    E. 广泛用作减轻鼻和支气管充血药物

20. 化学结构如下的药物符合下列哪些性质

    A. 对气管的 β_2 受体选择性较高
    B. 不易被 COMT、MAO 或硫酸酯酶代谢，作用时间持久
    C. 可以制备甲基苯丙胺（冰毒）
    D. 口服吸收不好，需注射给药
    E. 为特布他林的酯类前药

21. 下列药物中哪些可以用于治疗哮喘病
    A. 沙丁胺醇　　　　B. 沙美特罗　　　　C. 特布他林
    D. 丙卡特罗　　　　E. 肾上腺素

22. 对 α、β 两种受体都有激动作用的药物是
    A. 肾上腺素　　　　B. 多巴胺　　　　　C. 麻黄碱
    D. 伪麻黄碱　　　　E. 异丙肾上腺素

23. 含有一个手性碳原子的拟肾上腺素药有

A. 多巴胺 B. 去甲肾上腺素 C. 麻黄碱
D. 异丙肾上腺素 E. 多巴酚丁胺

24. 下面符合 β 受体激动剂构效关系的描述是

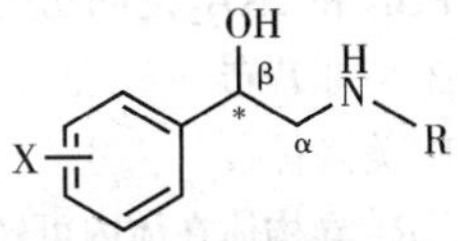

A. 在氨基的 α 位引入甲基，可使药物的作用时间延长
B. 苯环的 3，4- 二羟基的存在可显著增强活性
C. 当苯环上无儿茶酚羟基时，作用时间延长
D. 氨基的 β 位羟基的存在对活性有显著的影响，其中 S- 构型的活性较强
E. 在一定范围内，氨基上的取代基体积越大，对 α 受体的亲和力越大

25. 在体内被儿茶酚 –O– 甲基转移酶代谢失活且口服无效的拟肾上腺素药物有

A. 沙美特罗 B. 多巴酚丁胺 C. 异丙肾上腺素
D. 肾上腺素 E. 特布他林

26. 下列拟肾上腺素药物中哪些体外无效（为前体药物）

A. 地匹福林 B. 甲基多巴 C. 班布特罗
D. 福莫特罗 E. 丙卡特罗

27. 下列哪些药物是 α_2 受体激动药，临床上主要用于治疗高血压

A. 去甲肾上腺素 B. 可乐定 C. 甲基多巴
D. 莫索尼定 E. 利美尼定

28. 有关去甲肾上腺素叙述正确的是

A. 具有儿茶酚胺结构，遇光、空气或弱氧化剂易氧化变色
B. 侧链氨基氮原子上有叔丁基取代
C. 为内源性活性物质
D. 对 β_2 受体有较强的激动作用，扩张支气管作用强
E. 口服经肝肠循环失效，主要通过静脉注射给药

29. 肾上腺素在下列哪些酶的催化下发生代谢而失活

A. 单胺氧化酶 B. 逆转录酶 C. 儿茶酚 O– 甲基转移酶
D. 乙醛脱氢酶 E. 5 α– 还原酶

30. 下列能同时激动肾上腺素能 α 受体和 β 受体的药物有哪些

A. 多巴酚丁胺 B. 肾上腺素 C. 异丙肾上腺素
D. 麻黄碱 E. 多巴胺

第三节 解热镇痛及非甾体抗炎药

A 型题（最佳选择题，每题的备选答案中只有一个最佳答案）

1. 关于对乙酰氨基酚的说法，错误的是

A. 对乙酰氨基酚分子中含有酰胺键，正常贮存条件下易发生水解变质
B. 对乙酰氨基酚在体内代谢可产生 N– 乙酰亚胺醌，引起肝毒性
C. 大剂量服用对乙酰氨基酚引起中毒时，可用谷胱甘肽或乙酰半胱氨酸等含巯基的药物解毒

D. 对乙酰氨基酚在体内主要与葡萄糖醛酸或硫酸结合,从肾脏排泄

E. 本身不具有抗炎作用

2. 下列哪个药物是根据我国药物化学家提出的"适度抑制"的理念,即对 COX-2 和 COX-1 的抑制活性调节在一定的范围内,应维持 PGI_2 和 TXA_2 之间功能的平衡而设计得到的非甾体抗炎药

    A. 塞来昔布   B. 罗非昔布   C. 艾瑞昔布

    D. 吡罗昔康   E. 美洛昔康

3. 含有芳基丙酸结构,有一个手性碳,$R-$异构体在体内可转化 $S-$异构体的非甾体抗炎药是

    A. 双氯芬酸钠   B. 布洛芬 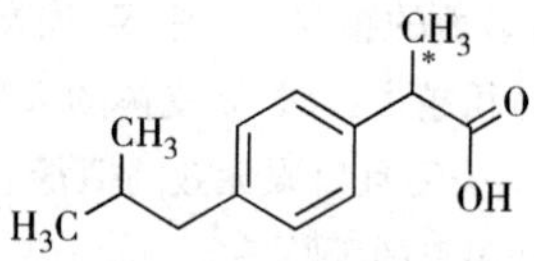   C. 塞来昔布

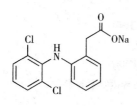

    D. 美洛昔康 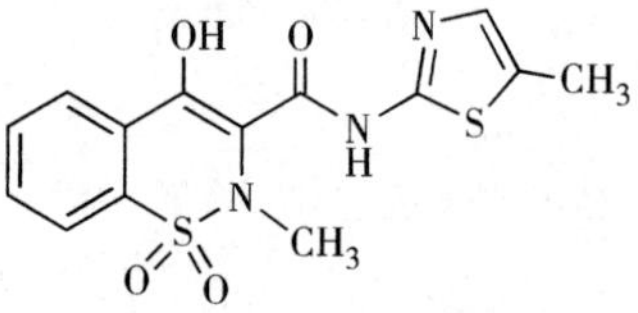   E. 阿司匹林

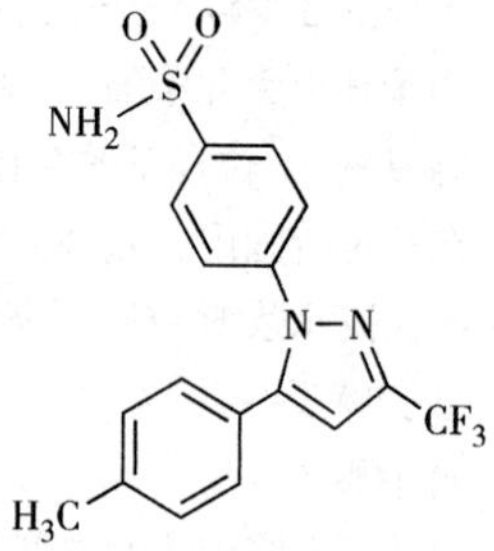

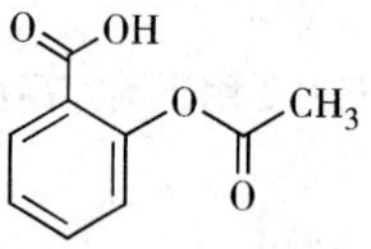

4. 可导致肝坏死的对乙酰氨基酚的代谢产物是

    A. 对乙酰氨基酚葡萄糖醛酸酯

    B. $N-$乙酰亚胺醌

    C. 对乙酰氨基酚硫酸酯

    D. 对氨基酚

    E. 对氨基醌

5. 某男,误服大量的对乙酰氨基酚,为防止肝坏死,可选用的解毒药物是

    A. 谷氨酸   B. 甘氨酸   C. 缬氨酸

    D. $N-$乙酰半胱氨酸   E. 胱氨酸

6. 下列哪种药物对环氧合酶-2(COX-2)有选择性抑制作用

    A. 舒林酸   B. 布洛芬   C. 萘丁美酮

    D. 吡罗昔康   E. 萘普生

7. 下列关于芳基丙酸类非甾体抗炎药的构效关系描述错误的是

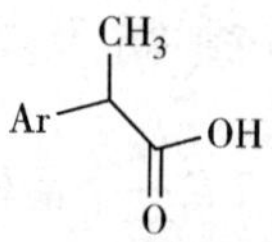

    A. 羧基 α 位碳原子为手性原子,$R-$异构体的活性高

    B. Ar 为平面性的芳香环或芳杂环,苯环最常见

    C. 羧基与芳香环之间相距一个或一个以上碳原子

    D. 羧基 α 位引入甲基限制羧基自由旋转,使其适合与酶结合

E. 在芳环 Ar 的对位可引入另一个疏水基团

8. 以下药物中，哪个药物对 COX-2 的抑制活性比 COX-1 的抑制活性强
   A. 吡罗昔康
   B. 布洛芬
   C. 吲哚美辛
   D. 美洛昔康
   E. 舒林酸

9. 下列药物中，具有 1，2- 苯并噻嗪结构的非甾体抗炎药是
   A. 美洛昔康
   B. 吲哚美辛
   C. 萘普生 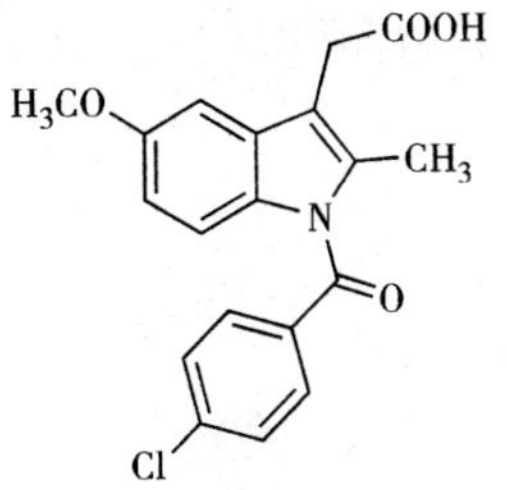 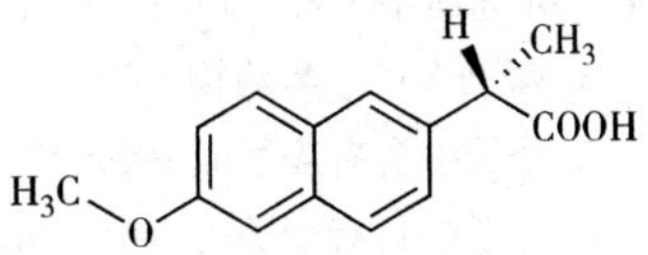
   D. 萘丁美酮
   E. 酮洛芬

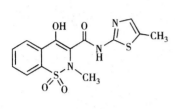
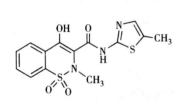

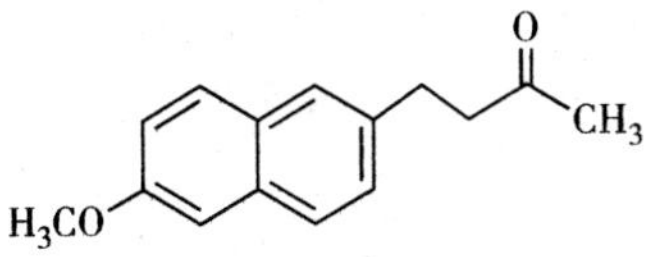

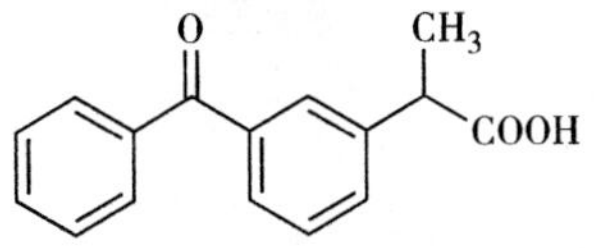

10. 为吲哚并吡喃羧酸类非甾体消炎药，选择性地抑制环氧化酶 -2（COX-2）的药物是
    A. 美洛昔康
    B. 吲哚美辛
    C. 依托度酸 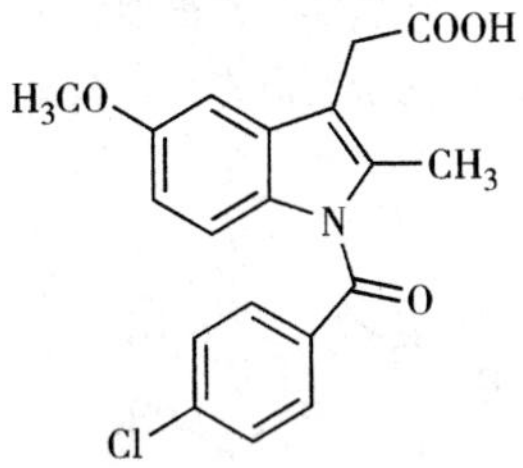
    D. 双氯芬酸钠
    E. 塞来昔布

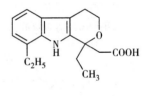
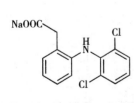
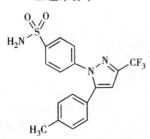

11. 贝诺酯是由哪两种药物拼合而成的
    A. 阿司匹林和丙磺舒
    B. 阿司匹林和对乙酰氨基酚
    C. 布洛芬和对乙酰氨基酚
    D. 舒林酸和丙磺舒
    E. 阿莫西林和丙磺舒

12. 下列药物中被 FDA 要求在说明书上写出具有诱导心脏病发作副作用的相关风险提示的是
    A. 萘普生
    B. 美洛昔康
    C. 萘丁美酮
    D. 塞来昔布
    E. 吡罗昔康

13. 具有如下结构的药物，临床上可用为

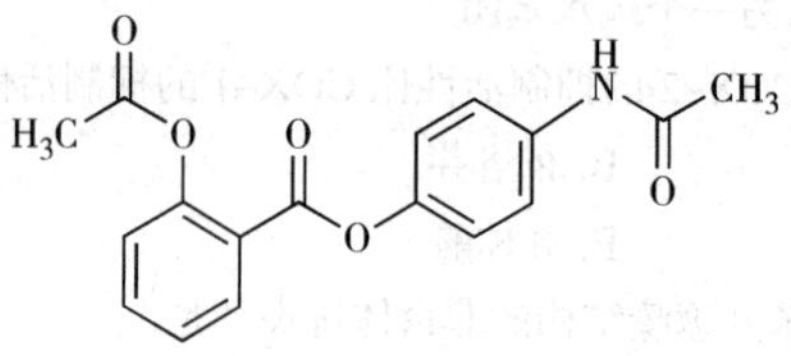

A. 非甾体抗炎药　　　　　　　B. 抗高血压药　　　　　　　C. 抗精神病药
D. 镇静催眠药　　　　　　　　E. 抗癫痫药物

14. 下列选项中不符合阿司匹林性质的有
    A. 属于水杨酸类药物
    B. 分子中含有羧基而呈弱酸性
    C. 分子中具有酯键可水解生成水杨酸
    D. 在空气中很稳定
    E. 可用于预防和治疗心血管疾病等

15. 对乙酰氨基酚的毒性代谢物是
    A. 对氨基酚
    B. N-乙酰基亚胺醌
    C. 对乙酰氨基酚硫酸酯
    D. 对乙酰氨基酚葡萄糖醛酸结合物
    E. 对苯二酚

16. 对乙酰氨基酚在体内会转化生成乙酰亚胺醌，乙酰亚胺醌会耗竭肝内储存的谷胱甘肽，进而与某些肝脏蛋白的巯基结构形成共价加成物引起肝毒性。根据下列药物结构判断，可以作为对乙酰氨基酚中毒解救药物的是

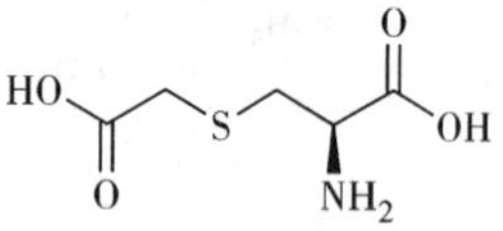

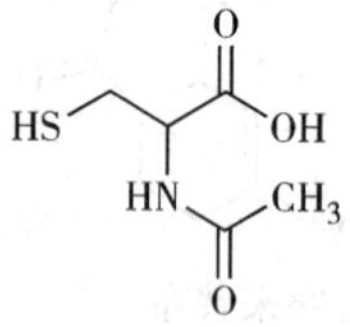

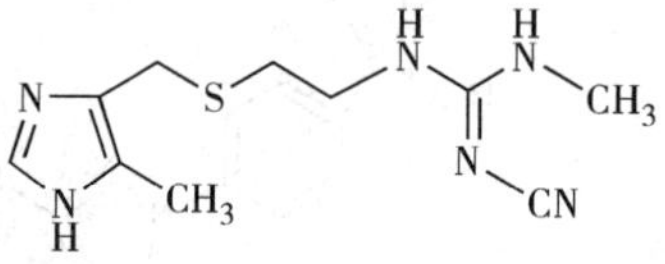

17. 布洛芬的药物结构为，其 S 型异构体的活性比 R 型异构体强 28 倍，但布洛芬通常以外消旋体上市，其原因是
    A. 布洛芬 R 型异构体的毒性较小
    B. 布洛芬 R 型异构体在体内会转化为 S 型异构体
    C. 布洛芬 S 型异构体化学性质不稳定
    D. 布洛芬 S 型异构体与 R 型异构体在体内可产生协同性和互补性作用
    E. 布洛芬 S 型异构体在体内比 R 型异构体易被同工酶 CYP3A4 羟基化失活，体内清除率大

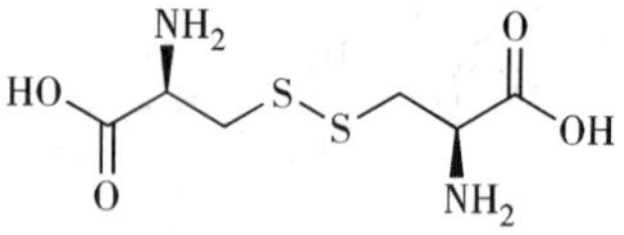

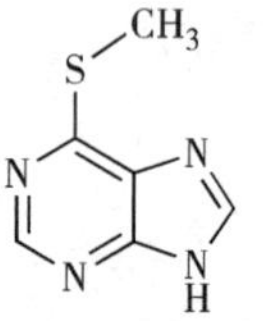

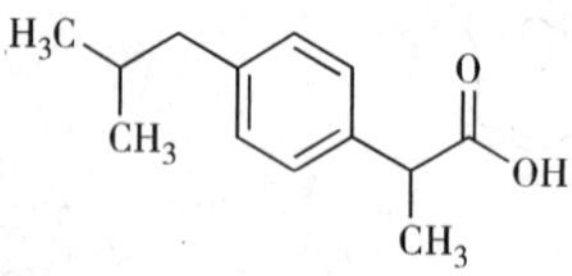

18. 选择性 COX_2 抑制剂罗非昔布产生心血管不良反应的原因是

A. 选择性抑制 COX-2，同时也抑制 COX

B. 选择性抑制 COX-2，但不能阻断前列环素（PGI_2）的生成

C. 阻断前列环素（PGI_2）的生成，但不能血栓素（TXA_2）的生成

D. 选择性抑制 COX-2，同时阻断前列环素（PGI_2）的生成

E. 阻断前列环素（PGI_2）的生成，同时抑制血栓素（TXA_2）的生成

B 型题（配伍选择题，备选答案在前，试题在后，每题若干组，每组均对应同一组备选答案）

[1～3]

A. 阿司匹林　　　　　B. 对乙酰氨基酚　　　　C. 贝诺酯

D. 双氯芬酸钠　　　　E. 布洛芬

1. 为前药，胃肠道反应小，在体内水解成原药的是
2. 除解热、镇痛、抗炎外，还具有抑制血小板凝聚作用，预防动脉血栓的药物是
3. R- 异构体在体内可转化为 S- 异构体，临床常用其外消旋体的药物是

[4～6]

A. 布洛芬　　　　　B. 依托度酸 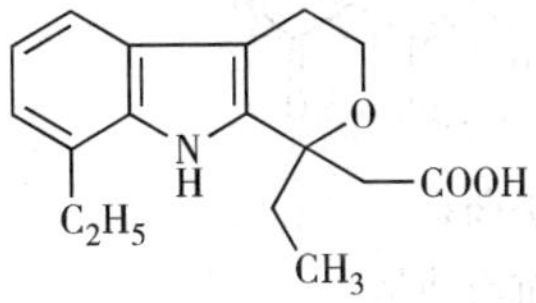　　　　C. 洛索洛芬

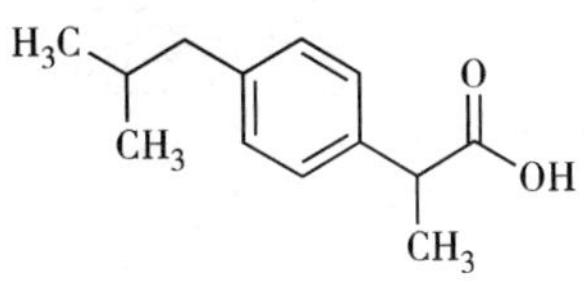

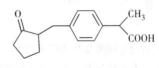

D. 萘普生 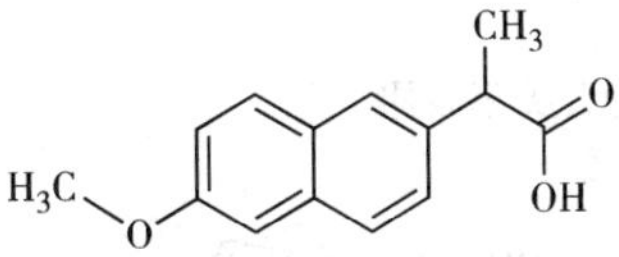　　　　　E. 萘丁美酮

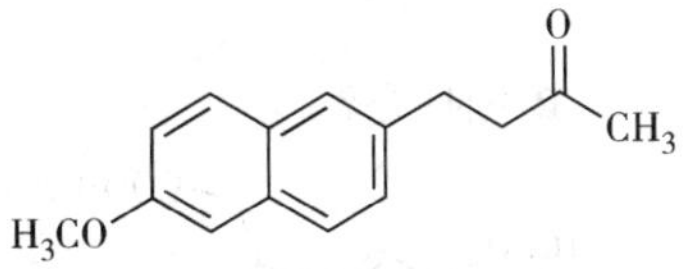

4. 为非酸性的非甾体抗炎药，在肝脏代谢为 6- 甲氧基 -2- 萘乙酸后起效，选择性地作用于环氧合酶 -2（COX-2）的是
5. 具有环戊酮甲基结构，是一种前药，可通过肝脏中的羰基还原酶迅速转化为有活性的反式醇代谢物的是
6. 为芳基丙酸类的非甾体抗炎药，药用 S- 异构体的是

[7～9]

A. 阿司匹林　　　　　B. 布洛芬　　　　C. 萘丁美酮

D. 萘普生　　　　　E. 吡罗昔康

7. 为前体药物的非甾体抗炎药是
8. 以 S- 构型的右旋体供药用的非甾体抗炎药是
9. 以外消旋体供药用的非甾体抗炎药是

[10～12]

A. 双氯芬酸钠　　　　B. 阿司匹林　　　　C. 萘普生

D. 舒林酸　　　　　E. 吡罗昔康

10. 利用电子等排原理，对吲哚美辛改造得到的非甾体抗炎药是
11. 结构中含有一个手性碳原子的药物是
12. 结构中不含羧基却具有酸性的药物是

[13～15]

A. 艾瑞昔布 B. 替诺昔康 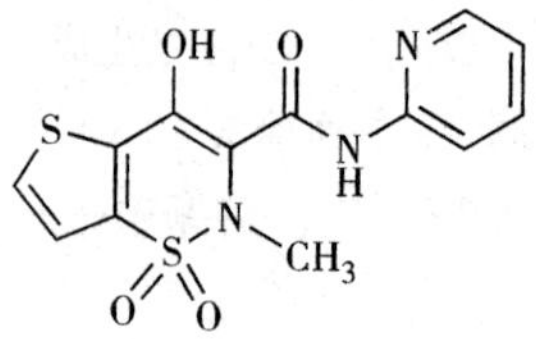 C. 伊索昔康

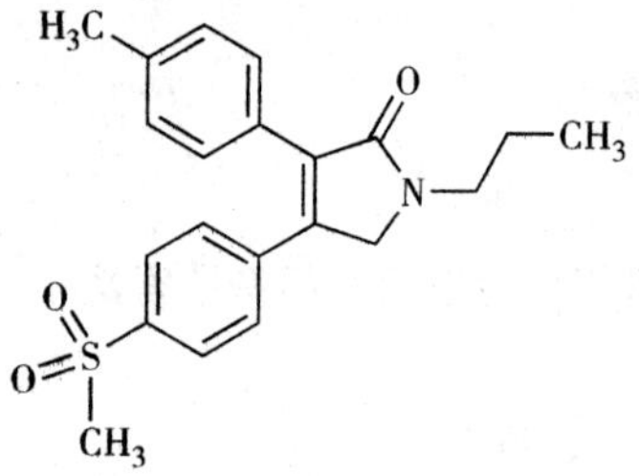

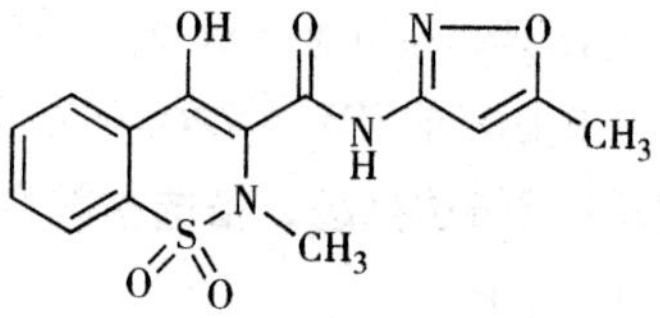

D. 塞来昔布 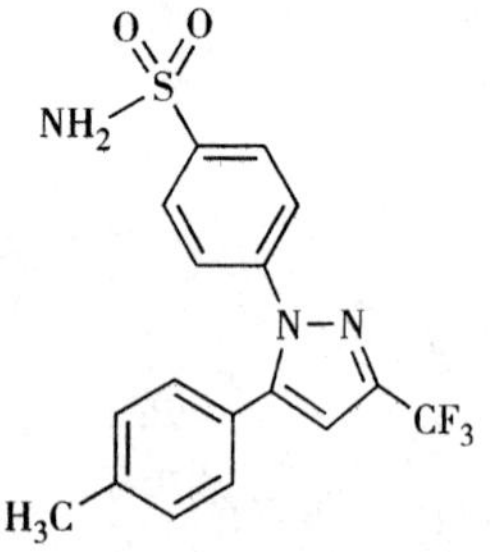 E. 罗非昔布

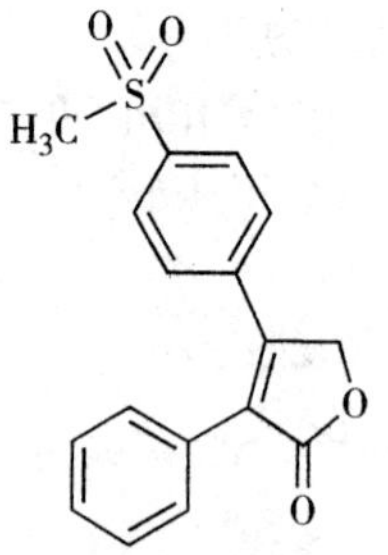

13. 含有氨磺酰基和吡唑环的非甾体抗炎药是
14. 含有甲磺酰基和呋喃酮环的非甾体抗炎药是
15. 含有甲磺酰基和吡咯酮环的非甾体抗炎药是

[16～18]

A. 贝诺酯 B. 吲哚美辛 C. 美洛昔康

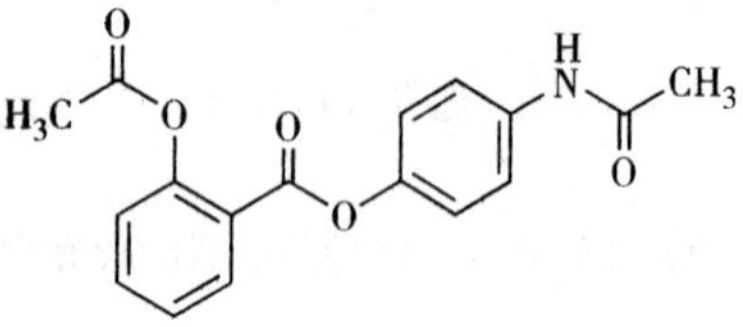

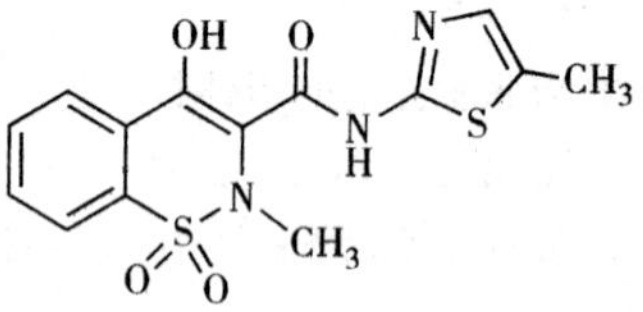

D. 萘普生 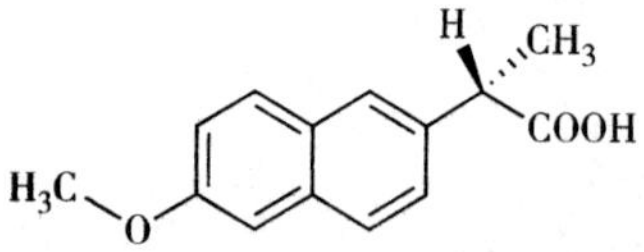 E. 塞来昔布

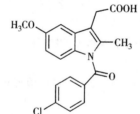

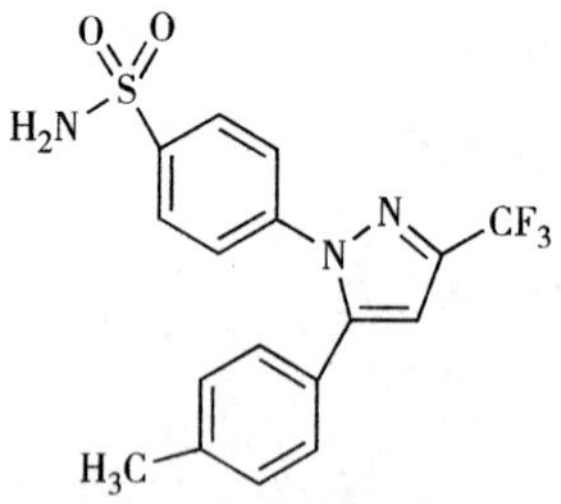

16. 含有1,2-苯并噻嗪结构,选择性地作用于环氧化酶-2（COX-2）的药物是
17. 为芳基丙酸类非甾体抗炎药的是
18. 为芳基乙酸类非甾体抗炎药的是

[19～20]

A. 舒林酸 B. 萘丁美酮 C. 塞来昔布

D. 吡罗昔康　　　　　　　　　　E. 布洛芬
19. 属前体药物，转化为甲硫基化合物起效的是
20. 属前体药物，对环氧合酶-2选择性抑制作用的是

[21～22]
A. 舒林酸　　　　　B. 塞来昔布　　　　　C. 吲哚美辛
D. 布洛芬　　　　　E. 双氯芬酸
21. 用于类风湿关节炎治疗的选择性环氧化酶-2（COX-2）抑制剂是
22. 在体外无效，体内经还原代谢产生甲硫基化合物而显示生物活性的药物是

[23～25]
A. 双氯芬酸钠　　　B. 布洛芬　　　　　　C. 对乙酰氨基酚
D. 替诺昔康　　　　E. 艾瑞昔布
23. 属于芳基乙酸类的非甾体抗炎药是
24. 属于芳基丙酸类的非甾体抗炎药是
25. 属于1,2-苯并噻嗪类的非甾体抗炎药是

[26～27]
A. 舒林酸　　　　　B. 塞来昔布　　　　　C. 吲哚美辛
D. 布洛芬　　　　　E. 萘丁美酮
26. 用于类风湿性关节炎治疗的选择性环氧酶-2（COX-2）抑制剂是
27. 在体外无效，体内经还原代谢产生甲硫基化合物而显示生物活性的非物是

[28～30]
A. 阿司匹林　　　　B. 对乙酰氨基酚　　　C. 贝诺酯

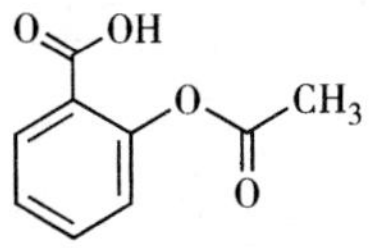

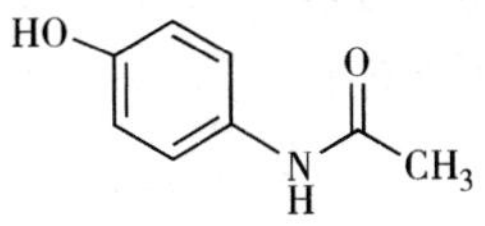

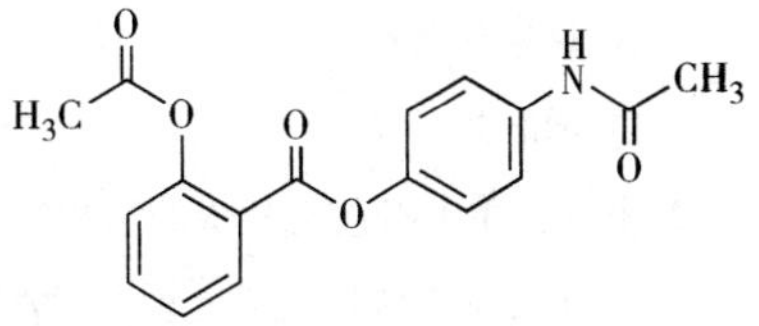

D. 塞来昔布　　　　E. 布洛芬

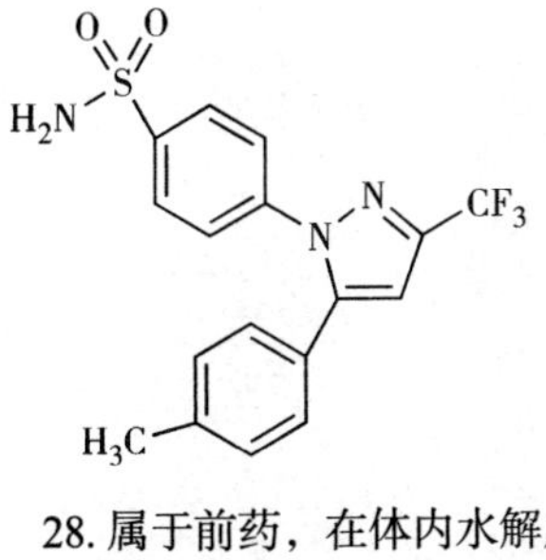

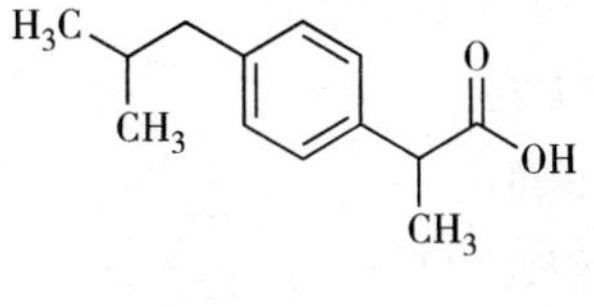

28. 属于前药，在体内水解成原药后发挥解热镇痛及抗炎作用的药物是
29. 虽然S-异构体的活性比R-异构体强，但在体内会发生手性转化，以外消旋体上市的药物是
30. 选择性地抑制COX-2的非甾体抗炎药，胃肠道副作用小，但在临床使用中具有潜在心血管事件风险的药物是

[31～33]
A. 对乙酰氨基酚　　B. 赖诺普利　　　　　C. 舒林酸
D. 氢氯噻嗪　　　　E. 缬沙坦
31. 在体内代谢过程中，少部分可由细胞色素P450氧化酶系代谢为具有肝毒性的N-乙酰亚胺醌代

谢物的药物是

32. 分子中含有甲基亚砜基苯基和茚结构，属于前药，在体内甲基亚砜基苯基代谢生成甲硫苯基后才有生物活性的药物是

33. 分子中含有酸性的四氮唑基团，可与氨氯地平组成复方用于治疗原发性高血压的药物是

C型题（综合分析选择题。每题的备选答案中只有一个最佳答案）

[1～3]

在药物结构中含有酯键，抑制环氧化酶（COX），影响前列腺素合成，具有解热、镇痛和抗炎作用，还有抑制血小板凝聚作用。

1. 根据结构特征和作用特点，该药是
   - A. 双氯芬酸
   - B. 阿司匹林
   - C. 吡罗昔康
   - D. 塞来昔布
   - E. 对乙酰氨基酚

2. 该药的主要不良反应是
   - A. 胃肠刺激
   - B. 引起惊厥
   - C. 肾毒性
   - D. 肝毒性
   - E. 心脏毒性

3. 该药禁用于
   - A. 高血压
   - B. 心律失常
   - C. 肝炎
   - D. 胃溃疡
   - E. 冠心病

X型题（多项选择题，每题的备选答案中有2个或2个以上正确答案，少选或多选均不得分）

1. 下列哪些药物的结构中含有手性碳原子
   - A. 双氯芬酸钠
   - B. 萘丁美酮
   - C. 布洛芬
   - D. 酮洛芬
   - E. 萘普生

2. 下列叙述中哪些与吲哚美辛相符
   - A. 抗炎活性强度与其乙酸基的酸性强度成正相关
   - B. 为芳基丙酸类非甾体抗炎药
   - C. 口服吸收迅速，与血浆蛋白高度结合
   - D. 大约50%被代谢为5位 $O-$ 去甲基化的代谢物
   - E. 在室温下空气中稳定，但对光敏感

3. 关于阿司匹林下列哪些叙述是正确的
   - A. 属于水杨酸类解热、镇痛、抗炎药
   - B. 分子中具有酰胺键，可水解
   - C. 其分子中由于含有酚羟基，在空气中久置易被氧化变色
   - D. 为环氧化酶（COX）的不可逆抑制剂，可以阻断前列腺素的生物合成
   - E. 可减少血小板血栓素 A_2 的生成，起到抑制血小板凝聚和防止血栓形成的作用

4. 下列药物中，哪几个药物为前体药物
   - A. 舒林酸
   - B. 贝诺酯
   - C. 萘丁美酮
   - D. 吲哚美辛
   - E. 酮洛芬

5. 下列药物中，属于芳基烷乙酸类非甾体抗炎药物的是

A. 吲哚美辛　　　　　　　B. 舒林酸　　　　　　　C. 萘普生

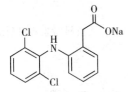

D. 双氯芬酸钠　　　　　　E. 萘丁美酮

6. 下列药物选择作用于环氧化酶-2（COX-2）的是
   A. 依托度酸　　　　　　B. 美洛昔康　　　　　　C. 萘丁美酮
   D. 塞来昔布　　　　　　E. 罗非昔布
7. 下列属于芳基丙酸类非甾体抗炎药的有
   A. 萘普生　　　　　　　B. 氟比洛芬　　　　　　C. 酮洛芬
   D. 洛索洛芬　　　　　　E. 非诺洛芬

第四节　消化系统疾病用药

A 型题（最佳选择题，每题的备选答案中只有一个最佳答案）

1. 埃索美拉唑是奥美拉唑的 $S-$ 异构体，其与 $R-$ 异构体之间的关系是
   A. 具有不同类型的药理活性
   B. 具有相同的药理活性和作用持续时间
   C. 在体内经不同细胞色素酶代谢
   D. 一个有活性，另一个无活性
   E. 一个有药理活性，另一个有毒性作用
2. 为 $S-(-)-$光学异构体，体内代谢慢，维持时间长的抗溃疡药物是
   A. 奥美拉唑　　　　　　B. 埃索美拉唑　　　　　C. 兰索拉唑
   D. 泮托拉唑　　　　　　E. 雷贝拉唑钠
3. 奥美拉唑的作用机制是
   A. 组胺 H_1 受体拮抗剂　　B. 组胺 H_2 受体拮抗剂　　C. 质子泵抑制剂
   D. 胆碱酯酶抑制剂　　　E. 磷酸二酯酶抑制剂
4. 具有苯甲酰胺类结构，结构与普鲁卡因胺类似，为多巴胺 D_2 受体拮抗剂，具有促动力作用和止吐作用的促动力药是
   A. 甲氧氯普胺　　　　　B. 多潘立酮　　　　　　C. 西沙必利
   D. 莫沙必利　　　　　　E. 伊托必利

5. 具有阻断多巴胺 D_2 受体活性和抑制乙酰胆碱活性，且无致心律失常不良反应的促胃肠动力药物是
   A. 多潘立酮　　　　　　B. 西沙必利　　　　　　C. 伊托必利
   D. 莫沙必利　　　　　　E. 甲氧氯普胺

6. 下列哪条叙述与奥美拉唑不符
   A. 结构中含有亚砜基
   B. 含有手性中心，以 S- 异构体药用
   C. 体外无活性，为前体药物
   D. 为质子泵抑制剂
   E. 经酸催化重排为活性物质

7. 体外没有活性，进入体内后在酸催化下发生重排形成活性代谢物的药物是
   A. 法莫替丁　　　　　　B. 西咪替丁　　　　　　C. 雷尼替丁
   D. 奥美拉唑　　　　　　E. 西替利嗪

8. 雷尼替丁的化学结构中含有呋喃环和二氨基硝基乙烯基团，反式体有活性，无抗雄激素不良反应，其结构是

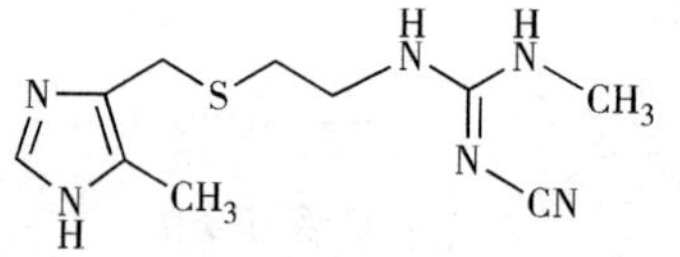

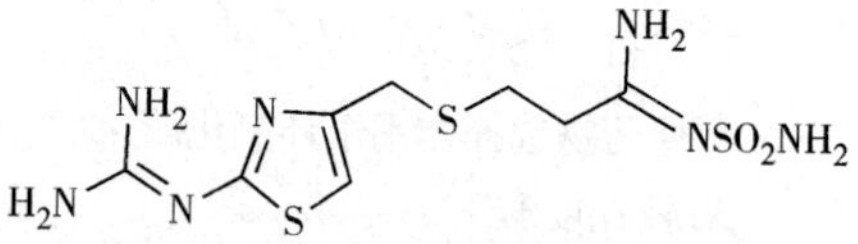

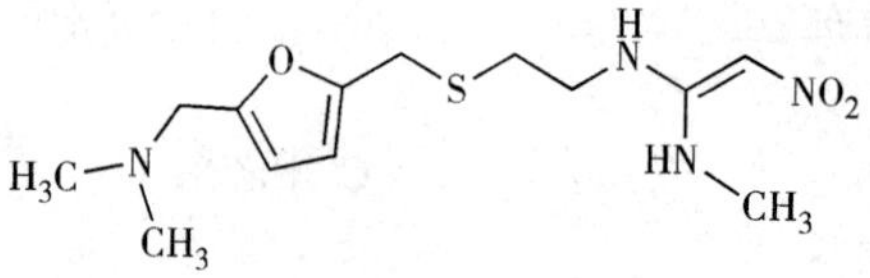

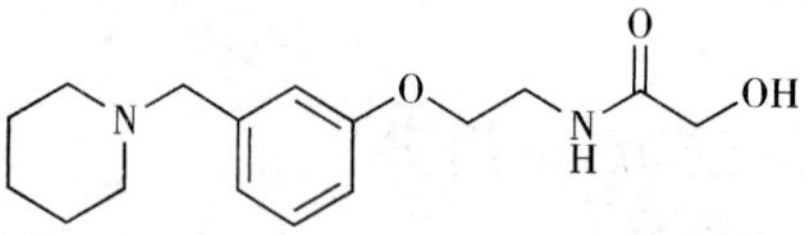

9. 下列哪个药物是强效、选择性的 $5-HT_4$ 受体激动药
   A. 莫沙必利　　　　　　B. 伊托必利　　　　　　C. 多潘立酮
   D. 甲氧氯普胺　　　　　E. 普鲁卡因胺

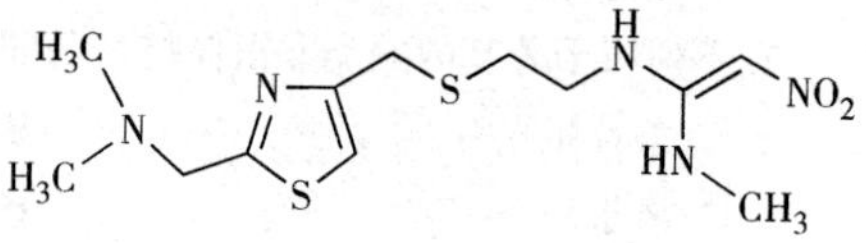

10. 化学结构如下的药物的作用机制为

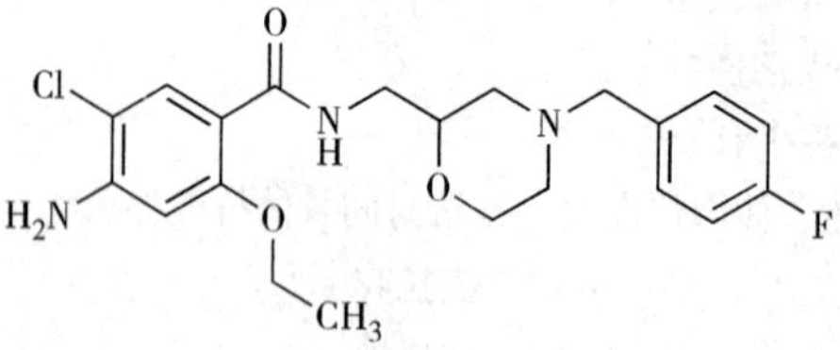

    A. $5-HT_4$ 受体激动药
    B. $5-HT_3$ 受体阻断药
    C. 外周性多巴胺 D_2 受体阻断药
    D. 中枢性多巴胺 D_2 受体阻断药
    E. 组胺 H_2 受体阻断药

11. 含有亚磺酰基苯并咪唑结构的药物是
    A. 氯苯那敏　　　　　　B. 雷尼替丁　　　　　　C. 法莫替丁

D. 赛庚啶　　　　　　　　　E. 奥美拉唑

12. 氢键键合基团为 N-氨基磺酰基脒的 H_2 受体阻断药的是

　　A. 西咪替丁　　　　　　　B. 法莫替丁

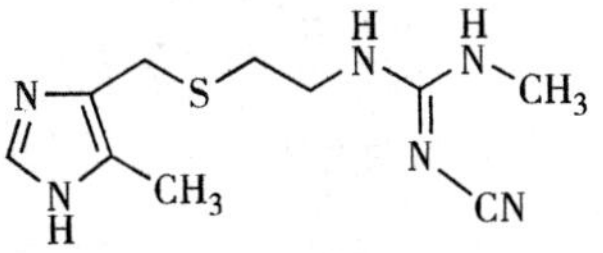

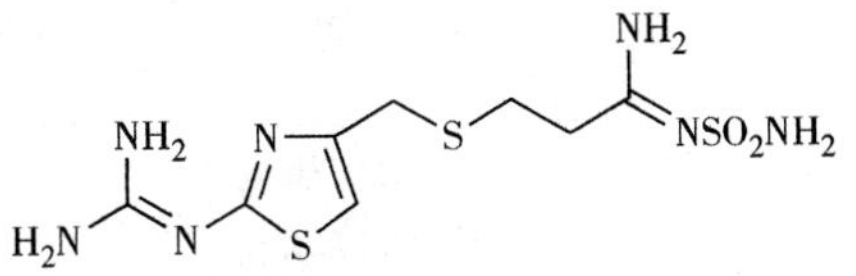

　　C. 罗沙替丁　　　　　　　D. 尼扎替丁

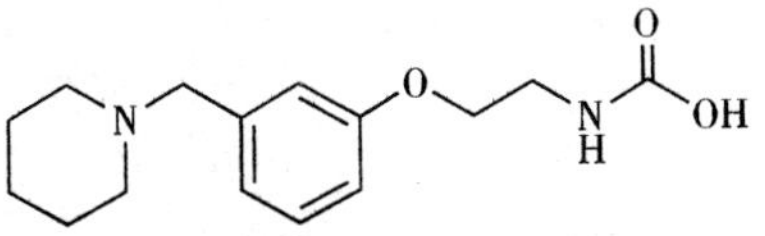

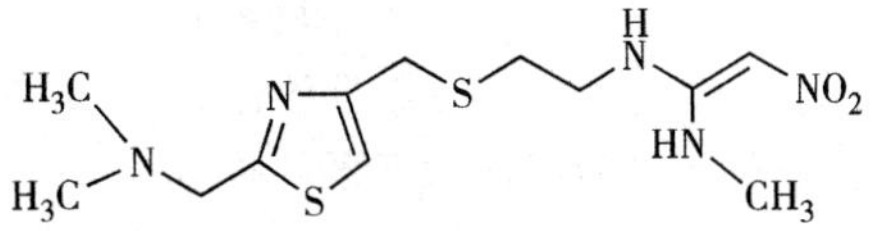

　　E. 雷尼替丁

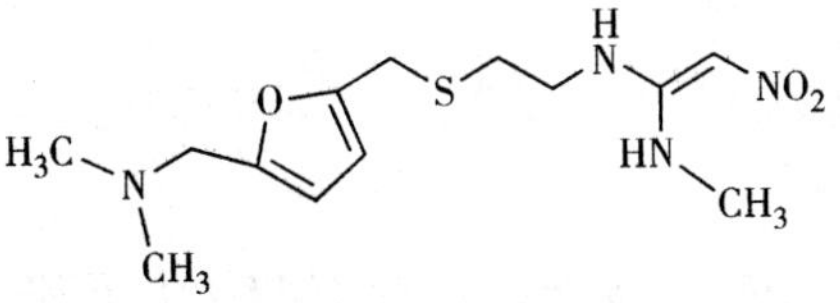

13. 具有苯并咪唑结构特征，可抑制 H^+/K^+-ATP 酶，以光学活性异构体上市的抗溃疡药是

　　A. 法莫替丁　　　　B. 雷尼替丁　　　　C. 雷贝拉唑钠

　　D. 泮托拉唑　　　　E. 埃索美拉唑

14. 下列与法莫替丁不符的描述是

　　A. 结构中含有噻唑环和 N-氨基磺酰基脒

　　B. 为选择性最高和作用最强的 H_2 受体阻断药

　　C. 有一定的抗雄激素副作用

　　D. 口服吸收迅速但不完全，不受食物影响

　　E. 大部分以原型自肾脏排泄

15. 为哌啶甲苯类 H_2 受体拮抗剂，具有含氧四原子链，羟基可酰化得到前药，无抗雄激素的副作用的药物是

　　A. 西咪替丁　　　　　　　B. 法莫替丁

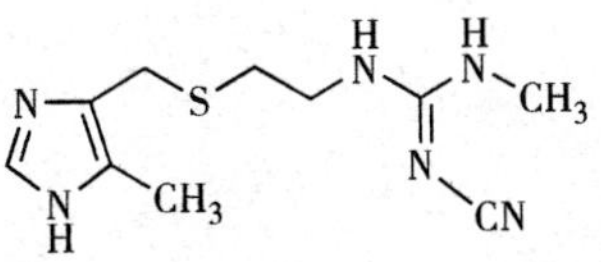

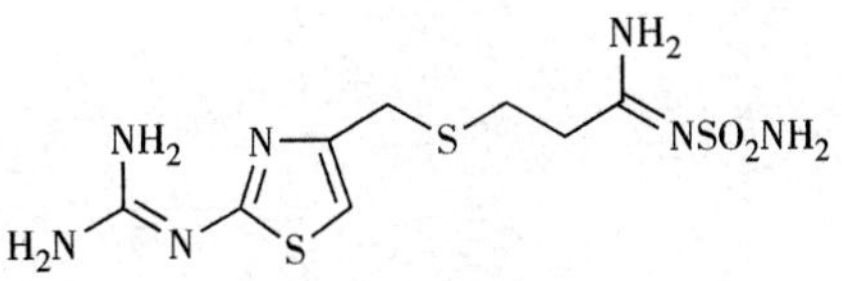

　　C. 雷尼替丁　　　　　　　D. 尼扎替丁

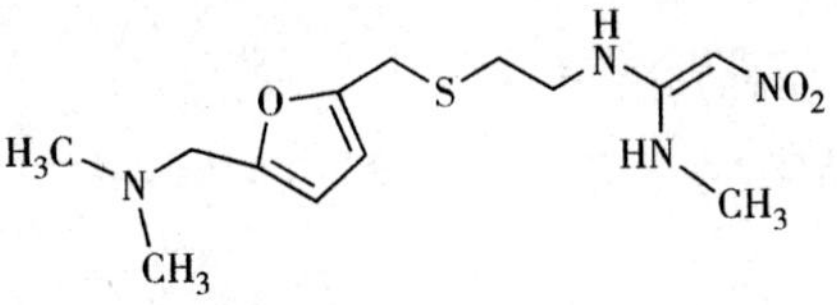

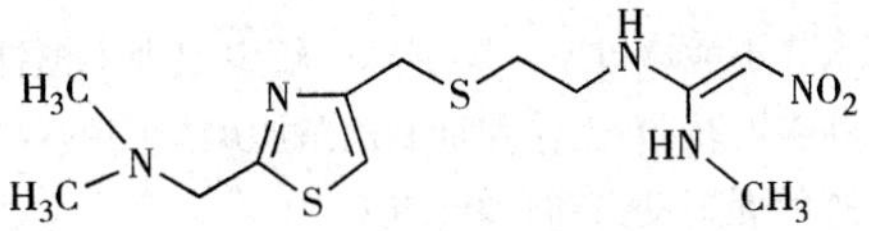

　　E. 罗沙替丁

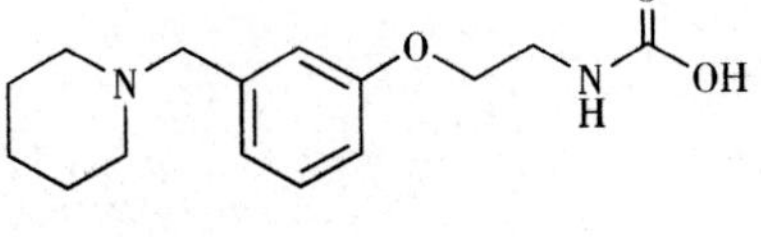

16. 化学结构如下的药物临床上主要可以用作

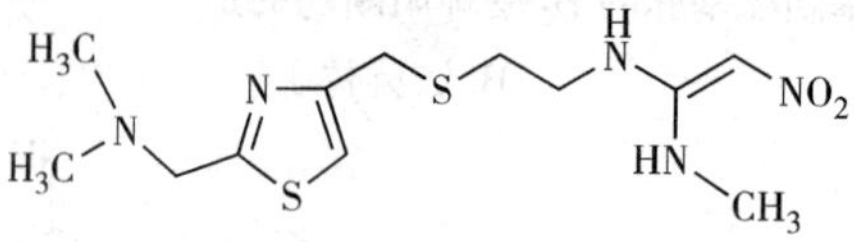

    A. 抗溃疡药 B. 抗过敏药 C. 促胃肠动力药
    D. 止吐药   E. 抗哮喘药

17. 下面哪个药物的结构中不含有五元碱性杂环
    A. 西咪替丁 B. 雷尼替丁 C. 法莫替丁
    D. 尼扎替丁 E. 罗沙替丁

18. 下列叙述中，哪一条不符合雷尼替丁的性质
    A. 化学结构由五元咪唑环、含硫四原子链和末端取代胍三个部分构成
    B. 在胃肠道里迅速被吸收，约50%发生首过效应
    C. 无抗雄激素不良反应，也未见西咪替丁的中枢副作用
    D. 代谢物为 N-氧化、S-氧化和去甲基雷尼替丁
    E. 临床用于治疗胃、十二指肠溃疡、消化道出血、胃炎等

19. 化学结构中含有噻唑环和二氨基硝基乙烯基团，生物利用度高达95%的 H_2 受体阻断药是下列哪个药物

    A. 西咪替丁 B. 法莫替丁

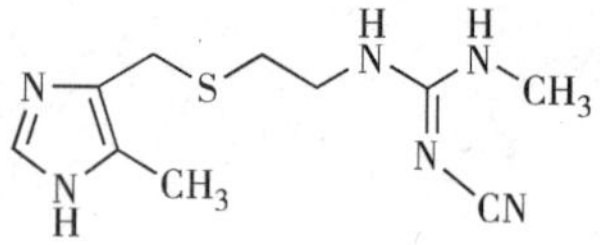

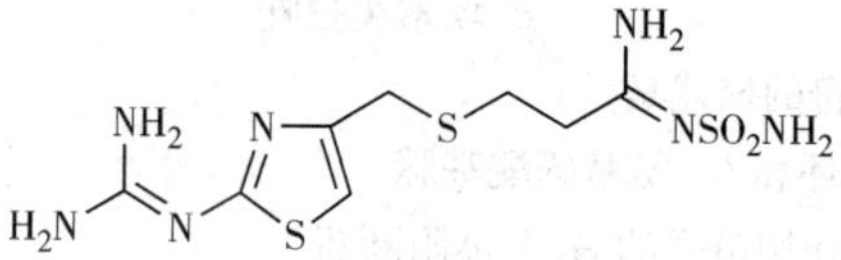

    C. 雷尼替丁 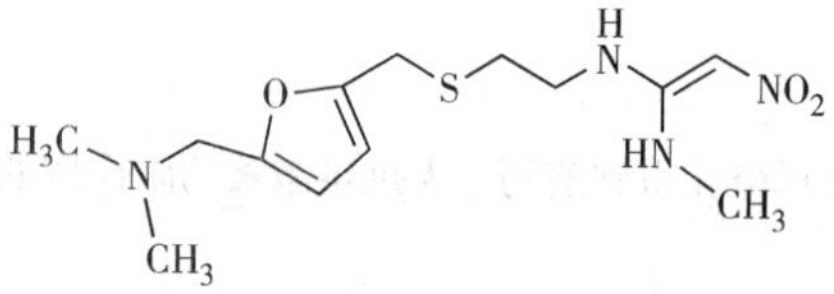 D. 尼扎替丁

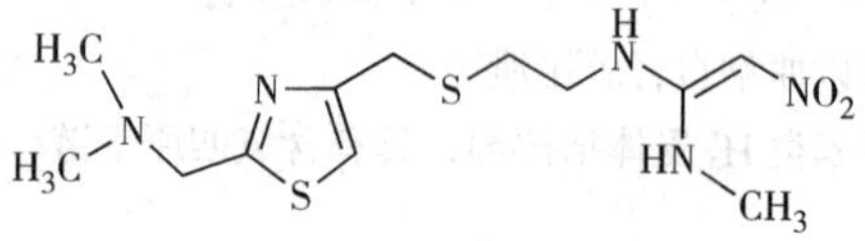

    E. 罗沙替丁

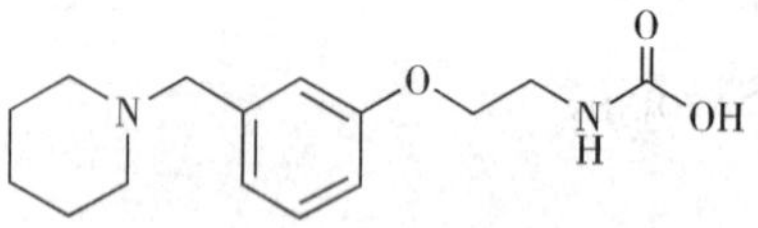

20. 下列关于多潘立酮结构和性质的说法，错误的是
    A. 含有双苯并咪唑和哌啶结构
    B. 极性较大，不能透过血-脑屏障，较少出现中枢神经系统的副作用
    C. 具有阻断多巴胺 D_2 受体和抑制乙酰胆碱酯酶的双重活性
    D. 具有较强的促胃动力和止吐作用
    E. 几乎全部在肝脏内代谢，其代谢产物基本无活性

21. 下列关于兰索拉唑结构和性质的说法，错误的是
    A. 在酸性条件下不稳定，通常制成肠溶制剂
    B. 分子中含有吡啶环、亚磺酰基、苯并咪唑三个部分

C. 口服可快速吸收，生物利用度超过 80%

D. 含有手性原子，S-(-)异构体不易代谢，已开发成临床应用的药物

E. 临床用于治疗胃、十二指肠溃疡等疾病

22. 泮托拉唑 [结构式] 的作用靶点为

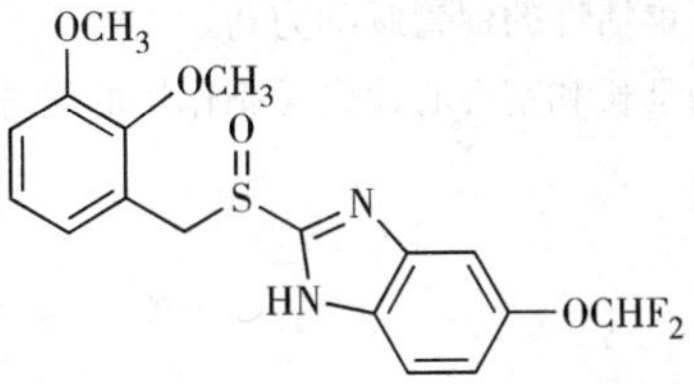

  A. H^+，K^+-ATP 酶   B. 血管紧张素转化酶   C. 碳酸酐酶

  D. 黏肽转肽酶   E. 逆转录酶

23. 第一个上市的光学活性质子泵抑制剂是

  A. 奥美拉唑   B. 兰索拉唑   C. 雷贝拉唑钠

  D. 泮托拉唑   E. 埃索美拉唑

24. 关于甲氧氯普胺的描述错误的是

  A. 为苯甲酰胺的类似物

  B. 为多巴胺 D_2 受体阻断药

  C. 兼有促动力作用和止吐作用

  D. 结构与普鲁卡因胺类似，也有局部麻醉和抗心律失常作用

  E. 有中枢神经系统的副作用，常见为嗜睡和倦怠

25. 从奥美拉唑结构分析，与奥美拉唑抑制胃酸分泌相关的分子作用机制是

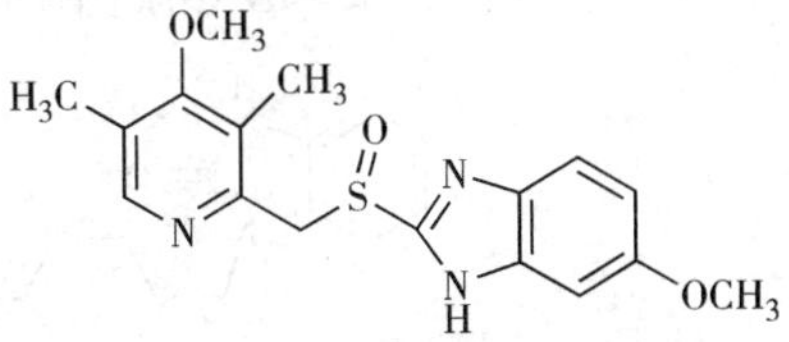

  A. 分子具有弱碱性，直接与 H^+，K^+-ATP 酶结合产生抑制作用

  B. 分子中的亚砜基经氧化成砜基后，与 H^+，K^+-ATP 酶作用产生抑制作用

  C. 分子中的苯并咪唑环在酸质子的催化下，经重排，与 H^+，K^+-ATP 酶发生共价结合产生抑制作用

  D. 分子中的苯并咪唑环的甲氧基经脱甲基代谢后，其代谢产物与 H^+，K^+-ATP 酶结合产生抑制作用

  E. 分子中吡啶环上的甲基经代谢产生羧酸化合物后，与 H^+，K^+-ATP 酶结合产生抑制作用

B 型题（配伍选择题，备选答案在前，试题在后，每题若干组，每组均对应同一组备选答案）

[1~3]

  A. 西咪替丁   B. 雷尼替丁   C. 多潘立酮

  D. 奥美拉唑   E. 甲氧氯普胺

1. 为质子泵（H^+，K^+-ATP 酶）抑制剂的是

2. 含有咪唑环的 H_2 受体拮抗剂是

3. 含有苯并咪唑环的外周性多巴胺 D_2 受体拮抗剂的胃动力药是

[4~6]

  A. 甲氧氯普胺   B. 多潘立酮   C. 伊托必利

D. 莫沙必利 E. 泮托拉唑

4. 含有双苯并咪唑结构，极性较大，不能透过血脑屏障，故较少出现中枢神经系统副作用的促胃肠动力药是

5. 具有阻断多巴胺 D_2 受体和抑制乙酰胆碱酯酶双重活性的促胃肠动力药是

6. 能选择性地激动 $5-HT_4$ 受体，无导致 Q-T 间期延长和室性心律失常副作用的促胃肠动力药是

[7～9]

A. 结构中含有胍基取代的噻唑环
B. 结构中含有二甲氨甲基取代的噻唑环
C. 结构中含有二甲氨甲基取代的呋喃环
D. 结构中含有甲基取代的咪唑环
E. 结构中含有哌啶甲苯环

7. 法莫替丁
8. 雷尼替丁
9. 西咪替丁

[10～11]

A. 埃索美拉唑 B. 雷贝拉唑 C. 泮托拉唑
D. 奥美拉唑 E. 兰索拉唑

10. 以单一光学异构体上市的不可逆质子泵抑制剂是

11. 在体内右旋体会单向转化为左旋体的质子泵抑制剂是

[12～14]

A. 奥美拉唑 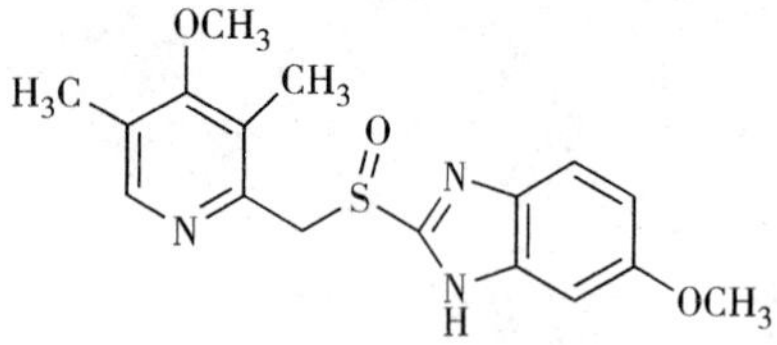
B. 多潘立酮 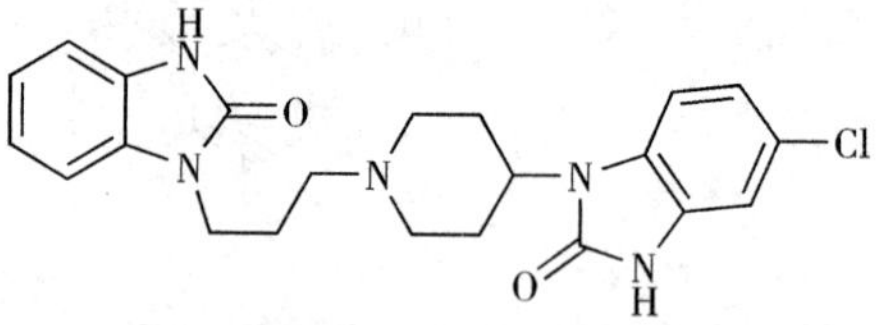
C. 伊托必利 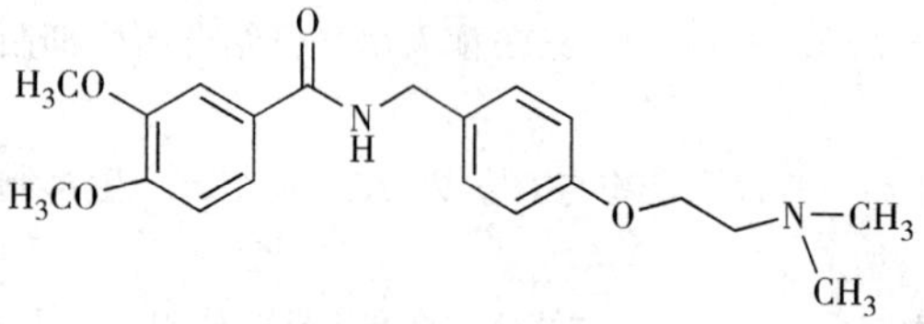
D. 莫沙必利 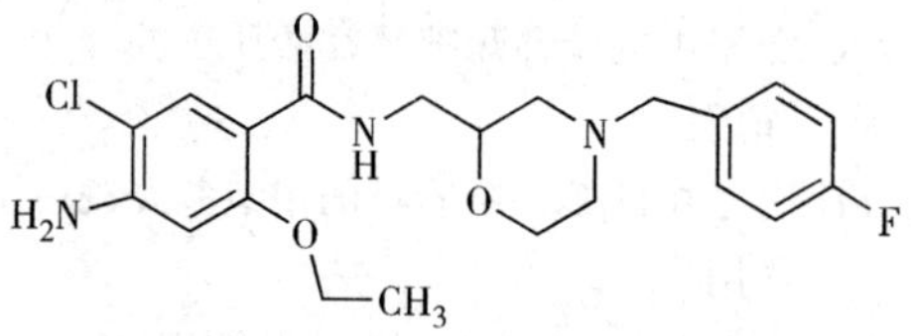
E. 甲氧氯普胺

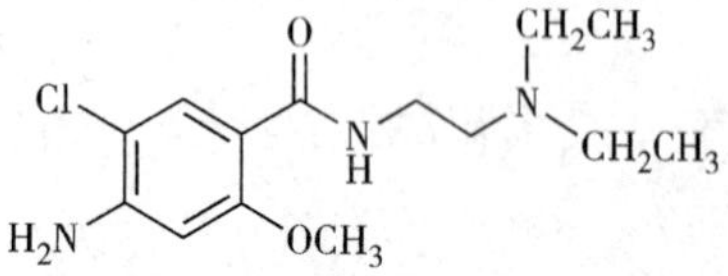

12. 分子中含有双苯并咪唑酮结构的药物是

13. 分子中含有吡啶环、甲基亚磺酰基及苯并咪唑的药物是

14. 分子中含有氟代苯基、吗啉环及苯甲酰胺结构的药物是

X 型题（多项选择题，每题的备选答案中有 2 个或 2 个以上正确答案，少选或多选均不得分）

1. H_2 受体阻断药具有的药效团是

A. 碱性的芳环结构　　　　　　B. 苯并咪唑结构　　　　　　C. 平面的极性基团
D. 易曲绕的链或芳环系统　　　E. 亚磺酰基

2. 下列属于苯甲酰胺类衍生物的促胃肠动力药是
A. 莫沙必利　　　　　　　　　B. 泮托拉唑　　　　　　　　C. 甲氧氯普胺
D. 伊托必利　　　　　　　　　E. 多潘立酮

3. 分子中含有手性原子，以外消旋体供药用的药物有
A. 奥美拉唑　　　　　　　　　B. 埃索美拉唑　　　　　　　C. 兰索拉唑
D. 尼扎替丁　　　　　　　　　E. 泮托拉唑

4. 下列 H_2 受体阻断药中，结构中具有含硫四原子连接链的药物有
A. 西咪替丁　　　　　　　　　B. 法莫替丁

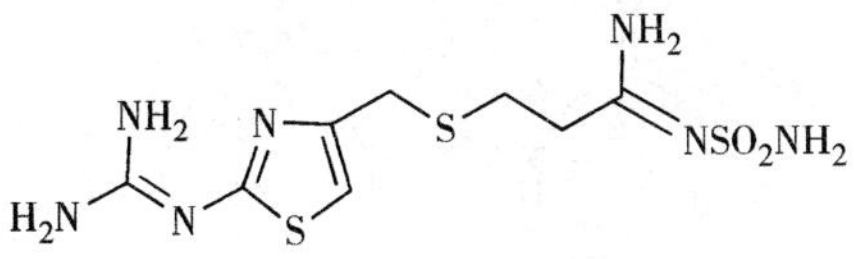

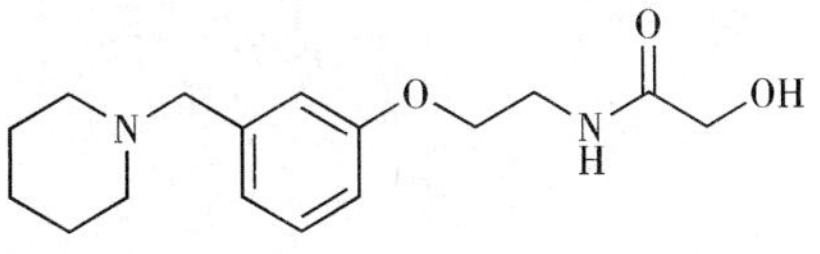

C. 罗沙替丁　　　　　　　　　D. 尼扎替丁

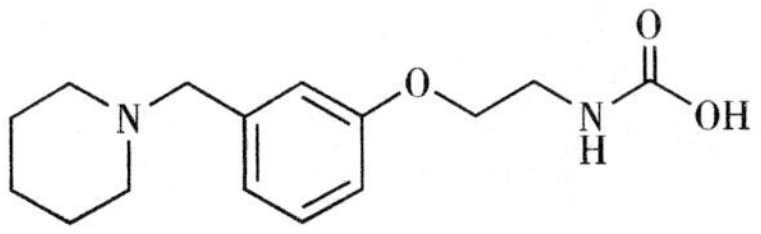

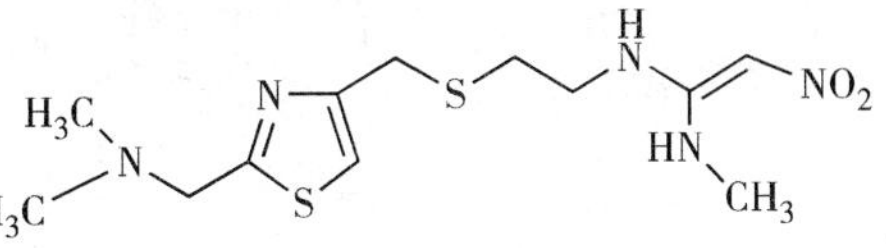

E. 雷尼替丁

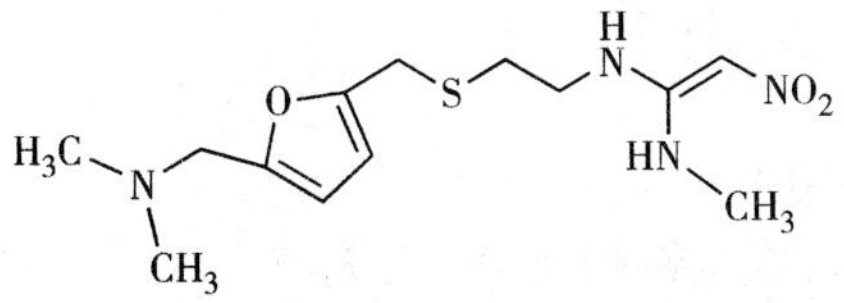

5. 结构中含有亚砜基团，且具有手性原子的药物有
A. 兰索拉唑　　　　　　　　　B. 西咪替丁　　　　　　　　C. 法莫替丁
D. 泮托拉唑　　　　　　　　　E. 雷贝拉唑

6. 雷尼替丁不具有的性质和特点有
A. 分子中含有胍基取代的噻唑环和 N- 氨基磺酰基脲
B. 有顺、反两种异构体，其中顺式体无活性，药用其反式体
C. 为不可逆的质子泵抑制药
D. 无抗激素不良反应和中枢系统副作用
E. 临床用于治疗功能性消化不良引起的各种症状

7. 对质子泵抑制剂奥美拉唑的性质描述正确的有
A. 为前体药物
B. 具有手性原子，S- 型和 R- 型异构体的产生相同强度的抗胃酸分泌作用
C. 含有手性的硫原子
D. 为可逆性质子泵抑制剂
E. 在酸性的胃壁细胞中发挥作用

8. 罗沙替丁与下列哪条叙述不符
A. 分子中具有含氧四原子链结构
B. 具有手性原子，S- 型和 R- 型异构体的产生相同强度的抗胃酸分泌作用

C. 为选择性和竞争性的组胺 H_2 受体阻断药

D. 分子中具有哌啶甲苯结构

E. 临床用于治疗功能性消化不良引起的各种症状

9. 下列药物中，用于治疗消化性溃疡的是

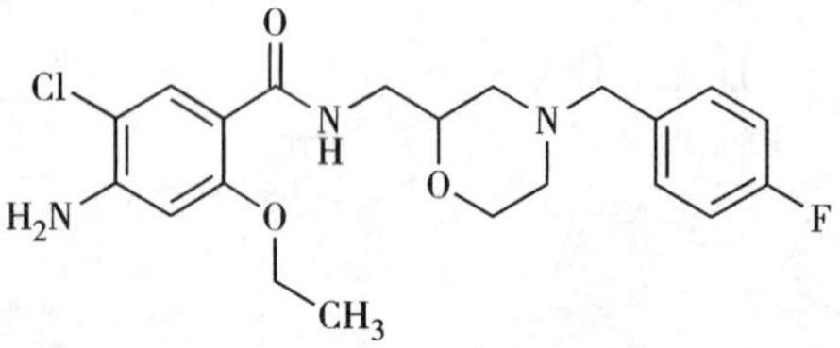

第五节 循环系统疾病用药

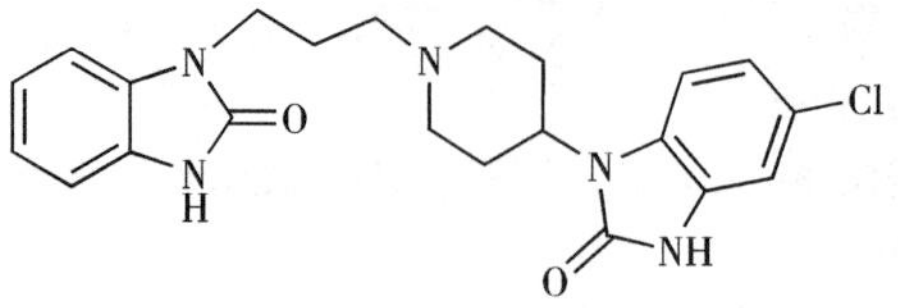

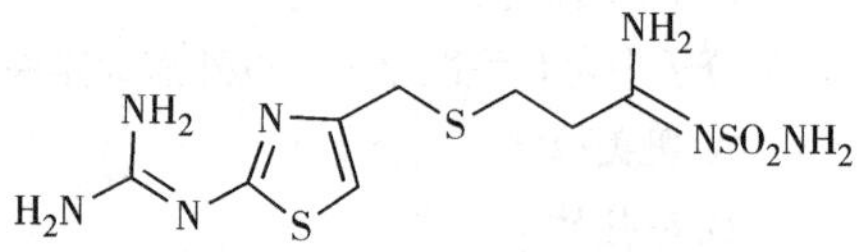

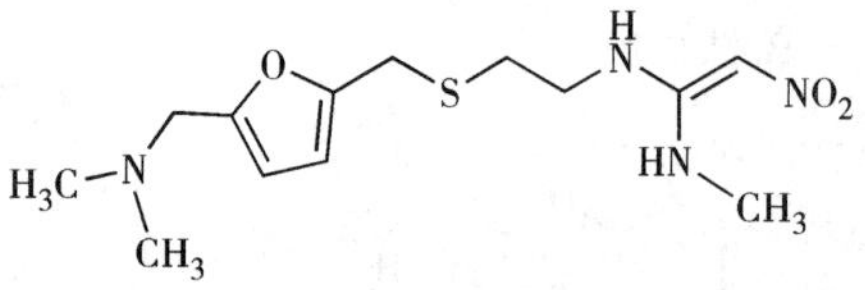

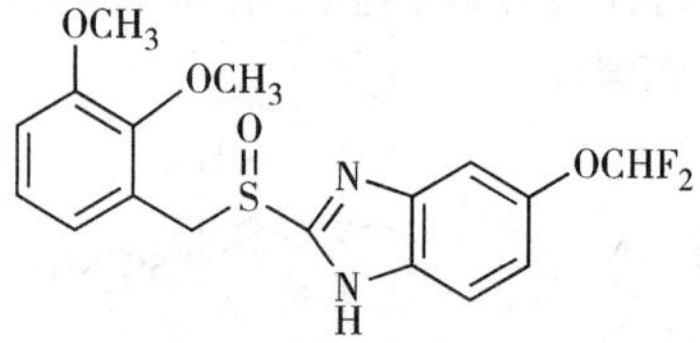

A 型题（最佳选择题，每题的备选答案中只有一个最佳答案）

1. 属于 HMG-CoA 还原酶抑制剂，有内酯结构，属于前药，进入体内水解开环为 3,5-二羟基戊酸才表现出活性的药物是

　　A. 普伐他汀　　　　　　B. 辛伐他汀　　　　　　C. 阿托伐他汀
　　D. 瑞舒伐他汀　　　　　E. 氟伐他汀

2. 二氢吡啶类钙通道阻滞药通常以消旋体上市，但有一个药物例外，分别以消旋体和左旋体先后上市，且该药物分子中的 1,4-二氢吡啶环的 2 位被 2-氨基乙氧基甲基取代。该药物是

　　A. 氨氯地平　　　　　　B. 硝苯地平　　　　　　C. 非洛地平
　　D. 尼群地平　　　　　　E. 尼莫地平

3. 分子中含有巯基，对血管紧张素转化酶（ACE）可产生较强抑制作用的抗高血压药是

　　A. 雷米普利　　　　　　B. 依那普利　　　　　　C. 福辛普利
　　D. 赖诺普利　　　　　　E. 卡托普利

4. 二氢吡啶类钙通道阻滞药的两个羧酸酯结构不同时，可产生光学异构体，且光学异构体的活性也有差异。手性碳原子通常在二氢吡啶环的位置是

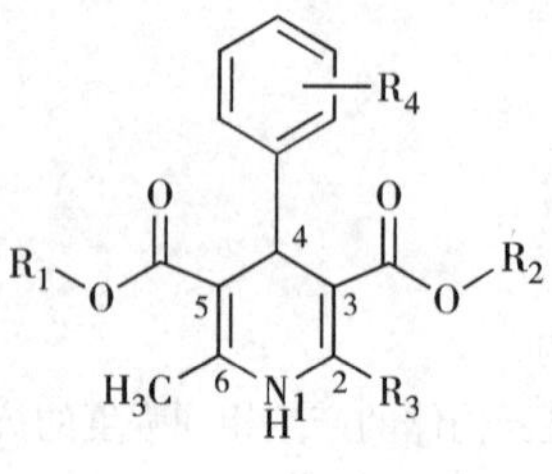

A. 2 位　　　　　　　　B. 3 位　　　　　　　　C. 4 位
D. 5 位　　　　　　　　E. 6 位

5. 关于硝酸甘油性质和作用的说法，错误的是
   A. 常温下为液体，有挥发性
   B. 具有爆炸性，不宜以纯品形式放置和运输
   C. 进入体内可通过生物转化形成一氧化氮而发挥作用
   D. 在体内不经代谢而以原药排出
   E. 口腔黏膜吸收迅速，心绞痛发作时，可在舌下含服

6. 通过抑制血管紧张素转化酶发挥药理作用的药物是
   A. 依那普利　　　　　　B. 阿司匹林　　　　　　C. 厄贝沙坦
   D. 硝苯地平　　　　　　E. 硝酸甘油

7. 结构中含有六元内酯环的羟甲戊二酰辅酶 A 还原酶抑制剂是
   A. 阿托伐他汀　　　　　B. 普伐他汀　　　　　　C. 氟伐他汀
   D. 洛伐他汀　　　　　　E. 瑞舒伐他汀

8. 具有苯乙醇胺结构，兼有 β 和 α 受体阻断作用的药物是
   A. 普萘洛尔　　　　　　B. 倍他洛尔　　　　　　C. 美托洛尔

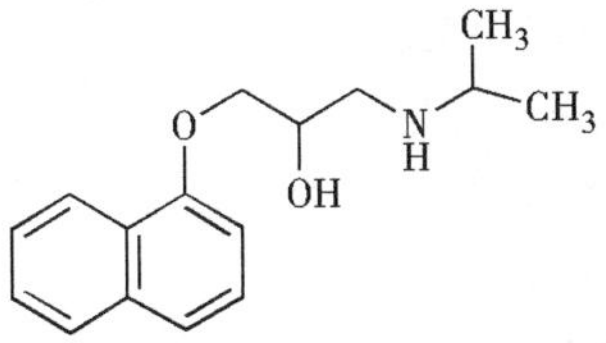

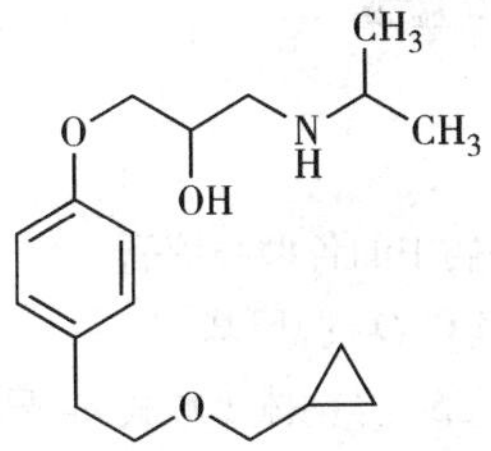

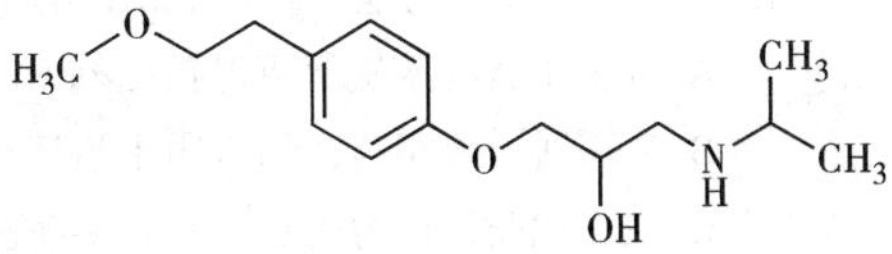

   D. 比索洛尔　　　　　　　　　　　　　　　　　E. 拉贝洛尔

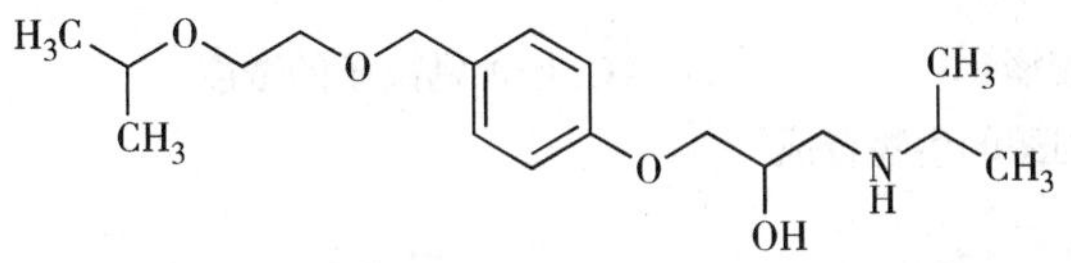

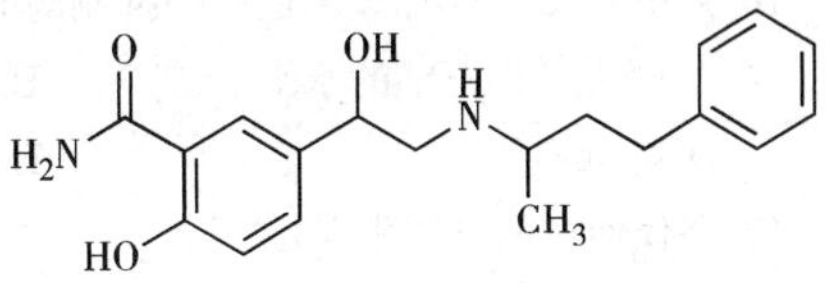

9. 下列药物中，含有苯乙醇胺结构，具有阻断 β 受体和延长心肌动作电位双重作用的抗心律失常药物是
   A. 索他洛尔　　　　　　B. 伊布利特　　　　　　C. 多菲利特
   D. 噻吗洛尔　　　　　　E. 胺碘酮

10. 关于普萘洛尔的叙述不正确的是
    A. 属于芳氧丙醇胺类结构类型的药物
    B. S- 异构体的 β 受体阻断作用强于 R- 异构体，临床用其外消旋体
    C. 亲脂性较小，对中枢神经系统中枢影响小
    D. 有引起支气管痉挛及哮喘的副作用
    E. 对 $β_1$ 受体和 $β_2$ 受体均有阻断作用

11. 下列叙述与卡托普利的性质不符的是
    A. 为前体药物，在体内水解生成活性代谢产物而发挥作用
    B. 为血管紧张素转化酶（ACE）抑制剂
    C. 会产生皮疹和味觉障碍

D. 结构中含有巯基和脯氨酸片段,是关键的药效团

E. 易被氧化,发生二聚反应而形成二硫键

12. 下列叙述与依那普利不相符的是

A. 结构中含有三个手性中心,均为 $S-$ 构型

B. 属于双羧基的血管紧张素转化酶抑制药

C. 为前体药物,在体内迅速水解代谢为依那普利拉

D. 临床上主要用于治疗高血压

E. 口服吸收差,只能静脉注射给药

13. 下列叙述中,哪一条不符合氯沙坦的性质

A. 为血管紧张素 II(AII)受体阻断药

B. 分子中含有四氮唑结构和联苯结构

C. 口服吸收迅速,肝脏首关效应显著

D. 在肝脏中经细胞色素 P450 酶代谢失活

E. 主要用于原发性高血压的治疗

14. 下列药物中,不具有手性中心的钙通道阻滞药是

A. 硝苯地平 　　　　　B. 尼群地平 　　　　　C. 维拉帕米

D. 氨氯地平 　　　　　E. 地尔硫䓬

15. 下列叙述中,与地尔硫䓬不相符的是

A. 分子中含有苯硫氮䓬母核结构

B. 为钙通道阻滞药,临床用于治疗冠心病中的各型心绞痛

C. 主要代谢途径为脱乙酰基、$N-$ 脱甲基和 $O-$ 脱甲基

D. 含有两个手性碳原子,临床用其 $2S$,$3S-$ 异构体(顺式 $d-$ 异构体)

E. 口服吸收完全,几乎无首过效应

16. 羟甲基戊二酰辅酶 A 还原酶抑制药的作用是

A. 降低甘油三酯的水平 　　　B. 缓解心绞痛 　　　C. 增加钙离子的浓度

D. 降低血压 　　　　　　　　E. 减少胆固醇的生物合成

17. 洛伐他汀的作用靶点是

A. 血管紧张素转化酶

B. β 肾上腺素受体

C. 羟甲基戊二酰辅酶 A 还原酶

D. 钙离子通道

E. 钾离子通道

18. 结构中含有六元内酯环,只有经过代谢开环才表现出活性的血脂调节药物是

A. 阿托伐他汀 　　　　　B. 替米沙坦 　　　　　C. 多菲利特

D. 洛伐他汀 　　　　　　E. 赖诺普利

19. 化学结构为 [结构图] 的药物不具有下列哪条性质

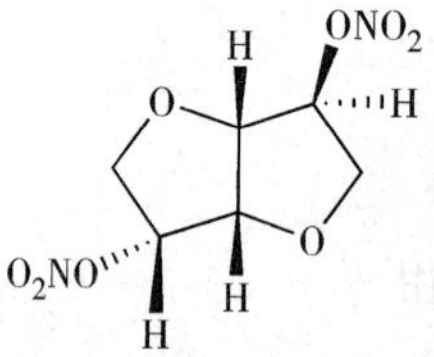

A. 有稳定型和不稳定型两种晶型,药用为稳定型

B. 遇强热会发生爆炸

C. 脂溶性大，易透过血脑屏障，有头痛的不良作用

D. 舌下含服，1～2分钟起效，为冠心病人的急救药品

E. 为血管扩张药，用于缓解和预防心绞痛

20. 依那普利是对依那普利拉进行结构修饰得到的前体药物，其修饰方法是

A. 对羧基进行成酯的修饰

B. 对羟基进行成酯的修饰

C. 对氨基进行成酰胺的修饰

D. 对酸性基团进行成盐的修饰

E. 对碱性基团进行成盐的修饰

21. 关于维拉帕米 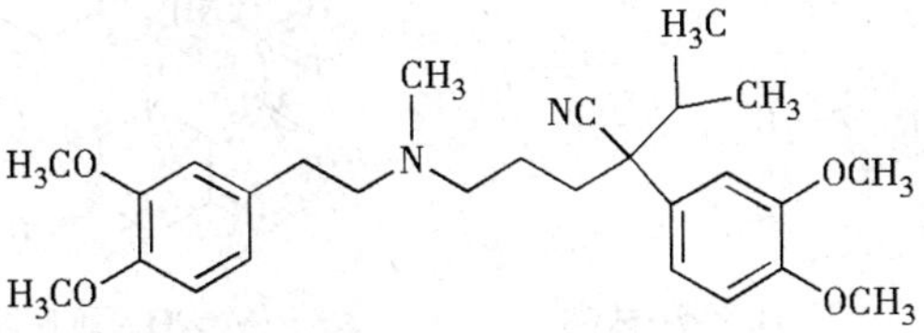 的叙述不正确的是

A. 属于芳烷基胺类的钙通道阻滞药

B. 易发生 N- 脱甲基化代谢，代谢产物活性降低

C. 在酸性条件下不稳定，易水解开环失活

D. 分子中含有手性碳原子，现以外消旋体药用

E. 口服给药易被吸收，但有较强的首关效应

22. 下列关于依那普利的说法，正确的是

A. 为含磷酰基的 ACE 抑制剂

B. 分子中含有两个手性中心

C. 口服吸收极差，只能静脉注射给药

D. 结构中含有碱性的赖氨酸基团，是产生药效的关键

E. 体内水解代谢为依那普利拉而产生作用

23. 阻断血小板二磷酸腺苷受体而抑制血小板活性，为前体药物，口服后经 CYP450 酶系转化，再经水解形成噻吩环开环的活性代谢物。该药物是

A. 替罗非班　　　　　B. 达比加群酯　　　　　C. 利伐沙班

D. 氯吡格雷　　　　　E. 华法林钠

24. 华法林钠 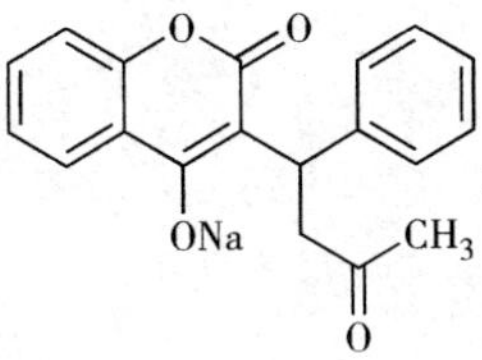 在临床上的主要用途是

A. 抗高血压　　　　　B. 抗心绞痛　　　　　C. 抗血栓

D. 抗心律失常　　　　E. 降低血脂

25. 抗血栓药不包括

A. 凝血酶抑制药

B. 凝血因子 X_a 抑制药

C. 糖蛋白 $GPII_b/III_a$ 受体阻断药

D. 血小板二磷酸腺苷受体阻断药

E. 血管紧张素 II（AII）受体阻断药

26. 下列哪个药物不是抗血栓药物
   A. 阿哌沙班　　　　B. 阿加曲班　　　　C. 华法林钠
   D. 地尔硫䓬　　　　E. 氯吡格雷

27. 下列哪个药物是血小板二磷酸腺苷受体阻断药,临床主要用于预防缺血性脑卒中、心肌梗死及外周血管病等
   A. 利伐沙班 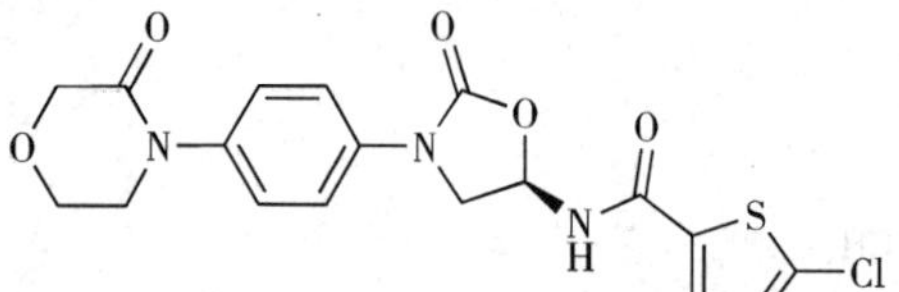
   B. 阿加曲班 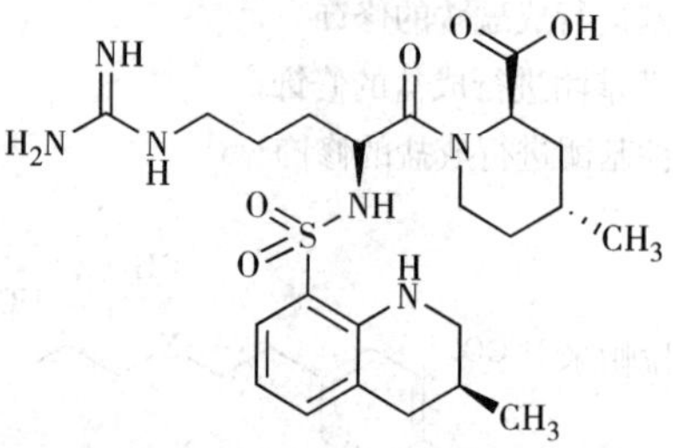
   C. 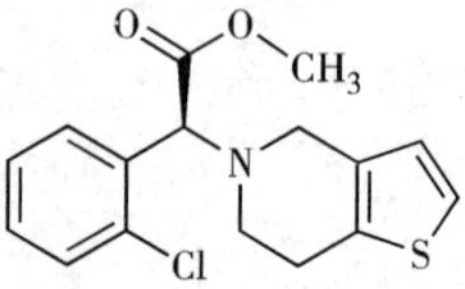
   D. 华法林钠 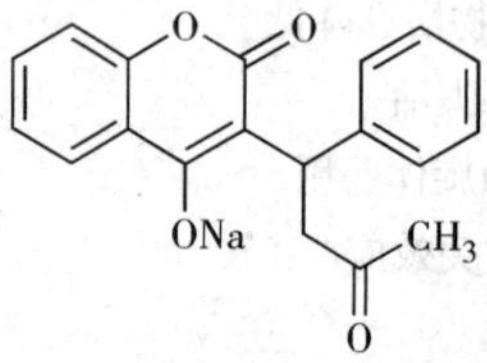
   E. 阿哌沙班

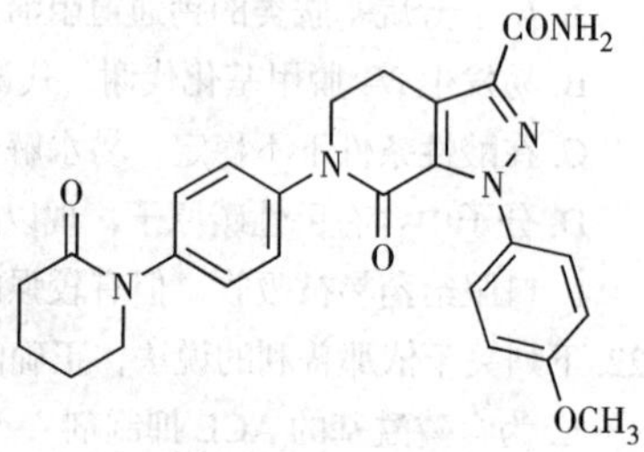

28. 与柚子汁一起服用,会产生药物-食物相互作用,导致药物的体内浓度增加,这可能是由于柚子汁中的黄酮类和香豆素类化合物抑制了肠内的CYP450酶,减慢了该类药物的代谢速度。该类药物是
   A. 血管紧张素转化酶抑制药
   B. 血管紧张素Ⅱ受体阻断药
   C. 羟甲戊二酰辅酶A还原酶抑制药
   D. 1,4-二氢吡啶类钙通道阻滞药
   E. β肾上腺素受体阻断药

29. 关于维拉帕米结构特征和作用的说法,错误的是
   A. 属于芳烷基胺类的钙通道阻滞剂
   B. 含有甲胺结构,易发生N-脱甲基化代谢
   C. 具有碱性,易被强酸分解
   D. 结构中含有手性碳原子,现仍用外消旋体
   E. 通常口服给药,易被吸收

30. 为改善药物在体内的吸收,大部分的ACE抑制药被制成前药,但也有非前药型的ACE抑制药在临床上应用。属于非前药型的ACE抑制药是
   A. 赖诺普利　　　　B. 喹那普利　　　　C. 依那普利

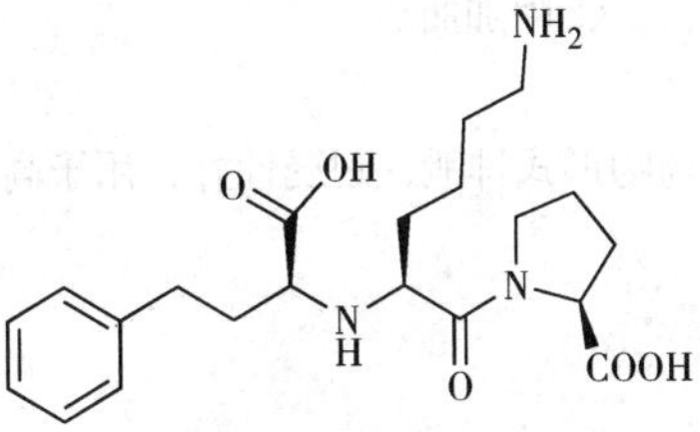

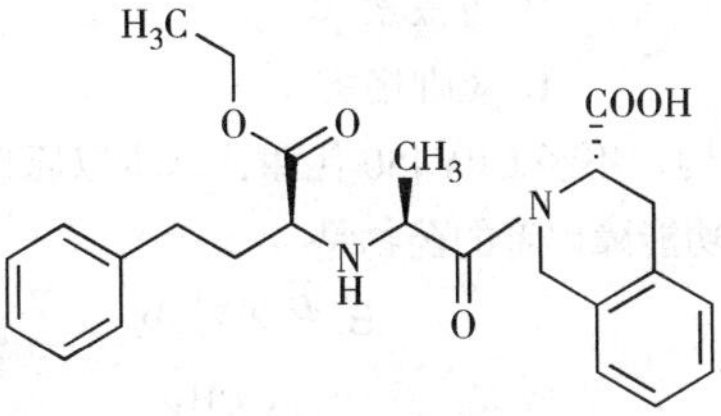

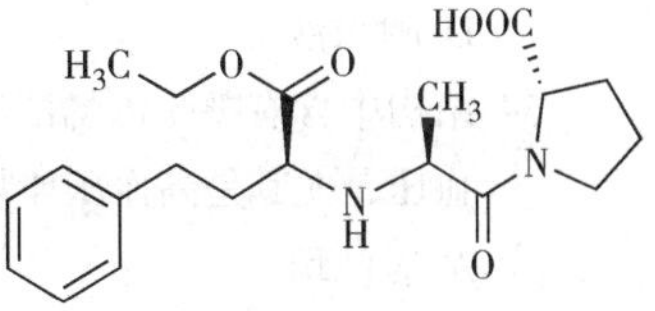

D. 贝那普利   E. 福辛普利

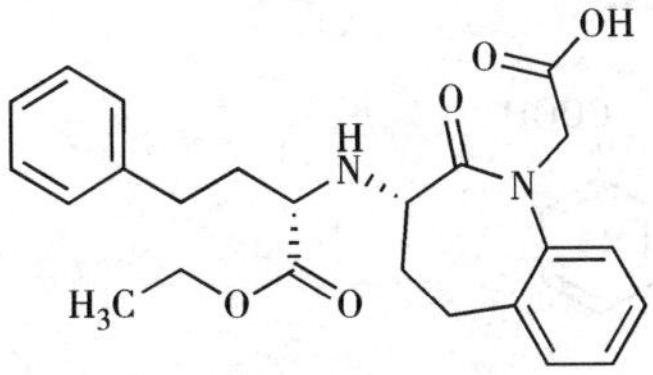

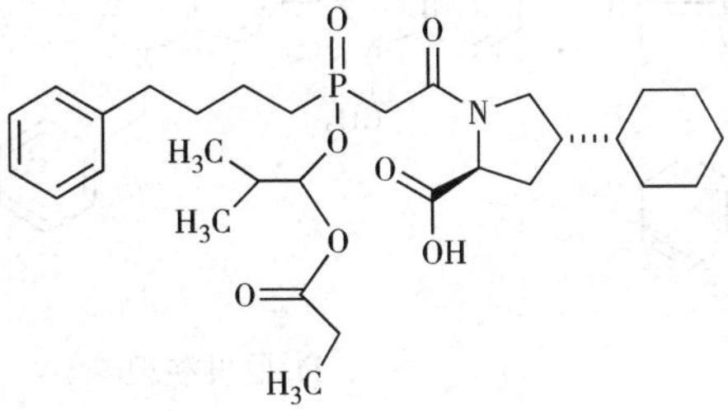

31. 将卡托普利 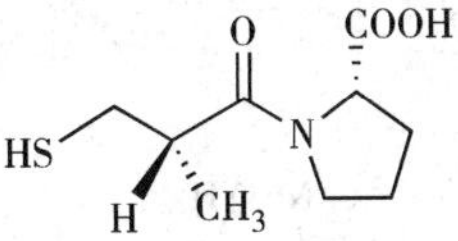 的巯基乙酰化、羧基与苯甘氨酸的氨基形成酰胺后得到的前体药物是
    A. 培哚普利   B. 依那普利   C. 福辛普利
    D. 群多普利   E. 阿拉普利

32. 分子中含有咔唑结构和儿茶酚结构，具有消除自由基和抗氧化的独特功能的 α、β 受体阻断药是
    A. 醋丁洛尔   B. 倍他洛尔 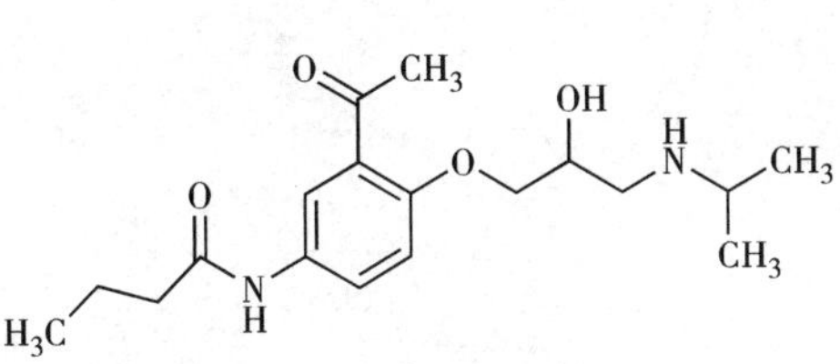 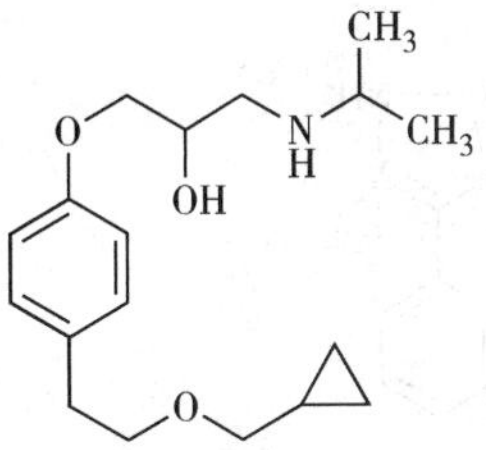
    C. 塞利洛尔   D. 卡维地洛 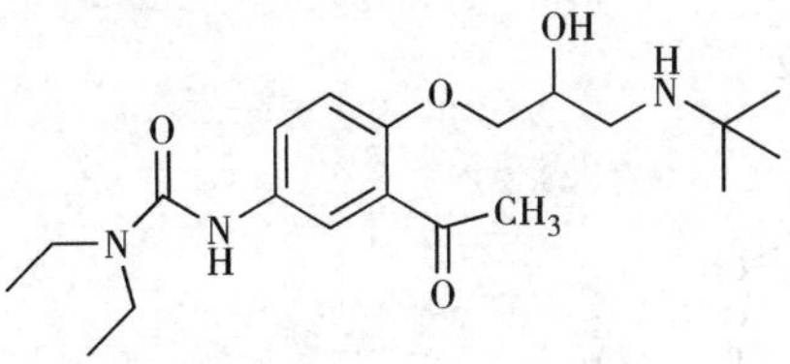 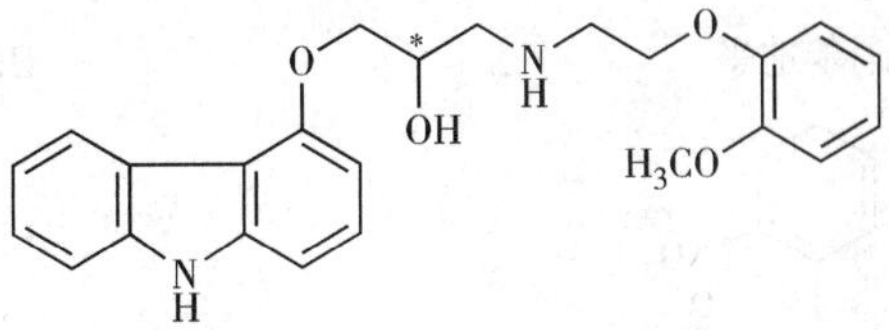
    E. 拉贝洛尔

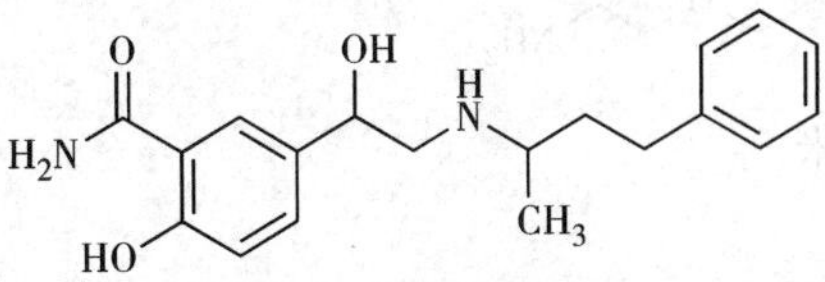

33. 化学结构中包含精氨酸、哌啶和四氢喹啉的三脚架结构，与凝血酶的活性部位形成立体型的结合，阻止凝血酶在血栓形成过程中发挥作用的药物是

A. 华法林   B. 香豆素   C. 阿加曲班
D. 阿哌沙班   E. 氯吡格雷

34. 结构中含有噻吩丙烯酸结构，不经CPY450代谢，基本以原型药物形式排泄，耐受性好，用于高血压，尤其是高血压伴肾功能障碍者的药物是

A. 氯沙坦

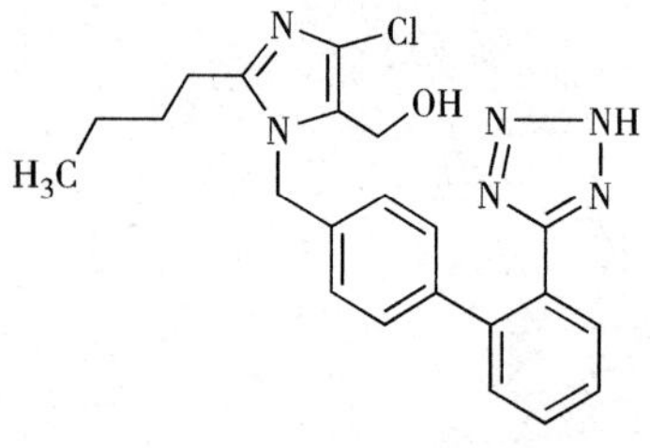

B. 替米沙坦

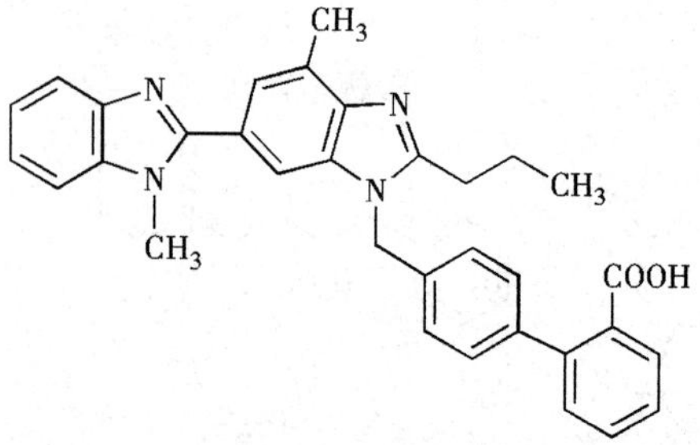

C. 依普罗沙坦

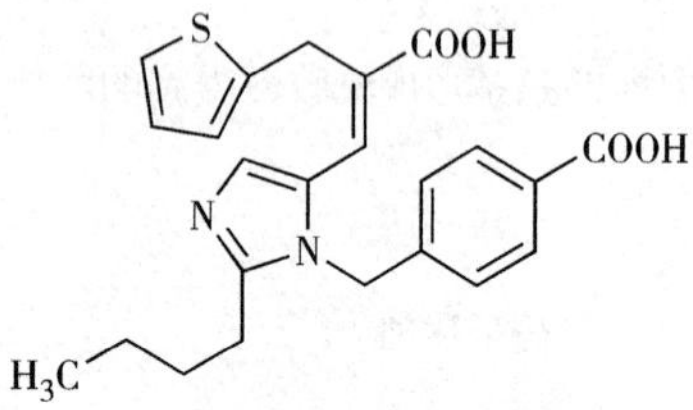

D. 厄贝沙坦

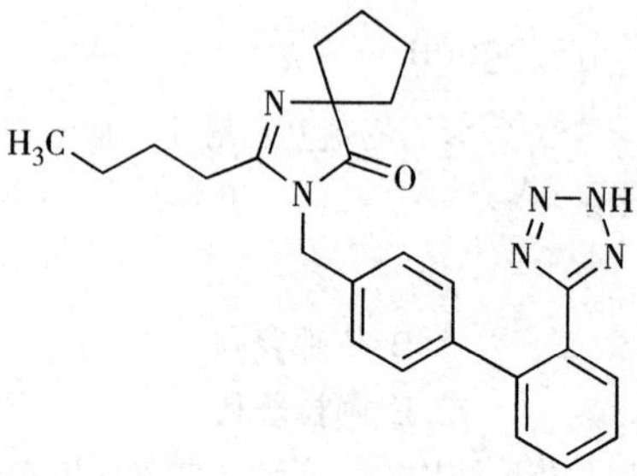

E. 缬沙坦

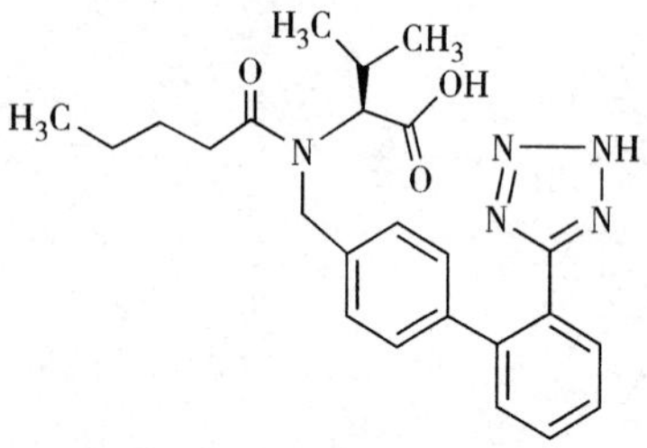

B型题（配伍选择题，备选答案在前，试题在后，每题若干组，每组均对应同一组备选答案）

[1～3]

A. 硝苯地平

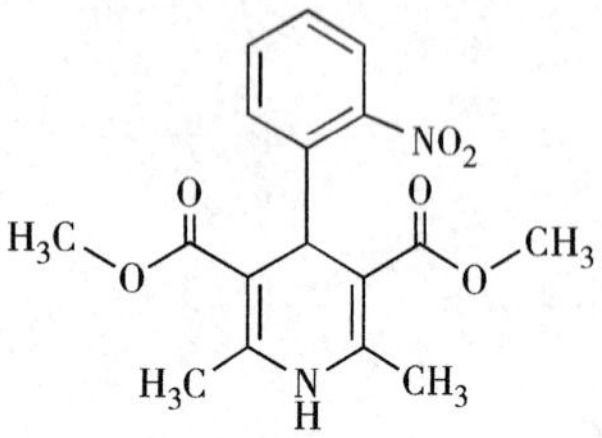

B. 氨氯地平

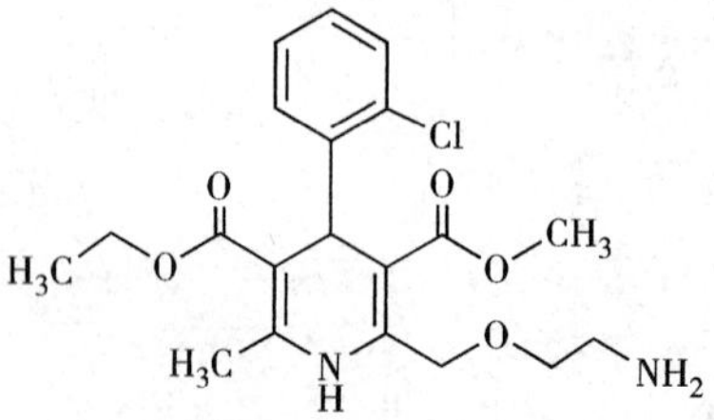

C. 卡维地洛

D. 维拉帕米

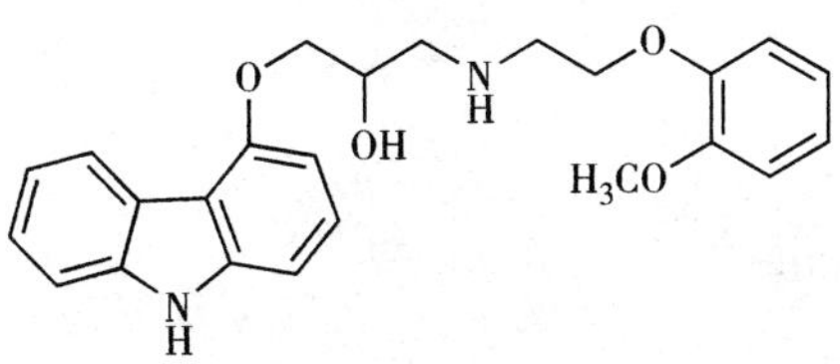

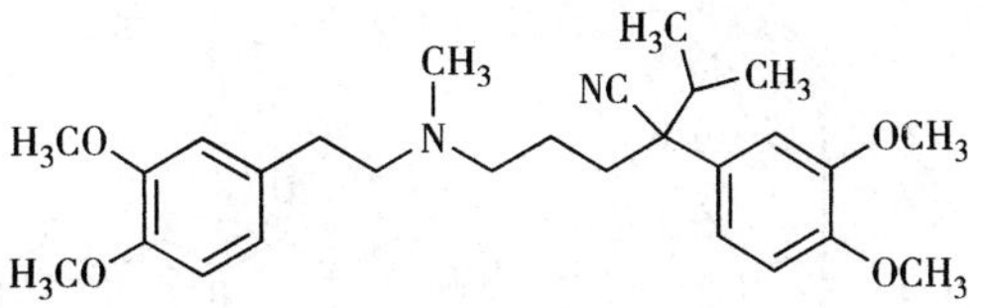

E. 地尔硫䓬

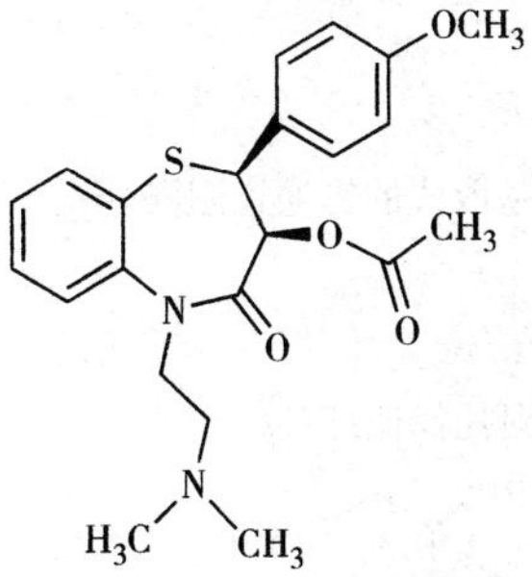

1. 含有1个手性碳的二氢吡啶类钙通道阻滞药，用于高血压治疗的药物是
2. 含有1个手性碳的芳烷基胺类钙通道阻滞药，用于室上性心动过速治疗的药物是
3. 含有2个手性碳的苯硫氮䓬类钙通道阻滞药，用于冠心病治疗的药物是

[4～8]

 A. 羟甲基戊二酰辅酶A还原酶抑制药

 B. β受体阻断药

 C. 血管紧张素Ⅱ受体阻断药

 D. 钙通道阻滞药

 E. 血管紧张素转化酶抑制药

4. 辛伐他汀为
5. 赖诺普利为
6. 纳多洛尔为
7. 伊拉地平为
8. 替米沙坦为

[9～12]

 A. 地尔硫䓬   B. 硝苯地平   C. 普萘洛尔

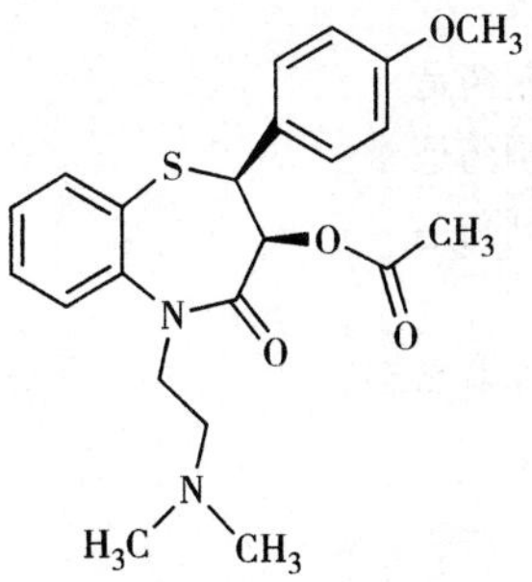

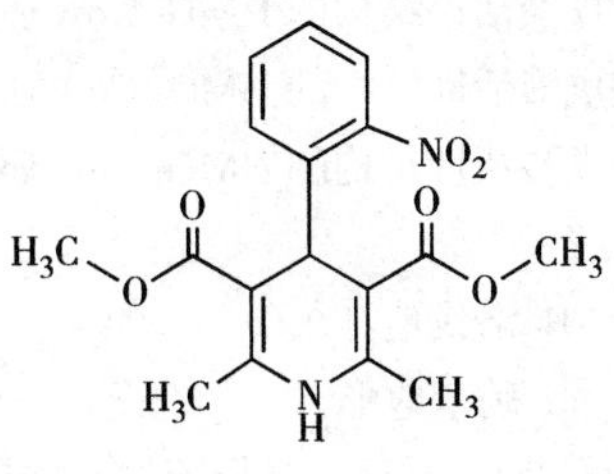

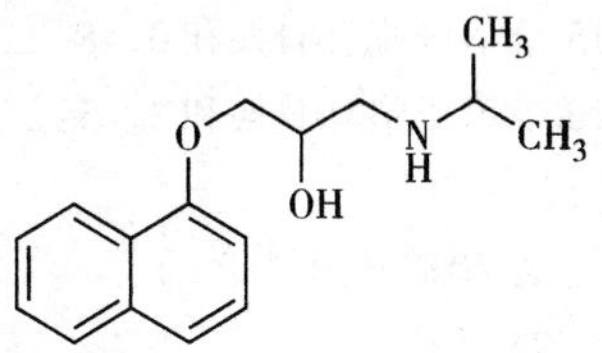

D. 硝酸异山梨酯   E. 氨氯地平

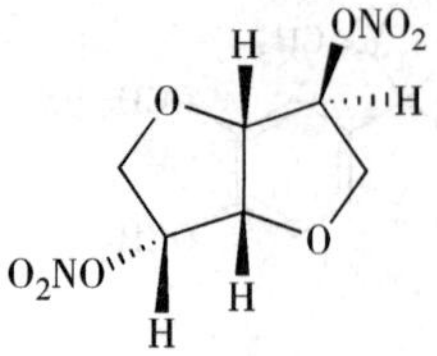

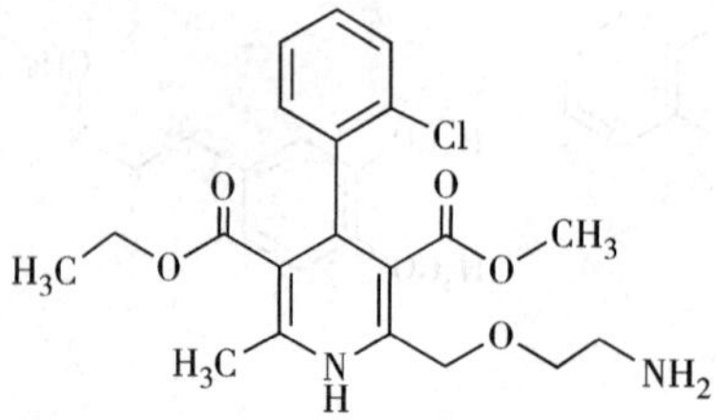

9. 不含手性碳原子，具有二氢吡啶结构的钙通道阻滞药是
10. 具有苯硫氮䓬结构的抗心绞痛药是
11. 含有1个手性碳原子，具有二氢吡啶结构，且2位被2-氨基乙氧基甲基取代的钙通道阻滞药是
12. 具有芳氧丙醇胺结构的降压药是

[13～16]

A. 瑞舒伐他汀　　　　B. 洛伐他汀 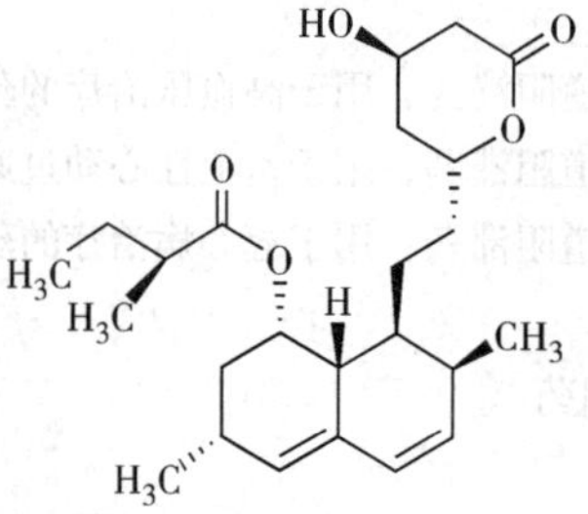　　　　C. 阿托伐他汀

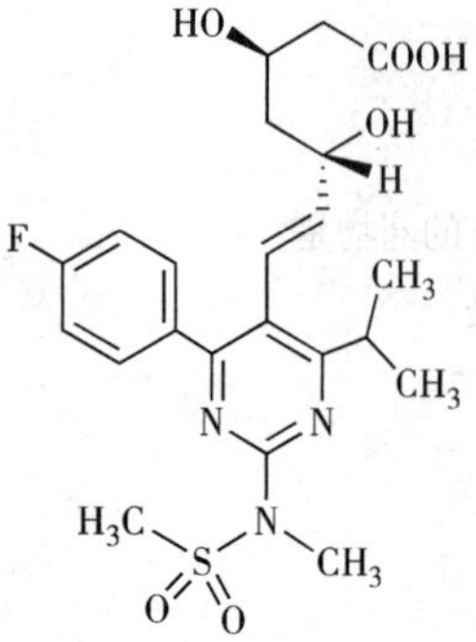

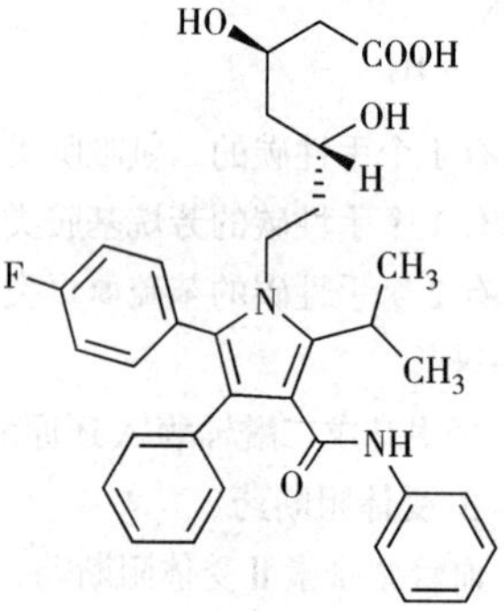

D. 普伐他汀 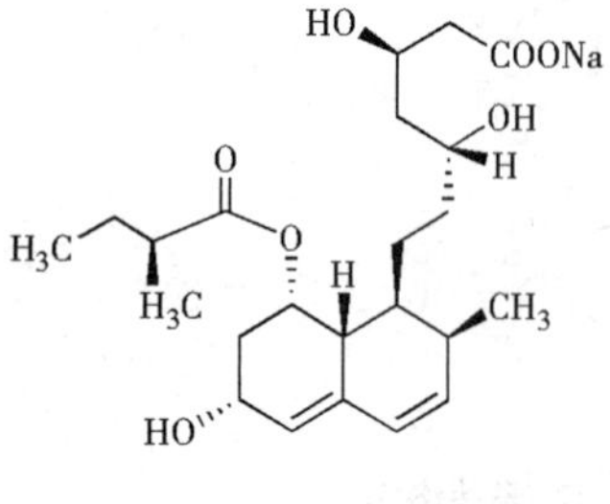　　　　E. 氟伐他汀

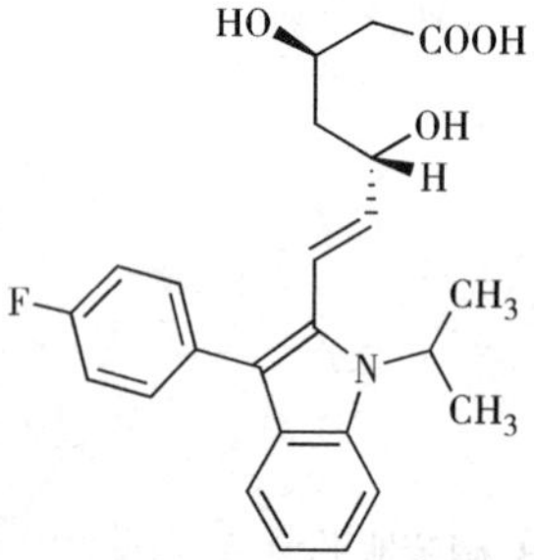

13. 含有氢化萘环骨架和羟基内酯结构的HMG-CoA还原酶抑制药是
14. 含有嘧啶环骨架和3,5-二羟基戊酸活性结构的HMG-CoA还原酶抑制药是
15. 含有吲哚环骨架和3,5-二羟基戊酸活性结构的HMG-CoA还原酶抑制药是
16. 含有吡咯环骨架和3,5-二羟基戊酸活性结构的HMG-CoA还原酶抑制药是

[17～19]

A. 硝酸异山梨酯　　　B. 洛伐他汀　　　　C. 卡托普利
D. 氯沙坦　　　　　　E. 硝苯地平

17. 竞争性抑制羟甲基戊二酰辅酶A（HMG-CoA）还原酶的药物是
18. 抑制血管紧张素转化酶（ACE）的药物是
19. 属于血管紧张素Ⅱ（AⅡ）受体拮抗药的是

[20～21]

A. 卡托普利　　　　　B. 乙酰半胱氨酸　　C. 巯嘌呤

D. 甲氨蝶呤　　　　　　　E. 依那普利

20. 结构中含有巯基的抗高血压药是
21. 结构中含有巯基的抗肿瘤药是

[22～24]

A. 卡托普利　　　　B. 喹那普利 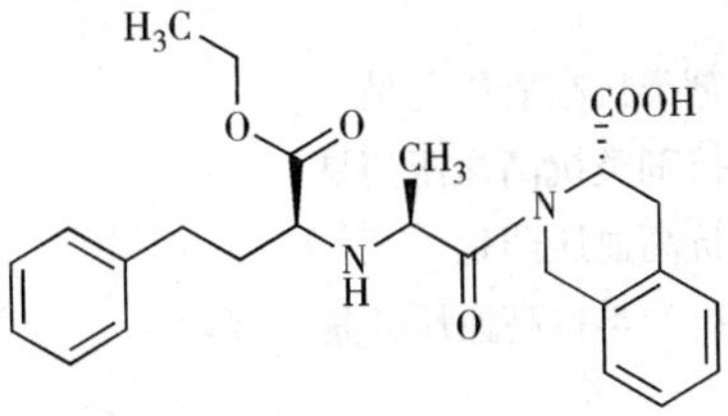　　　　C. 福辛普利

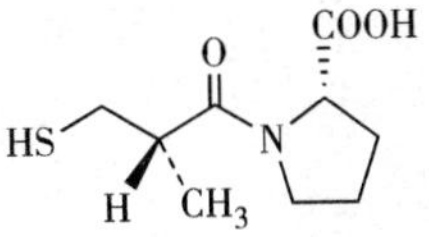

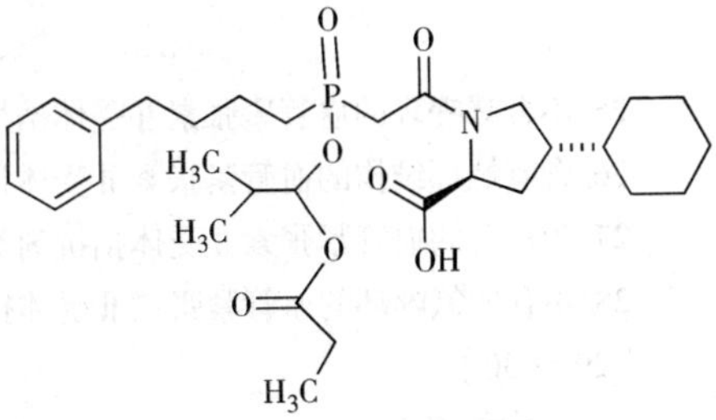

D. 赖诺普利 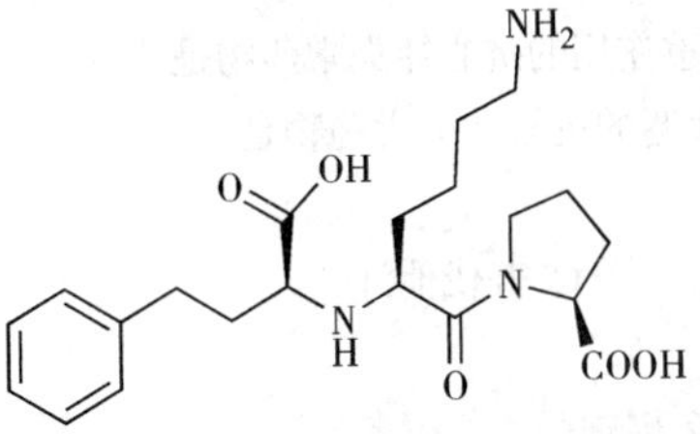　　　　E. 依那普利

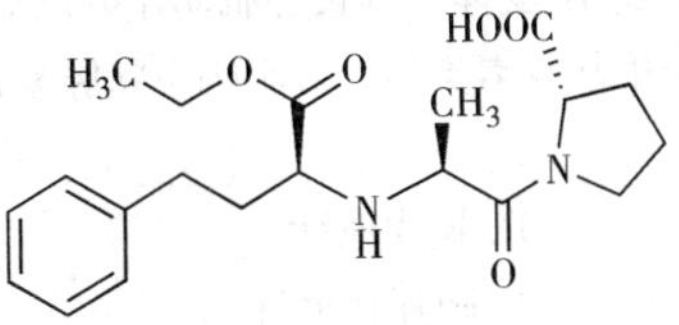

22. 含有磷酰结构的血管紧张素转化酶（ACE）抑制药是
23. 含有碱性的赖氨酸基团残基的血管紧张素转化酶（ACE）抑制药是
24. 含有四氢异喹啉羧酸结构的血管紧张素转化酶（ACE）抑制药是

[25～28]

A. 替米沙坦　　　　　　　B. 厄贝沙坦

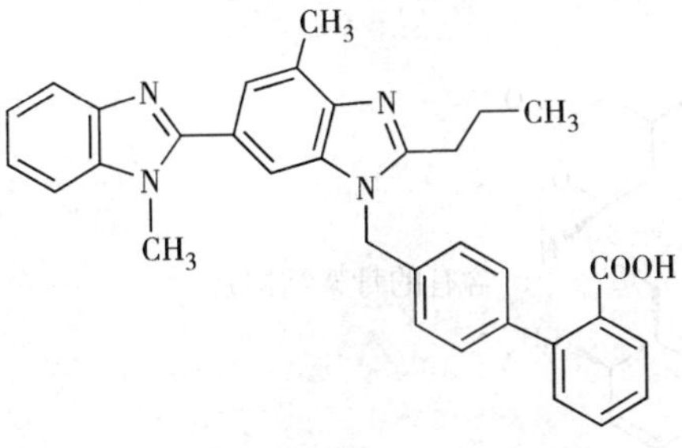

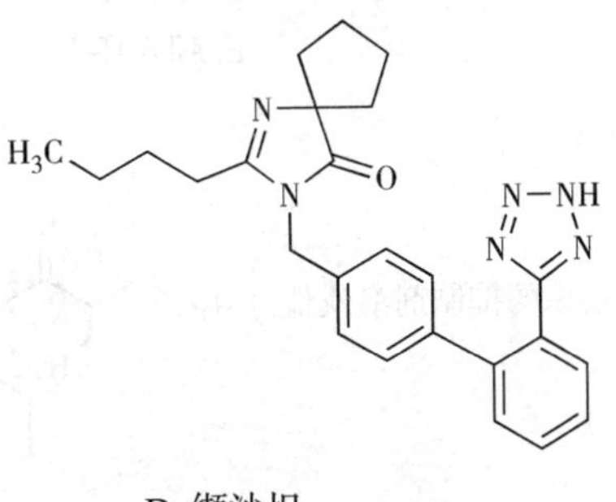

C. 氯沙坦 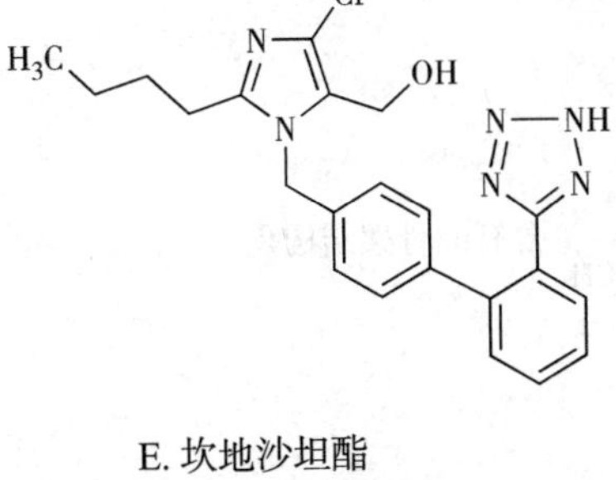　　　　　　　　D. 缬沙坦

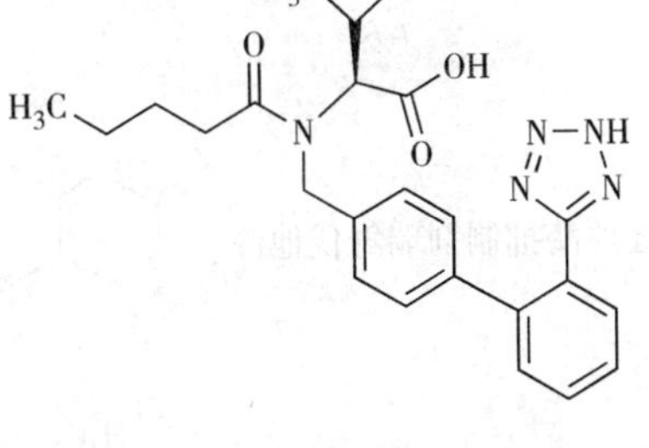

E. 坎地沙坦酯

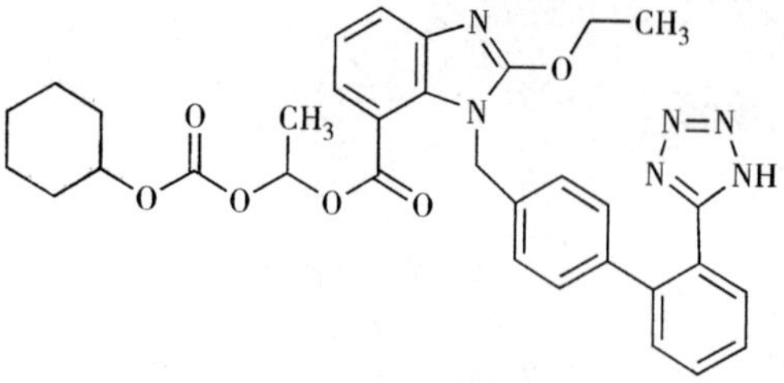

25. 不含咪唑环的血管紧张素Ⅱ受体拮抗剂类抗高血压药是
26. 含有螺环结构的血管紧张素Ⅱ受体拮抗剂类抗高血压药是
27. 为前药的血管紧张素Ⅱ受体拮抗剂类抗高血压药是
28. 不含四氮唑环的血管紧张素Ⅱ受体拮抗剂类抗高血压药是

[29～30]
A. 索他洛尔   B. 伊布利特   C. 多菲利特
D. 噻吗洛尔   E. 胺碘酮

29. 含有苯乙醇胺结构，具有阻断β受体和延长心肌动作电位双重作用的抗心律失常药物是
30. 分子内含有碘原子，结构与甲状腺素类似，可影响甲状腺素代谢的抗心律失常药物是

[31～33]
A. 辛伐他汀   B. 氟伐他汀   C. 普伐他汀
D. 西立伐他汀   E. 阿托伐他汀

31. 含有3,5-二羟基戊酸和吲哚环的第一个全合成他汀类调血脂药物是
32. 含有3-羟基-δ-内酯环结构片段，需要在体内水解成3,5-二羟基戊酸才能发挥作用的HMG-COA还原酶抑制药是
33. 他汀类药物可引起肌痛或横纹肌溶解症的不良反应，因该不良反应而撤出市场的药物是

[34～35]
A. 吡啶环   B. 氢化萘环   C. 嘧啶环
D. 吡咯环   E. 吲哚环

34. HMG-CoA还原酶抑制剂洛伐他汀 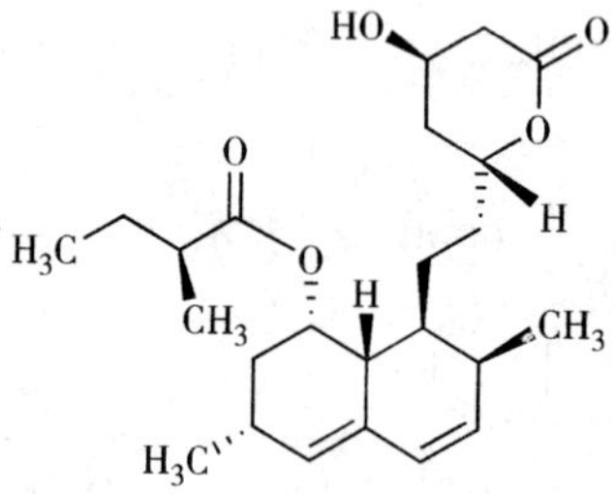 含有的骨架结构是

35. HMG-CoA还原酶抑制剂瑞舒伐他汀 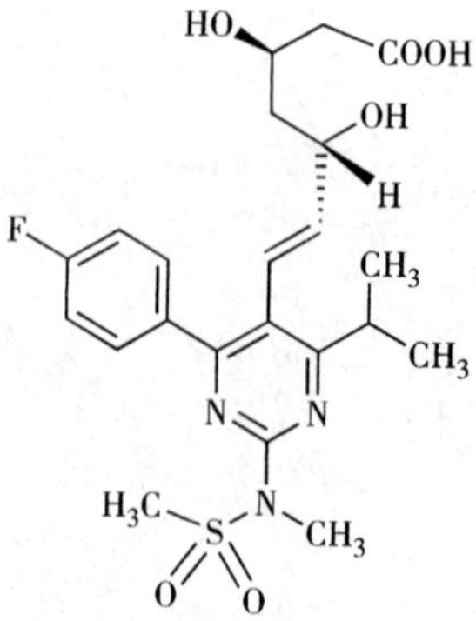 含有的骨架结构是

[36-38]

A. 硝苯地平　　　　B. 尼群地平　　　　C. 尼莫地平

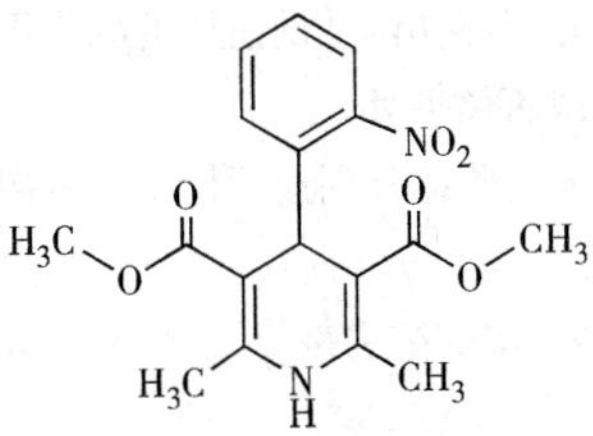

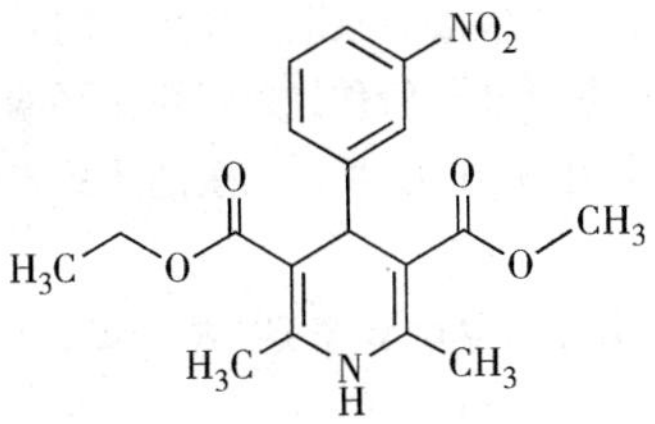

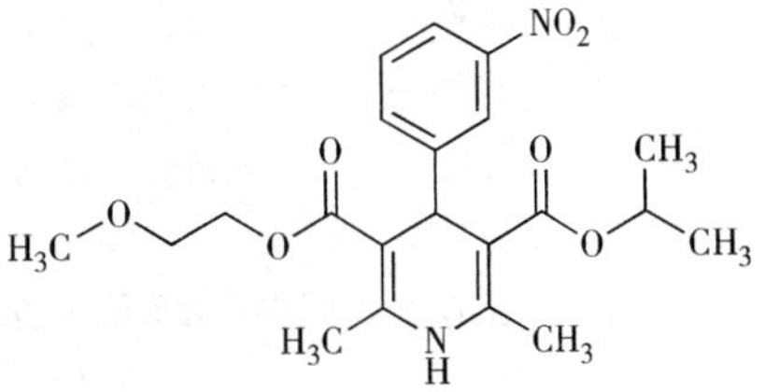

D. 氨氯地平　　　　E. 非洛地平

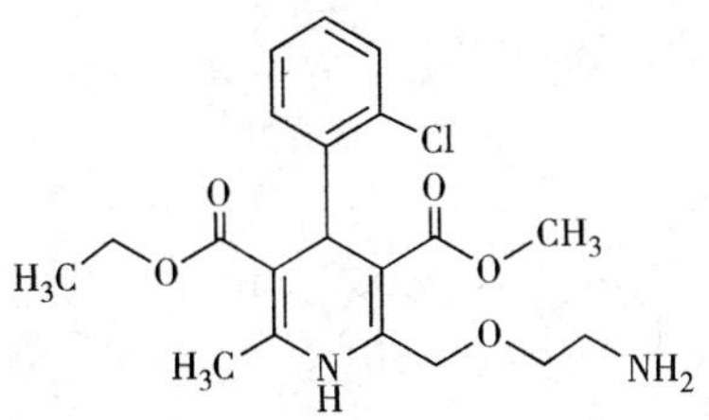

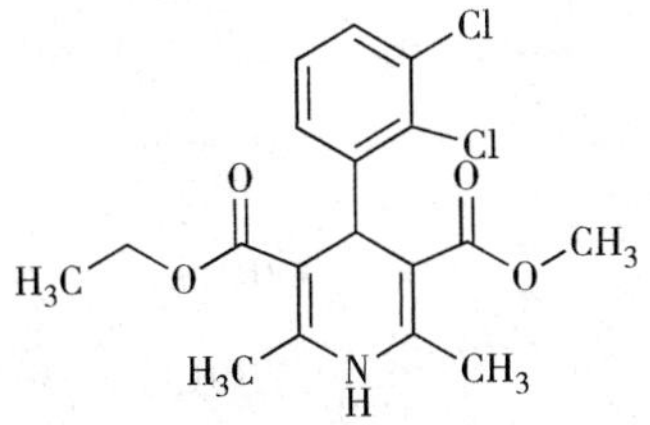

36. 1,4-二氢吡啶环的4位为3-硝基苯基，容易通过血-脑屏障，选择性地扩张脑血管，增加脑血流量，对局部缺血具有保护作用的药物是
37. 分子结构具有对称性，适用于各种类型的高血压的药物是
38. 1,4-二氢吡啶环的2位为2-氨基乙氧基甲基，外消旋体和左旋体均已用于临床的药物是

[39-42]

A. 替罗非班　　　　B. 达比加群酯　　　　C. 利伐沙班
D. 氯吡格雷　　　　E. 华法林钠

39. 为香豆素类抗凝血药的是
40. 为凝血酶抑制药，用于血栓预防的是
41. 为凝血因子Xa抑制药，用于血栓预防的是
42. 为糖蛋白GPⅡb/Ⅲa受体拮抗剂，有效地抑制血栓形成的是

[43～44]

A. 华法林　　　　B. 达比加群酯　　　　C. 阿加曲班
D. 阿哌沙班　　　　E. 氯吡格雷

43. 抑制维生素K环氧还原酶，阻止维生素K由环氧型向氢醌型转变，从而影响凝血因子Ⅱ、Ⅶ、Ⅸ、X的活性的药物是
44. 与游离的Xa活性位点结合，阻断其与底物的结合，而且也能够灭活与血小板上的凝血酶原酶复合物结合的Xa的药物是

C型题（综合分析选择题。每题的备选答案中只有一个最佳答案）

[1～3]

根据生理效应，肾上腺素受体分为α受体和β受体，α受体分为α_1、α_2等亚型，β受体分为β_1、β_2等亚型。α_1受体的功能主要为收缩血管平滑肌、增强心肌收缩力，α_2受体的功能主要为抑制心血管活动及抑制去甲肾上腺素、乙酰胆碱和胰岛素的释放，同时也具有收缩血管壁平滑肌的作用，β_1受体的功能主要为增强心肌收缩力、加快心率等，β_2受体的功能主要为松弛血管和支气管平滑肌。

1. 人体中，心房以β_1受体为主，但同时含有1/4的β_2受体；肺组织β_1和β_2之比为3：7。根据β受体分布并结合受体作用情况，下列说法正确的是

A. 非选择性β受体阻断药，具有较强的抑制心肌收缩力作用，同时有引起支气管痉挛及哮喘的

副作用

B. 选择性 β₁ 受体阻断药，具有较强的增强心肌收缩力作用，临床可用于强心和抗休克

C. 选择性 β₂ 受体阻断药，具有较强的抑制心肌收缩力作用，同时具有引起体位性低血压的副作用

D. 选择性 β₁ 受体激动药，具有较强扩张支气管作用，可用于平喘和改善微循环

E. 选择性 β₂ 受体激动药，比同时作用 α 和 β 受体的激动药具有更强的收缩外周血管作用，可用于抗休克

2. 普萘洛尔是 β 受体阻断药的代表，属于芳氧丙醇胺类结构类型，普萘洛尔的结构是

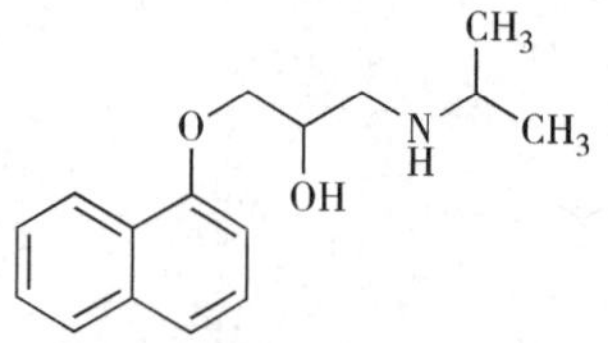

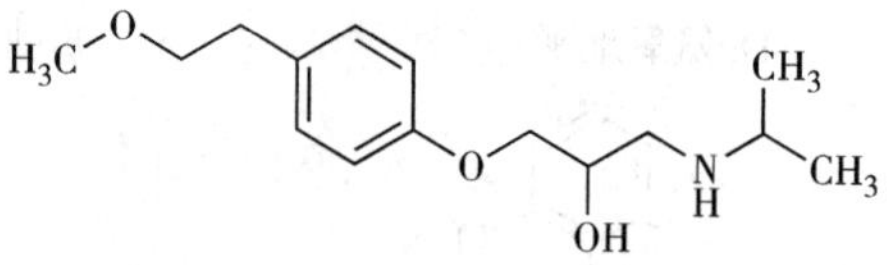

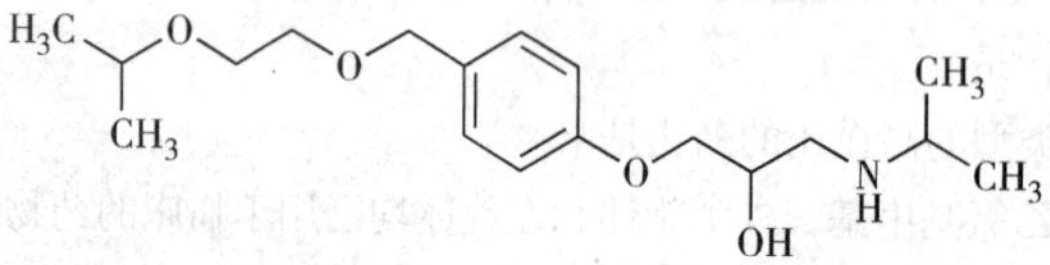

3. 胰岛细胞上的 β 受体属于 β₂ 亚型，根据肾上腺素受体的功能分析，对于合并糖尿病的室上性心动过速患者，宜选用的抗心律失常药物类型是

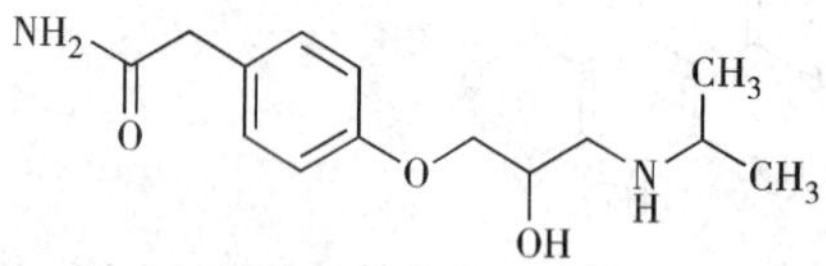

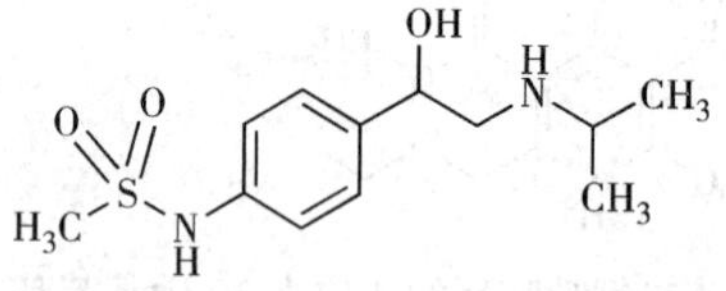

A. 选择性 β₁ 受体阻断药
B. 选择性 β₂ 受体阻断药
C. 非选择性 β 受体阻断药
D. β₁ 受体激动药
E. β₂ 受体激动药

[4～6]

羟甲戊二酰辅酶 A（HMG-CoA）还原酶是体内生物合成胆固醇的限速酶，是调血脂药物的重要作用靶点，HMG-CoA 还原酶抑制药的基本结构如下：

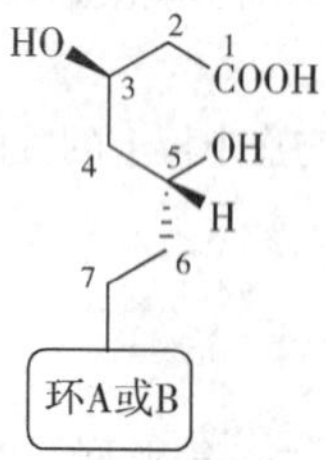

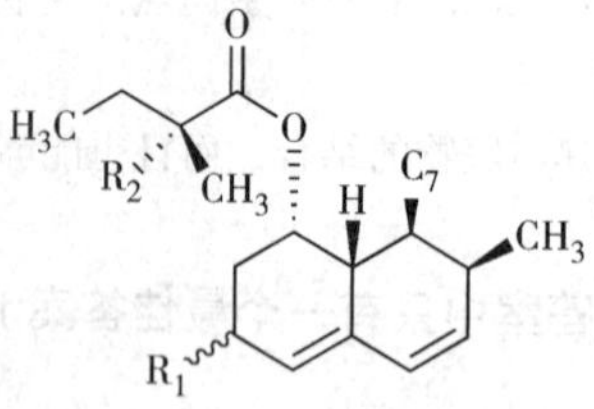

HMG-CoA 还原酶抑制药分子中都含有 3，5 二羟基羧酸的药效团，有时 3，5- 二羟基羧酸的 5- 位羟基会与羧酸形成内酯，需在体内将内酯环水解后才能起效，可看作是前体药物。

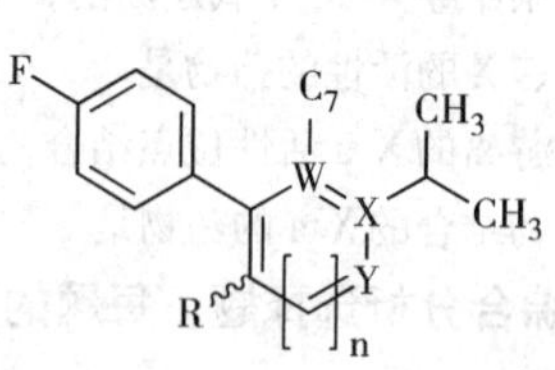

HMG-CoA 还原酶抑制药会引起肌肉疼痛或横纹肌溶解的不良反应，临床使用时需监护。除发生"拜斯亭事件"的药物以外，其他上市的 HMG-CoA 还原酶抑制药并未发生严重不良事件综合而言，获益远大于风险。

4. 含有环 A 基本结构，临床上用于治疗高胆固醇血症和混合型高脂血症的天然的前药型 HMG-CoA

还原酶抑制药是

A. 洛伐他汀　　　　　　　B. 普伐他汀　　　　　　　C. 辛伐他汀

D. 阿托伐他汀　　　　　　E. 氟伐他汀

5. 含有环 B 基本结构，水溶性好，口服吸收迅速而完全，临床上具有调血脂作用，还具有抗动脉粥样硬化的作用，可用于降低冠心病发病率和死亡率的第一个全合成的含 3,5- 二羟基羧酸药效团的 HMG-COA 还原酶抑制药的是

A. 氟伐他汀　　　　　　　B. 辛伐他汀　　　　　　　C. 普伐他汀

D. 阿托伐他汀　　　　　　E. 洛伐他汀

6. 因引起危及生命的横纹肌溶解的副作用，导致"拜斯亭事件"发生而撤出市场的 HMG-COA 还原酶抑制药的是

A. 氟伐他汀　　　　　　　B. 普伐他汀　　　　　　　C. 西立伐他汀

D. 瑞舒伐他汀　　　　　　E. 辛伐他汀

X 型题（多项选择题，每题的备选答案中有 2 个或 2 个以上正确答案，少选或多选均不得分）

1. 结构中含有四氮唑环，为血管紧张素Ⅱ（AⅡ）受体拮抗剂的降压药是

A. 氯沙坦　　　　　　　　B. 缬沙坦　　　　　　　　C. 厄贝沙坦

D. 替米沙坦　　　　　　　E. 坎地沙坦酯

2. 某男，62 岁，患有高血压病，长期服用卡托普利，但近期出现干咳。下列药物中适合该患者的替代药物有

A. 福辛普利　　　　　　　B. 依那普利　　　　　　　C. 氯沙坦

D. 赖诺普利　　　　　　　E. 缬沙坦

3. 2,6 位为甲基的二氢吡啶类钙通道阻滞药有

A. 硝苯地平　　　　　　　B. 尼群地平　　　　　　　C. 尼莫地平

D. 氨氯地平　　　　　　　E. 拉西地平

4. 下列药物中，属于前药的是

A. 卡托普利　　　　　　　B. 螺普利　　　　　　　　C. 福辛普利

D. 赖诺普利　　　　　　　E. 依那普利

5. 下列钙通道阻滞药中，存在手性中心的药物有

A. 硝苯地平　　　　　　　B. 非洛地平　　　　　　　D. 尼群地平

D. 尼莫地平　　　　　　　E. 氨氯地平

6. 结构中含有 δ- 内酯环（六元内酯环）的药物有

A. 普伐他汀　　　　　　　B. 洛伐他汀　　　　　　　C. 阿托伐他汀

D. 氟伐他汀　　　　　　　E. 辛伐他汀

7. 下列哪些药物具有爆炸性，不宜以纯品形式放置或运输

A. 硝酸甘油　　　　　　　B. 单硝酸异山梨酯　　　　C. 硝苯地平

D. 硝酸异山梨酯　　　　　E. 戊四硝酯

8. 下列哪些化学结构类型的药物具有钙通道阻滞作用

A. 二氢吡啶类　　　　　　B. 芳烷基胺类　　　　　　C. 三苯哌嗪类

D. 硝酸酯类　　　　　　　E 苯硫氮䓬类

9. β 受体阻断药的临床用途包括

A. 降低血压　　　　　　　B. 抗心力衰竭　　　　　　C. 抗心绞痛

D. 抗心律失常　　　　　　E. 降血脂

10. 下列属于双羧基 ACE 抑制药的是

A. 卡托普利 B. 依那普利 C. 赖诺普利
D. 贝那普利 E. 福辛普利

11. 分子中含有 3, 5- 二羟基羧酸结构片断、能抑制体内胆固醇生物合成的药物是
A. 辛伐他汀 B. 阿托伐他汀 C. 普伐他汀
D. 洛伐他汀 E. 氟伐他汀

12. 地尔硫䓬 在体内的主要代谢反应有

A. N- 脱甲基 B. O- 脱甲基 C. S- 氧化
D. 苯环氧化 E. 脱乙酰基

13. 坎地沙坦酯是 A Ⅱ 受体拮抗药，在体内需要转化为坎地沙坦才能产生药物活性，体内半衰期约 9 小时，主要经肾排泄，坎地沙坦口服生物利用度为 14%，坎地沙坦酯的口服生物利用度为 42%。下列是坎地沙坦酯转化为坎地沙坦的过程：

下列关于坎地沙坦酯的说法，正确的是
A. 坎地沙坦酯属于前药
B. 坎地沙坦不宜口服，坎地沙坦酯可口服使用
C. 坎地沙坦酯用于治疗原发性高血压，可单独使用，也可与其他抗高血压药物联用
D. 坎地沙坦酯常有干咳副作用
E. 坎地沙坦酯的分子中含有苯并咪唑结构

第六节　内分泌系统疾病用药

A 型题（最佳选择题，每题的备选答案中只有一个最佳答案）

1. 氢化可的松 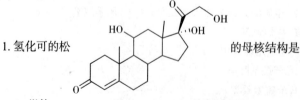 的母核结构是

A. 甾体 B. 吩噻嗪环 C. 二氢吡啶环
D. 鸟嘌呤环 E. 喹啉酮环

2. 为氨甲酰基苯甲酸的衍生物，分子中含有一个手性碳，S- 异构体的活性大于 R- 异构体，在体内代谢迅速，作为餐时血糖调节剂的降血糖药是

A. 米格列奈   B. 那格列奈 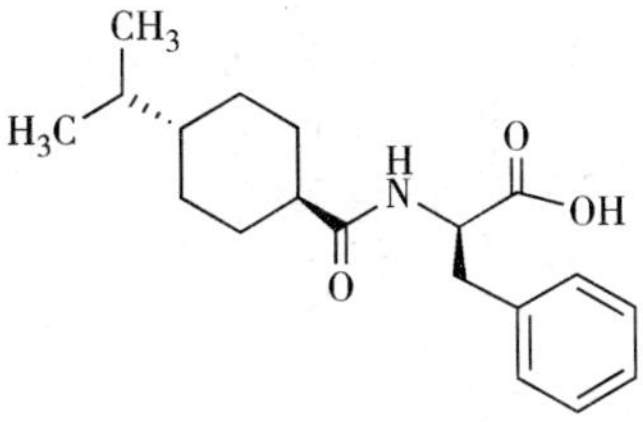   C. 瑞格列奈

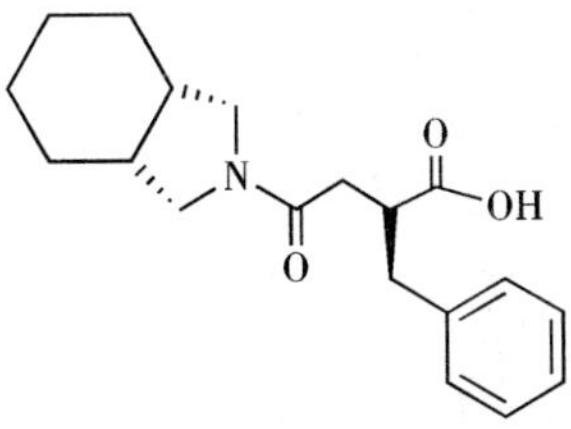

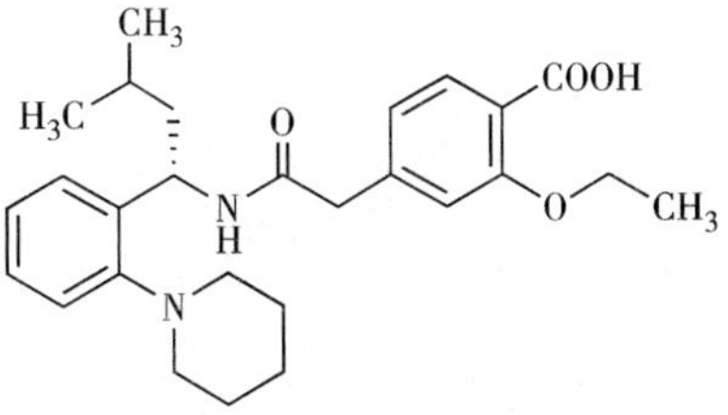

D. 吡格列酮 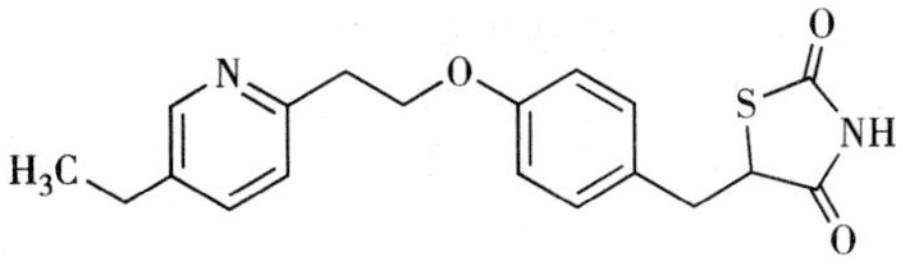   E. 格列吡嗪

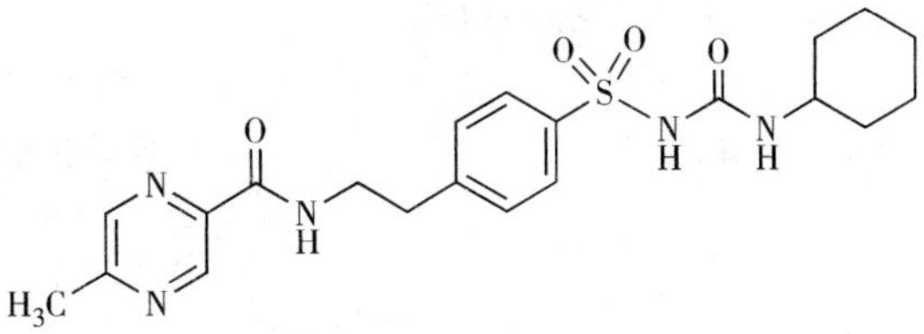

3. 6位和9位都含有氟原子，由于全身吸收作用，可造成可逆性下丘脑－垂体－肾上腺轴的抑制，部分患者可出现库欣综合征，故只能外用的肾上腺皮质激素是
   A. 氢化可的松   B. 氟轻松   C. 曲安奈德
   D. 泼尼松龙   E. 泼尼松

4. 苯丙酸诺龙临床上可作为
   A. 雌激素类药物   B. 盐皮质激素类药物
   C. 孕激素类药物   D. 糖皮质激素类药物
   E. 蛋白同化激素类药物

5. 下列哪个药物为睾酮的长效衍生物
   A. 苯丙酸诺龙   B. 丙酸睾酮   C. 非那雄胺
   D. 氟他胺   E. 甲睾酮

6. 蛋白同化激素是对雄激素的化学结构改造而得到，将睾酮结构中的19位甲基去除的主要目的是
   A. 可以口服
   B. 增强雄激素的作用
   C. 增强蛋白同化的作用，降低雄激素的作用
   D. 增强脂溶性，使作用时间延长
   E. 增加抗炎作用

7. 具有雌甾烷母核的蛋白同化激素药物是
   A. 甲睾酮   B. 雌二醇   C. 达那唑
   D. 丙酸睾酮   E. 苯丙酸诺龙

8. 在睾酮的17α位引入甲基而得到甲睾酮，主要目的是
   A. 可以口服
   B. 增强雄激素的作用
   C. 增强蛋白同化的作用
   D. 增强脂溶性，使作用时间延长
   E. 降低雄激素的作用

9. 对氢化可的松进行结构修饰时，在哪个位置引入双键可使抗炎作用增加

A. 6、7 位 B. 7、8 位 C. 11、12 位
D. 1、2 位 E. 9、10 位

10. 下列哪个药物不能口服
    A. 雌二醇 B. 炔雌醇 C. 甲睾酮
    D. 炔诺酮 E. 左炔诺孕酮

11. 和黄体酮 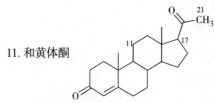 的结构相比，多了 11β、17α、21 位三个羟基的药物是
    A. 氢化可的松 B. 泼尼松龙 C. 地塞米松
    D. 炔诺酮 E. 甲睾酮

12. 在氢化可的松 的结构中引入 $\triangle^{1,2}$、9α-F 和 16α-CH_3 得到的强效、长效的糖皮质激素是
    A. 氢化可的松 B. 泼尼松龙 C. 地塞米松
    D. 曲安奈德 E. 倍他米松

13. 下列属于噻唑烷二酮类口服胰岛素增敏药的是
    A. 阿卡波糖 B. 二甲双胍 C. 罗格列酮
    D. 瑞格列奈 E. 格列齐特

14. 根据磺酰脲类降糖药的构效关系，当脲上取代基为甲基环己基时，甲基阻碍环己烷上的羟基化反应，因此具有高效、长效的降血糖作用。下列降血糖药物中，具有上述结构特征的是
    A. 格列齐特
    B. 格列本脲
    C. 格列喹酮
    D. 格列吡嗪

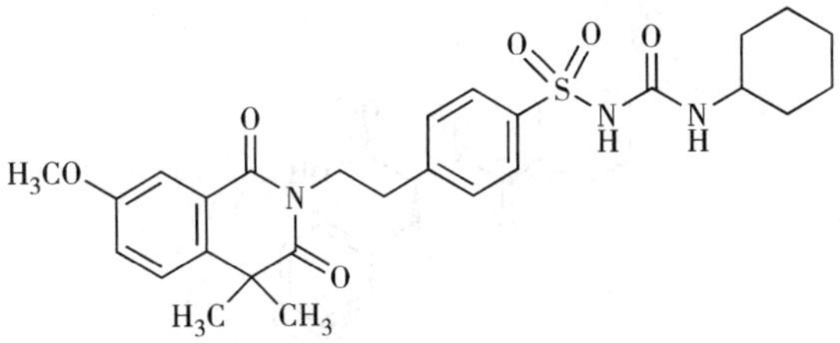

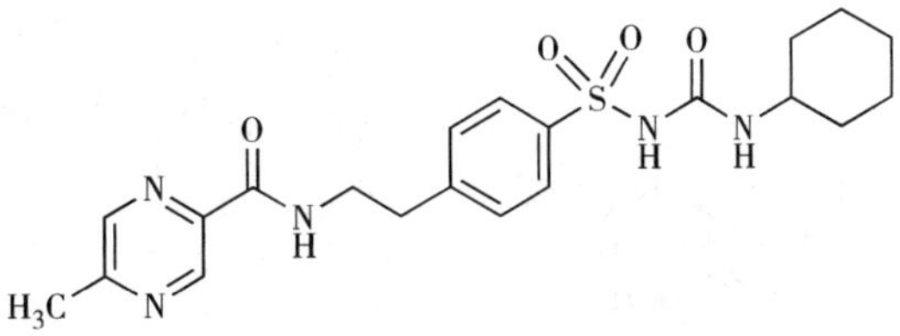

E. 格列美脲

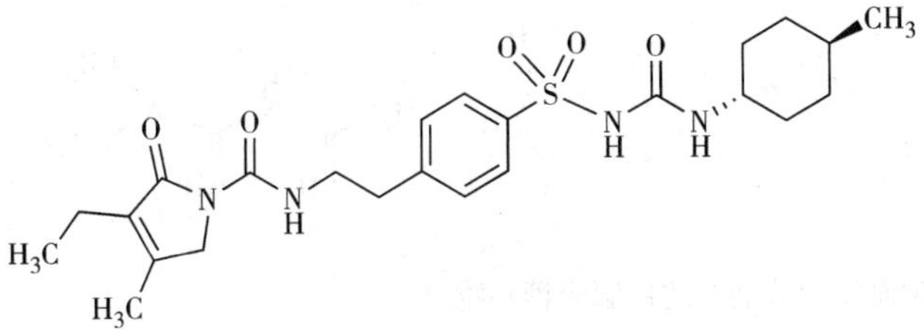

15. 具有二苯乙烯结构,其反式异构体的药理作用与雌二醇相同,但活性更强,且口服有效的药物是
    A. 雷洛昔芬　　　　　　　B. 氯米芬　　　　　　　C. 炔雌醇
    D. 己烯雌酚　　　　　　　E. 非那雄胺

16. 在体内经过两次羟基化产生活性物质的药物是
    A. 阿伦磷酸钠　　　　　　B. 利塞膦酸钠　　　　　C. 维生素 D_3
    D. 阿法骨化醇　　　　　　E. 骨化三醇

17. 根据丙酸氟替卡松结构与制剂的特点,对患者咨询问题的科学解释为
    A. 丙酸氟替卡松没有糖皮质激素养作用
    B. 丙酸氟替卡松有拮抗激素样作用的药物,能避免全身性激素样作用
    C. 丙酸氟替卡松体内不代谢,用药后很快从尿中排泄,避免了全身性激素样作用
    D. 丙酸氟替卡松结构中 16 位甲基易氧化,失去活性,避免了全身性糖皮质激素样作用
    E. 丙酸氟替卡松结构中 17β 位羧酸酯具有活性,在体内水解产生的 β 羧酸失去活性,避免了全身性糖皮质激素样作用

18. 丙酸氟替卡松作用的受体属于
    A. G 蛋白偶联受体　　　　B. 配体门控例子通道受体　　C. 酪氨酸激酶受体
    D. 细胞核激素受体　　　　E. 生长激素受体

19. 通过竞争性结合 DPP-4 活化部位,降低酶的催化活性,从而抑制其对 GLP-1 和 GIP 的降解失活,增加患者的 GLP-1 水平,进而发挥降糖活性的是
    A. 格列齐特　　　　　　　B. 瑞格列奈　　　　　　C. 阿卡波糖
    D. 维达列汀　　　　　　　E. 瑞格列净

20. 关于反式己烯雌酚及其衍生物说法错误的是
    A. 属于非甾体雌激素受体激动药
    B. 顺式己烯雌酚没有雌激素活性
    C. 反式己烯雌酚活性比雌二醇更强
    D. 反式己烯雌酚的酚羟基丙酸化得到丙酸己烯雌酚,油针剂吸收慢,注射一次可延效 2～3 天
    E. 磷酸己烯雌酚水溶性差,仅可供静脉注射

B 型题(配伍选择题,备选答案在前,试题在后,每题若干组,每组均对应同一组备选答案)

[1～3]
　　A. 格列本脲　　　　　　　　　　　　　　B. 那格列奈

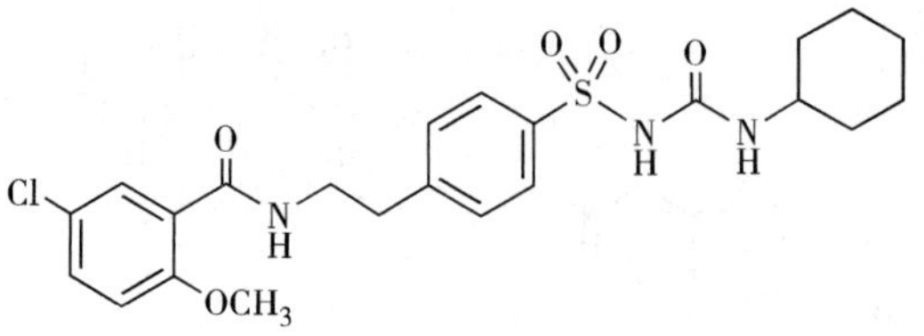

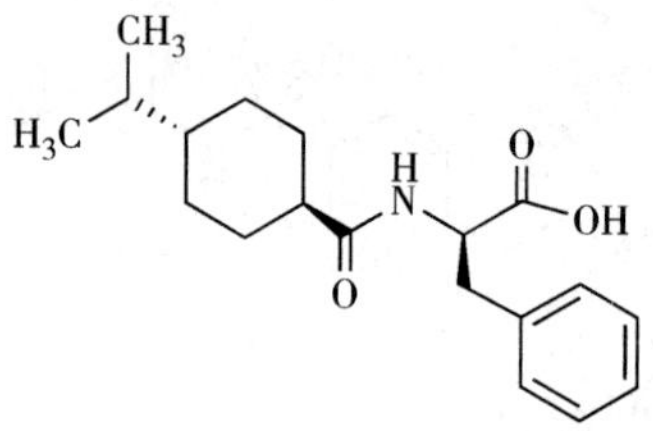

C. 伏格列波糖 D. 吡格列酮 E. 二甲双胍

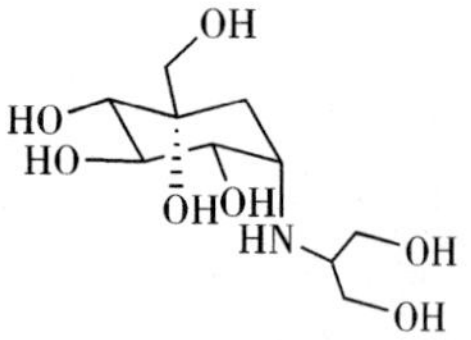

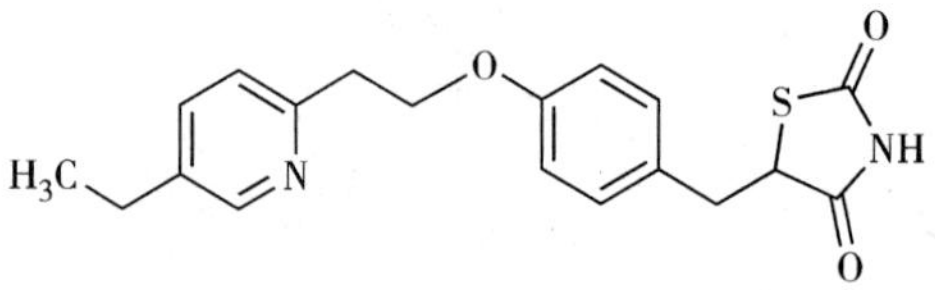

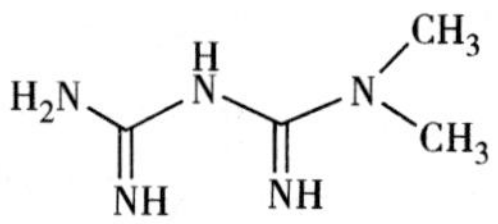

1. 为 D-苯丙氨酸衍生物，被称为"餐时血糖调节剂"的口服降糖药物是
2. 含双胍类结构母核，属于胰岛素增敏药的口服降糖药物是
3. 具有苯磺酰脲基本结构，属于促胰岛素分泌药的口服降血糖药物是

[4～5]

  A. 炔雌醇　　　　　　　B. 雌二醇　　　　　　　C. 苯丙酸诺龙
  D. 尼尔雌醇　　　　　　E. 炔诺酮

4. 结构为去19位甲基睾酮的衍生物，具有孕激素样作用的药物是
5. 结构为去19位甲基睾酮的衍生物，具有蛋白同化激素样作用的药物是

[6～8]

  A. 那格列奈　　　　　　B. 二甲双胍　　　　　　C. 阿卡波糖
  D. 格列吡嗪　　　　　　E. 吡格列酮

6. 属于磺酰脲类胰岛素分泌促进剂的降血糖药物是
7. 属于非磺酰脲类胰岛素分泌促进剂的降血糖药物是
8. 属于噻唑烷二酮类胰岛素增敏剂的降血糖药物是

[9～10]

  A. 二甲双胍　　　　　　B 阿卡波糖　　　　　　C. 罗格列酮
  D. 伏格列波糖　　　　　E. 米格列醇

9. 属于氨基糖类似物的 α-葡萄糖苷酶抑制药
10. 属于葡萄糖类似物的 α-葡萄糖苷酶抑制药

[11～13]

  A. 罗格列酮　　　　　　B. 瑞格列奈　　　　　　C. 格列本脲
  D. 甲苯磺丁脲　　　　　E. 阿卡波糖

11. 能增加胰岛素敏感性的降血糖药物是
12. 可竞争性地与 α-葡萄糖苷酶结合抑制其活性的降血糖药物是
13. 属于非磺酰脲类促胰岛素分泌药的降血糖药物是

[14～15]

  A. 那格列奈　　　　　　B. 格列本脲　　　　　　C. 罗格列酮
  D. 二甲双胍　　　　　　E. 阿卡波糖

14. 属于非磺酰脲类促胰岛素分泌剂的降血糖药物是
15. 属于非噻唑烷二酮类胰岛素增敏剂的降血糖药物是

[16～17]
    A. 氢化可的松   B. 地塞米松   C. 泼尼松龙
    D. 曲安西龙   E. 曲安奈德
16. C16α 位为甲基取代的糖皮质激素类药物是
17. C16 位引入羟基，并与 C17α 羟基一起与丙酮制成缩酮的糖皮质激素类药物是

[18～19]
    A. 黄体酮   B. 他莫昔芬   C. 炔诺酮
    D. 甲睾酮   E. 尼尔雌醇
18. 分子中含有乙炔基的雌激素是
19. 分子中含有乙炔基的孕激素是

[20～22]
    A. 可以口服
    B. 增强雄激素的作用
    C. 增强蛋白同化的作用，降低雄激素活性
    D. 增强脂溶性，使作用时间延长
    E. 增强孕激素的作用
20. 在睾酮的 17α 位引入甲基得到甲睾酮的主要目的是
21. 将睾酮的 17 位羟基酯化的主要目的是
22. 将睾酮的 19 位甲基去除得到苯丙酸诺龙的主要目的是

[23～24]
    A. 将 17β 位羟基和/或 3- 羟基酯化
    B. 将 17β 位羟基氧化为羰基
    C. 在 6α 位引入甲基
    D. 在 16 位引入甲基
    E. 在 17α 位引入乙炔基
23. 雌二醇口服无效，经哪种结构修饰可使口服有效
24. 为了延长作用时间，雌二醇可以经哪种结构修饰

[25～27]

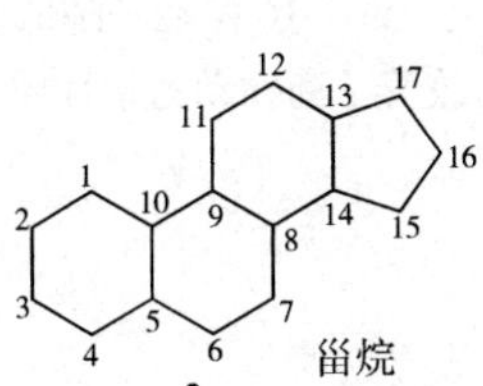

甾烷

    A. 10 位没有角甲基，13 位有角甲基，17 位没有碳链取代
    B. 10 位和 13 位都有角甲基，17 位有乙基取代
    C. 10 位和 13 位都有角甲基，17 位没有碳链取代
    D. 10 位没有角甲基，13 位有角甲基，17 位有乙基取代
    E. 10 位有角甲基，13 位没有角甲基，17 位有乙基取代
25. 孕甾烷的结构特征为
26. 雄甾烷的结构特征为
27. 雌甾烷的结构特征为

[28～30]
    A. 格列齐特　　　　　　B. 米格列奈　　　　　　C. 二甲双胍
    D. 吡格列酮　　　　　　E. 米格列醇

28. 为葡萄糖类似物，对α葡萄糖苷酶有强效抑制作用的降血糖药物是
29. 具有苯磺酰脲结构，可促进胰岛素分泌的降血糖药物是
30. 具有噻唑烷酮结构，可使胰岛素对受体靶组织的敏感性增加的降血糖药物是

[31～32]
    A. 阿卡波糖　　　　　　B. 西格列汀　　　　　　C. 格列美脲
    D. 瑞格列奈　　　　　　E. 瑞格列静

31. 非磺酰脲类胰岛素分泌促进剂是
32. α-葡萄糖苷酶抑制剂是

[33～34]
    A. 泼尼松龙　　　　　　B. 曲安西龙　　　　　　C. 曲安奈德

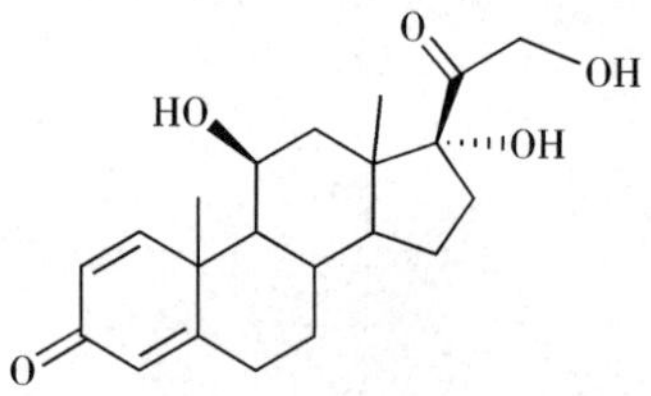

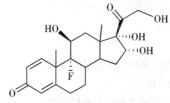

    D. 氢化可的松 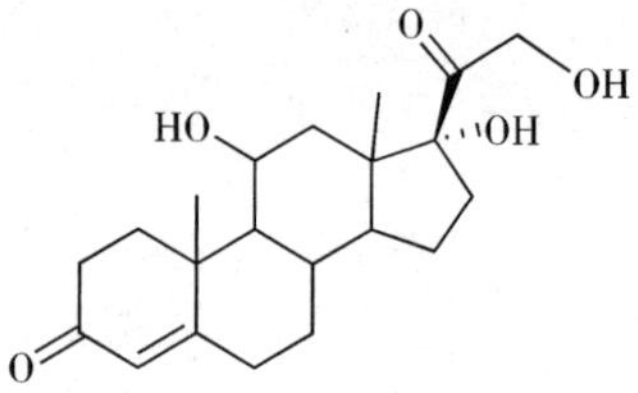　　　　　　E. 地塞米松

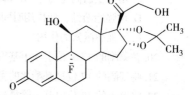

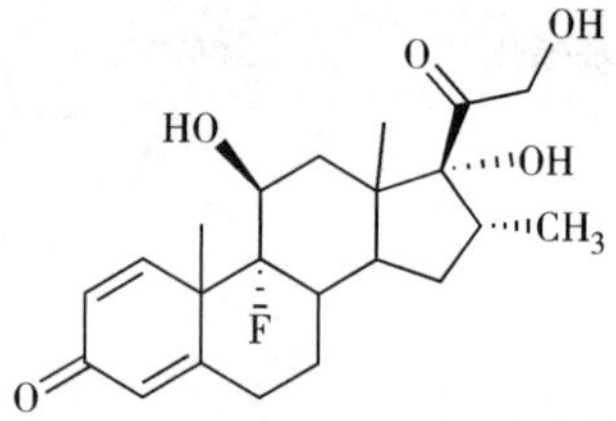

33. 药物分子中的16位引入甲基，由于立体位阻而妨碍了17位的氧化代谢，使得抗炎活性增加。该药物是
34. 药物分子中9位氟原子增加了抗炎活性，16位羟基降低9位氟原子带来的钠潴留副作用，将此羟基和17位羟基与丙酮生成缩酮，改善了药物动力学性质。该具有缩酮结构的药物是

[35～36]
    A. 促胰岛素分泌药
    B. 胰岛素增敏剂
    C. α-葡萄糖苷酶抑制药
    D. 钠-葡萄糖协同转运蛋白2抑制药
    E. 二肽基肽酶-4抑制药

35. 西他列汀属于
36. 瑞格列净属于

X型题（多项选择题，每题的备选答案中有2个或2个以上正确答案，少选或多选均不得分）

1. 下列符合肾上腺糖皮质激素结构特点的是
    A. 具有孕甾烷基本母核　　　B. 含有 Δ^4-3,20-二酮　　　C. C-21位有羟基
    D. 11位有羟基或氧　　　　　E. 17α位有羟基

2. 对骨质疏松症有治疗作用的药物是
   A. 依替膦酸二钠   B. 阿仑膦酸钠   C. 阿法骨化醇
   D. 骨化三醇   E. 利塞膦酸钠
3. 下列符合糖皮质激素类药物的构效关系的是
   A. 将21位羟基酯化，可以提高脂溶性，增加口服吸收
   B. 1，2位引入双键，可以增强抗炎活性
   C. 9α位引入氟原子，可明显增加抗炎活性，钠潴留作用也增加
   D. 6α位引入氟原子，可抵消9α-氟代增加钠潴留作用
   E. 16位引入甲基，可使抗炎活性增加，钠潴留作用减少
4. 以下哪些结构修饰可以增强糖皮质激素的抗炎作用
   A. 去掉10位的角甲基   B. 9α位引入氟原子   C. 6α位引入氟原子
   D. 16α位引入甲基   E. 1，2位引入双键
5. 下列药物中，哪些药物的A环含有3-酮-4-烯结构
   A. 甲睾酮   B. 雌二醇   C. 黄体酮

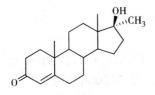

   D. 苯丙酸诺龙   E. 地塞米松

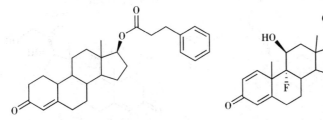

6. 通过对天然雌激素进行结构改造获得的作用时间长的雌激素类药物有
   A. 雌三醇   B. 苯甲酸雌二醇   C. 尼尔雌醇
   D. 戊酸雌二醇   E. 炔诺酮
7. 下列属于磺酰脲类促胰岛素分泌药的是
   A. 格列本脲   B. 格列美脲   C. 格列齐特
   D. 瑞格列奈   E. 甲苯磺丁脲
8. 下列属于胰岛素增敏药的是
   A. 二甲双胍   B. 阿卡波糖   C. 罗格列酮
   D. 瑞格列特   E. 甲苯磺丁脲
9. 下列属于α-葡萄糖苷酶抑制药的是
   A. 米格列奈   B. 阿卡波糖   C. 罗格列酮
   D. 伏格列波糖 E. 米格列醇
10. 下列有关瑞格列奈的描述正确的是
    A. 为磺酰脲类促胰岛素分泌药
    B. 为非磺酰脲类促胰岛素分泌药

C. 有一个手性碳原子，$S(+)$-构型的活性是 $R-(-)$ 构型的 100 倍，药用 $S(+)$ 异构体

D. 优势构象与格列本脲相似，这种优势构象是产生药效的基础

E. 起效迅速，作用时间短，称为"餐时血糖调节剂"

11. 适用于老年女性骨质疏松症患者的药物有

    A. 利塞膦酸钠   B. 依替膦酸二钠   C. 阿法骨化醇

    D. 骨化三醇   E. 雷洛昔芬

12. 双膦酸盐类药物的特点有

    A. 口服吸收差

    B. 容易和钙或其他多价阳离子形成复合物

    C. 在体内不发生代谢，以原型从尿液排出

    D. 属于调节骨代谢与形成药，用于治疗骨质疏松

    E. 口服吸收后，大约 50% 的吸收剂量沉积在骨组织中

13. 关于糖皮质激素的说法，正确的有

    A. 基本结构是含有 $\triangle^4$-3,20-二酮、21-羟基、11 位有羟基或氧、17α 位有羟基的孕甾烷

    B. 具有一些盐皮质激素作用，可产生钠潴留而发生水肿等副作用

    C. 9α-位引入氟原子后，可使抗炎活性显著增加，钠潴留作用不增加

    D. 可的松和氢化可的松是天然存在的糖皮质激素

    E. 在可的松和氢化可的松的 1，2 位增加双键，由于 A 环几何形状从半椅式变为平船式构象，增加了与受体的亲和力和改变了药物动力学性质，使其抗炎活性增强，但不增加钠潴留作用

14. 下列药物中含有孕甾烷母核的药物是

    A. 黄体酮   B. 苯丙酸诺龙   C. 氢化可的松

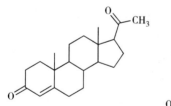 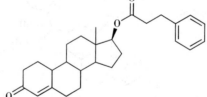 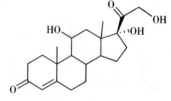

    D. 醋酸甲地孕酮 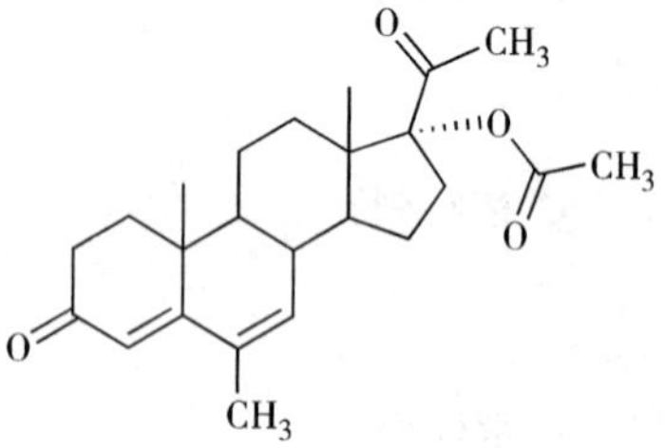   E. 甲睾酮

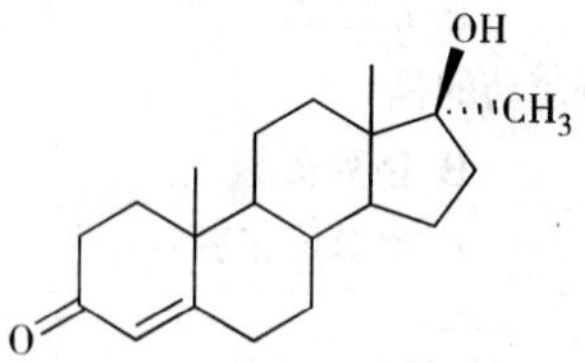

第七节 抗感染药

A 型题（最佳选择题，每题的备选答案中只有一个最佳答案）

1. 关于复方制剂阿莫西林与克拉维酸的说法正确的是

    A. 阿莫西林为"自杀性"β-内酰胺酶抑制剂

B. 克拉维酸是由氨苄西林经改造而来，抗菌作用强
C. 克拉维酸可增强阿莫西林对 β-内酰胺酶的稳定性
D. 阿莫西林具有甲氧肟基，对 β-内酰胺酶具有高度稳定作用
E. 克拉维酸属于青霉烷砜类抗生素

2. 能特异性地抑制角鲨烯环氧化酶，从而阻止麦角甾醇的生物合成，角鲨烯堆积于膜内，导致胞膜脆性增加而破裂，细胞死亡，主要用于浅表真菌感染的是
A. 制霉菌素 A_1 B. 氟胞嘧啶 C. 伏立康唑
D. 特比萘芬 E. 卡泊芬净

3. 口服后可以通过血脑屏障进入脑脊液中的三氮唑类抗真菌药物是
A. 酮康唑 B. 氟康唑 C. 咪康唑
D. 特比萘芬 E. 噻康唑

4. 为阿昔洛韦的前药，进入人体后迅速分解为阿昔洛韦和 L-缬氨酸的药物是
A. 喷昔洛韦 B. 泛昔洛韦 C. 伐昔洛韦
D. 更昔洛韦 E. 阿德福韦

5. 主要通过干扰 M_2 蛋白离子通道活性，抑制病毒蛋白加工和 RNA 的合成，抑制病毒的增殖，同时还能阻断病毒的装配，不能形成完整的病毒的药物是
A. 喷昔洛韦 B. 利巴韦林 C. 金刚烷胺
D. 干扰素 E. 奥司他韦

6. 为 1 位与 8 位成环的喹啉羧酸类药物，有一个手性中心，左旋体的活性大于右旋体。该药物是
A. 诺氟沙星 B. 环丙沙星 C. 氧氟沙星
D. 洛美沙星 E. 莫西沙星

7. 口服无法达到可检测的血清浓度，需注射给药的抗病毒药是
A. 泛昔洛韦 B. 替诺福韦酯 C. 金刚烷胺
D. 干扰素 E. 奥司他韦

8. 我国发现的第一个被国际公认的天然药物，临床上用于治疗各类疟疾的药物是
A. 青蒿素 B. 氯喹 C. 双氢青蒿素
D. 蒿甲醚 E. 青蒿琥酯

9. 青霉素类抗生素之间会发生强烈的交叉过敏反应，是因为
A. 青霉素类在生物合成时带入残留的蛋白多肽类杂质
B. 来自 β-内酰胺环开环自身聚合生成的高分子聚合物
C. 青霉素类能够产生共同的抗原决定簇青霉噻唑基
D. 青霉素类能够产生共同的抗原决定簇头孢噻嗪基
E. 青霉素类能够产生共同的以侧链为主的抗原决定簇

10. 常与肾脱氢肽酶抑制药西司他丁合用的药物是
A. 克拉维酸 B. 舒巴坦钠 C. 氨曲南
D. 甲砜霉素 E. 亚胺培南

11. 在青霉素 6 位侧链中引入吸电子基团是为了获得
A. 耐酸的半合成青霉素 B. 耐酶的半合成青霉素 C. 广谱的半合成青霉素
D. 过敏性低的半合成青霉素 E. 高效的半合成青霉素

12. 下列药物中，哪个药物是 β-内酰胺酶抑制药
A. 阿莫西林 B. 阿米卡星 C. 舒巴坦钠
D. 头孢羟氨苄 E. 氨曲南

13. 具有碳青霉烯结构的非典型 β-内酰胺类抗生素是

   A. 舒巴坦　　　　　　　B. 克拉维酸 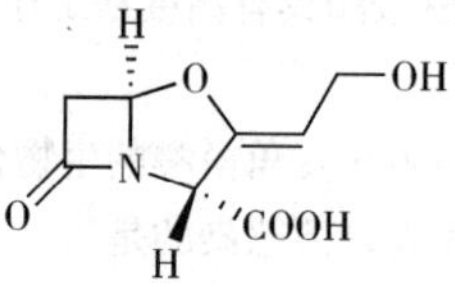　　　　　　　C. 他唑巴坦

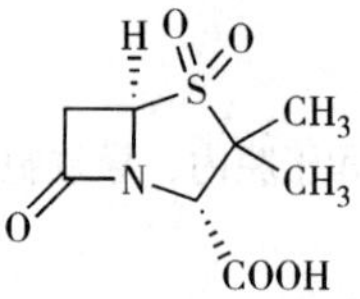

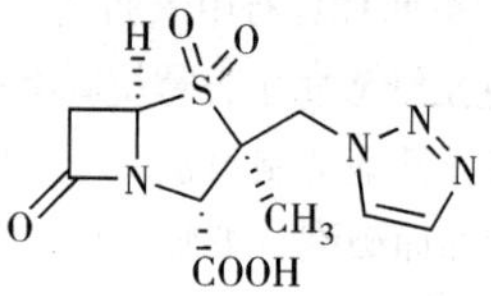

   D. 氨曲南 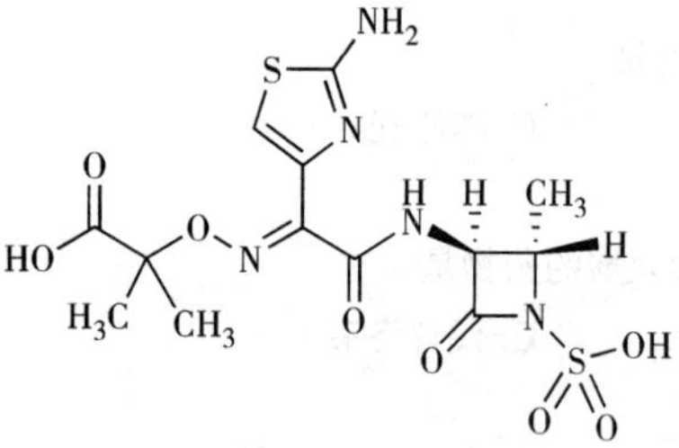　　　　　　　E. 亚胺培南

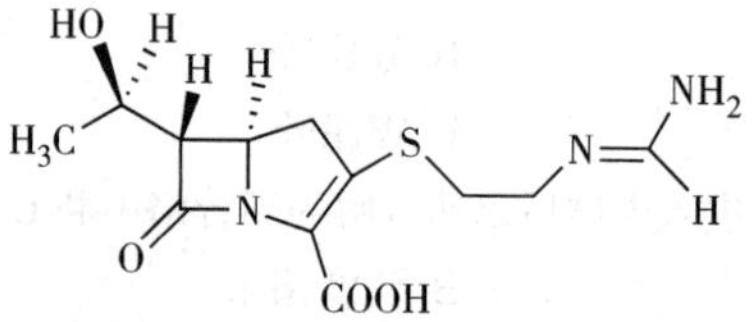

14. 下列哪个药物属于单环 β-内酰胺类抗生素

   A. 舒巴坦　　　　　　　B. 氨曲南　　　　　　　　C. 克拉维酸

   D. 舒他西林　　　　　　E. 亚胺培南

15. 结构中有一个游离羧基可与钠成盐，可制成粉针，临用时配制成水溶液用于静脉注射，适用于抢救脑型疟疾和危重昏迷的疟疾患者的药物是

   A. 青蒿素　　　　　　　B. 环磷酰胺　　　　　　　C. 双氢青蒿素

   D. 蒿甲醚　　　　　　　E. 青蒿琥酯

16. 下列属于非核苷类 HIV-1 逆转录酶抑制剂的药物是

   A. 奈韦拉平　　　　　　B. 扎西他滨　　　　　　　C. 拉米夫定

   D. 沙奎那韦　　　　　　E. 奥司他韦

17. 3 位为氯原子取代的头孢菌素为

   A. 头孢氨苄　　　　　　B. 头孢呋辛　　　　　　　C. 头孢匹罗

   D. 头孢拉定　　　　　　E. 头孢克洛

18. 为双脱氧硫代胞苷化合物，有 β-D-(+) 及 β-L-(-) 两种异构体，且两种异构体都具有较强的抗 HIV-1 的作用，可以用于艾滋病治疗的是

   A. 齐多夫定　　　　　　B. 司坦夫定　　　　　　　C. 拉米夫定

   D. 扎西他滨　　　　　　E. 奥司他韦

19. 喹诺酮类抗菌药的结构中，以下哪个部分为抗菌活性所必需

   A. 1 位有乙基取代，2 位有羧基

   B. 2 位有羰基，3 位有羧基

   C. 5 位有氟

   D. 3 位有羧基，4 位有羰基

   E. 8 位有哌嗪基

20. 下列叙述与喹诺酮类抗菌药不相符的是

   A. 3 位羧基和 4 位羰基为抗菌活性所必需

   B. 作用靶点是 DNA 螺旋酶和拓扑异构酶Ⅳ

   C. 不宜和牛奶等含钙、铁的食物或药品同时服用

D. 老人和儿童不宜多用

E. 抗菌活性都比头孢菌素弱

21. 结构中含有 1 个手性碳原子，有两个光学异构体，左旋体的抗菌活性大于右旋体的药物是

A. 诺氟沙星　　　　　　　B. 氧氟沙星 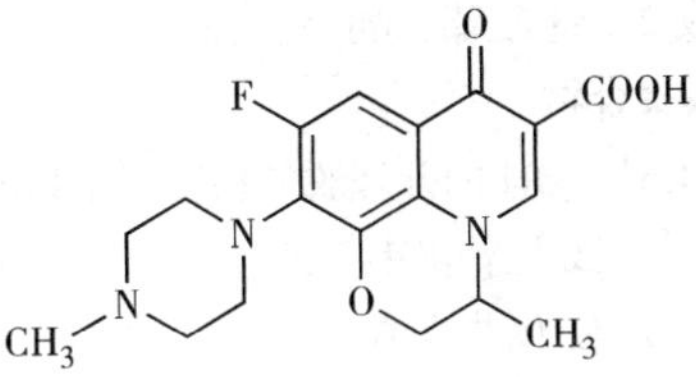　　　　　　　C. 环丙沙星

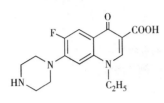

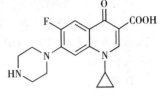

D. 依诺沙星　　　　　　　E. 亚胺培南

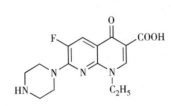

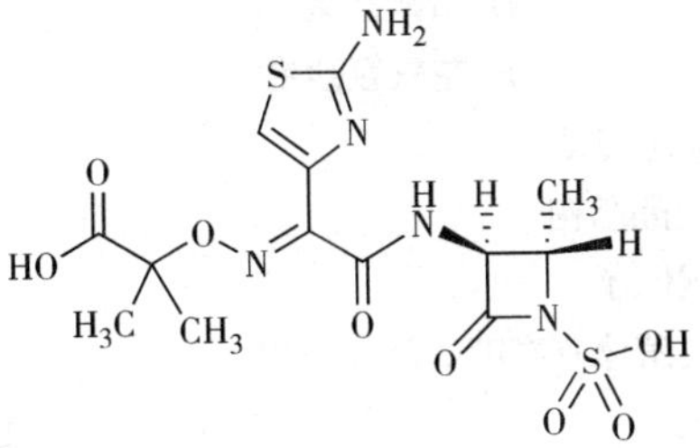

22. 磺胺类药物的作用机制是

A. 干扰 DNA 的复制和转录

B. 抑制环氧酶的活性，减少前列腺素的合成

C. 抑制粘肽转肽酶的活性，阻碍细胞壁的合成

D. 二氢叶酸还原酶抑制剂

E. 二氢叶酸合成酶抑制剂

23. 磺胺甲噁唑和甲氧苄啶合用增效的机制为

A. 两者都作用于二氢叶酸合成酶

B. 两者都作用于二氢叶酸还原酶

C. 前者作用于二氢叶酸合成酶，后者作用于二氢叶酸还原酶

D. 前者作用于二氢叶酸还原酶，后者作用于二氢叶酸合成酶

E. 两者都干扰细菌对叶酸的摄取

24. 主要通过干扰 M₂ 蛋白离子通道活性，抑制病毒传入宿主细胞的抗病毒药物是

A. 拉米夫定　　　　　　　B. 奥司他韦　　　　　　　C. 利巴韦林

D. 喷昔洛韦　　　　　　　E. 金刚烷胺

25. 喹诺酮类抗菌药可与钙、镁、铁等金属离子形成螯合物，是因为分子中存在

A. 7 位哌嗪基团　　　　　B. 6 位氟原子　　　　　　C. 8 位甲氧基

D. 1 位烃基　　　　　　　E. 3 位羧基和 4 位羰基

26. 对青霉素进行结构改造，得到耐 β-内酰胺酶的半合成青霉素。所采用的化学改造方法是

A. 6 位侧链中引入氨基

B. 6 位侧链中引入空间位阻大的 3-苯基-5-异噁唑结构

C. 6 位侧链中引入苯氧基

D. 6 位侧链中引入对羟基苯环

E. 将 2 位羧酸成酯

27. 氨苄西林或阿莫西林的注射溶液，不能和磷酸盐类药物配伍使用。这是因为
 A. 发生 β-内酰胺开环，生成青霉胺
 B. 发生 β-内酰胺开环，生成青霉醛酸
 C. 发生 β-内酰胺开环，生成青霉醛
 D. 发生 β-内酰胺开环，生成 2,5-吡嗪二酮
 E. 发生 β-内酰胺开环，生成聚合物

28. 可以看成是具有 C3'-OH 和 C5'-OH 的开环脱氧鸟苷衍生物的抗病毒药是
 A. 更昔洛韦   B. 泛昔洛韦   C. 阿昔洛韦
 D. 喷昔洛韦   E. 伐昔洛韦

29. 8 位上有氟原子存在，可产生较强光毒性的喹诺酮类药物是
 A. 环丙沙星   B. 诺氟沙星   C. 洛美沙星
 D. 加替沙星   E. 左氧氟沙星

30. 下列关于青蒿素的描述错误的是
 A. 具有过氧键的倍半萜内酯结构
 B. 分子中含有多个手性碳原子
 C. 对疟原虫红细胞内期裂殖体有高度的杀灭作用
 D. 口服活性高，半衰期长
 E. 将分子中 C_{10} 羰基还原得到的二氢青蒿素仍有抗疟作用

31. 下列叙述中，哪一条不符合蒿甲醚的性质
 A. 分子中含有过氧键和内酯结构
 B. 不易通过血-脑屏障，脑组织中分布少
 C. 显效迅速，用于耐氯喹恶性疟和凶险型疟疾的治疗
 D. 抗疟作用是青蒿素的 10～20 倍
 E. 对疟原虫红细胞内期裂殖体有杀灭作用

32. 青蒿素 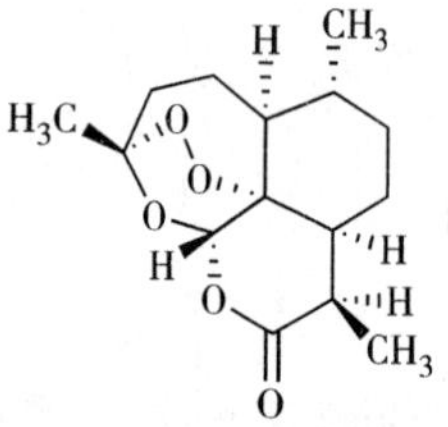 的主要作用是
 A. 可用于幽门螺旋杆菌的治疗
 B. 可用于厌氧菌引起的系统和局部感染
 C. 对日本血吸虫有杀灭作用
 D. 为治疗丝虫病的首选药物
 E. 对疟原虫红细胞内期裂殖体有高度的杀灭作用

33. 与抗菌药配伍使用后，能增强抗细菌药疗效的药物称为抗菌增效剂。属于抗菌增效剂的药物是
 A. 氨苄西林   B. 舒他西林   C. 甲氧苄啶
 D. 磺胺嘧啶   E. 氨曲南

34. 关于克拉维酸的说法，错误的是
 A. 克拉维酸是由 β-内酰胺环和氢化异噁唑环并合而成，环张力比青霉素大，更易开环
 B. 克拉维酸和阿莫西林组成的复方制剂，可使阿莫西林增效 130 倍
 C. 克拉维酸通常与肾脱氢肽酶西司他汀合用

D. 克拉维酸与头孢菌素类抗生素联合使用时，可使头孢菌素类药物增效
E. 克拉维酸是一种"自杀性"的酶抑制药

35. 下列哪个药物是流感病毒的神经氨酸酶抑制药
    A. 利巴韦林　　　　　　B. 阿昔洛韦　　　　　　C. 齐多夫定
    D. 奥司他韦　　　　　　E. 司坦夫定

36. 下列药物中哪个是抗逆转录病毒药物，临床上主要治疗艾滋病和与重症艾滋病相关的综合征
    A. 阿昔洛韦　　　　　　B. 利巴韦林　　　　　　C. 齐多夫定
    D. 特比萘芬　　　　　　E. 左氧氟沙星

37. 下列哪个药物属于开环核苷类抗病毒药
    A. 利巴韦林　　　　　　B. 金刚烷胺　　　　　　C. 齐多夫定
    D. 奥司他韦　　　　　　E. 阿昔洛韦

38. 属于前药，在体内转化为喷昔洛韦发挥药效的是
    A. 更昔洛韦　　　　　　B. 泛昔洛韦　　　　　　C. 阿昔洛韦
    D. 拉米夫定　　　　　　E. 奥司他韦

B型题（配伍选择题，备选答案在前，试题在后，每题若干组，每组均对应同一组备选答案）

[1～3]
    A. 氨曲南　　　　　　　B. 克拉维酸　　　　　　C. 哌拉西林
    D. 亚胺培南　　　　　　E. 他唑巴坦
1. 属于青霉烷砜类抗生素的药物是
2. 属于碳青霉烯类抗生素的药物是
3. 属于氧青霉烷类抗生素的药物是

[4～7]
    A. 丙磺舒　　　　　　　B. 克拉维酸　　　　　　C. 舒巴坦
    D. 他唑巴坦　　　　　　E. 甲氧苄啶
4. 属于氧青霉烷类 β-内酰胺酶抑制药，临床上常与阿莫西林组成复方制剂的药物是
5. 因口服吸收差，可与氨苄西林以1:1的形式以次甲基相连，得到舒他西林的药物是
6. 与青霉素合用，可降低青霉素的排泄速度，从而增强青霉素抗菌活性的药物是
7. 本身具有广谱抗菌作用，与磺胺类药物合用可显著增强抗菌作用的药物是

[8～11]
    A. 氨曲南　　　　　　　B. 美罗培南　　　　　　C. 舒巴坦

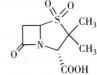

    D. 克拉维酸　　　　　　E. 氨苄西林

8. 属于碳青霉烯类的 β-内酰胺类抗生素是
9. 属于氧青霉烷类的 β-内酰胺类抗生素是
10. 属于青霉烷砜类的 β-内酰胺类抗生素是
11. 属于单环 β-内酰胺类抗生素是

[12～13]
  A. 阿德福韦酯   B. 伐昔洛韦   C. 阿昔洛韦
  D. 更昔洛韦   E. 泛昔洛韦
12. 喷昔洛韦的前药是
13. 阿昔洛韦的前药是

[14～15]
  A. 泛昔洛韦   B. 依发韦仑   C. 齐多夫定
  D. 利巴韦林   E. 沙奎那韦
14. 为高选择性的 HIV 蛋白酶抑制剂的是
15. 为非核苷类 HIV-1 逆转录酶抑制剂的是

[16～18]
  A. 在 6 位侧链中引入吸电子基团
  B. 在 6 位侧链中引入体积较大的基团
  C. 在 6 位侧链中引入极性基团
  D. 将青霉烷母核中的硫原子换成碳原子
  E. 将青霉烷母核中的硫原子换成氧原子
16. 耐酸的半合成青霉素设计思路是
17. 广谱的半合成青霉素设计思路是
18. 耐酶的半合成青霉素设计思路是

[19～21]
  A. 扩大抗菌谱，提高抗菌活性
  B. 增加对 β-内酰胺酶的稳定性，并增强对厌氧菌的抗菌活性
  C. 延长药物的作用时间
  D. 影响药物代谢动力学性质并提高活性
  E. 引起交叉过敏反应
19. 头孢菌素 3 位取代基的改造，可以
20. 头孢菌素 7α-氢原子换成 7α-甲氧基后，可以
21. 头孢菌素 2 位羧基酯化修饰，可以

[22～23]
  A. 磺胺甲噁唑   B. 环丙沙星   C. 甲氧苄啶
  D. 乙胺丁醇   E. 氟康唑
22. 为二氢叶酸还原酶抑制剂的药物是
23. 为二氢叶酸合成酶抑制剂的药物是

[24～27]
  A. 头孢氨苄   B. 头孢克洛   C. 头孢呋辛

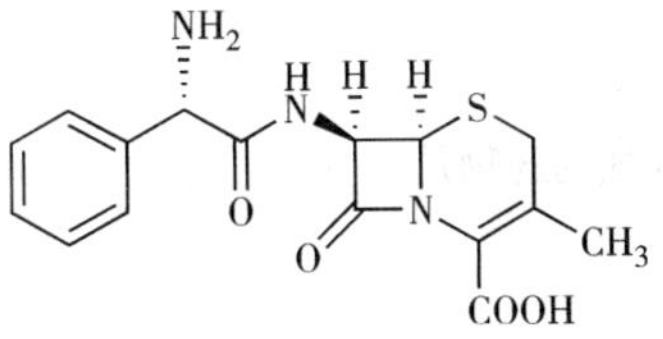

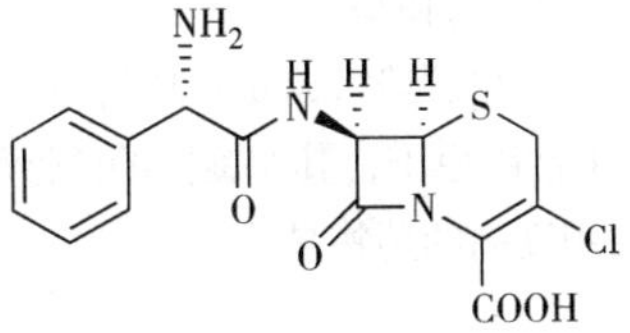

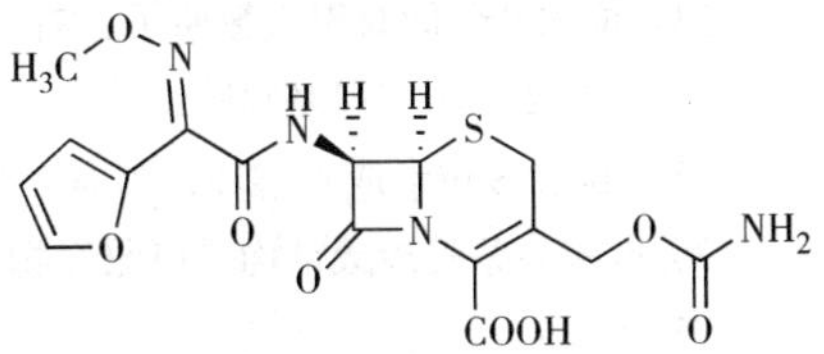

D. 头孢吡肟　　　　　　　　　　　　　　　　　　E. 头孢曲松

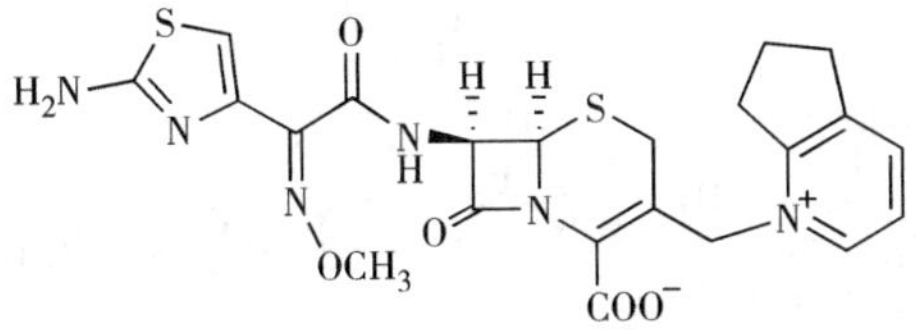

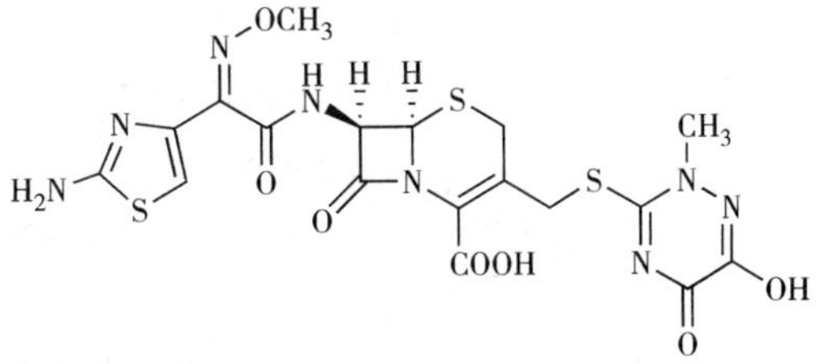

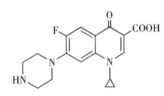

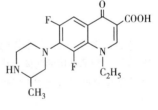

24. C-3 位为氯原子，亲脂性强，口服吸收好的药物是
25. C-3 位含有酸性较强的杂环，可通过血-脑屏障，用于脑部感染治疗的药物是
26. C-3 位含有季铵基团，能迅速穿透细菌细胞壁的药物是
27. C-3 位含有氨基甲酸酯基团的药物是

[28～30]

　　A. 环丙沙星　　　　　　　B. 莫西沙星　　　　　　　C. 洛美沙星

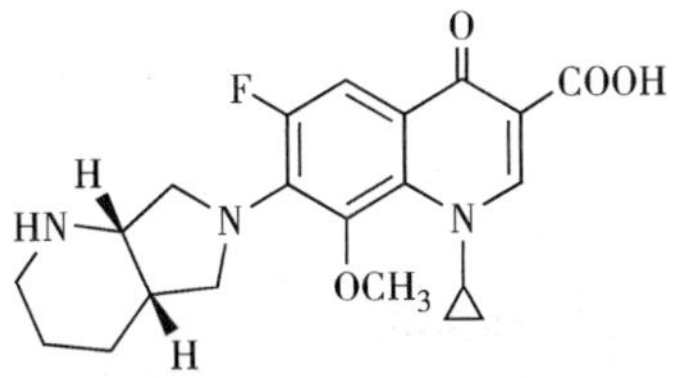

　　D. 氧氟沙星　　　　　　　E. 诺氟沙星

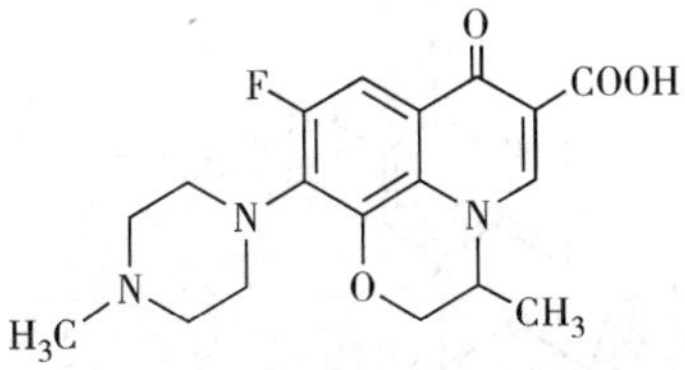

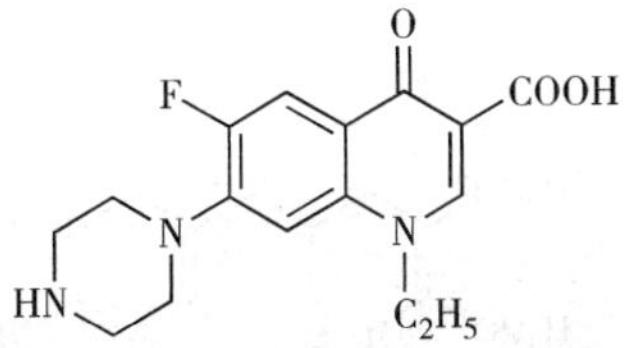

28. 8 位引入氟原子，口服吸收迅速完全，但光毒性也增大的药物是
29. 8 位甲氧基取代，7 位取代基为二氮杂双环的药物是
30. 1 位与 8 位成环，左旋体的抗菌作用大于右旋异构体的药物是

[31～32]

　　A. 氨苄西林　　　　　　　B. 哌拉西林　　　　　　　C. 头孢唑林

　　D. 头孢克洛　　　　　　　E. 头孢哌酮

31. 侧链中含有哌嗪二酮基团，对铜绿假单胞菌作用强的头孢菌素类药物是
32. 侧链中含有哌嗪二酮基团，对铜绿假单胞菌作用强的青霉素类药物是

[33～36]

　　A. 诺氟沙星　　　　　　　B. 依诺沙星　　　　　　　C. 氧氟沙星

　　D. 洛美沙星　　　　　　　E. 甲氧苄啶

33. 6位和8位同时引入氟原子，有光毒性的药物是
34. 含有2,4-二氨基嘧啶结构，常与磺胺甲噁唑组成复方制剂的药物是
35. 1位和8位形成吗啉环，含有1个手性碳原子，其左旋体的活性较强的药物是
36. 母核为萘啶羧酸结构、口服生物利用度高的药物是

[37～39]

A. 更昔洛韦　　B. 伐昔洛韦 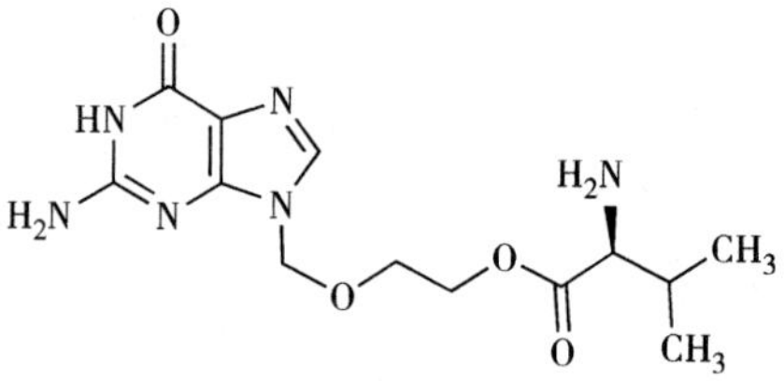　　C. 阿昔洛韦

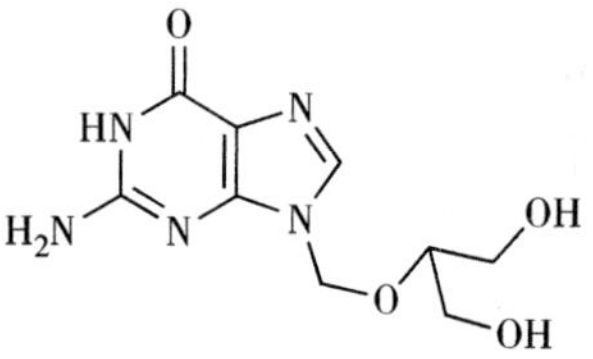

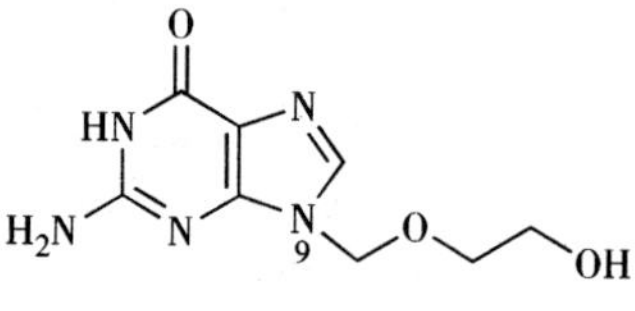

D. 泛昔洛韦 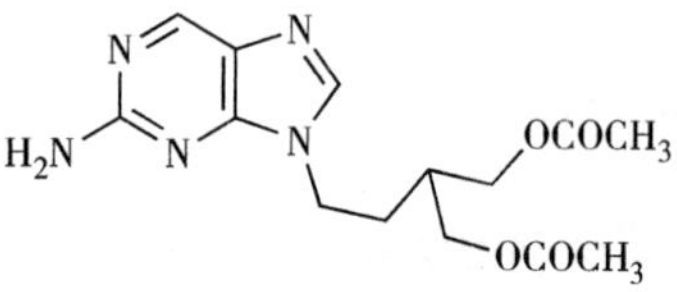　　E. 阿德福韦酯

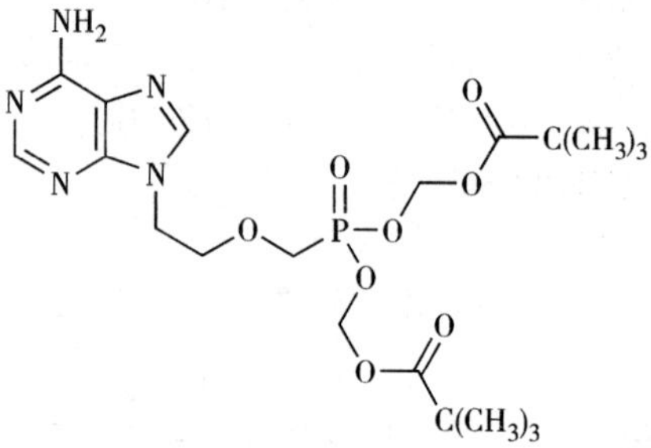

37. 含新特戊酸酯结构的前体药物是
38. 含缬氨酸酯结构的前体药物是
39. 在肠壁吸收后可代谢生成喷昔洛韦的前体药物是

[40～43]

A. 诺氟沙星　　B. 甲氧苄啶 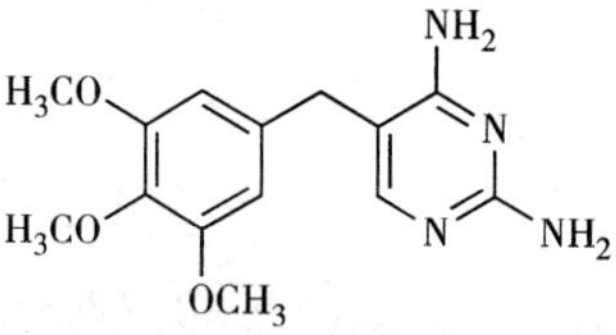　　C. 齐多夫定

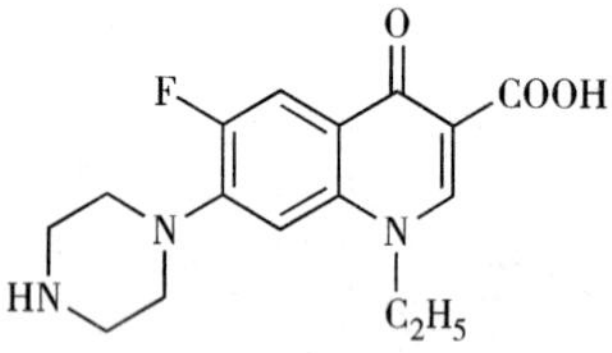

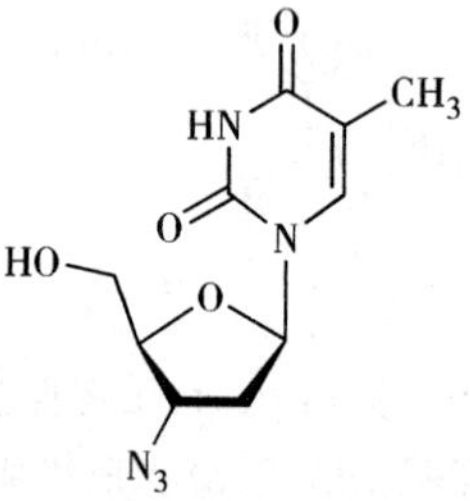

D. 甲氨蝶呤 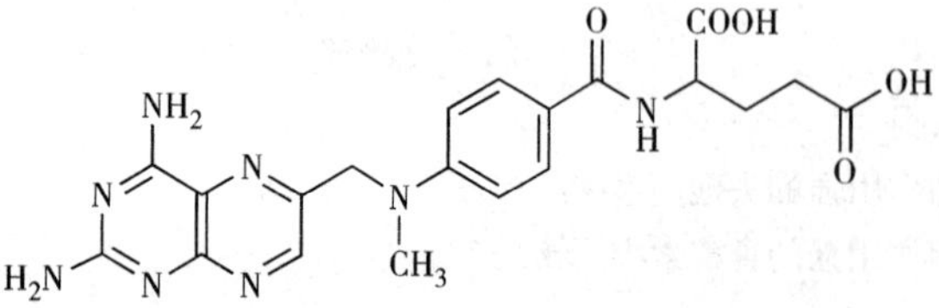　　E. 氟康唑

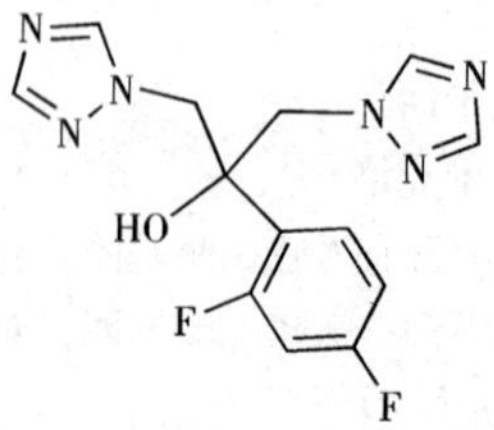

40. 抑制病毒逆转录酶，用于艾滋病治疗的药物是
41. 抑制二氢叶酸还原酶，用作抗肿瘤药物的是

42. 抑制二氢叶酸还原酶，用作抗菌增效剂的药物是
43. 抑制甾醇 14α-脱甲基酶，用于抗真菌的药物是

[44～47]
　　A. 具有喹啉羧酸结构的药物
　　B. 具有咪唑结构的药物
　　C. 具有双三氮唑结构的药物
　　D. 具有单三氮唑结构的药物
　　E. 具有鸟嘌呤结构的药物

44. 环丙沙星
45. 阿昔洛韦
46. 利巴韦林
47. 氟康唑

[48～50]
　　A. 阿昔洛韦　　　　B. 拉米夫定　　　　C. 利巴韦林
　　D. 奥司他韦　　　　E. 金刚烷胺

48. 具有神经氨酸酶抑制作用的抗流感病毒药物是
49. 具有鸟嘌呤结构的开环核苷类抗病毒药物是
50. 具有三氮唑结构的非核苷类抗病毒药物是

[51～54]
　　A. 利巴韦林　　　　B. 齐多夫定 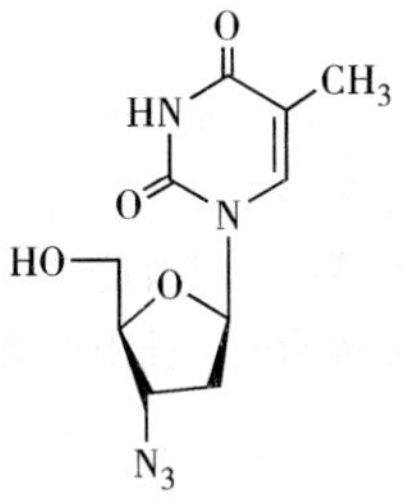　　　　C. 金刚乙胺

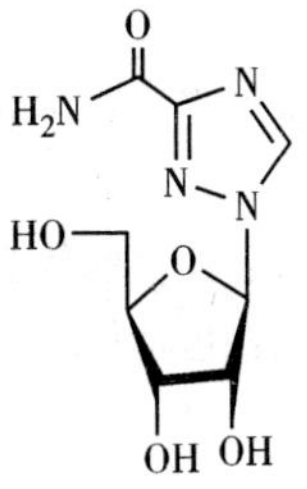

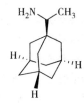

　　D. 拉米夫定　　　　E. 奥司他韦

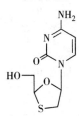

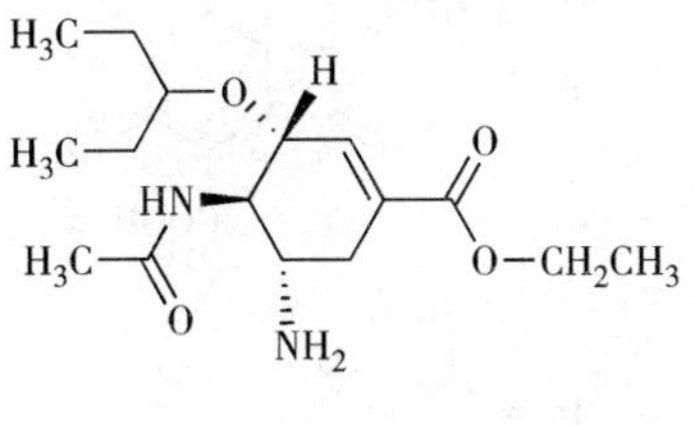

51. 含有叠氮基的抗病毒药物是
52. 含有全碳六元环的抗病毒药物是
53. 含有三氮唑环的抗病毒药物是
54. 为对称三环状胺类的抗病毒药是

[55～56]
　　A. 更昔洛韦　　　　B. 泛昔洛韦　　　　C. 伐昔洛韦
　　D. 喷昔洛韦　　　　E. 阿昔洛韦

55. 为喷昔洛韦前体药物的是

56. 为更昔洛韦的生物电子等排体的抗病毒药物是

[57～58]

A. 头孢氨苄

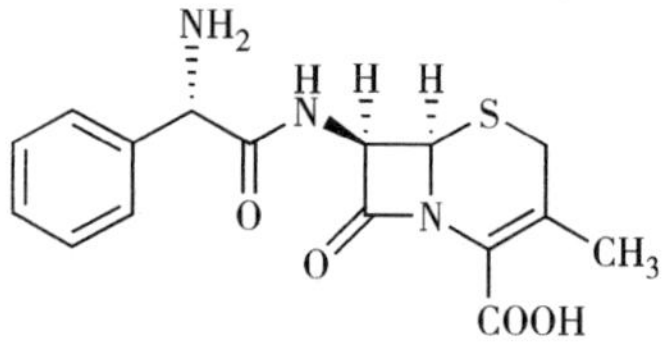

B. 头孢克洛

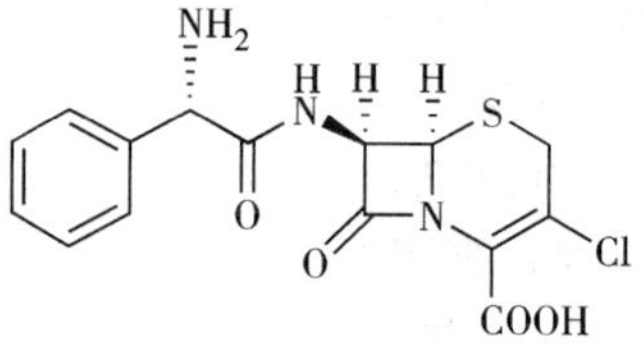

C. 头孢唑啉

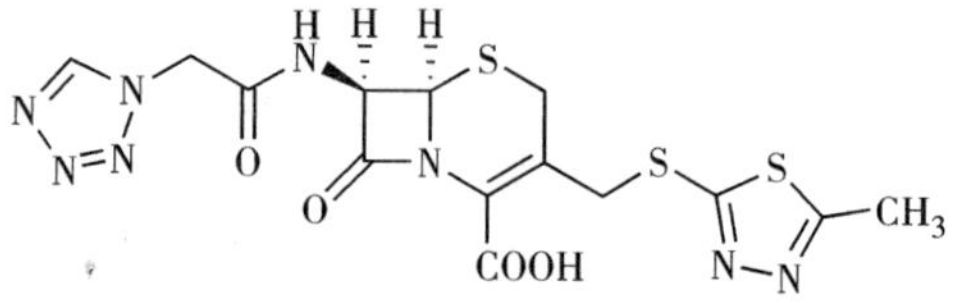

D. 头孢匹罗

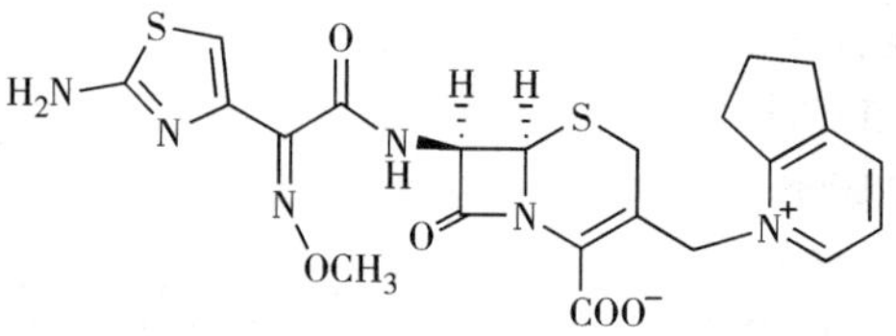

E. 头孢曲松

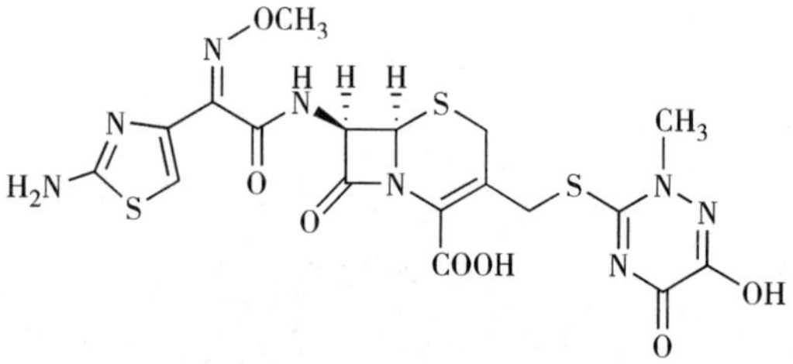

57. 第三代头孢菌素在7位的酰胺侧链上以2-氨基噻唑-α甲氧亚氨基乙酰基居多，对多数β-内酰胺酶高度稳定。属于第三代头孢菌素的药物是

58. 第四代头孢菌素是对第三代头孢菌素的结构加以改造而得，在3位引入季铵基团，能使头孢菌素类药物迅速透过细菌的细胞壁，对大多数的革兰氏阳性菌和革兰氏阴性菌有高度活性。属于第四代头孢菌素的药物是

[59～61]

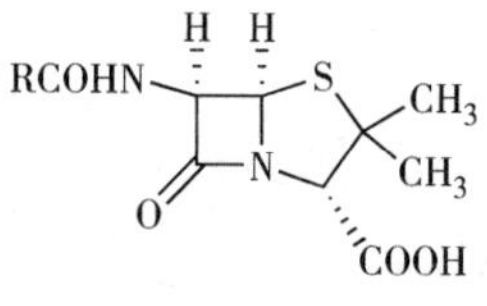

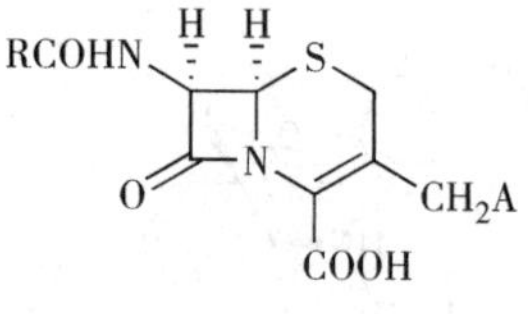

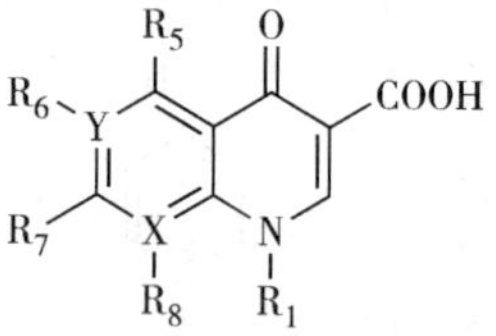

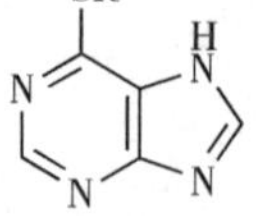

59. 青霉素类药物的结构通式是
60. 磺胺类药物的结构通式是
61. 喹诺酮类药物的结构通式是

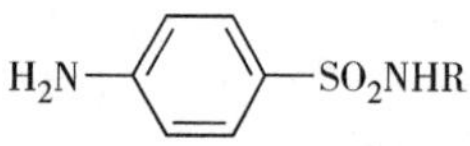

X型题（多项选择题，每题的备选答案中有2个或2个以上正确答案，少选或多选均不得分）

1. 与补钙制剂同时使用时，会与钙离子形成不溶性螯合物，影响补钙剂在体内吸收的抗菌药物有

    A. 诺氟沙星　　　　　B. 环丙沙星　　　　　C. 氧氟沙星

D. 莫西沙星　　　　　　　　E. 加替沙星

2. 下列 β-内酰胺类抗生素中，属于碳青霉烯类的药物有
   A. 比阿培南　　　　　　　B. 厄他培南　　　　　　　C. 法罗培南
   D. 亚胺培南　　　　　　　E. 美罗培南

3. 结构中含三氮唑环的抗真菌药物有
   A. 伊曲康唑　　　　　　　B. 咪康唑　　　　　　　　C. 泊沙康唑
   D. 氟康唑　　　　　　　　E. 伏立康唑

4. 下列哪些药物易发生聚合反应
   A. 苯唑西林　　　　　　　B. 氨苄西林　　　　　　　C. 阿莫西林
   D. 哌拉西林　　　　　　　E. 甲氧西林

5. 下列哪些结构改造能产生耐 β-内酰胺酶的半合成头孢菌素
   A. 侧链中引入苯氧基
   B. 酰胺侧链上引入极性基团（如氨基等）
   C. 酰胺侧链上引入体积较大的基团
   D. 7α-氢原子被 7α-甲氧基取代
   E. C-7 位的氨基上引入顺式的甲氧肟基酰基侧链

6. 下列关于唑类抗真菌药构效关系的描述正确的有

   A. 分子中的氮唑环（咪唑或三氮唑）是必需的
   B. 氮唑上的取代基必须与氮唑环 1 位氮原子相连
   C. Ar 为取代苯环时，2 位有电负性取代基对抗菌活性有利
   D. R_1、R_2 为取代二氧戊环结构时，抗真菌活性较强，但肝毒性大
   E. R_1 为醇羟基时，体外无活性，体内活性非常强

7. 下列药物中，哪些药物可作为抗菌增效剂
   A. 克拉维酸　　　　　　　B. 舒巴坦　　　　　　　　C. 甲氧苄啶
   D. 丙磺舒　　　　　　　　E. 氨曲南

8. 下列药物中，属于核苷类逆转录酶抑制药的有
   A. 拉米夫定　　　　　　　B. 齐多夫定　　　　　　　C. 司坦夫定
   D. 恩曲他滨　　　　　　　E. 去羟肌苷

9. 某 8 岁男孩患细菌性上呼吸道感染，宜选用的药物有
   A. 哌拉西林　　　　　　　B. 头孢克肟　　　　　　　C. 环丙沙星
   D. 头孢氨苄　　　　　　　E. 左氧氟沙星

10. 下列哪些药物为含有咪唑环结构的抗真菌药物
    A. 益康唑　　　　　　　　B. 氟康唑　　　　　　　　C. 咪康唑
    D. 酮康唑　　　　　　　　E. 伊曲康唑

11. 属于前体药物的开环核苷类抗病毒药物的是
    A. 阿昔洛韦　　　　　　　B. 伐昔洛韦　　　　　　　C. 更昔洛韦
    D. 泛昔洛韦　　　　　　　E. 阿德福韦酯

第八节 抗肿瘤药

A型题（最佳选择题，每题的备选答案中只有一个最佳答案）

1. 环磷酰胺属于哪种结构类型的烷化剂
   A. 氮芥类　　　　　　　B. 乙撑亚胺类　　　　　C. 甲磺酸酯类
   D. 金属铂配合物　　　　E. 亚硝基脲类

2. 需与尿路保护剂美司钠（巯乙磺酸钠）合用以减少毒性的抗肿瘤药物是
   A. 美法仑　　　　　　　B. 环磷酰胺　　　　　　C. 异环磷酰胺
   D. 白消安　　　　　　　E. 氟尿嘧啶

3. 环磷酰胺毒性较小的原因是
   A. 在正常组织中，经酶代谢生成无毒的代谢物
   B. 烷化作用强，使用剂量小
   C. 在体内的代谢速度很快
   D. 对肿瘤组织的选择性强
   E. 抗瘤谱广

4. 下列叙述与甲氨蝶呤不相符的是
   A. 对二氢叶酸还原酶有很强的抑制作用
   B. 结构中含有两个羧基
   C. 大剂量引起中毒时，可用亚叶酸钙解救
   D. 为嘌呤类抗代谢药
   E. 在强酸中不稳定，可发生水解而失去活性

5. 以下不属于烷化剂类抗肿瘤药物的是
   A. 洛莫司汀　　　　　　B. 奥沙利铂　　　　　　C. 顺铂
   D. 异环磷酰胺　　　　　E. 氟尿嘧啶

6. 甲氨蝶呤中毒时可使用亚叶酸钙进行解救，原因是亚叶酸钙可提供
   A. 二氢叶酸　　　　　　B. 叶酸　　　　　　　　C. 四氢叶酸
   D. 谷氨酸　　　　　　　E. 蝶呤酸

7. 下列哪个药物主要用于治疗癌症患者的恶心、呕吐症状，还用于预防和治疗手术后的恶心和呕吐
   A. 昂丹司琼　　　　　　B. 伊立替康　　　　　　C. 他莫昔芬
   D. 紫杉醇　　　　　　　E. 伊马替尼

8. 抗肿瘤药物环磷酰胺产生烷基化的关键药效团是
   A. β-氯乙胺　　　　　　B. 磷酰胺内酯环　　　　C. 氮杂环丙基
   D. 尿嘧啶环　　　　　　E. 蒽醌环

9. 属于前药的抗肿瘤药物是
   A. 阿糖胞苷　　　　　　B. 环磷酰胺　　　　　　C. 喜树碱
   D. 氟尿嘧啶　　　　　　E. 卡铂

10. 属于嘌呤类抗代谢的抗肿瘤药物是
    A. 氟尿嘧啶　　　　　　B. 培美曲塞　　　　　　C. 巯嘌呤
    D. 甲氨蝶呤　　　　　　E. 卡铂

11. 属于酪氨酸激酶抑制剂的抗肿瘤药物是

A. 多西他赛 B. 多柔比星 C. 伊马替尼
D. 依托泊苷 E. 羟喜树碱

12. 关于紫杉醇的说法，错误的是
   A. 紫杉醇是从美国西海岸的短叶红豆杉树皮中提取得到的一个具有紫杉烯环的二萜类化合物
   B. 分子中含有多个手性碳原子
   C. 紫杉醇的水溶性大，其注射剂通常加入聚氧乙烯麻油等表面活性剂
   D. 紫杉醇为广谱抗肿瘤药物
   E. 紫杉醇属有丝分裂抑制剂或纺锤体毒素

13. 分子中含有吲哚环和托品醇，对中枢和外周神经 5-HT$_3$ 受体具有高选择性阻断作用的药物是
   A. 昂丹司琼 B. 格拉司琼 C. 托烷司琼

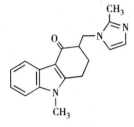 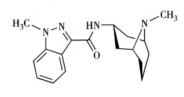 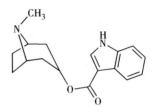

   D. 帕洛诺司琼 E. 阿扎司琼

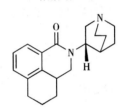 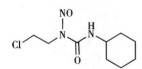

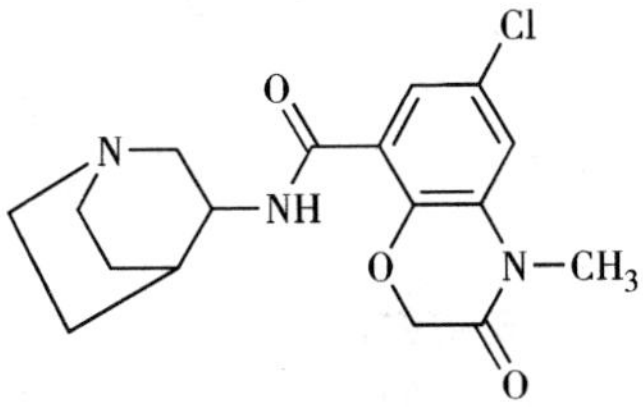

14. 下列属于多靶点蛋白激酶抑制剂类抗肿瘤药物是
   A. 奥希替尼 B. 吉非替尼 C. 厄洛替尼
   D. 索拉非尼 E. 埃克替尼

15. 为亚硝基脲类烷化剂，结构中引入了甲环己基，脂溶性强，用于脑瘤等治疗的药物是
   A. 洛莫司汀 B. 司莫司汀 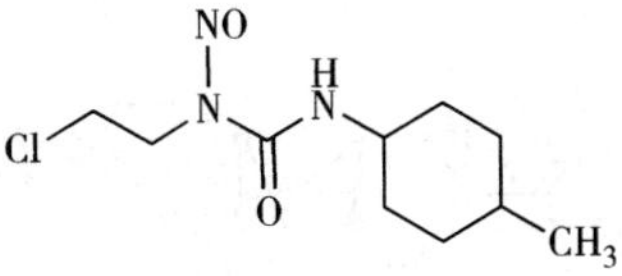 C. 卡莫司汀

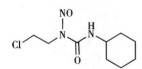 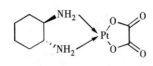 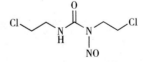

   D. 环磷酰胺 E. 奥沙利铂

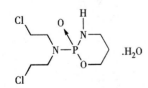

16. 为国内企业自主研制的 VEGFR-2（血管内皮生长因子受体）抑制剂，抑制肿瘤血管生成，用于晚期胃癌治疗的药物是
   A. 伊马替尼 B. 舒尼替尼 C. 阿帕替尼
   D. 克唑替尼 E. 埃克替尼

B型题（配伍选择题，备选答案在前，试题在后，每题若干组，每组均对应同一组备选答案）

[1～3]

A. 巯嘌呤　　　　B. 他莫昔芬 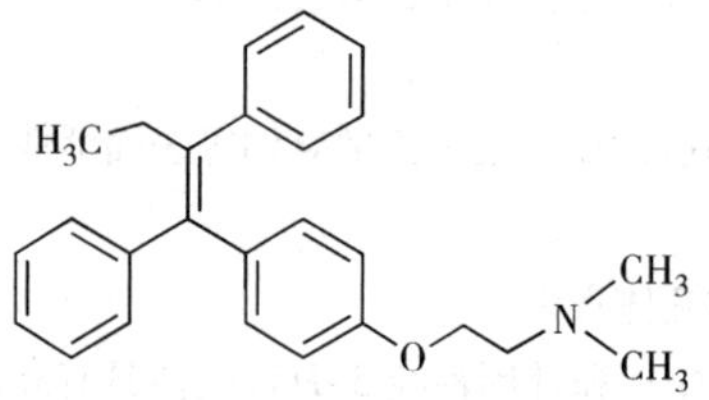　　　　C. 阿糖胞苷

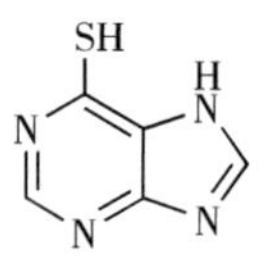

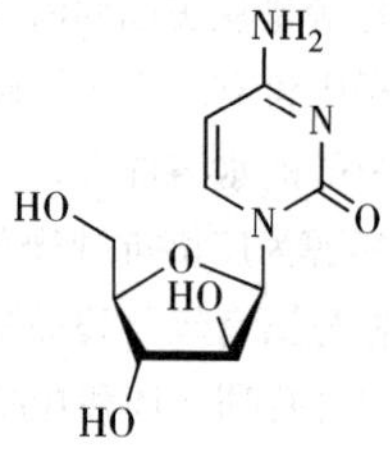

D. 司莫司汀 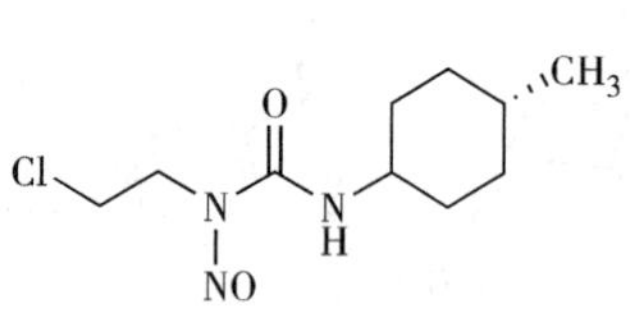　　　E. 伊马替尼

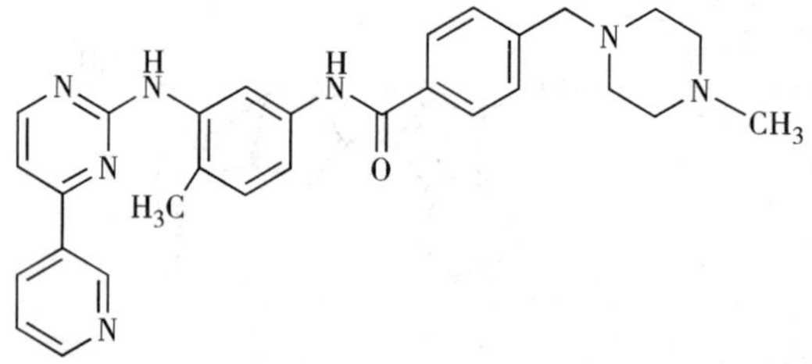

1. 含有三苯乙烯结构，通过拮抗雌激素受体发挥作用，临床用于乳腺癌治疗的药物是
2. 含有 β-氯乙基和 N-亚硝基脲结构，在体内发生分解生成亲核性试剂，对肿瘤细胞进行烷基化的药物是
3. 含有胞嘧啶结构的抗代谢抗肿瘤药物是

[4～6]

A. 喜树碱　　　　B. 氟尿嘧啶　　　　C. 环磷酰胺

D. 伊立替康　　　E. 依托泊苷

4. 作用于 DNA 拓扑异构酶Ⅰ的天然来源的抗肿瘤药物是
5. 作用于 DNA 拓扑异构酶Ⅱ的半合成的抗肿瘤药物是
6. 对喜树碱进行结构修饰得到的水溶性前药是

[7～10]

A. 昂丹司琼　　　B. 格拉司琼 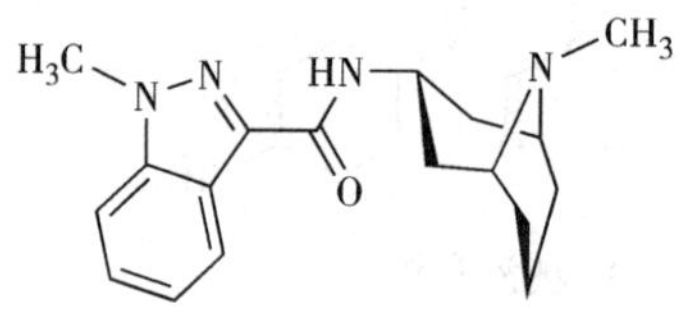　　　　C. 托烷司琼

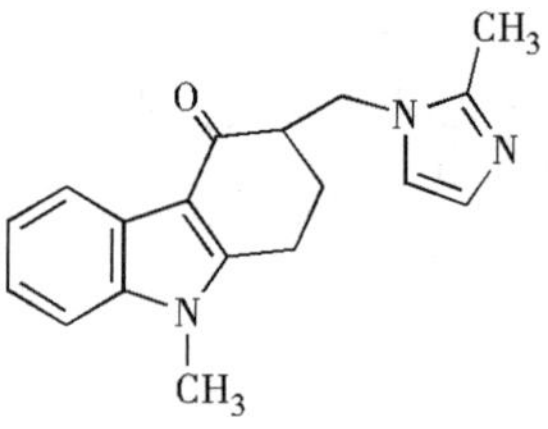

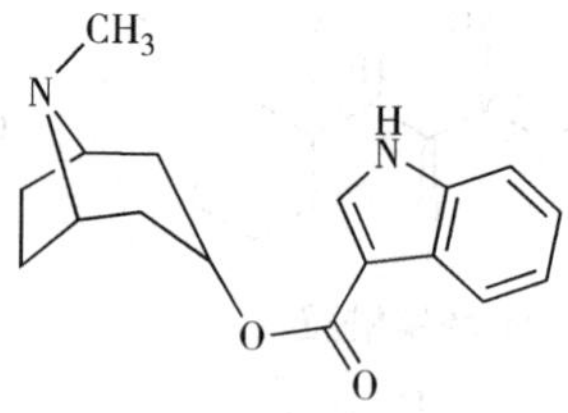

D. 帕洛诺司琼 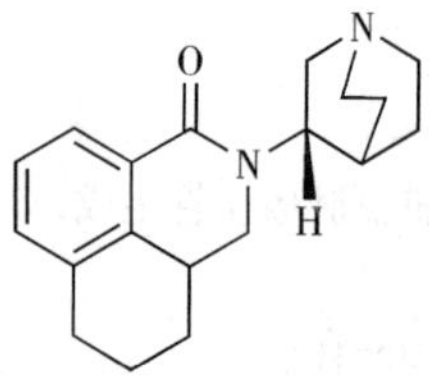　　E. 阿扎司琼

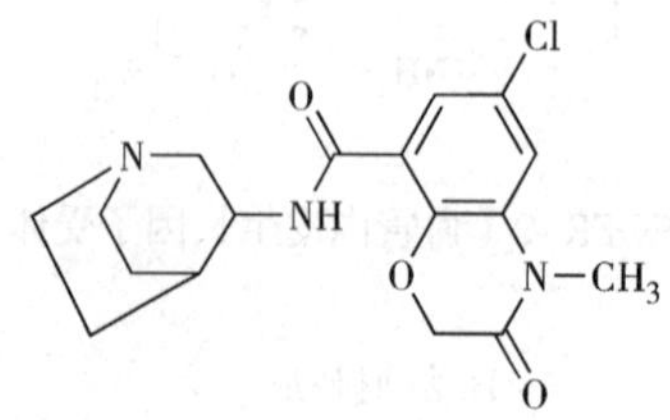

7. 含有咔唑酮和咪唑结构的 5-HT₃ 受体拮抗剂是

8. 含有吲哚甲酸酯结构的 5-HT₃ 受体拮抗剂是

9. 含有吲唑环和含氮双环结构的 5-HT₃ 受体拮抗剂是

10. 含有 1,4-苯并噁嗪和氮杂双环结构的 5-HT₃ 受体拮抗剂是

[11～13]
　　A. 卡培他滨　　　　　　　B. 吉西他滨　　　　　　　C. 阿糖胞苷
　　D. 环磷酰胺　　　　　　　E. 培美曲塞

11. 能够抑制胸苷酸合成酶、二氢叶酸还原酶等多靶点的抗肿瘤药物是

12. 结构上看是胞嘧啶核苷抗代谢物，实际上是氟尿嘧啶的前体药物，该药物是

13. 属于胞嘧啶类抗代谢物的药物是

[14～16]
　　A. 多柔比星　　　　　　　B. 环磷酰胺　　　　　　　C. 吉非替尼
　　D. 巯嘌呤　　　　　　　　E. 氟尿嘧啶

14. 为表皮生长因子受体酪氨酸激酶抑制剂的药物是

15. 含有蒽醌结构，直接作用于 DNA 或嵌入 DNA 双链中的抗肿瘤药物是

16. 次黄嘌呤 6 位羟基以巯基取代得到的抗肿瘤药物是

[17～20]
　　A. 伊马替尼　　　　　　　B. 多西他赛　　　　　　　C. 甲氨蝶呤
　　D. 替尼泊苷　　　　　　　E. 拓扑替康

17. 第一个上市的蛋白酪氨酸激酶抑制剂类抗肿瘤药物是

18. 作用于 DNA 拓扑异构酶 I 的半合成水溶性喜树碱类抗肿瘤药物是

19. 作用于聚合态的微管，促进微管形成并抑制微管解聚的抗肿瘤药物是

20. 作用于 DNA 拓扑异构酶 II，为脑瘤首选的抗肿瘤药物是

[21～23]
　　A. 氮芥类　　　　　　　　B. 乙撑亚胺类　　　　　　C. 磺酸酯及多元卤醇类
　　D. 金属配合物类　　　　　E. 亚硝基脲类

21. 环磷酰胺属于哪种结构类型的抗肿瘤药物

22. 奥沙利铂属于哪种结构类型的抗肿瘤药物

23. 洛莫司汀属于哪种结构类型的抗肿瘤药物

[24～26]
　　A. 氟尿嘧啶　　　　　　　B. 依托泊苷　　　　　　　C. 紫杉醇
　　D. 甲氨蝶呤　　　　　　　E. 喜树碱

24. 作用于 DAN 拓扑异构酶 I 的抗肿瘤药物是

25. 作用于 DNA 拓扑异构酶 II 的抗肿瘤药物是

26. 属于有丝分裂抑制剂的抗肿瘤药物是

[27～29]
　　A. 多柔比星　　　　　　　B. 伊立替康　　　　　　　C. 替尼泊苷
　　D. 卡莫氟　　　　　　　　E. 多西他赛

27. 嵌入 DNA 分子中产生抗肿瘤作用的药物是

28. 作用于 DNA 拓扑异构酶 I 产生抗肿瘤作用的药物是

29. 作用于 DNA 拓扑异构酶 II 产生抗肿瘤作用的药物是

[30～32]
　　A. 多西他赛　　　　　　　B. 厄洛替尼　　　　　　　C. 多柔比星

D. 伊立替康　　　　　　　E. 替尼泊苷
30. 属于蒽醌类抗肿瘤抗生素的是
31. 属于喜树碱类抗肿瘤药物的是
32. 属于紫杉烷类抗肿瘤药物的是

[33～35]
　　A. 伊马替尼　　　　　B. 吉西他滨　　　　　C. 吉非替尼
　　D. 他莫昔芬　　　　　E. 替尼泊苷
33. 能抑制多条酪氨酸激酶受体通路的药物是
34. 能抑制表皮生长因子受体酪氨酸激酶的药物是
35. 抗雌激素类的抗肿瘤药物是

[36～38]
　　A. 甲氨蝶呤　　　　　B. 巯嘌呤　　　　　　C. 多柔比星
　　D. 奥沙利铂　　　　　E. 氟尿嘧啶
36. 属于嘧啶类抗代谢抗肿瘤药物是
37. 属于嘌呤类抗代谢抗肿瘤药物是
38. 属于叶酸类抗代谢抗肿瘤药物是

[39～41]
　　A. 伊马替尼　　　　　B. 他莫昔芬　　　　　C. 格拉司琼
　　D. 替加氟　　　　　　E. 紫杉醇
39. 属于酪氨酸激酶抑制剂的抗肿瘤药物是
40. 属于雌激素受体调节剂的抗肿瘤药物是
41. 属于有丝分裂抑制剂的抗肿瘤药物是

[42～44]
　　A. 替加氟　　　　　　B. 卡莫司汀　　　　　C. 顺铂
　　D. 环磷酰胺　　　　　E. 培美曲塞
42. 能够抑制胸苷酸合酶、二氢叶酸还原酶等多靶点的药物是
43. 结构中含有四氢呋喃，在体内转化为氟尿嘧啶而发挥作用的药物是
44. 结构中含亚硝基脲，易通过血脑屏障，用于脑瘤治疗的药物是

[45～46]
　　A. 吉非替尼　　　　　B. 环磷酰胺　　　　　C. 拓扑替康

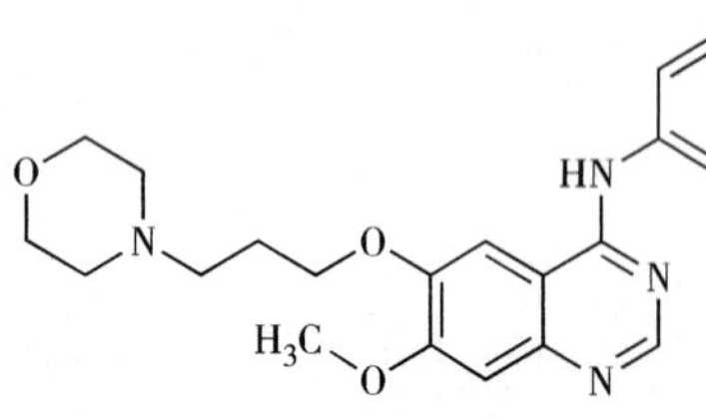

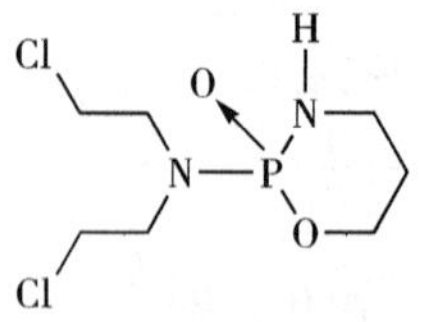

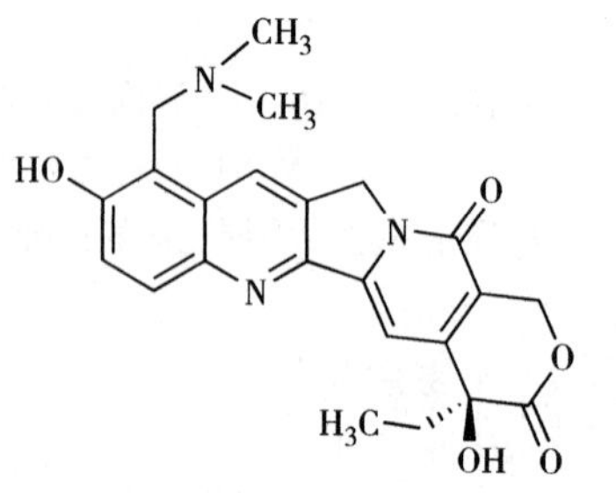

　　D. 奥沙利铂　　　　　E. 卡铂

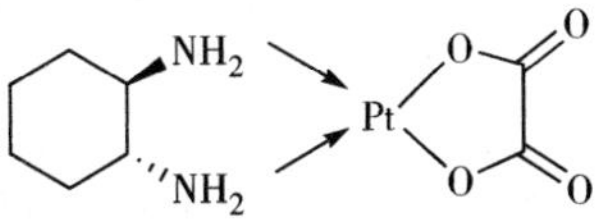

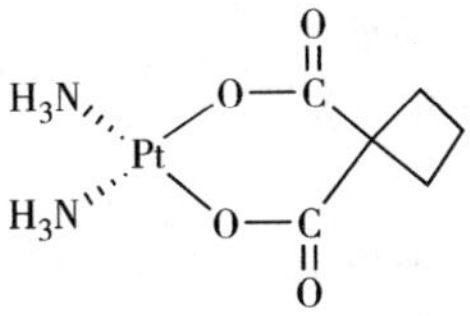

45. 分子中含有手性环己二胺配体，可嵌入DNA大沟中，从而影响药物的耐药机制，可用于对顺铂和卡铂耐药肿瘤株的药物是

46. 分子中含有苯并嘧啶结构的第一个选择性表皮生长因子受体酪氨酸激酶抑制剂是

C型题（综合分析选择题，每题的备选答案中只有一个最佳答案）

[1～2]

盐酸多柔比星是广谱的治疗实体瘤的抗肿瘤药物，心脏毒性大，具有溶血特性，给药时注意缓慢注射或缓慢点滴，并且严密监测血象。

1. 盐酸多柔比星产生抗肿瘤活性的作用机制是
   A. 抑制 DNA 拓扑异构酶Ⅱ　　B. 与 DNA 发生烷基化　　C. 拮抗胸腺嘧啶的生物合成
   D. 抑制二氢叶酸还原酶　　　　E. 干扰肿瘤细胞的有丝分裂

2. 盐酸多柔比星毒副作用主要是骨髓抑制和心脏毒性，产生这一副作用的原因可能是
   A. 在体内发生脱甲基化反应，产生的羟基代谢物具有较大毒性
   B. 在体内容易进一步氧化，产生的醛基代谢物具有较大毒性
   C. 在体内醌环易被还原成半醌自由基，诱发脂质过氧化反应
   D. 在体内发生氨基糖开环反应，诱发脂质过氧化反应
   E. 在体内发生脱水反应，代谢物具有较大毒性

[3～4]

紫杉醇（Taxol）是从美国西海岸的短叶红豆杉的树皮中提取得到的具有紫杉烯环结构的二萜类化合物，属有丝分裂抑制剂或纺锤体毒素。多西他赛（Docetaxel）是由 10- 去乙酰基浆果赤霉素进行半合成得到的紫杉烷类抗肿瘤药物，结构上与紫杉醇有两点不同，一是第 10 位碳上脱乙酰基，二是 13 位上的侧链。多西他赛的水溶性比紫杉醇好，毒性较小，抗肿瘤谱更广。

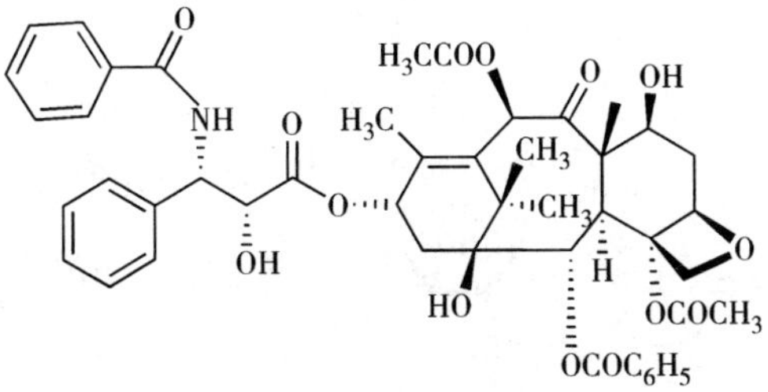

紫杉醇

3. 按药物来源分类，多西他赛属于
   A. 天然药物　　　　　　B. 半合成药物　　　　　　C. 全合成药物
   D. 生物药物　　　　　　E. 半合成抗生素

4. 紫杉醇注射液中通常含有聚氧乙烯蓖麻油，其作用是
   A. 助悬剂　　　　　　　B. 稳定剂　　　　　　　　C. 等渗调节剂
   D. 增溶剂　　　　　　　E. 金属螯合剂

X型题（多项选择题，每题的备选答案中有2个或2个以上正确答案，少选或多选均不得分）

1. 环磷酰胺在体外对肿瘤细胞无效，在体内可生成下列代谢产物，其中有抗肿瘤活性的是

A. 4-羟基环磷酰胺　　　　B. 丙烯醛　　　　　　C. 磷酰氮芥
D. 4-酮基环磷酰胺　　　　E. 去甲氮芥

2. 分子中含有嘧啶结构的抗肿瘤药物有

A. 吉西他滨　　　　　　B. 阿糖胞苷　　　　　　C. 巯嘌呤

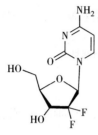 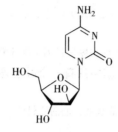

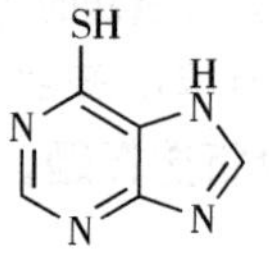

D. 氟尿嘧啶　　　　　　E. 甲氨蝶呤

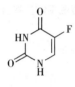

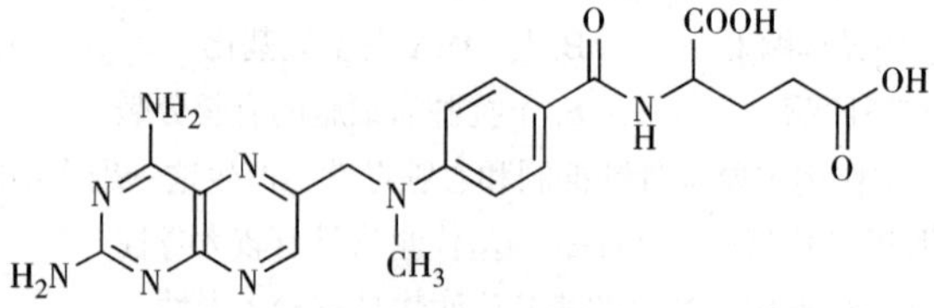

3. 下列药物中，哪些是天然的抗肿瘤药物
A. 米托蒽醌　　　　　　B. 多柔比星　　　　　　C. 紫杉醇
D. 羟喜树碱　　　　　　E. 依托泊苷

4. 下列药物中，哪些药物为前体药物
A. 多西他赛　　　　　　B. 伊立替康　　　　　　C. 环磷酰胺
D. 氟尿嘧啶　　　　　　E. 拓扑替康

5. 以下药物中，属于抗代谢抗肿瘤药物的有
A. 吉西他滨　　　　　　B. 阿糖胞苷　　　　　　C. 卡莫氟

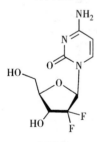 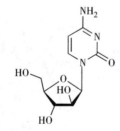 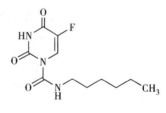

D. 巯嘌呤　　　　　　　E. 甲氨蝶呤

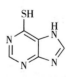

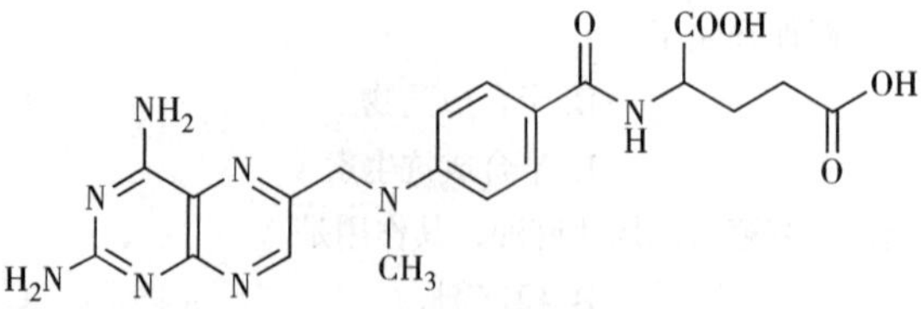

6. 直接作用于DNA的抗肿瘤药物有
A. 环磷酰胺　　　　　　B. 奥沙利铂　　　　　　C. 卡莫司汀
D. 卡培他滨　　　　　　E. 氟尿嘧啶

7. 属于抗代谢物的抗肿瘤药是
    A. 氟尿嘧啶　　　　　　B. 巯嘌呤　　　　　　C. 阿糖胞苷
    D. 甲氨蝶呤　　　　　　E. 环磷酰胺
8. 属于烷化剂类抗肿瘤药的是
    A. 奥沙利铂　　　　　　B. 司莫司汀　　　　　C. 喜树碱
    D. 环磷酰胺　　　　　　E. 巯嘌呤
9. 作用于拓扑异构酶的抗肿瘤药物有
    A. 多西他赛　　　　　　B. 依托泊苷　　　　　C. 伊立替康
    D. 多柔比星　　　　　　E. 羟喜树碱
10. 属于靶向抗肿瘤药物的是
    A. 他莫昔芬　　　　　　B. 索拉非尼　　　　　C. 伊马替尼
    D. 吉非替尼　　　　　　E. 紫杉醇
11. 环磷酰胺  ·H₂O 为前体药物，需经体内活化才能发挥作用，经过氧化生成 4-羟基环磷酰胺，进一步氧化生成无毒的 4-酮基环磷酰胺，经过互变异构生产开环的醛基化合物，在肝脏进一步氧化生成无毒的羧酸化合物。而肿瘤组织中因缺乏正常组织所具有的酶，只能经非酶促反应 β-消除生成丙烯醛和磷酰氮芥，磷酰氮芥可经非水酶水解生成去甲氮芥。环磷酰胺在体内的代谢产物有

    A. 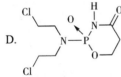　　　B. 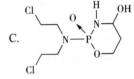　　　C.

    D.　　　　　　　　　　　E. H₂C=CHCHO

12. 下列属于表皮生长因子受体（EGFR）酪氨酸激酶抑制剂，临床可用于治疗非小细胞肺癌的有
    A. 吉非替尼　　　　　　B. 厄洛替尼　　　　　C. 奥希替尼
    D. 舒尼替尼　　　　　　E. 埃克替尼

第四章 口服制剂与临床应用

第一节 口服固体制剂

A 型题（最佳选择题，每题的备选答案中只有一个最佳答案）

1. 有关固体制剂特点叙述错误的是
   A. 物理、化学稳定性好，生产工艺较成熟，生产成本较低，贮存、运输、服用以及携带方便
   B. 制备过程的前处理需经历相同的单元操作
   C. 药物在体内需先溶解后再被吸收进入血液循环
   D. 剂量不易控制
   E. 贮存、运输、服用以及携带方便

2. 在固体制剂中，需要进行溶化性检查的是
   A. 散剂　　　　　　　　　B. 颗粒剂　　　　　　　　C. 片剂
   D. 硬胶囊　　　　　　　　E. 软胶囊

3. 在固体制剂中，需要进行硬度检查的是
   A. 散剂　　　　　　　　　B. 颗粒剂　　　　　　　　C. 片剂
   D. 硬胶囊　　　　　　　　E. 软胶囊

4. 某药在下列 5 种剂型中的标示量为 20mg，不需要检查均匀度的是
   A. 片剂
   B. 硬胶囊剂
   C. 内容物为均一溶液的软胶囊
   D. 注射用无菌粉末
   E. 单剂量包装的口服混悬液

5. 关于散剂特点的说法，错误的是
   A. 粒径小、比表面积大、易分散、起效快
   B. 外用覆盖面积大，可以同时发挥保护和收敛等作用
   C. 制备工艺简单，剂量易于控制，便于婴幼儿、老人服用，服药后不宜过多饮水
   D. 包装、贮存、运输、携带较方便
   E. 尤其适宜于对光、湿、热敏感的药物

6. 有关颗粒剂叙述不正确的是
   A. 颗粒剂是将药物与适宜的辅料配合而制成的颗粒状制剂
   B. 颗粒剂一般可分为可溶性颗粒剂和混悬型颗粒剂
   C. 颗粒剂溶出和吸收速度均较快
   D. 应用携带比较方便
   E. 颗粒剂可以直接吞服，也可以冲入水中饮入

7. 采用肠溶材料包裹颗粒或其他适宜方法制成颗粒剂的是

A. 混悬颗粒 B. 泡腾颗粒 C. 肠溶颗粒
D. 缓释颗粒 E. 控释颗粒

8. 颗粒剂质量检查不包括
   A. 干燥失重 B. 粒度 C. 溶化性
   D. 热原检查 E. 装量差异

9. 下列辅料中，可作为胶囊壳遮光剂的是
   A. 明胶 B. 羧甲基纤维素钠 C. 微晶纤维素
   D. 硬脂酸镁 E. 二氧化钛

10. 下列辅料中，可作为胶囊壳的增稠剂
    A. 明胶 B. 羟苯乙酯 C. 山梨醇
    D. 二氧化钛 E. 琼脂

11. 在维生素 AD 软胶囊的处方，成囊材料是
    A. 维生素 AD B. 明胶 C. 甘油
    D. 水 E. 精炼食用植物油

12. 关于空胶囊和硬胶囊剂的说法，错误的是
    A. 吸湿性很强的药物，一般不宜制成胶囊剂
    B. 明胶是空胶囊的主要成囊材料
    C. 空胶囊的规格号数越大，容积也越大
    D. 硬胶囊可掩盖药物的不良嗅味
    E. 硬胶囊可提高药物的稳定性

13. 关于口腔贴片正确的表述是
    A. 含于口腔中，药物缓慢溶解，产生持久局部作用的片剂
    B. 置于舌下能迅速溶化，药物经舌下黏膜吸收，发挥全身作用的片剂
    C. 粘贴于口腔，经黏膜吸收后起局部或全身作用的片剂
    D. 在口腔中咀嚼或吮服，使片剂溶化后吞服的片剂
    E. 在水中能迅速崩解并均匀分散的片剂

14. 下列片剂中以碳酸氢钠与枸橼酸为崩解剂的是
    A. 分散片 B. 泡腾片 C. 缓释片
    D. 舌下片 E. 可溶片

15. 主要用于片剂的填充剂的是
    A. 羧甲基淀粉钠 B. 羧甲基纤维素钠 C. 淀粉
    D. 乙基纤维素 E. 交联聚乙烯吡咯烷酮

16. 主要用于片剂的黏合剂是
    A. 羧甲基淀粉钠 B. 羧甲基纤维素钠 C. 交联聚维酮
    D. 干淀粉 E. 微粉硅胶

17. 可作片剂的崩解剂的是
    A. 交联聚乙烯吡咯烷酮 B. 预胶化淀粉 C. 甘露醇
    D. 聚乙二醇 E. 聚乙烯吡咯烷酮

18. 适宜作片剂崩解剂的是
    A. 微晶纤维素 B. 甘露醇 C. 羧甲基淀粉钠
    D. 糊精 E. 羟丙甲基纤维素

19. 下列辅料中不可作为片剂润滑剂的是

A. 微粉硅胶 B. 糖粉 C. 月桂醇硫酸镁
D. 滑石粉 E. 氢化植物油

20. 包衣的目的不包括
A. 掩盖苦味 B. 防潮 C. 加快药物的溶出速度
D. 防止药物的配伍变化 E. 改善片剂的外观

21. 在包衣过程中加入二氧化钛的作用
A. 矫味剂 B. 遮光剂 C. 防腐剂
D. 增塑剂 E. 抗氧剂

22. 下列辅料中，可作为肠溶性包衣材料的是
A. HPMCP B. HPC C. HPMC
D. PVA E. PVP

23. 可用于制备肠衣片的是
A. 海藻酸钠 B. 大豆磷脂 C. 硅橡胶
D. 动物脂肪 E. CAP

24. 凡已规定检查溶出度的片剂，不应进行
A. 片重差异检查 B. 硬度检查 C. 崩解度检查
D. 含量检查 E. 脆碎度检查

25. 在进行脆碎度检查时，片剂的减失重量不得超过
A. 0.1% B. 0.5% C. 1%
D. 1.5% E. 2%

26. 糖衣片的崩解时间为
A. 120 分钟 B. 60 分钟 C. 30 分钟
D. 5 分钟 E. 3 分钟

27. 下列剂型中，既可内服又可外用的是
A. 肠溶片剂 B. 颗粒剂 C. 胶囊剂
D. 混悬剂 E. 糖浆剂

28. 固体分散体中，药物与载体形成低共熔混合物时，药物的分散状态是
A. 分子状态 B. 胶态 C. 分子复合物
D. 微晶态 E. 无定型

29. 固体分散体的水溶性载体材料是
A. β-环糊精 B. 聚维酮 C. 羟丙基-β-环糊精
D. 硅橡胶 E. 乙基化-β-环糊精

30. 关于片剂特点的说法，错误的是
A. 用药剂量相对准确、服用方便
B. 易吸潮，稳定性差
C. 幼儿及昏迷患者不易吞服
D. 种类多，运输携带方便，可满足不同临床需要
E. 易于机械化、自动化生产

31. 关于口服缓释、控释制剂的临床应用与注意事项的说法，错误的是
A. 控释制剂的药物释放速度恒定，偶尔过量服用不会影响血药浓度
B. 缓释制剂用药次数过多或增加给药剂量可导致血药浓度增高
C. 部分缓释制剂的药物释放速度由制剂表面的包衣膜决定

D. 控释制剂的服药间隔时间通常为12小时或24小时

E. 缓释制剂用药次数不够会导致药物的血药浓度过低，达不到应有的疗效

B型题（配伍选择题，备选答案在前，试题在后，每题若干组，每组均对应同一组备选答案）

[1~2]

  A. 溶化性   B. 融变时限   C. 溶解度

  D. 崩解度   E. 卫生学检查

1. 颗粒剂需检查，散剂不用检查的项目
2. 颗粒剂、散剂均需检查的项目

[3~4]

  A. 泡腾颗粒   B. 可溶颗粒   C. 混悬颗粒

  D. 缓释颗粒   E. 肠溶颗粒

3. 在酸性条件下基本不释放药物的颗粒是
4. 含碳酸氢钠和有机酸的颗粒是

[5~7]

  A. 二氧化硅   B. 二氧化钛   C. 二氯甲烷

  D. 聚乙二醇400   E. 聚乙烯吡咯烷酮

5. 常用于空胶囊壳中的遮光剂是
6. 常用于硬胶囊内容物的助流剂是
7. 可用于软胶囊中的分散介质是

[8~12]

  A. HPMC   B. MCC   C. CAP

  D. HPC   E. EC

8. 醋酸纤维素酞酸酯
9. 羟丙甲基纤维素
10. 微晶纤维素
11. 乙基纤维素
12. 羟丙基纤维素

[13~16]

  A. 硬脂酸镁   B. 羧甲基淀粉钠   C. 乙基纤维素

  D. 羧甲基纤维素钠   E. 硫酸钙

13. 可作为片剂黏合剂的是
14. 可作为片剂崩解剂的是
15. 可作为片剂润滑剂的是
16. 水不溶型包衣材料

[17~22]

  A. 交联羧甲基纤维素钠   B. 聚乙二醇   C. 乳糖

  D. 羟丙甲基纤维素   E. 水

17. 黏合剂
18. 崩解剂
19. 湿润剂
20. 填充剂
21. 润滑剂

22. 胃溶型包衣材料

[23～24]

  A. 羟丙基甲基纤维素 B. 硫酸钙 C. 微晶纤维素

  D. 淀粉 E. 糖粉

23. 黏合力强，可用来增加片剂硬度，但吸湿性较强的辅料是

24. 可作为黏合剂使用和胃溶型薄膜包衣的辅料是

[25～26]

  A. 乙基纤维素 B. 甲基纤维素 C. 微晶纤维素

  D. 羟丙基纤维素 E. 微粉硅胶

25. 粉末直接压片的干黏合剂是

26. 粉末直接压片的助流剂是

[27～29]

  A. 二氧化钛 B. HPMVP C. 聚乙二醇

  D. 司盘 80 E. 吐温 80

27. 在包衣液处方中，可作为肠溶衣材料的是

28. 在包衣液处方中，可作为增塑剂的是

29. 在包衣液处方中，可作为遮光剂的是

[30～32] 片剂的薄膜包衣材料通常由高分子成膜材料组成，并可添加增塑剂、致孔剂（释放调节剂）、着色剂与遮光剂等。

  A. 丙二醇 B. 醋酸纤维素酞酸酯 C. 醋酸纤维素

  D. 蔗糖 E. 甲基纤维素

30. 常用的致孔剂是

31. 常用的增塑剂是

32. 常用的不溶型包衣材料是

[33～38]

  A. 3 分钟 B. 5 分钟 C. 15 分钟

  D. 30 分钟 E. 60 分钟

33. 分散片的崩解时限是

34. 泡腾片的崩解时限是

35. 糖衣片的崩解时限是

36. 薄膜包衣片的崩解时限是

37. 软胶囊的崩解时限是

38. 硬胶囊的崩解时限是

[39～41]

  A. 普通片 B. 舌下片 C. 糖衣片

  D. 可溶片 E. 肠溶衣片

39. 要求在 3 分钟内崩解或溶化的片剂是

40. 要求在 5 分钟内崩解或溶化的片剂是

41. 要求在 15 分钟内崩解或溶化的片剂是

[42～46] 以下各题所述的原因在片剂制备中可能产生的问题分别是

  A. 裂片 B. 黏冲 C. 片重差异超限

  D. 均匀度不符合要求 E. 崩解超限或溶出速度降低

42. 润滑剂用量不足
43. 混合不均匀或可溶性成分的迁移
44. 片剂的弹性复原及压力发布不均匀
45. 压力过大
46. 颗粒向膜孔中填充不均匀

[47～49]
  A. 二甲基硅油　　　　　　B. 硬脂酸　　　　　　C. PEG6000
  D. 交联 PVP　　　　　　E. HPMC
47. 滴丸剂中用作水溶性基质的是
48. 滴丸剂中用作油溶性基质的是
49. 滴丸剂中用作冷凝剂的是

[50～51]
  A. 分子状态　　　　　　B. 胶态　　　　　　C. 微晶
  D. 无定型　　　　　　E. 物理态
50. 简单低共熔混合物中药物存在形式是
51. 固态溶液中药物存在形式是

[52～53]
  A. 含片　　　　　　B. 普通片　　　　　　C. 泡腾片
  D. 肠溶片　　　　　　E. 薄膜衣片
52.《中国药典》规定前解时限为 5 分钟的剂型是
53.《中国药典》规定崩解时限为 30 分钟的剂型是

[54～66]
  A. 醋酸纤维素酞酸酯　　　　　　B. 羟苯乙酯　　　　　　C. β-环糊精
  D. 明胶　　　　　　E. 乙烯-醋酸乙烯共聚物
54. 属于不溶性骨架缓释材料的是
55. 属于肠溶性高分子缓释材料的是
56. 属于水溶性高分子增稠材料的是

C 型题（综合分析选择题。每题的备选答案中只有一个最佳答案）

[1～3]
盐酸西替利嗪咀嚼片
【处方】盐酸西替利嗪　　　5g　　　甘露醇　　　192.5g
   乳糖　　　70g　　　微晶纤维素　　　61g
   预胶化淀粉　　　10g　　　硬脂酸镁　　　17.5g
   8% 聚维酮乙醇溶液　　　100mL　　　苹果酸　　　适量
   阿司帕坦　　　适量　　　共制成 1000 片

1. 可用于处方中黏合剂的是
  A. 苹果酸　　　　　　B. 乳糖　　　　　　C. 微晶纤维素
  D. 阿司帕坦　　　　　　E. 聚维酮乙醇溶液

2. 处方中压片用润滑剂的是
  A. 甘露醇　　　　　　B. 乳糖　　　　　　C. 硬脂酸镁
  D. 微晶纤维素　　　　　　E. 聚维酮乙醇溶液

3. 可用于处方中甜味剂的是

A. 苹果酸 B. 乳糖 C. 微晶纤维素
D. 阿司帕坦 E. 聚维酮乙醇溶液

[4~7]

克拉霉素胶囊

【处方】克拉霉素　　250g　　淀粉　　32g
　　　　L-HPC　　　6g　　　微粉硅胶　4.5g
　　　　硬脂酸镁　　1.5g　　淀粉浆（10%）适量

4. 可用于处方中黏合剂是
A. 淀粉 B. L-HPC C. 微粉硅胶
D. 硬脂酸镁 E. 淀粉浆

5. 可用于处方中崩解剂是
A. 淀粉 B. L-HPC C. 微粉硅胶
D. 硬脂酸镁 E. 淀粉浆

6. 可用于处方中助流剂是
A. 淀粉 B. L-HPC C. 微粉硅胶
D. 硬脂酸镁 E. 淀粉浆

7. 可用于处方中填充剂是
A. 淀粉 B. L-HPC C. 微粉硅胶
D. 硬脂酸镁 E. 淀粉浆

X 型题（多项选择题，每题的备选答案中有 2 个或 2 个以上正确答案，少选或多选均不得分）

1. 有关固体制剂特点表述正确的有
A. 物理、化学稳定性好，生产工艺成熟，制造成本较低
B. 制备过程的前处理经历相同的单元操作
C. 药物在体内溶解后再被吸收入血液循环
D. 剂量不易控制
E. 贮存、运输、服用与携带方便

2. 以下属于固体制剂的为
A. 散剂 B. 膜剂 C. 合剂
D. 醑剂 E. 栓剂

3. 固体制剂中属于速释固体制剂的有
A. 速溶片 B. 固体分散片 C. 渗透泵片
D. 速崩片 E. 缓释片

4. 有关固体制剂的质量要求表述正确的有
A. 用于深部组织、创伤及溃疡面的外用散剂及眼用散剂，应在清洁避菌环境下配制，必须无菌
B. 对于颗粒剂，一般不能通过一号筛和能通过四号筛的颗粒和粉末总和，不得过 15%
C. 薄膜衣片的崩解时限为 30 分钟
D. 硬胶囊内容物平均装量为 0.3g 以下，其装量差异限度为 ±10.0%
E. 软胶囊应在 60 分钟内全部崩解

5. 药典中规定散剂检查的项目是
A. 粒度 B. 均匀度 C. 干燥失重
D. 重量差异 E. 卫生学检查

6. 关于片剂的描述正确的有

A. 以片数为剂量单位，剂量准确、服用方便

B. 受外界空气、水分、光线等影响较小，化学性质更稳定

C. 生产机械化、自动化程度高，生产成本低、产量大，售价较低

D. 种类较多，可满足不同临床医疗需要，应用广泛，运输、使用、携带方便

E. 制备工序较其他固体制剂多，技术难度更高

7. 片剂的要求是

A. 含量准确，重量差异小

B. 压制片中药物很稳定，故无保存期规定

C. 崩解时限或溶出度符合规定

D. 色泽均匀，完整光洁，硬度符合要求

E. 片剂大部分经口服用，不进行细菌学检查

8. 分散片的临床应用有

A. 分散片可加水分散后口服，也可将分散片含于口中吮服或吞服

B. 适用于难溶、需快速起效的药物，如解热镇痛药布洛芬

C. 适用于生物利用度低，每次服用剂量大的药物，如多数中药

D. 适用于抗菌药物，如阿莫西林、阿奇霉素

E. 适用于抗酸药物，如治疗胃溃疡的法莫替丁

9. 常用的片剂的黏合剂有

A. 羧甲基淀粉钠　　　　　B. 甲基纤维素　　　　　C. 羧甲基纤维素钠

D. 交联聚乙烯吡咯烷酮　　E. 聚乙烯吡咯烷酮

10. 下列选项中属于胃溶型薄膜衣材料有

A. 乙基纤维素　　　　　　B. 羟丙基纤维素　　　　C. 羟丙基甲基纤维素

D. 丙烯酸树脂Ⅳ号　　　　E. 聚乙烯吡咯烷酮（PVP）

11. 关于固体制剂的临床应用，下列表述正确的有

A. 外用或局部外用散剂的使用主要有撒敷法和调敷法

B. 糖衣片、包衣片和缓控释片均不宜分劈服用

C. 胶囊剂适宜于干吞

D. 舌下片适用于立即起效或避免肝脏首过效应的情况

E. 口含片适用于缓解咽干、咽痛等不适，宜长期服用

12. 关于胶囊剂表述正确的有

A. 掩盖药物的不良嗅味，提高药物稳定性

B. 胶囊壳多以明胶为原料制备，受温度和湿度影响较小，生产成本相对较低

C. 起效快、生物利用度

D. 帮助液态药物固体剂型化

E. 药物缓释、控释和定位释放

13. 不宜制成胶囊剂的药物有

A. 风化性药物　　　　　　B. 强吸湿性的药物　　　C. 醛类药物

D. O/W 型乳剂药物　　　　E. 含有挥发性、小分子有机物的液体药物

14. 用 PEG 类作为基质制备滴丸剂可选用的冷凝液有

A. 液状石蜡　　　　　　　B. 水　　　　　　　　　C. 甲基硅油

D. 乙醇　　　　　　　　　E. 植物油

15. 药物在固体分散物中的分散状态包括

A. 分子状态 B. 胶态 C. 分子胶囊
D. 微晶 E. 无定形

16. 可作为咀嚼片的填充剂和黏合剂的辅料有
A 丙烯酸树脂 B 甘露醇 C. 蔗糖
D. 山梨醇 E. 乳糖

第二节 口服液体制剂

A 型题（最佳选择题，每题的备选答案中只有一个最佳答案）

1. 下列药剂属于均相液体药剂的是
   A. 普通乳剂 B. 纳米乳剂 C. 溶胶剂
   D. 高分子溶液 E. 混悬剂

2. 不属于液体药剂者为
   A. 合剂 B. 注射剂 C. 灌肠剂
   D. 醑剂 E. 搽剂

3. 关于液体制剂特点的说法，错误的是
   A. 分散度大，吸收快，作用迅速
   B. 给药途径广，可内服也可外用
   C. 易引起药物的化学降解
   D. 携带运输方便，便于分剂量，易于服用
   E. 易霉变，需加入防腐剂

4. 有关液体制剂质量要求错误的是
   A. 液体制剂应是澄明溶液
   B. 口服液体制剂应口感好
   C. 外用液体制剂应无刺激性
   D. 液体制剂应浓度准确
   E. 液体制剂应具有一定的防腐能力

5. 制备液体制剂首选的溶剂是
   A. 乙醇 B. 丙二醇 C. 蒸馏水
   D. 植物油 E. PEG

6. 下列溶剂属于极性溶剂的是
   A. 二甲基亚砜 B. 聚乙二醇 C. 丙二醇
   D. 乙醇 E. 液状石蜡

7. 下列关于表面活性剂性质的叙述中正确者是
   A. 有亲水基团、无疏水基团 B. 无亲水基团、有疏水基团 C. 无极性基团
   D. 有疏水基团、有亲水基团 E. 有中等极性基团

8. 关于吐温类表面活性剂的错误叙述是
   A. 吐温类又称为聚山梨酯
   B. 化学名称为聚氧乙烯失水山梨醇脂肪酸酯
   C. 吐温类是常用的助溶剂
   D. 乳化能力强，为 O/W 型乳剂的乳化剂

E. 低浓度时在水中形成胶束，增溶作用不受溶液 pH 值的影响
9. 下列不属于表面活性剂类别的为
   A. 脱水山梨醇脂肪酸酯类
   B. 聚氧乙烯失水山梨醇脂肪酸酯类
   C. 聚氧乙烯脂肪酸酯类
   D. 聚氧乙烯脂肪醇醚类
   E. 聚氧乙烯脂肪酸醇类
10. 脂肪酸山梨坦类非离子表面活性剂
    A. 卵磷脂　　　　　　　　B. 吐温 80　　　　　　　　C. 司盘 80
    D. 卖泽　　　　　　　　　E. 十二烷基硫酸钠
11. 可用于静脉注射脂肪乳的乳化剂是
    A. 阿拉伯胶　　　　　　　B. 西黄芪胶　　　　　　　C. 豆磷脂
    D. 脂肪酸山梨坦　　　　　E. 十二烷基硫酸钠
12. 不同 HLB 值的表面活性剂用途不同，下列说法错误的是
    A. 增溶剂最适范围为 15～18
    B. 去污剂最适宜范围为 13～16
    C. O/W 乳化剂最适范围为 8～16
    D. 大部分消泡剂最适范围为 5～8
    E. 润湿剂与铺展剂最适范围为 7～9
13. 关于表面活性剂作用的说法，错误的是
    A. 具有增溶作用　　　　　B. 具有氧化作用　　　　　C. 具有润湿作用
    D. 具有乳化作用　　　　　E. 具有去污作用
14. 吐温类表面活性剂溶血作用的次序是
    A. 吐温 20＞吐温 40＞吐温 60＞吐温 80
    B. 吐温 20＞吐温 60＞吐温 40＞吐温 80
    C. 吐温 40＞吐温 20＞吐温 60＞吐温 80
    D. 吐温 80＞吐温 60＞吐温 40＞吐温 20
    E. 吐温 80＞吐温 40＞吐温 60＞吐温 20
15. 为掩盖和矫正药物制剂的不良臭味而加入制剂中的物质是
    A. 矫味剂　　　　　　　　B. 着色剂　　　　　　　　C. 防腐剂
    D. 杀菌剂　　　　　　　　E. 溶剂
16. 在苯甲酸钠的存在下咖啡因溶解度显著增加，苯甲酸钠是作为
    A. 增溶剂　　　　　　　　B. 助溶剂　　　　　　　　C. 潜溶剂
    D. 乳化剂　　　　　　　　E. 防腐剂
17. 能用于液体药剂防腐剂的是
    A. 甘露醇　　　　　　　　B. 聚乙二醇　　　　　　　C. 山梨酸
    D. 阿拉伯胶　　　　　　　E. 甲基纤维素
18. 不属于低分子溶液剂的是
    A. 碘甘油　　　　　　　　B. 复方薄荷脑醑　　　　　C. 布洛芬混悬滴剂
    D. 复方磷酸可待因糖浆　　E. 对乙酰氨基酚口服溶液
19. 关于糖浆剂的表述错误的是
    A. 糖浆剂系指含药物或芳香物质的浓蔗糖水溶液

B. 糖浆剂含蔗糖量不低于45%（g/g）

C. 低浓度的糖浆剂应添加防腐剂

D. 高浓度的糖浆剂可不添加防腐剂

E. 必要时可添加适量乙醇、甘油和其他多元醇作稳定剂

20. 关于醑剂的正确表述是

A. 低分子药物溶于溶剂中所形成的澄明液体制剂

B. 含药物或芳香物质的浓蔗糖水溶液

C. 芳香挥发性药物的饱和或近饱和水溶液

D. 药物溶解于甘油中制成的专供外用的溶液剂

E. 挥发性药物制成的浓乙醇溶液

21. 有关碘甘油描述错误的是

A. 处方中碘化钾是作助溶剂

B. 本品用于口腔黏膜溃疡、牙龈炎及冠周炎。

C. 本品宜用水稀释，必要时用甘油稀释以免增加刺激性

D. 配制时，宜控制水量

E. 甘油作为碘的溶剂可以缓和碘对黏膜的刺激性，同时易附着于皮肤或黏膜上，使药物滞留于患处而延效。

22. 丁铎尔效应属于溶胶的

A. 电学性质　　　　　B. 光学性质　　　　　C. 动力学性质

D. 化学性质　　　　　E. 生物学性质

23. 关于溶胶剂性质的说法，错误的是

A. 溶胶剂属于非均匀状态液体分散体系

B. 溶胶剂中的胶粒属于热力学稳定系统

C. 溶胶剂中的胶粒具有界面动电现象

D. 溶胶剂具有布朗运动

E. 溶胶剂具有双电层结构

24. 混悬剂质量评价不包括的项目是

A. 溶解度的测定　　　B. 微粒大小的测定　　C. 沉降容积比的测定

D. 絮凝度的测定　　　E. 重新分散试验

25. 制备混悬剂时加入适量电解质的目的是

A. 增加混悬剂的离子强度

B. 调节混悬剂的渗透压

C. 调节混悬剂的黏度

D. 使微粒的电位增加，起到絮凝剂的作用

E. 使微粒的电位降低，起到絮凝剂的作用

26. 在混悬剂中加入适当电解质，是混悬微粒形成疏松聚集体的过程

A. 絮凝　　　　　　　B. 增溶　　　　　　　C. 助溶

D. 潜溶　　　　　　　E. 盐析

27. 下列那些物质不能作混悬剂的助悬剂用

A. 西黄蓍胶　　　　　B. 海藻胶钠　　　　　C. 硬脂酸钠

D. 羧甲基纤维素　　　E. 硅皂土

28. 关于乳剂特点的错误表述是

A. 乳剂中的药物吸收快，有利于提高药物的生物利用度
B. 水包油型乳剂中的液滴分散度大，不利于掩盖药物的不良臭味
C. 油性药物制成乳剂能保证剂量准确、使用方便
D. 外用乳剂能改善对皮肤、黏膜渗透性，减少刺激性
E. 静脉注射乳剂具有一定的靶向性

29. 乳剂中乳滴的上浮或下沉现象属于
   A. 分层　　　　　　　B. 絮凝　　　　　　　C. 转相
   D. 合并　　　　　　　E. 破坏

30. 乳剂絮凝的原因是
   A. 乳化剂类型改变
   B. 微生物及光、热、空气等作用
   C. 分散相与连续相存在密度差
   D. Zeta 电位降低
   E. 乳化剂失去乳化作用

31. 分层的原因
   A. 油水两相存在密度差
   B. 乳剂的 ζ 电位降低，乳滴产生聚集
   C. 乳化剂性质的改变引起
   D. 乳化膜破坏导致乳滴变大
   E. 外界因素及微生物使油相或乳化剂变质

32. 乳化剂的乳化类型发生变化，会发生
   A. 分层　　　　　　　B. 絮凝　　　　　　　C. 转相
   D. 破乳　　　　　　　E. 酸败

B 型题（配伍选择题，备选答案在前，试题在后，每题若干组，每组均对应同一组备选答案）

[1～2]
   A. 溶液型　　　　　　B. 胶体溶液型　　　　C. 乳浊型
   D. 混悬型　　　　　　E. 固体分散型

1. 药物以分子或离子状态分散在分散介质中所构成的体系属于
2. 药物以液滴状态分散在分散介质中所构成的体系属于

[3～5]
   A. 极性溶剂　　　　　B. 非极性溶剂　　　　C. 半极性溶剂
   D. 着色剂　　　　　　E. 防腐剂

3. 甘油属于
4. 聚乙二醇属于
5. 液状石蜡属于

[6～9]
   A. 硬脂酸钠　　　　　B. 苯扎溴铵　　　　　C. 卵磷脂
   D. 聚乙烯醇　　　　　E. 聚山梨酯

6. 通式为 $(RCOO)_n^- M^{n+}$ 的阴离子表面活性剂是
7. 通式为 $RNH_3^+ X^-$ 的阳离子表面活性剂是
8. 在不同 pH 介质中皆有表面活性的两性离子表面活性剂是
9. 在水中不发生解离的非离子表面活性剂是

[10～12]
　　A. 潜溶剂　　　　　　　B. 增溶剂　　　　　　　C. 絮凝剂
　　D. 消泡剂　　　　　　　E. 助溶剂
10. 制备甾体激素类药物溶液时，加入的表面活性剂是作为
11. 苯甲酸钠的存在下咖啡因溶解度显著增加，加入苯甲酸钠是作为
12. 苯巴比妥在90%的乙醇溶液中溶解度最大，90%的乙醇溶液是作为

[13～14]
　　A. 苯扎溴铵　　　　　　B. 液状石蜡　　　　　　C. 苯甲酸
　　D. 聚乙二醇　　　　　　E. 羟苯乙酯
13. 既是抑菌剂，又是表面活性剂的是
14. 属于非极性溶剂的是

[15～19]
　　A. 絮凝　　　　　　　　B. 增溶　　　　　　　　C. 助溶
　　D. 潜溶　　　　　　　　E. 盐析
15. 药物在一定比例混合溶剂中溶解度大于在单一溶剂中溶解度的现象是
16. 碘酊中碘化钾的作用是
17. 甲酚皂溶液（来苏）中硬脂酸钠的作用是
18. 在混悬剂中加入适当电解质，使混悬微粒形成疏松聚集体的过程是
19. 在高分子溶液中加入适量的电解质，使高分子物质的溶解度降低而析出沉淀的过程是

[20～21]
　　A. 增溶剂　　　　　　　B. 防腐剂　　　　　　　C. 矫味剂
　　D. 着色剂　　　　　　　E. 潜溶剂
20. 液体制剂中，山梨酸属于
21. 液体制剂中，薄荷挥发油属于

[22～24]
　　A. 潜溶剂　　　　　　　B. 增溶剂　　　　　　　C. 絮凝剂
　　D. 消泡剂　　　　　　　E. 助溶剂
22. 制备甾体激素类药物溶液时，加入的表面活性剂是作为
23. 苯甲酸钠的存在下咖啡因溶解度显著增加，加入苯甲酸钠是作为
24. 苯巴比妥在90%的乙醇溶液中溶解度最大，90%的乙醇溶液是作为

[25～29]
　　A. 助悬剂　　　　　　　B. 稳定剂　　　　　　　C. 润湿剂
　　D. 反絮凝剂　　　　　　E. 絮凝剂
25. 在混悬液中起润湿、助悬、絮凝或反絮凝剂作用的附加剂
26. 使微粒表面由固-气二相结合状态转成固-液二相结合状态的附加剂
27. 使微粒Zeta电位升高的电解质
28. 增加分散介质黏度的附加剂
29. 使微粒Zeta电位降低的电解质

［30～31］乳剂属于热力学不稳定的非均相分散体系。制成后，放置过程中容易出现分层、絮凝等不稳定现象。
　　A. 分散相乳滴（Zeta）点位降低
　　B. 分散相连续相存在密度差

C. 乳化剂类型改变
D. 乳化剂失去乳化作用
E. 微生物的作用

30. 若出现的分层现象经振摇后能恢复原状，其原因是
31. 若出现的絮凝现象经振摇后能恢复原状，其原因是

[32～35]
A. 洗剂　　　　　　　B. 搽剂　　　　　　　C. 含漱剂
D. 灌洗剂　　　　　　E. 涂剂

32. 用于灌注于直肠的液体制剂是
33. 供临用前用消毒纱布或棉球等柔软物料蘸取涂于皮肤或口腔黏膜的液体制剂是
34. 供清洗或涂抹无破损皮肤或腔道用的液体制剂是
35. 供无破损皮肤揉擦用的液体制剂是

[36～41]
A. 甘油　　　　　　　B. PVA　　　　　　　C. 羟苯乙酯
D. 焦亚硫酸钠　　　　E. 明胶

36. 可用作增塑剂
37. 可用作膜材料
38. 可用作防腐剂
39. 可用作抗氧剂
40. 可用作胶囊的囊材
41. 可用作保湿剂

[42～46]
A. Handerson-Hasselbalch 方程
B. Michaelis-Menten 方程
C. Noyes-Whitney 方程
D. Lipinski's 五规则
E. Arrhenius 公式

42. 是药物稳定性预测的主要理论依据
43. 表示弱酸或弱碱性药物在一定 pH 条件下分子型（离子型）与离子型（分子型）的比例
44. 用于表征药物从固体制剂中的溶出速度
45. 用于表征非线性药动学过程
46. 用于描述药物的脂水分配系数与药物吸收间的关系

C 型题（综合分析选择题。每题的备选答案中只有一个最佳答案）

[1～5]
布洛芬口服混悬剂
【处方】布洛芬　　　　2g　　　　甘油　　　　5mL
　　　　羟丙甲基纤维素　0.5g　　　山梨醇　　　0.5g
　　　　枸橼酸　　　　　0.5g　　　水加至　　　100mL

1. 在处方中作助悬剂的是
A. 甘油　　　　　　　B. 羟丙甲基纤维素　　C. 山梨醇
D. 枸橼酸　　　　　　E. 水

2. 在处方中作润湿剂的是

A. 甘油 B. 羟丙甲基纤维素 C. 山梨醇
D. 枸橼酸 E. 水

3. 在处方中作分散介质的是
   A. 甘油 B. 羟丙甲基纤维素 C. 山梨醇
   D. 枸橼酸 E. 水

4. 在处方中作pH调节剂的是
   A. 甘油 B. 羟丙甲基纤维素 C. 山梨醇
   D. 枸橼酸 E. 水

5. 在处方中作甜味剂的是
   A. 甘油 B. 羟丙甲基纤维素 C. 山梨醇
   D. 枸橼酸 E. 水

[6～9]

鱼肝油乳剂

【处方】鱼肝油　　500mL　　阿拉伯胶　　125g
　　　　西黄芪胶　7g　　　糖精钠　　0.1g
　　　　杏仁油　　1mL　　　羟苯乙酯　0.5g
　　　　水　　　　加至1000mL

6. 可用于处方中油相的是
   A. 鱼肝油 B. 阿拉伯胶 C. 杏仁油
   D. 羟苯乙酯 E. 水

7. 在处方中作乳化剂的是
   A. 鱼肝油 B. 阿拉伯胶 C. 杏仁油
   D. 羟苯乙酯 E. 水

8. 在处方中作防腐剂的是
   A. 鱼肝油 B. 阿拉伯胶 C. 杏仁油
   D. 羟苯乙酯 E. 糖精钠

9. 在处方中作芳香剂的是
   A. 鱼肝油 B. 阿拉伯胶 C. 杏仁油
   D. 羟苯乙酯 E. 糖精钠

X型题（多项选择题，每题的备选答案中有2个或2个以上正确答案，少选或多选均不得分）

1. 下列哪些制剂属于均相液体制剂
   A. 低分子溶液 B. 高分子溶液 C. 溶胶剂
   D. 乳剂 E. 混悬剂

2. 属于半极性溶剂的有
   A. 聚乙二醇 B. 丙二醇 C. 脂肪油
   D. 二甲基亚砜 E. 醋酸乙酯

3. 表面活性剂可用作
   A. 稀释剂 B. 增溶剂 C. 乳化剂

D. 润湿剂　　　　　　　　E. 成膜剂

4. 非离子表面活性剂不包括
　　A. 卵磷脂　　　　　　　　B. 苯扎氯铵　　　　　　　　C. 十二烷基硫酸钠
　　D. 脂肪酸单甘油酯　　　　E. 脂肪酸山梨坦

5. 液体制剂的矫味剂包括
　　A. 甜味剂　　　　　　　　B. 芳香剂　　　　　　　　　C. 胶浆剂
　　D. 泡腾剂　　　　　　　　E. 甘油剂

6. 可作为液体制剂防腐剂的是
　　A. 三氯叔丁醇　　　　　　B. 苯扎溴铵　　　　　　　　C. 甜菊苷
　　D. 羟苯乙酯　　　　　　　E. 山梨酸

7. 关于芳香水剂的错误表述是
　　A. 芳香水剂系指芳香挥发性药物的饱和或近饱和水溶液
　　B. 芳香水剂系指芳香挥发性药物的稀水溶液
　　C. 芳香水剂指芳香挥发性药物的稀乙醇的溶液
　　D. 芳香水剂不宜大量配制和久贮
　　E. 芳香水剂应澄明

8. 关于混悬剂的特点的正确表述是
　　A. 有助于难溶性药物制成液体制剂，并提高药物的稳定性
　　B. 便于服用，可以掩盖药物的不良气味
　　C. 产生长效作用
　　D. 属于热力学不稳定体系
　　E. 属于动力学不稳定体系

9. 下列哪些方法可用于评价混悬剂的物理稳定性
　　A. 沉降容积比　　　　　　B. 微粒大小的测定　　　　　C. 测定溶解度
　　D. 测定絮凝度　　　　　　E. 测定溶出度

10. 混悬剂常用的稳定剂是
　　A. 助悬剂　　　　　　　　B. 助溶剂　　　　　　　　　C. 润湿剂
　　D. 絮凝剂　　　　　　　　E. 增溶剂

11. 关于助悬剂的正确表述是
　　A. 助悬剂可降低药物微粒的沉降速度，或增加微粒亲水性
　　B. 助悬剂有低分子、高分子、硅皂土、触变胶等类型
　　C. 在使用天然高分子助悬剂时应加入防腐剂
　　D. 硅皂土作助悬剂时不需加入防腐剂，通常在pH7以下助悬效果更佳
　　E. 触变胶常作混悬型注射液、滴眼剂的助悬剂

12. 关于乳剂的正确表述是
　　A. 乳剂由油相、水相和乳化剂三种基本成分构成
　　B. 按分散系统的组成分类，乳剂有O/W型、W/O型、W/O/W型、O/W/O型

C. 普通乳属于热力学不稳定体系
D. 亚微乳属于热力学不稳定体系,可作为静脉注射乳剂,能热压灭菌
E. 纳米乳属于热力学稳定体系,常用作脂溶性药物和对水解敏感药物的载体

13. 属于O/W乳化剂有

  A. 阿拉伯胶   B. 硅皂土   C. 硬脂酸镁

  D. 氢氧化镁   E. 氢氧化钙

14. 乳剂为热力学不稳定的非均匀相分散体系,其不稳定的表现为

  A. 分层   B. 絮凝   C. 转相

  D. 合并与破坏   E. 酸败

第五章 注射剂与临床应用

第一节 注射剂的基本要求与普通注射剂

A 型题（最佳选择题，每题的备选答案中只有一个最佳答案）

1. 灭菌与无菌制剂不包括
   A. 注射剂
   B. 植入剂
   C. 冲洗剂
   D. 喷雾剂
   E. 用于外伤、烧伤用的软膏剂

2. 不要求进行无菌检查的剂型是
   A. 注射剂
   B. 吸入粉雾剂
   C. 植入剂
   D. 冲洗剂
   E. 眼部手术用软膏剂

3. 水难溶性药物或注射后要求延长药效作用的固体药物，可制成注射剂的类型是
   A. 注射用无菌粉末
   B. 溶液型注射剂
   C. 混悬型注射剂
   D. 乳剂型注射剂
   E. 溶胶型注射剂

4. 对于易溶于水，在水溶液中不稳定的药物，可制成注射剂的类型是
   A. 注射用无菌粉末
   B. 溶液型注射剂
   C. 混悬型注射剂
   D. 乳剂型注射剂
   E. 溶胶型注射剂

5. 关于注射剂特点的叙述错误的是
   A. 药效迅速，作用可靠
   B. 适用于不宜口服的药物
   C. 适用于不能口服给药的病人
   D. 可以产生局部定位作用
   E. 使用方便

6. 关于注射剂特点的说法，错误的是
   A. 药效迅速
   B. 使用方便
   C. 剂量准确
   D. 作用可靠
   E. 适用于不宜口服的药物

7. 注射剂的质量要求不包括
   A. 无菌检查
   B. 无热原检查
   C. 不溶性微粒检查
   D. 可见异物检查
   E. 释放度检查

8. 一般注射液的 pH 应为
   A. 3～8
   B. 3～9
   C. 4～9
   D. 4～11
   E. 5～9

9. 关于常用制药用水的错误表述是
   A. 纯化水为原水经蒸馏、离子交换、反渗透等适宜方法制得的制药用水
   B. 纯化水中不含有任何附加剂
   C. 纯化水可作为配制普通药物制剂的溶剂

D. 注射用水为纯化水经蒸馏所得的水

E. 注射用水可用于注射用灭菌粉末的溶剂

10. 在注射剂中具有局部止痛和抑菌双重作用的附加剂是

　　A. 盐酸普鲁卡因　　　　B. 盐酸利多卡因　　　　C. 苯酚

　　D. 苯甲醇　　　　　　　E. 硫柳汞

11. 用于偏碱溶液的抗氧化剂是

　　A. 依地酸二钠　　　　　B. 氯化钠　　　　　　　C. 硫代硫酸钠

　　D. 焦亚硫酸钠　　　　　E. 盐酸

12. 适用于偏酸性药液的水溶性抗氧剂是

　　A. 对羟基茴香醚（BHA）　B. 焦亚硫酸钠　　　　　C. 亚硫酸钠

　　D. 生育酚　　　　　　　E. 硫代硫酸钠

13. 下述制剂不得添加抑菌剂的是

　　A. 用于全身治疗的栓剂　　B. 用于局部治疗的乳膏剂　C. 用于创伤的眼膏剂

　　D. 用于全身治疗的乳膏剂　E. 用于局部治疗的凝胶剂

14. 必须加抑菌剂的是

　　A. 软膏剂　　　　　　　B. 输液　　　　　　　　C. 栓剂

　　D. 多剂量用滴眼剂　　　E. 颗粒剂

15. 制备过程中需调节溶液的 pH 值 4.0～4.5 及加入适量氯化钠的是

　　A. 维生素 C 注射液　　　B. 盐酸普鲁卡因注射液　C. 葡萄糖注射液

　　D. 静脉注射用脂肪乳　　E. 右旋糖酐注射液

16. 关于热原的错误表述是

　　A. 热原是微量即能引起恒温动物体温异常升高的物质的总称

　　B. 大多数细菌都能产生热原，致热能力最强的是革兰氏阴性杆菌产生的热原

　　C. 热原是微生物产生的一种内毒素

　　D. 内毒素是由磷脂、脂多糖和蛋白质所组成的复合物

　　E. 蛋白质是内毒素的致热中心

17. 关于热原的错误表述是

　　A. 热原是微生物的代谢产物

　　B. 致热能力最强的是革兰氏阳性杆菌所产生的热原

　　C. 真菌也能产生热原

　　D. 活性炭对热原有较强的吸附作用

　　E. 热原是微生物产生的一种内毒素

18. 关于热原性质的说法，错误的是

　　A. 具有不挥发性　　　　B. 具有耐热性　　　　　C. 具有氧化性

　　D. 具有水溶性　　　　　E. 具有滤过性

19. 关于热原耐热性的错误表述是

　　A. 在 60℃ 加热 1 小时，热原不受影响

　　B. 在 100℃ 加热，热原也不会发生热解

　　C. 在 180℃～200℃ 加热 2 小时，可使热原彻底破坏

　　D. 在 250℃ 加热 30～45 分钟，可使热原彻底破坏

　　E. 在 450℃ 加热 1 分钟，可使热原彻底破坏

20. 有关溶解度，表述错误的是

A. 溶解度随温度升高而增加

B. 对难溶性药物，当药物粒子处于微粉状态时（≤0.1μm），药物溶解度随粒径减小而增加

C. 稳定型＜亚稳定型＜无定型

D. 水合物＜无水物＜有机溶剂化物

E. 对电解质药物，当水溶液中含有其解离产物相同的离子时，溶解度会降低

21. 影响药物溶解度的因素不包括
    A. 药物的极性   B. 溶剂   C. 温度
    D. 药物的颜色   E. 药物的晶型

22. 为提高难溶性药物的溶解度常要使用潜溶剂，不能与水形成潜溶剂的物质是
    A. 乙醇   B. 丙二醇   C. 胆固醇
    D. 聚乙二醇   E. 甘油

23. 在二巯基丙醇油注射液中作为助溶剂，且能够增加二巯基丙醇的稳定性的是
    A. 注射用水   B. 乙醇   C. 聚乙二醇
    D. 苯甲酸苄酯   E. 丙二醇

24. 影响药物增溶量的因素不包括
    A. 增溶剂的种类   B. 搅拌速度   C. 药物的性质
    D. 增溶剂加入的顺序   E. 增溶剂的用量

25. 黄体酮注射液应选用的注射剂类型是
    A. 油溶液型注射剂   B. 水溶液型注射剂   C. 混悬型注射剂
    D. 乳剂型注射剂   E. 注射用无菌粉末

26. 将青霉素钾制为粉针剂的目的是
    A. 免除微生物污染   B. 防止水解   C. 防止氧化分解
    D. 携带方便   E. 易于保存

27. 制备注射用无菌粉末制剂时，常选乙醇作为重结晶溶剂，其主要原因是
    A. 达到无菌要求   B. 使成粒状晶   C. 使成球状晶
    D. 经济   E. 脱色

28. 可用于静脉注射脂肪乳的乳化剂是
    A. 阿拉伯胶   B. 西黄芪胶   C. 豆磷脂
    D. 脂肪酸山梨坦   E. 十二烷基硫酸钠

29. 制备静脉注射脂肪乳时，加入泊洛沙姆188作为
    A. 增溶剂   B. 助溶剂   C. 潜溶剂
    D. 乳化剂   E. 防腐剂

30. 静脉脂肪注射液属于
    A. 低分子溶液型注射液   B. 混悬型注射液   C. 乳剂型注射液
    D. 注射用无菌粉末   E. 高分子溶液型注射剂

31. 葡萄糖注射液属于
    A. 注射用无菌粉末   B. 溶胶型注射剂   C. 混悬型注射剂
    D. 乳剂型注射剂   E. 溶液型注射剂

32. 下列哪项不是解决葡萄糖注射液常出现澄明度不合格问题的措施
    A. 滤过灌装封口应在100级洁净下进行
    B. 浓配，先配成50%～60%的浓溶液
    C. 加适量碳酸氢钠调节pH值

D. 加 0.1% 的针用活性炭吸附色素和杂质

E. 煮沸 15～20 分钟，趁热滤过脱炭

33. 增加药物溶解度的方法不包括

　　A. 加入增溶剂　　　　B. 加入助溶剂　　　　C. 制成共晶

　　D. 加入助悬剂　　　　E. 使用混合溶剂

34. 热原不具备的性质是

　　A. 水溶性　　　　　　B. 耐热性　　　　　　C. 挥发性

　　D. 可被活性炭吸附　　E. 可滤过性

35. 关于注射剂特点的说法错误的是

　　A. 给药后起效迅速

　　B. 给药剂量易于控制

　　C. 适用于不宜口服用药的患者

　　D. 给药方便，特别适用于幼儿患者

　　E. 安全性不及口服制剂

B 型题（配伍选择题，备选答案在前，试题在后，每题若干组，每组均对应同一组备选答案）

[1～4]

　　A. 水中难溶且稳定的药物　　B. 水中易溶且稳定的药物　　C. 油中易溶且稳定的药物

　　D. 水中易溶且不稳定的药物　　E. 油中不溶且不稳定的药物

1. 适合于制成注射用无菌粉末的是

2. 适合于制成乳剂型注射剂的是

3. 适合于制成混悬型注射剂的是

4. 适合于制成溶液型注射剂的是

[5～8]

　　A. 纯化水　　　　　　B. 灭菌蒸馏水　　　　C. 注射用水

　　D. 灭菌注射用水　　　E. 制药用水

5. 作为配制普通药物制剂的溶剂或试验用水的是

6. 经蒸馏所得的无热原水，为配制注射剂用的溶剂的是

7. 主要用于注射用灭菌粉末的溶剂或注射液的稀释剂的是

8. 包括纯化水、注射用水与灭菌注射用水的是

[9～11]

　　A. 防腐剂　　　　　　B. 矫味剂　　　　　　C. 乳化剂

　　D. 抗氧剂　　　　　　E. 助悬剂

9. 制备静脉注射脂肪乳时，加入的豆磷脂是作为

10. 制备维生素 C 注射时，加入的亚硫酸氢钠是作为

11. 制备醋酸可的松滴眼液时，加入的羧甲基纤维素钠是作为

[12～14]

　　A. 渗透压调节剂　　　B. 增溶剂　　　　　　C. 抑菌剂

　　D. 抗氧剂　　　　　　E. 止痛剂

12. 注射剂的处方中，氯甲酚的作用是

13. 注射剂的处方中，葡萄糖的作用是

14. 注射剂的处方中，泊洛沙姆 188 的作用是

[15～17] 在盐酸普鲁卡因注射液处方中，具有下列作用的辅料有

A. 溶剂 B. pH 调节剂 C. 渗透压调节剂
D. 抗氧剂 E. 抑菌剂

15. 注射用水是
16. 氯化钠是
17. 盐酸（0.1mol/L）是

[18~22]
A. 醋酸氢化可的松微晶 25g B. 氯化钠 8g C. 吐温 80 3.5g
D. 羧甲基纤维素钠 5g E. 硫柳汞 0.01g 制成 1000mL

写出下列处方中各成分的作用

18. 主药为
19. 助悬剂为
20. 润湿剂为
21. 渗透压调节剂为
22. 防腐剂为

[23~24]
A. 有利于制剂稳定 B. 减少制剂刺激性 C. 调节 pH
D. 抑制微生物生长 E. 增溶

23. 葡萄糖注射剂加适量盐酸
24. 己烯雌酚注射剂中加入苯甲醇

[25~27]
A. 明胶 B. 氯化钠 C. 苯甲醇
D. 盐酸 E. 焦亚硫酸钠

25. 用作注射剂中助悬剂的是
26. 用作注射剂局部止痛剂的是
27. 用作注射剂抗氧剂的是

[28~31]
A. 保护剂 B. 等渗调节剂 C. 抗氧剂
D. 润湿剂 E. 助悬剂

下列注射剂附加剂的作用分别是

28. 聚山梨酯类
29. 甲基纤维素
30. 乳糖
31. 葡萄糖

[32~34]
A. 酒石酸 B. 硫代硫酸钠 C. 焦亚硫酸钠
D. 依地酸二钠 E. 维生素 E

32. 用于弱酸性药物液体制剂的常用抗氧化剂是
33. 用于油溶性液体制剂的常用抗氧化剂是
34. 用于碱性药物液体制剂的常用抗氧化剂是

[35~37]
A. 潜溶剂 B. 助悬剂 C. 防腐剂
D. 助溶剂 E. 增溶剂

35. 苯扎溴铵在外用液体制剂中作为
36. 碘化钾在碘酊中作为
37. 为了增加甲硝唑溶解度，使用水—乙醇混合溶剂作为

[38～39]
　　A. 静脉注射　　　　　　B. 直肠给药　　　　　　C. 皮内注射
　　D. 皮肤给药　　　　　　E. 口服给药
38. 用于导泻时硫酸镁的给药途径是
39. 用于治疗急、重患者的最佳给药途径是

C 型题（综合分析选择题。每题的备选答案中只有一个最佳答案）

[1～4]
维生素 C 注射液
【处方】维生素 C　　　104g　　　依地酸二钠　　0.05g　　　碳酸氢钠　　49g
　　　亚硫酸氢钠　　2g　　　注射用水加至 1000mL

1. 处方中可以作为抗氧剂的是
　　A. 维生素 C　　　　　　B. 依地酸二钠　　　　　C. 碳酸氢钠
　　D. 亚硫酸氢钠　　　　　E. 注射用水

2. 处方中可以作为螯合剂的是
　　A. 维生素 C　　　　　　B. 依地酸二钠　　　　　C. 碳酸氢钠
　　D. 亚硫酸氢钠　　　　　E. 注射用水

3. 处方中可以作为 pH 调节剂的是
　　A. 维生素 C　　　　　　B. 依地酸二钠　　　　　C. 碳酸氢钠
　　D. 亚硫酸氢钠　　　　　E. 注射用水

4. 对维生素 C 注射液的表述错误的是
　　A. 肌内或静脉注射
　　B. 维生素 C 显强酸性，注射时刺激性大会产生疼痛
　　C. 配制时使用的注射用水需用氧气饱和
　　D. 采取充填惰性气体祛除空气中的氧等措施防止氧化
　　E. 操作过程应尽量在无菌条件下进行

[5～8]
输液（infusion solution）是由静脉滴注输入体内的大剂量（一次给药在 100mL 以上）注射液，也称大容量注射液。

5. 属于电解质输液的是
　　A. 乳酸钠注射液　　　　　B. 复方氨基酸注射液　　　C. 右旋糖酐注射液
　　D. 氧氟沙星葡萄糖输液　　E. PVP 注射液

6. 属于营养输液的是
　　A. 乳酸钠注射液　　　　　B. 脂肪乳注射液　　　　　C. 右旋糖酐注射液
　　D. 替硝唑葡萄糖输液　　　E. 羟乙基淀粉注射液

7. 属于胶体输液的是
　　A. 乳酸钠注射液　　　　　B. 脂肪乳注射液　　　　　C. 右旋糖酐注射液
　　D. 替硝唑葡萄糖输液　　　E. 羟乙基淀粉注射液

8. 关于输液表述错误的是
　　A. 由于输液注射量较大，所以对无菌、无热原及澄明度三项，更应特别注意

B. 不含防腐剂或抑菌剂

C. 渗透压应为等渗或偏高渗，不能用低渗溶液输入静脉内

D. pH 尽可能与血液相近

E. 静脉输液速度应随临床需求而改变，如氧氟沙星宜慢，否则易发生高血压

X 型题（多项选择题，每题的备选答案中有 2 个或 2 个以上正确答案。少选或多选均不得分）

1. 灭菌与无菌制剂包括
   A. 输液
   B. 滴眼剂
   C. 冲洗剂
   D. 眼用膜剂
   E. 植入微球

2. 以下剂型中，属于灭菌和无菌制剂的有
   A. 注射剂
   B. 眼用制剂
   C. 烧伤及创伤面用制剂
   D. 冲洗剂
   E. 植入剂

3. 有关注射剂的正确表述有
   A. 适于不宜口服给药的患者
   B. 适于不宜口服的药物
   C. 在不同注射途径的选择上，能静脉注射就不肌肉注射
   D. 应尽可能减少注射次数，应积极采用序贯法
   E. 应尽量减少注射剂联合使用的种类，避免不良反应和配伍禁忌

4. 关于注射剂的特点叙述正确的是
   A. 无吸收过程或吸收过程很短
   B. 无首过效应
   C. 安全性及机体适应性好
   D. 可以发挥局部定位作用
   E. 安全性不及口服制剂

5. 注射剂的优点有
   A. 药效迅速、剂量准确、作用可靠
   B. 适用于不宜口服的药物
   C. 适用于不能口服给药的病人
   D. 可迅速终止药物作用
   E. 可以产生定向作用

6. 关于注射用溶剂的正确表述有
   A. 纯化水是原水经蒸馏等方法制得的供药用的水，不含任何附加剂
   B. 注射用水是纯化水再经蒸馏所制得的水，亦称无热原水
   C. 灭菌注射用水是注射用水经灭菌所制得的水，是无菌、无热原的水
   D. 制药用水是一个大概念，它包括纯化水、注射用水和灭菌注射用水
   E. 注射用水主要用于注射用无菌粉末的溶剂或注射液的稀释剂

7. 关于常用制药用水的正确表述是
   A. 纯化水为原水经蒸馏、离子交换、反渗透等适宜方法制得的制药用水
   B. 纯化水中不含有任何附加剂
   C. 注射用水为纯化水经蒸馏所得的水
   D. 注射用水可用于注射用灭菌粉末的溶剂
   E. 纯化水可作为配制普通药物制剂的溶剂

8. 关于热原的正确表述有

A. 可被高温破坏

B. 可被吸附

C. 能被强酸、强碱、强氧化剂破坏

D. 有挥发性

E. 可用一般滤器或微孔滤器除去

9. 热原的除去方法有

　　A. 高温法　　　　　　B. 酸碱法　　　　　　C. 吸附法

　　D. 蒸馏法　　　　　　E. 微孔滤膜过滤法

10. 能用于玻璃器皿除去热原的方法有

　　A. 高温法　　　　　　B. 酸碱法　　　　　　C. 吸附法

　　D. 超滤法　　　　　　E. 反渗透法

11. 热原污染的途径是

　　A. 从溶剂中带入

　　B. 从原料中带入

　　C. 从容器、用具、管道和装置等带入

　　D. 制备过程中污染

　　E. 从输液器具带入

12. 关于热原耐热性正确的表述是

　　A. 在60℃加热1小时，热原不受影响

　　B. 在100℃加热，热原也不会发生热解

　　C. 在180℃加热3~4小时，可使热原彻底破坏

　　D. 在250℃加热30~45分钟，可使热原彻底破坏

　　E. 在400℃加热1分钟，可使热原彻底破坏

13. 增加溶解度的方法有

　　A. 加增溶剂　　　　　B. 加助溶剂　　　　　C. 制成盐类

　　D. 包合技术　　　　　E. 制成共晶

14. 关于静脉注射脂肪乳剂的正确表述有

　　A. 要求80%微粒的直径<1μm

　　B. 是一种常用的血浆代用品

　　C. 可以使用聚山梨酯80作为乳化剂

　　D. 可以使用普朗尼克F68作为乳化剂

　　E. 不产生降压作用和溶血作用

15. 下述关于注射剂质量要求的正确表述有

　　A. 无菌

　　B. 无热原

　　C. 无色

　　D. 澄明度检查合格（不得有肉眼可见的混浊或异物）

　　E. pH要与血液的pH相等或接近

16. 在生产注射用冻干制品时，常出现的异常现象是

　　A. 成品含水量偏高　　　B. 冻干物萎缩成团粒状　　　C. 喷瓶

　　D. 冻干物不饱满　　　　E. 絮凝

17. 输液存在的三个主要问题是

A. 染菌问题 B. 澄明度问题 C. 热原问题
D. 配伍用药问题 E. 渗透压等渗问题

第二节　微粒制剂与其他注射剂

A 型题（最佳选择题，每题的备选答案中只有一个最佳答案）

1. 关于脂质体特点和质量要求的说法，正确的是
   A. 脂质体的药物包封率通常应在 10% 以下
   B. 药物制备成脂质体，提高药物稳定性的同时增加了药物毒性
   C. 脂质体为被动靶向制剂，在其载体上结合抗体，糖脂等也可使其具有特异性靶向性
   D. 脂质体形态为封闭多层囊状物，贮存稳定性好，不易产生渗漏现象
   E. 脂质体是理想的靶向抗肿瘤药物载体，但只适用于亲脂性药物

2. 将药物包封于类脂双分子层内形成的微型囊泡称为
   A. 小丸 B. 微球 C. 滴丸
   D. 软胶囊 E. 脂质体

3. 脂质体的材料为
   A. 微球 B. pH 敏感脂质体 C. 磷脂和胆固醇
   D. 纳米粒 E. 前体药物

4. 中国药典规定，脂质体的包封率不得低于
   A. 50% B. 60% C. 70%
   D. 80% E. 90%

5. 关于脂质体相变温度的叙述错误的是
   A. 与磷脂的种类有关
   B. 在相变温度以上，升高温度脂质体双分子层中疏水链可从有序排列变为无序排列
   C. 在相变温度以上，升高温度脂质体膜的厚度减小
   D. 在相变温度以上，升高温度脂质体膜的流动性减小
   E. 不同磷脂组成的脂质体，在一定条件下可同时存在不同的相

6. 药物微囊化的特点不包括
   A. 可改善制剂外观
   B. 可提高药物稳定性
   C. 可掩盖药物不良臭味
   D. 可达到控制药物释放的目的
   E. 可减少药物的配伍变化

7. 下列叙述中错误的是
   A. 微囊化可提高药物的稳定性
   B. 通过微囊制备技术可使液体药物固体化
   C. 抗癌药物制成微囊可具有肝或肺的靶向性
   D. 微囊化后可使药物起速释作用
   E. 减少药物的配伍禁忌

8. 下列辅料中，可生物降解的合成高分子囊材是
   A. CMC–Na B. HPMC C. EC

D. PLA E. CAP

9. 药物溶解或分散在高分子材料中形成的骨架型微小球状实体是

　　A. 微乳　　　　　　　　B. 微球　　　　　　　　C. 微囊

　　D. 包合物　　　　　　　E. 脂质体

10. 靶向制剂分为被动靶向制剂、主动靶向制剂和物理化学靶向制剂三大类。属于物理化学靶向制剂的是

　　A. 脑部靶向前体药物　　B. 磁性纳米　　　　　　C. 微乳

　　D. 免疫纳米球　　　　　E. 免疫脂质体

11. 为延长脂质体在体内循环时间，通常使用修饰的磷脂制备长循环脂质体，常用的修饰材料是

　　A. 甘露醇　　　　　　　B. 聚山梨醇　　　　　　C. 山梨醇

　　D. 聚乙二醇　　　　　　E. 聚乙烯醇

12. 不属于脂质体作用特点的是

　　A. 具有靶向性和淋巴定向性

　　B. 药物相容性差，只适宜脂溶性药物

　　C. 具有缓释作用，可延长药物作用时间

　　D. 可降低药物毒性，适宜毒性较大的抗肿瘤药物

　　E. 结构中的双层膜有利于提高药物稳定性

B型题（配伍选择题，备选答案在前，试题在后，每题若干组，每组均对应同一组备选答案）

[1~2]

　　A. 长循环脂质体　　　　B. 免疫脂质体　　　　　C. 半乳糖修饰的脂质体

　　D. 甘露糖修饰的脂质体　E. 热敏感脂质体

1. 用PEG修饰的脂质体是

2. 表面连接上某种抗体或抗原的脂质体是

[3~6]

　　A. 氟利昂　　　　　　　B. 磷脂类　　　　　　　C. 白蛋白

　　D. 硬脂酸镁　　　　　　E. 羊毛脂

3. 片剂的润滑剂是

4. 气雾剂的抛射剂是

5. 脂质体膜材是

6. 微球载体材料是

[7~9]

　　A. 聚乳酸　　　　　　　B. 硅橡胶　　　　　　　C. 卡波姆

　　D. 明胶-阿拉伯胶　　　 E. 醋酸纤维素

7. 常用的非生物降解型植入剂材料是

8. 水不溶性包衣材料是

9. 人工合成的可生物降解的微球材料是

[10~12]

　　A. 载药量　　　　　　　B. 渗漏率　　　　　　　C. 磷脂氧化脂数

　　D. 释放度　　　　　　　E. 包封率

10. 在脂质体的质量要求中表示微粒（靶向）制剂中所含的药物量项目是

11. 在脂质体的质量要求中，表示脂质体化学稳定性的项目是

12. 在脂质体的质量要求中，表示脂质体物理稳定性的项目是

[13～15]
　　A. 常规脂质体　　　　B. 微球　　　　　　C. 纳米囊
　　D. pH 敏感脂质体　　　E. 免疫脂质体
13. 常用作栓塞治疗给药的靶向制剂是
14. 具有主动靶向作用的靶向制剂是
15. 基于病变组织与正常组织间酸碱性差异的靶向制剂是

[16～18]
　　A. 明胶　　　　　　　B. 环糊精　　　　　C. 聚乙烯醇
　　D. PVP　　　　　　　 E. EC
16. 常用于制备微囊的囊材是
17. 制备缓释固体分散体的载体材料是
18. 制备速释固体分散体的载体材料是

[19～22]
　　A. 聚乙烯吡咯烷酮　　B. 乙基纤维素　　　C. β-环糊精
　　D. 磷脂和胆固醇　　　E. 聚乳酸
19. 固体分散体的水溶性载体材料是
20. 固体分散体的难溶性载体材料是
21. 制备包合物常用的材料是
22. 制备脂质体常用的材料是

[23～24]
　　A. 明胶　　　　　　　B. 乙基纤维素　　　C. 聚乳酸
　　D. β-CYD　　　　　　 E. 枸橼酸
23. 生物可降解合成高分子囊材是
24. 水不溶性半合成高分子囊材是

[25～27]
　　A. 明胶　　　　　　　B. 乙基纤维素　　　C. 磷脂
　　D. 聚乙二醇　　　　　E. β-环糊精
25. 制备微囊常用的成囊材料是
26. 制备缓释固体分散体常用的载体材料是
27. 制备包合物常用的包合材料是

C 型题（综合分析选择题。每题的备选答案中只有一个最佳答案）

[1～4]
　脂质体是指将药物包封于类脂质双分子层内而形成的微笑囊泡，又称类脂小球，液晶微囊。脂质体的质量评价指标和特点如下：

1. 中国药典 2020 年版规定，脂质体的包封率不得低于
　　A. 50%　　　　　　　B. 60%　　　　　　　C. 70%
　　D. 80%　　　　　　　E. 90%
2. 用于评价靶向制剂靶向性参数的是
　　A. 粒径分布　　　　　B. 包封率　　　　　C. 相对摄取率
　　D. 载药量　　　　　　E. 渗漏率
3. 脂质体是一种具有多种功能的药物载体，不属于其特点的是
　　A. 具有靶向性　　　　B. 降低药物毒性　　　C. 提高药物的稳定性

D. 组织不相容性　　　　　　　E. 具有长效性

4. PEG-DSPE 是一种 PEG 花脂质材料，常用于对脂质体进行 PEG 化，降低与单核巨噬细胞的亲和力。盐酸多柔比星脂质体以 PEG-DSPE 为脂质体属于

　A. 前体脂质体　　　　　　B. pH 敏感脂质体　　　　　C. 免疫脂质体
　D. 栓塞脂质体　　　　　　E. 长循环脂质体

X 型题（多项选择题，每题的备选答案中有 2 个或 2 个以上正确答案，少选或多选均不得分）

1. 脂质体的特点
　A. 具有靶向性
　B. 具有缓释性
　C. 具有细胞亲和性与组织相容性
　D. 增加药物毒性
　E. 降低药物稳定性

2. 不具有靶向性的制剂是
　A. 静脉乳剂　　　　　　　B. 毫微粒注射液　　　　　C. 混悬型注射液
　D. 脂质体注射液　　　　　E. 口服乳剂

3. 靶向制剂按靶向原动力可分为
　A. 主动靶向制剂　　　　　B. 被动靶向制剂　　　　　C. 物理化学靶向制剂
　D. 热敏感靶向制剂　　　　E. 结肠靶向制剂

4. 药物制剂的靶向性指标有
　A. 相对摄取率　　　　　　B. 摄取率　　　　　　　　C. 靶向效率
　D. 峰浓度比　　　　　　　E. 峰面积比

5. 属于天然高分子微囊囊材的有
　A. 乙基纤维素　　　　　　B. 明胶　　　　　　　　　C. 阿拉伯胶
　D. 聚乳酸　　　　　　　　E. 羧甲基纤维素钠

第六章 皮肤和黏膜给药途径制剂与临床应用

第一节 皮肤给药制剂

A 型题（最佳选择题，每题的备选答案中只有一个最佳答案）

1. 常用于 O/W 型乳剂型基质乳化剂的是
   A. 三乙醇胺皂　　B. 羊毛脂　　C. 硬脂酸钙
   D. 司盘类　　　　E. 胆固醇

2. 关于软膏剂的正确表述是
   A. 二甲基硅油性能优良、无刺激性，可用作眼膏基质
   B. O/W 型软膏基质外相有较多的水分，无须加入保湿剂
   C. 软膏剂中药物的释放、吸收与基质性质无关
   D. 某些软膏剂中药物透皮吸收后产生全身治疗作用
   E. 凡士林经漂白后宜作为眼膏基质

3. 关于乳膏剂基质的错误表述为
   A. 常用油相成分有硬脂酸、石蜡、蜂蜡与高级脂肪醇等
   B. 液状石蜡、凡士林和植物油调节油相稠度
   C. 常用乳化剂为表面活性剂
   D. 常用保湿剂为甘油、丙二醇、山梨醇等
   E. 适用于水中不稳定药物

4. 关于乳膏剂基质的错误表述是
   A. O/W 型乳膏基质比 W/O 型乳膏基质易于洗除
   B. O/W 型乳膏基质与 W/O 型乳膏基质相比，药物的释放及对皮肤的可透性较好
   C. O/W 型乳膏基质适用于分泌物较多的皮肤病
   D. O/W 型乳膏基质常需加入保湿剂
   E. O/W 型乳膏基质的外相是水，易霉变，需加入防腐剂

5. 乳膏剂的质量评价不包括
   A. 硬度　　　　　B. 黏度与稠度　　C. 主药含量
   D. 装量　　　　　E. 微生物限度

6. 有关乳膏剂临床应用的注意事项表述错误的是
   A. 避免接触眼睛及黏膜，用药部位如有烧灼感、红肿等情况应停药，并将局部药物洗净
   B. 乳膏剂应在外用后多加揉搓，对局限性苔藓化肥厚皮损可采用封包疗法
   C. 用药要考虑年龄、性别、皮损部位，以及是否为儿童、孕妇、哺乳期妇女禁用药品
   D. 在皮肤患处使用，用药量和用药次数应适宜，用药疗程根据治疗效果确定，宜长期用药
   E. 药物性状发生改变时禁止使用

7. 凡士林基质中加入羊毛脂是为了

A. 增加药物的溶解度　　　　B. 防腐与抑菌　　　　C. 增加药物的稳定性

D. 减小基质的吸水性　　　　E. 增加基质的吸水性

8. 有关凝胶剂的错误表述是

A. 凝胶剂宜使用于皮肤破损处

B. 凝胶剂有单相分散系统和双相分散系统之分

C. 混悬凝胶剂属于双相分散系统

D. 凝胶剂一般应检查 pH 值

E. 凝胶剂对药物具有缓、控释作用

9. 透皮吸收制剂中加入"Azone"的目的是

A. 增加塑性　　　　　　　　B. 产生抑菌作用　　　　C. 促进主药吸收

D. 增加主药的稳定性　　　　E. 起分散作用

10. 经皮吸收制剂的药物储库

A. 可防止药物流失和潮解

B. 既能提供释放的药物，又能供给释药的能量

C. 控制药物的释放速度

D. 粘贴于皮肤的表面

E. 为附加的塑料保护薄膜，临用时撕去

11. 经皮吸收制剂的骨架材料是

A. 乙烯 – 乙酸乙烯共聚物（EVA）

B. 聚乙烯醇

C. 聚异丁烯

D. 铝箔

E. 聚乙烯

12. 不属于经皮吸收制剂的防黏材料是

A. 卡波姆　　　　　　　　　B. 聚碳酸酯　　　　　　C. 聚丙烯

D. 聚乙烯　　　　　　　　　E. 聚四氟乙烯

13. 经皮吸收制剂的防黏层是

A. 铝塑复合膜　　　　　　　B. 乙烯 – 醋酸乙烯共聚物　　C. 聚异丁烯压敏胶

D. 氟碳聚酯薄膜　　　　　　E. 硅油

14. 经皮吸收制剂中，一般由 EVA 和致孔剂组成的是

A. 背衬层　　　　　　　　　B. 药物贮库　　　　　　C. 控释膜

D. 黏附层　　　　　　　　　E. 保护层

15. 作为经皮吸收制剂的背衬层的是

A. 乙烯 – 醋酸乙烯共聚物　　B. 复合铝箔膜　　　　　　C. 压敏胶

D. 塑料膜　　　　　　　　　E. 水凝胶

16. 属于经皮吸收制剂的药物储库的组成的是

A. 乙烯 – 醋酸乙烯共聚物　　B. 药物及透皮吸收促进剂等　C. 复合铝箔膜

D. 塑料薄膜　　　　　　　　E. 压敏胶

17. 关于经皮给药制剂特点的说法，错误的是

A. 经皮给药制剂能避免口服给药的首过效应

B. 经皮给药制剂作用时间长，有利于改善患者用药顺应性

C. 经皮给药制剂有利于维持平稳的血药浓度

D. 经皮给药制剂起效快，特别适宜要求起效快的药物

E. 大面积给药可能会对皮肤产生刺激作用和过敏反应

18. 既可以局部使用，也可以发挥全身疗效，且能避免肝脏首过效应的剂型是

A. 口服溶液剂　　　　　　B. 颗粒剂　　　　　　C. 贴剂

D. 片剂　　　　　　　　　E. 泡腾片剂

B型题（配伍选择题，备选答案在前，试题在后，每题若干组，每组均对应同一组备选答案）

[1～3]

A. 硬脂酸　　　　　　　　B. 液体石蜡　　　　　C. 十二烷基硫酸钠

D. 羟苯乙酯　　　　　　　E. 甘油

1. 可用作乳膏剂基质防腐剂的是
2. 可用作乳膏剂基质保湿剂的是
3. 可用作乳膏剂基质乳化剂的是

[4～6]

A. 维生素E　　　　　　　B. 枸橼酸　　　　　　C. 甘油

D. 苯扎溴铵　　　　　　　E. PEG

4. 可用作乳膏剂的抗氧剂
5. 可用作乳膏剂的保湿剂
6. 可用作乳膏剂的抑菌剂

[7～8]

A. 卡波姆　　　　　　　　B. 乙醇　　　　　　　C. 丙二醇

D. 羟苯乙酯　　　　　　　E. 聚山梨酯

7. 水性凝胶剂常用的基质是
8. 水性凝胶剂常用的保湿剂是

[9～10]

A. 油脂性基质　　　　　　B. 乳剂型基质　　　　C. 水溶性基质

D. 凝胶基质　　　　　　　E. 以上均是

9. 聚乙二醇
10. 交联型聚丙烯酸钠（SDB-L400）是

C型题（综合分析选择题。每题的备选答案中只有一个最佳答案）

[1～4]

水杨酸乳膏

【处方】水杨酸　　50g　　　硬脂酸　　100g　　　白凡士林　　120g

液状石蜡　　100g　　甘油　　　120g　　　十二烷基硫酸钠　10g

羟苯乙酯　　1g　　　蒸馏水　　480mL

1. 水杨酸乳膏处方中乳化剂为

A. 羟苯乙酯　　　　　　　B. 白凡士林　　　　　C. 液状石蜡

D. 甘油　　　　　　　　　E. 十二烷基硫酸钠

2. 水杨酸乳膏处方中保湿剂为

A. 羟苯乙酯　　　　　　　B. 白凡士林　　　　　C. 液状石蜡

D. 甘油　　　　　　　　　E. 十二烷基硫酸钠

3. 水杨酸乳膏处方中防腐剂为

A. 羟苯乙酯　　　　　　　B. 白凡士林　　　　　C. 液状石蜡

D. 甘油　　　　　　　　　　E. 十二烷基硫酸钠
4. 有关水杨酸乳膏的叙述错误的是
   A. 加入凡士林有利于角质层的水合而有润滑作用
   B. 加入水杨酸时，基质温度宜低以免水杨酸挥发损失
   C. 应避免与铁或其他重金属器皿接触，以防水杨酸变色
   D. 本品为 W/O 型乳膏
   E. 本品用于治疗手足癣及体股癣，忌用于糜烂或继发性感染部位

X 型题（多项选择题，每题的备选答案中有 2 个或 2 个以上正确答案。少选或多选均不得分）

1. 下列关于凝胶剂叙述正确的是
   A. 凝胶剂是指药物与适宜辅料制成的均一、混悬或乳状型的乳胶稠厚液体或半固体制剂
   B. 凝胶剂只有相分散系统
   C. 氢氧化铝凝胶为单相凝胶系统
   D. 卡波沫在水中分散即形成凝胶
   E. 卡波沫在水中分散形成浑浊的酸性溶液必须加入 NaOH 中和才能形成凝胶剂
2. 下列作为水性凝胶剂基质使用的物质是
   A. 西黄蓍胶　　　　　B. 淀粉　　　　　　　C. 卡波姆
   D. 吐温类　　　　　　E. 海藻酸钠
3. 聚乙二醇（PEG）可以作为
   A. 注射剂溶剂　　　　B. 肠溶衣材料　　　　C. 片剂的润滑剂
   D. 片剂的黏合剂　　　E. 栓剂基质
4. 有关制剂的临床应用，下列表述正确的有
   A. 注射剂适于抢救危重病症之用
   B. 静脉输液速度应随临床需求而改变
   C. 使用混悬型滴眼剂前需充分混匀
   D. 植入剂使用不当可能出现多聚物的毒性反应
   E. 冲洗剂开启后应立即使用，不得在开启后保存或再次使用
5. 可完全避免肝脏首过效应的给药途经或剂型有
   A. 舌下片给药　　　　B. 吸入制剂　　　　　C. 栓剂直肠给药
   D. 经皮给药系统　　　E. 静脉注射给药
6. 凝胶剂按形态不同，可分为
   A. 水性凝胶剂　　　　B. 油性凝胶剂　　　　C. 乳胶剂
   D. 胶浆剂　　　　　　E. 混悬型凝胶剂
7. 以下哪些对药物经皮吸收有促渗透作用
   A. 表面活性剂　　　　B. 酯类化合物　　　　C. 二甲基亚砜（DMSO）
   D. 丙二醇　　　　　　E. 植物油
8. 有关经皮吸收制剂的正确表述是
   A. 可以避免肝脏的首过效应
   B. 可以维持恒定的血药浓度
   C. 可以减少给药次数
   D. 不存在皮肤的代谢与储库作用
   E. 常称为透皮治疗系统（TTS）
9. 经皮吸收制剂常用的压敏胶有

A. 聚异丁烯 B. 聚乙烯醇 C. 聚丙烯酸酯
D. 聚硅氧烷 E. 聚乙二醇

10. 硝酸甘油可以制成多种剂型，进而产生不同的吸收速度、起效时间、达峰时间和持续时间（药时曲线、相关参数如下）

剂型	常用剂量（mg）	起效时间（min）	达峰时间（min）	持续时间（h）
舌下片	0.3～0.8	2～5	4～8	0.16～0.5
缓释片	6～20	20～45	45～120	2～6
软膏	0.5～2	15～60	30～120	3～8
贴片	5～10	30～60	60～180	24

关于该药物不同剂型特点与用药注意事项的说法正确的有

A. 舌下片用于舌下含服，不可吞服
B. 舌下给药血药浓度平稳，适用于缓解心绞痛急性发作
C. 缓释片口服后释药速度慢，能够避免肝脏的首过代谢
D. 贴片药效持续时间长，适用于稳定性心绞痛的长期治疗
E. 舌下片和贴片均可避免肝脏的首过代谢

第二节　黏膜给药途径制剂

A型题（最佳选择题，每题的备选答案中只有一个最佳答案）

1. 关于眼用制剂的说法，错误的是
   A. 滴眼液应与泪液等渗
   B. 混悬型滴眼液用前应充分混匀
   C. 增大滴眼液的黏度，有利于提高药效
   D. 用于手术后的眼用制剂，必须保障无菌，应加入适量抑菌剂
   E. 为减小刺激性，滴眼液应使用缓冲液调节溶液的pH，使其在生理耐受范围

2. 有关滴眼剂错误的叙述是
   A. 滴眼剂是直接用于眼部的外用液体制剂
   B. 正常眼可耐受的pH值为5.0～9.0
   C. 混悬型滴眼剂要求粒子大小不得超过50μm
   D. 滴入眼中的药物首先进入角膜内，通过角膜至前房再进入虹膜
   E. 增加滴眼剂的黏度，使药物扩散速度减小，不利于药物的吸收

3. 在氯霉素滴眼液处方中，羟苯甲酯的作用是
   A. 渗透压调节剂 B. 抑菌剂 C. 抗氧剂
   D. 金属离子络合物 E. pH调节剂

4. 滴眼剂的抑菌剂不宜选用下列哪个品种
   A. 氯化苯甲羟胺 B. 三氯叔丁醇 C. 氯仿
   D. 苯乙醇 E. 尼泊金类

5. 滴眼剂常用的缓冲溶液是
   A. 磷酸盐缓冲液 B. 碳酸盐缓冲液 C. 枸橼酸盐缓冲液
   D. 醋酸盐缓冲液 E. 以上均不是

6. 气雾剂的优点有
   A. 能使药物直接到达作用部位
   B. 药物密闭于不透明的容器中不易污染
   C. 可避免胃肠道的破坏作用和肝脏的首过效应
   D. 使用方便，尤其适用于 OTC 药物
   E. 气雾剂的生产成本较低

7. 关于气雾剂正确的表述是
   A. 按气雾剂相组成可分为一相、二相和三相气雾剂
   B. 二相气雾剂一般为混悬系统或乳剂系统
   C. 按给药途径可分为吸入气雾剂、非吸入气雾剂及外用气雾剂
   D. 气雾剂系指药物封装于具有特别阀门系统的耐压密封容器中制成的制剂
   E. 吸入气雾剂的微粒大小以在 5～50μm 范围为宜

8. 关于气雾剂的正确表述是
   A. 将含药的溶液、乳状液或混悬液与适宜的抛射剂共同封装于具有特制阀门系统的装置中，使用时借助抛射剂的压力将内容物呈雾状喷出的制剂
   B. 将含药溶液、乳状液或混悬液填充于特制的装置中，使用时借助手动泵的压力将内容物呈雾状等形态释出的制剂
   C. 将微粉化药物与载体（或无）以胶囊、泡囊或多剂量储库形式，采用特制的干粉吸入装置，由患者主动吸入雾化药物的制剂
   D. 将药物溶于抛射剂中或在潜溶剂的作用下与抛射剂混合而成的均相分散体（溶液），以细雾状雾滴喷出的制剂
   E. 将不溶于抛射剂的固体药物以微粒状态分散在抛射剂中形成的非均相分散体（混悬液），以雾粒状喷出的制剂

9. 气雾剂中的氢氟烷烃（HFA-134a）主要用作
   A. 助悬剂   B. 潜溶剂   C. 抛射剂
   D. 消泡剂   E. 防腐剂

10. 下列关于气雾剂的特点，表述错误的是
    A. 具有良好的剂量均一性
    B. 因容器不透光、不透水，所以能增加药物的稳定性
    C. 药物可避免胃肠道的破坏和肝脏首过效应
    D. 阀门系统对药物剂量有所限制，无法递送大剂量药物
    E. 气溶胶形成与病人的吸入行为有关

11. 下列关于丙酸氟替卡松吸入气雾剂的使用方法和注意事项，错误的是
    A. 使用前需摇匀储药罐，使药物充分混合
    B. 使用时用嘴唇包住吸入器口，缓慢吸气并同时按动气阀给药
    C. 丙酸氟替卡松吸入结束后不能漱口和刷牙
    D. 吸入气雾剂常用特殊的耐压给药装置，需避光、避热，防止爆炸
    E. 吸入气雾剂中常使用抛射剂，在常压下沸点低于室温，需安全保管

12. 溶液型气雾剂的组成部分不包括
    A. 抛射剂   B. 潜溶剂   C. 耐压容器
    D. 阀门系统   E. 润湿剂

13. 二相气雾剂为

A. 溶液型气雾剂　　　　　B. O/W 乳剂型气雾剂　　　　C. W/O 乳剂型气雾剂

D. 混悬型气雾剂　　　　　E. 吸入粉雾剂

14. 关于混悬型气雾剂的错误表述为

　　A. 药物在抛射剂中的溶解度越小越好

　　B. 混悬药物微粒粒径应在 1～5μm，不超过 10μm

　　C. 抛射剂与混悬固体药物的密度差大，有利于制剂稳定

　　D. 应选择加入适宜的润湿剂与助悬剂

　　E. 采用混合抛射剂以调节适宜的密度与蒸汽压

15. 为了使产生的泡沫持久，乳剂型气雾剂常加入的泡沫稳定剂是

　　A. 甘油　　　　　　　　B. 乙醇　　　　　　　　C. 维生素 C

　　D. 尼泊金乙酯　　　　　E. 滑石粉

16. 有关粉雾剂表述错误的是

　　A. 按用途可分为吸入、非吸入和外用粉雾剂

　　B. 配制粉雾剂时，为改善粉末的流动性，可加入适宜的载体和润滑剂

　　C. 吸入粉雾剂中药物粒度大小应控制在 50μm 以下，其中大多数应在 10μm 以下

　　D. 适用于多肽和蛋白质类药物的给药

　　E. 吸入粉雾剂是由患者主动吸入雾化药物至肺部

17. 为目前取代天然油脂的较理想的栓剂基质是

　　A. 可可豆脂　　　　　　B. 甘油明胶　　　　　　C. 泊洛沙姆 188

　　D. 棕榈酸酯　　　　　　E. 聚乙二醇

18. 低分子量时为液体状态，可用作注射剂的溶剂，高分子量时为固体状态，可用作栓剂基质

　　A. 注射用水　　　　　　B. 乙醇　　　　　　　　C. 聚乙二醇

　　D. 苯甲酸苄酯　　　　　E. 丙二醇

19. 有关栓剂的不正确表述是

　　A. 栓剂在常温下为固体

　　B. 最常用的是直肠栓、阴道栓和尿道栓

　　C. 直肠吸收比口服吸收的干扰因素多

　　D. 栓剂给药不如口服方便

　　E. 如甘油栓、蛇黄栓等均为局部作用的栓剂

20. 能促进药物吸收并起到缓释与延效作用的是

　　A. 可可豆脂　　　　　　B. 甘油明胶　　　　　　C. 硬脂酸

　　D. 泊洛沙姆　　　　　　E. 羊毛脂

21. 为促进药物释放，在氨茶碱可可脂栓剂中，宜加入少量非离子型表面活性剂，其 HLB 值应在

　　A. 11 以上　　　　　　 B. 10～7 之间　　　　　 C. 6～3 之间

　　D. 2～0 之间　　　　　 E. 0 以下

22. 栓剂质量评定中与生物利用度关系最密切的测定是

　　A. 融变时限　　　　　　B. 重量差异　　　　　　C. 体外溶出试验

　　D. 硬度测定　　　　　　E. 体内吸收试验

23. 发挥局部作用的栓剂是

　　A. 阿司匹林栓　　　　　B. 盐酸克伦特罗栓　　　C. 吲哚美辛栓

　　D. 甘油栓　　　　　　　E. 双氯芬酸钠栓

24. 舌下片给药属于哪种给药途径

A. 注射给药剂型 B. 呼吸道给药剂型 C. 皮肤给药剂型
D. 黏膜给药剂型 E. 腔道给药剂型

25. 能够避免肝脏首过效应的片剂为
    A. 薄膜衣片 B. 肠溶片 C. 舌下片
    D. 泡腾片 E. 可溶片

26. 有关分散片的叙述错误的是
    A. 分散片中的药物应是难溶性的
    B. 不适用于毒副作用较大、安全系数较低的药物
    C. 易溶于水的药物不能应用
    D. 分散片可加水分散后口服，但不能含于口中吮服或吞服
    E. 生产成本低，适合于老、幼和吞服困难患者

27. 分散片的崩解时限是
    A. 1 分钟 B. 3 分钟 C. 5 分钟
    D. 15 分钟 E. 30 分钟

28. 有关口崩片特点的叙述错误的是
    A. 吸收快，生物利用度高
    B. 胃肠道反应小，副作用低
    C. 避免了肝脏的首过效应
    D. 服用方便，患者顺应性高
    E. 体内有蓄积作用

29. 关于吸入制剂描述错误的是
    A. 吸入制剂分为可转变成蒸气的制剂、供雾化用的液体制剂、吸入气雾剂和吸入粉雾剂四种
    B. 吸入制剂的优点是吸收速度很快，几乎与静脉注射相当
    C. 对于吸入粉雾剂，患者主动吸入药粉，存在给要协同配合困难
    D. 多剂量水性雾化溶液中可加适宜的抑菌剂
    E. 粉雾剂常用的稀释剂为乳糖

30. 关于气雾剂质量要求和贮藏条件的说法，错误的是
    A. 贮藏条件要求是室温保存
    B. 附加剂应无刺激性、无毒管理性
    C. 容器应能耐受气雾剂所需的压力
    D. 抛射剂应为无刺激性、无毒性
    E. 严重创伤气雾剂应无菌

B 型题（配伍选择题，备选答案在前，试题在后，每题若干组，每组均对应同一组备选答案）

[1～2] 在某滴眼液处方中
    A. 氯霉素 B. 氯化钠 C. 羟苯乙酯
    D. 玻璃酸钠 E. 蒸馏水

1. 渗透压调节剂为
2. 抑菌剂是

[3～4]
    A. 羟苯酯类 B. 苯甲酸及其盐 C. 山梨酸
    D. 醋酸洗必泰 E. 苯扎溴铵

3. 对大肠埃希菌作用最强的是

4. 属于阳离子表面活性剂的是

[5～8]
　　A. F_{12}　　　　　　　　B. 丙二醇　　　　　　　　C. 吐温80
　　D. 蜂蜡　　　　　　　　　E. 维生素C
5. 在气雾剂处方中，作为乳化剂的是
6. 在气雾剂处方中，作为潜溶剂的是
7. 在气雾剂处方中，作为抛射剂的是
8. 在气雾剂处方中，作为抗氧剂的是

[9～10]
　　A. 气雾剂　　　　　　　　B. 醑剂　　　　　　　　　C. 泡腾片
　　D. 口腔贴片　　　　　　　E. 栓剂
9. 主要辅料中含有氢氟烷烃等抛射剂的剂型是
10. 主要基质为甘油明胶的剂型

[11～12]
　　A. 潜溶剂　　　　　　　　B. 抗氧剂　　　　　　　　C. 抛射剂
　　D. 增溶剂　　　　　　　　E. 香料
11. 在气雾剂处方中，丙二醇是
12. 在气雾剂处方中，表面活性剂是

[13～16]
　　A. 乙醇　　　　　　　　　B. 七氟丙烷　　　　　　　C. 聚山梨酯
　　D. 维生素C　　　　　　　E. 液状石蜡
13. 可作为气雾剂抗氧剂的是
14. 可作为气雾剂抛射剂的是
15. 可作为气雾剂表面活性剂的是
16. 可作为气雾剂潜溶剂的是

[17～19]
　　A. 巴西棕榈蜡　　　　　　B. 尿素　　　　　　　　　C. 泊洛沙姆
　　D. 叔丁基羟基茴香醚　　　E. 羟苯乙酯
17. 可作为栓剂水溶性基质的是
18. 可作为栓剂抗氧剂的是
19. 可作为栓剂硬化剂的是

[20～23]
　　A. 海藻酸钠　　　　　　　B. 甘油明胶　　　　　　　C. 二氧化钛
　　D. 山梨醇　　　　　　　　E. 淀粉
20. 属于遮光剂的是
21. 属于增塑剂的是
22. 属于水凝胶剂基质的是
23. 可作为栓剂基质的是

[24～28]
　　A. HFA-227　　　　　　　B. 可可豆脂　　　　　　　C. 吐温85
　　D. Azone　　　　　　　　E. 硬脂酸镁
24. 气雾剂中作抛射剂的是

25. 混悬剂中作稳定剂的是
26. 贴剂中作透皮促进剂的是
27. 片剂中作润滑剂的是
28. 栓剂中作基质的是

[29~31]
  A. 环糊精衍生物   B. 甘油   C. 可可豆脂
  D. 三氯叔丁醇   E. 甘油明胶

29. 保湿剂
30. 油性基质
31. 既可作抑菌剂，又可作局麻剂

[32~33]
  A. 肠溶片   B. 分散片   C. 泡腾片
  D. 舌下片   E. 缓释片

32. 能够避免药物受胃肠液及酶的破坏而迅速起效的片剂是
33. 规定在20℃左右的水中3分钟内崩解的片剂是

[34~36]
  A. 羧甲基纤维素   B. 聚山梨酯80   C. 硝酸苯汞
  D. 蒸馏水   E. 硼酸

醋酸可的松滴眼剂（混悬液）的处方组成包括醋酸可的松（微晶）、聚山梨酯80、硝酸苯汞、硼酸、羧甲基纤维素、蒸馏水等。

34. 处方中作为渗透压调节剂的是
35. 处方中作为助悬剂的是
36. 处方中作为抑菌剂的是

[37~39]
  A. 乙基纤维素（EC）   B. 四氟乙烷（HFA-134a）   C. 聚山梨酯80
  D. 液状石蜡   E. 交联聚维酮（PVPP）

37. 发挥全身治疗作用的栓剂处方中往往需要加入吸收促进剂以增加药物的吸收，常用作栓剂吸收促进剂的是
38. 口服片剂的崩解是影响其体内吸收的重要过程，常用作片剂崩解剂的是
39. 抛射剂是气雾剂喷射药物的动力，常用作抛射剂的是

[40~41]
  A. 经皮给药   B. 直肠给药   C. 吸入给药
  D. 口腔黏膜给药   E. 静脉给药

40. 一次给药作用持续时间相对较长的给药途径是
41. 生物利用度最高的给药途径是

C型题（综合分析选择题。每题的备选答案中只有一个最佳答案）

[1~2]
栓剂系指药物与适宜基质制成的具有一定形状的供人体腔道内给药的固体制剂。栓剂在常温下为固体，塞入腔道后，在体温下能迅速软化熔融或溶解于分泌液，逐渐释放药物而产生局部或全身作用。

1. 关于直肠给药栓剂的错误表述有
  A. 对胃有刺激性的药物可直肠给药
  B. 药物的吸收只有一条途径

C. 药物的吸收比口服干扰因素少

D. 既可产生局部作用，也可产生全身作用

E. 中空栓剂是以速释为目的的直肠吸收制剂

2. 常用的水溶性栓剂基质有

　A. 可可豆脂　　　　　　　　B. 椰油脂　　　　　　　　C. 山苍子油脂

　D. 棕榈酸酯　　　　　　　　E. 聚氧乙烯（40）单硬脂酸酯类

[3～6]

辛伐他汀口腔崩解片

【处方】辛伐他汀　　10 g　　微晶纤维素　　64 g　　直接压片用乳糖 59.4 g

　　　　甘露醇　　　8 g　　 交联聚维酮　　12.8 g　　阿司帕坦　　1.6 g

　　　　橘子香精　　0.8 g　　硬脂酸镁　　　1 g　　　微粉硅胶　　2.4 g

　　　　2，6-二叔丁基对甲酚（BHT）0.032 g

3. 作崩解剂的是

　A. 微晶纤维素　　　　　　　B. 直接压片用乳糖　　　　C. 甘露醇

　D. 交联聚维酮　　　　　　　E. 微粉硅胶

4. 作抗氧剂的是

　A. 甘露醇　　　　　　　　　B. 硬脂酸镁　　　　　　　C. 甘露醇

　D. 2,6-二叔丁基对甲酚　　　E. 阿司帕坦

5. 作助流剂的是

　A. 微晶纤维素　　　　　　　B. 直接压片用乳糖　　　　C. 甘露醇

　D. 交联聚维酮　　　　　　　E. 微粉硅胶

6. 作矫味剂的是

　A. 微晶纤维素　　　　　　　B. 硬脂酸镁　　　　　　　C. 交联聚维酮

　D. 微粉硅胶　　　　　　　　E. 阿司帕坦

[7～9]

阿西美辛分散片

【处方】阿西美辛 30g　　　　MCC 120g　　　　　　　CMS-Na 30g

　　　　淀粉 115g　　　　　　1%HPMC 溶液适量　　　 微粉硅胶 3g

7. MCC 是

　A. 羟丙基纤维素　　　　　　B. 微晶纤维素　　　　　　C. 羟丙甲纤维素

　D. 甲基纤维素　　　　　　　E. 乙基纤维素

8. 该处方中的黏合剂是

　A. MCC　　　　　　　　　　 B. CMS-Na　　　　　　　 C. 淀粉

　D. HPMC　　　　　　　　　　E. 微粉硅胶

9. 微粉硅胶的作用是

　A. 填充剂　　　　　　　　　B. 润湿剂　　　　　　　　C. 黏合剂

　D. 崩解剂　　　　　　　　　E. 润滑剂

X 型题（多项选择题，每题的备选答案中有 2 个或 2 个以上正确答案。少选或多选均不得分）

1. 滴眼剂中常用的缓冲溶液有

　A. 枸橼酸盐缓冲液　　　　　B. 乳酸盐缓冲液　　　　　C. 醋酸盐缓冲液

　D. 硼酸盐缓冲液　　　　　　E. 磷酸盐缓冲液

2. 气雾剂的优点有

A. 能使药物直接到达作用部位

B. 药物密闭于不透明的容器中不易污染

C. 可避免胃肠道的破坏作用和肝脏的首关效应

D. 使用方便，尤其适用于 OTC 药物

E. 气雾剂的生产成本较低

3. 为提高混悬型气雾剂的稳定性，可采取的措施有

A. 药物无微粒化、粒度控制在 5μm 以下，一般不超过 10μm

B. 控制水分含量在 0.03% 以下

C. 选用对药物溶解度小的抛射剂

D. 调节抛射剂与混悬药物粒子的密度尽量使两者相等

E. 添加适量的助悬剂

4. 关于气雾剂的正确表述是

A. 吸入气雾剂吸收速度快，不亚于静脉注射

B. 可避免肝首过效应和胃肠道的破坏作用

C. 气雾剂系指药物封装于具有特制阀门系统中制成的制剂

D. 按相组成分类，可分为一相气雾剂、二相气雾剂和三相气雾剂

E. 按相组成分类，可分为二相气雾剂和三相气雾剂

5. 栓剂的给药途径主要有

A. 口腔　　　　　　　　B. 舌下　　　　　　　　C. 直肠

D. 尿道　　　　　　　　E. 阴道

6. 栓剂水溶性基质为

A. 甘油明胶　　　　　　B. 聚乙二醇　　　　　　C. 泊洛沙姆

D. 可可豆脂　　　　　　E. 半合成椰油酯

7. 常用的油脂型栓剂基质有

A. 可可豆脂　　　　　　B. 椰油脂　　　　　　　C. 山苍子油脂

D. 甘油明胶　　　　　　E. 聚氧乙烯（40）单硬脂酸酯类

8. 有关分散片的正确表述有

A. 分散片可加水分散后口服，也可将分散片含于口中吮服或吞服

B. 适用于难溶、需快速起效的药物，如解热镇痛药布洛芬

C. 盐酸左氧氟沙星分散片，避免过度暴露于阳光，若发生光敏反应或其他过敏症状需停药

D. 盐酸克林霉素棕榈酸酯分散片，肝功能损害、严重肾功能损害者慎用

E. 阿昔洛韦分散片，进食对血药浓度影响不明显，但在给药期间应给予患者充足的水，防止药物在肾小管内沉积

9. 有关口崩片的正确表述有

A. 对儿童、老年、卧床不起和严重伤残病人最适宜

B. 口崩片服用时不需用水或只需少量水，无须咀嚼

C. 口崩片适用于解热镇痛药、催眠镇静药、消化管运动改善药、胃酸分泌抑制药和抗过敏药等

D. 若血药浓度长期处于较平稳状态，而易产生耐药性的药物，可制成口崩片予以克服

E. 多潘立酮口崩片，禁止与酮康唑口服制剂合用

10. 分散片的质量检查和普通片剂比较增加了的项目是

A. 硬度　　　　　　　　B. 脆碎度　　　　　　　C. 分散均匀性

D. 溶出度　　　　　　　E. 融变时限

11. 阿西美辛分散片处方中填充剂为
    A. 微粉硅胶　　　　　　　B. 微晶纤维素　　　　　　　C. 羧甲基淀粉钠
    D. 淀粉　　　　　　　　　E. 羟丙甲纤维素

12. 盐酸异丙肾上腺素气雾剂处方如下

    盐酸异丙肾上腺素　　　25g
    维生素 C　　　　　　　1.0g
    乙醇　　　　　　　　　296.5g
    二氯二氟甲烷　　　　　适量
    共制成　　　　　　　　1000g

    于该处方中各辅料所起作用的说法，正确的有
    A. 乙醇是乳化剂
    B. 维生素 C 是抗氧剂
    C. 二氯二氟甲烷是抛射剂
    D. 乙醇是潜溶剂
    E. 二氯二氟甲烷是金属离子络合剂

第七章 生物药剂学与药物动力学

第一节 生物药剂学

A型题（最佳选择题，每题的备选答案中只有一个最佳答案）

1. 下列叙述错误的是
   A. 生物药剂学是研究药物在体内的吸收、分布、代谢与排泄的机理及过程的边缘科学
   B. 大多数药物通过被动扩散方式透过生物膜
   C. 主动转运是一些生命必需的物质和有机酸、碱等弱电解质的离子型化合物等，借助载体或酶促系统从低浓度区域向高浓度区域转运的过程
   D. 被动扩散是一些物质在细胞膜载体的帮助下，由高浓度向低浓度区域转运的过程
   E. 细胞膜可以主动变形而将某些物质摄入细胞内或从细胞内释放到细胞外，称为胞饮

2. 生物药剂学用于阐明下列何种关系
   A. 吸收、分布与消除之间的关系
   B. 代谢与排泄之间的关系
   C. 剂型因素与生物因素之间的关系
   D. 吸收、分布与药效之间的关系
   E. 剂型因素、生物因素与药效之间的关系

3. 生物药剂学研究的广义剂型因素不包括
   A. 药物的化学性质　　B. 药物的物理性状　　C. 药物的剂型及用药方法
   D. 制剂的工艺过程　　E. 种族差异

4. 关于药物通过生物膜转运的错误表述是
   A. 大多数药物通过被动扩散方式透过生物膜
   B. 一些生命必需物质（如 K^+、Na^+ 等），通过被动转运方式透过生物膜
   C. 主动转运可被代谢抑制剂所抑制
   D. 易化扩散的转运速度大大超过被动扩散
   E. 主动转运可出现饱和现象

5. 不是药物通过生物膜的转运机理的是
   A. 主动转运　　　　　B. 促进扩散　　　　　C. 渗透作用
   D. 胞饮作用　　　　　E. 被动扩散

6. 被动扩散的特点是
   A. 逆浓度差进行的消耗能量过程
   B. 消耗能量，不需要载体的高浓度向低浓度侧的移动过程
   C. 需要载体，不消耗能量的高浓度向低浓度侧的移动过程
   D. 不消耗能量，不需要载体的高浓度向低浓度侧的移动过程
   E. 有竞争转运现象的被动扩散过程

7. 关于被动扩散（转运）特点的说法，错误的是
    A. 不需要载体
    B. 不消耗能量
    C. 是从高浓度区域向低浓度区域的转运
    D. 转运速度与膜两侧的浓度差成反比
    E. 无饱和现象
8. 以下哪条不是被动扩散的特征
    A. 不消耗能量
    B. 有部位特异性
    C. 由高浓度区域向低浓度区域转运
    D. 不需借助载体进行转运
    E. 无饱和现象和竞争抑制现象
9. 描述被动扩散过程的理论依据是
    A. Noyes-Whitney 方程   B. Michaelis-Menten 方程   C. Poiseuile 公式
    D. Fick's 定律   E. Stoke's 定律
10. 以下哪条不是主动转运的特征
    A. 消耗能量   B. 不需载体进行转运   C. 由低浓度向高浓度转运
    D. 有饱和状态   E. 可与结构类似的物质发生竞争现象
11. 以下哪条不是促进扩散的特征
    A. 不消耗能量   B. 有结构特异性要求   C. 由高浓度向低浓度转运
    D. 不需载体进行转运   E. 有饱和状态
12. 关于胃排空与胃肠蠕动对药物吸收的影响，错误的说法是
    A. 胃排空加快，药物到达小肠时间缩短，吸收快
    B. 胃蠕动可使食物与药物充分混合，有利于胃中药物的吸收
    C. 小肠的特有运动可促进药物的吸收
    D. 小肠运动的快慢与药物通过小肠的速率无关，不会影响药物的吸收
    E. 食物能够减慢药物的胃排空速率，主要在小肠吸收的药物一般会推迟吸收
13. 能够避免肝脏首过效应的片剂为
    A. 泡腾片   B. 肠溶片   C. 薄膜衣片
    D. 口崩片   E. 可溶片
14. 人体胃液 pH 为 0.9～1.5，下面最易吸收的药物是
    A. 奎宁（弱碱 pKa 8.0）
    B. 卡那霉素（弱碱 pKa 7.2）
    C. 地西泮（弱碱 pKa 3.4）
    D. 苯巴比妥（弱酸 pKa 7.4）
    E. 阿司匹林（弱酸 pKa 3.5）
15. 一般认为在口服剂型中，药物吸收的快慢顺序大致是
    A. 散剂＞水溶液＞混悬液＞胶囊剂＞片剂＞包衣片剂
    B. 包衣片剂＞片剂＞胶囊剂＞散剂＞混悬液＞水溶液
    C. 水溶液＞混悬液＞散剂＞胶囊剂＞片剂＞包衣片剂
    D. 片剂＞胶囊剂＞散剂＞水溶液＞混悬液＞包衣片剂
    E. 水溶液＞混悬液＞散剂＞片剂＞胶囊剂＞包衣片剂

16. 一般多晶型药物中生物利用度由大到小的顺序为
    A. 稳定型＞亚稳定型＞无定型
    B. 稳定型＞无定型＞亚稳定型
    C. 亚稳定型＞稳定型＞无定型
    D. 亚稳定型＞无定型＞稳定型
    E. 无定型＞亚稳定型＞稳定型

17. 大部分口服药物的胃肠道中最主要的吸收部位是
    A. 胃   B. 小肠   C. 直肠
    D. 结肠   E. 直肠

18. 关于胃肠道吸收，下列哪些叙述错误的是
    A. 当食物中含有较多脂肪，有时对溶解度特别小的药物能增加吸收量
    B. 一些通过主动转运吸收的物质，饱腹服用吸收量增加
    C. 一般情况下，弱碱性药物在胃中容易吸收
    D. 当胃排空速率增加时，多数药物吸收加快
    E. 脂溶性非离子型药物容易透过细胞膜

19. 药物剂型对药物胃肠道吸收的影响因素不包括
    A. 药物在胃肠道中的稳定性   B. 粒子大小   C. 多晶型
    D. 解离常数   E. 胃排空速率

20. 影响药物胃肠道吸收的生理因素不包括
    A. 胃肠液成分与性质   B. 胃肠道蠕动   C. 循环系统
    D. 药物在胃肠道中的稳定性   E. 胃排空速率

21. 药物的剂型对药物的吸收有很大影响。下列剂型中，药物吸收最慢的是
    A. 溶液剂   B. 散剂   C. 胶囊剂
    D. 包衣片   E. 混悬液

22. 一次使用剂量一般在1～5 mL，除水溶液外，油溶液、混悬液、乳浊液均可用此法
    A. 肌肉注射   B. 腹腔注射   C. 静脉注射
    D. 皮下注射   E. 皮内注射

23. 用于过敏试验或疾病诊断的是
    A. 静脉注射   B. 肌肉注射   C. 皮内注射
    D. 皮下注射   E. 脊椎注射

24. 下列给药途径中，一次注射量应在0.2 mL以下的是
    A. 静脉注射   B. 脊椎腔注射   C. 肌肉注射
    D. 皮内注射   E. 皮下注射

25. 无吸收过程，直接进入体循环的注射给药方式是
    A. 肌肉注射   B. 皮下注射   C. 关节腔注射
    D. 皮内注射   E. 静脉注射

26. 下列给药途径中，产生效应最快的是
    A. 口服给药   B. 经皮给药   C. 吸入给药
    D. 肌肉注射   E. 皮下注射

27. 药物经皮渗透速率与其理化性质相关。下列药物中，透皮速率相对较大的是
    A. 熔点高的药物   B. 离子型的药物   C. 脂溶性大的药物
    D. 分子极性高的药物   E. 分子体积大的药物关于药物经皮

28. 吸收及其影响因素的说法，错误的是
    A. 药物在皮肤内的蓄积作用有利于皮肤疾病的治疗
    B. 汗液可使角质层水化，从而增加角质层渗透性
    C. 皮肤给药只能发挥局部治疗作用
    D. 真皮上部存在毛细血管系统，药物到达真皮即可很快被吸收
    E. 药物经皮肤附属器的吸收不是经皮吸收的主要途径

29. 某药物对组织亲和力很高，因此该药物
    A. 表观分布容积大   B. 表观分布容积小   C. 半衰期长
    D. 半衰期短   E. 吸收速率常数 Ka 大

30. 药物在血液与组织间的可逆性转运过程是
    A. 吸收   B. 分布   C. 代谢
    D. 排泄   E. 消除

31. 下列有关影响药物分布的因素不正确的是
    A. 体内循环与血管透过性
    B. 药物与血浆蛋白结合的能力
    C. 药物的理化性质
    D. 药物与组织的亲和力
    E. 给药途径和剂型

32. 高血浆蛋白结合率药物的特点是
    A. 吸收快   B. 代谢快   C. 排泄快
    D. 组织内药物浓度高   E. 与高血浆蛋白结合率的药物合用出现毒性反应

33. 药品代谢的主要部位是
    A. 胃   B. 肠   C. 脾
    D. 肝   E. 肾

34. 属于肝药酶抑制剂的药物是
    A. 苯巴比妥   B. 螺内酯   C. 苯妥英钠
    D. 西咪替丁   E. 卡马西平

35. 不属于药物代谢第Ⅰ相生物转化中的化学反应是
    A. 羟基化   B. 还原   C. 硫酸酯化
    D. 水解   E. 氧化

36. 属于药物代谢第Ⅱ相反应的是
    A. 氧化   B. 羟基化   C. 水解
    D. 还原   E. 乙酰化

37. 已知某药按一级动力学消除，口服肝脏首过作用很大，改用肌肉注射后
    A. $t_{1/2}$ 不变，生物利用度增加
    B. $t_{1/2}$ 不变，生物利用度减少
    C. $t_{1/2}$ 增加，生物利用度也增加
    D. $t_{1/2}$ 减少，生物利用度也减少
    E. $t_{1/2}$ 和生物利用度皆不变

38. 随胆汁排出的药物或其代谢物，在肠道运转期间重吸收而返回门静脉的现象是
    A. 零级代谢   B. 首过效应   C. 肠肝循环
    D. 肾小管重吸收   E. 被动扩散

B型题（配伍选择题，备选答案在前，试题在后，每题若干组。每组均对应同一组备选答案）

[1~2]

吸收是药物从给药部位进入体循环的过程。除起局部治疗作用的药物外，吸收是药物发挥治疗作用的先决条件。

1. 生物药剂学中影响药物体内过程的生物因素不包括
   A. 种族差异　　　　　　B. 性别差异　　　　　　C. 年龄差异
   D. 用药方法　　　　　　E. 遗传因素

2. 生物药剂学研究的广义的剂型因素不包括
   A. 药物的化学性质　　　B. 药物物理性状　　　　C. 药物的剂型及用药方法
   D. 制剂的工艺过程　　　E. 种族差异

[3~6]

   A. 药物由高浓度区向低浓度区扩散
   B. 需要能量
   C. 借助于载体使非脂溶性药物由高浓度区向低浓度区扩散
   D. 小于膜孔的药物分子通过膜孔进入细胞膜
   E. 黏附于细胞膜上的某些药物随着细胞膜向内凹陷而进入细胞内

3. 易化扩散是
4. 胞饮作用是
5. 被动扩散是
6. 主动转运是

[7~9]

   A. 滤过　　　　　　　　B. 简单扩散　　　　　　C. 易化扩散
   D. 主动转运　　　　　　E. 膜动转运

7. 借助载体，由膜的高浓度一侧向低浓度一侧转运，不消耗能量的药物转运方式是

8. 扩散速度取决于膜两侧药物的浓度梯度、药物的脂水分配系数及药物在膜内的扩散速度的转运方式是

9. 借助载体或酶促系统，消耗机体能量，从膜的低浓度一侧向高浓度一侧转运的方式是

[10~12]

   A. 主动转运　　　　　　B. 简单扩散　　　　　　C. 易化扩散
   D. 膜动转运　　　　　　E. 滤过

10. 药物借助载体或酶促系统，消耗机体能量，从膜的低浓度向高浓度一侧转运的药物转运方式是

11. 在细胞膜载体的帮助下，由膜的高浓度一侧向低浓度一侧转运，不消耗能量的药物转运方式是

12. 药物扩散速度取决于膜两侧药物的浓度梯度、药物的脂水分配系数及药物在膜内扩散速度的药物转运方式是

[13~16]

   A. 被动扩散　　　　　　B. 主动转运　　　　　　C. 促进扩散
   D. 胞饮　　　　　　　　E. 吸收

13. 大多数药物的吸收方式是
14. 有载体的参加，有饱和现象，消耗能量的是
15. 有载体的参加，有饱和现象，不消耗能量的是
16. 细胞膜可以主动变形而将某些物质摄入细胞内

[17～20]
A. 口服给药 B. 肺部吸入给药 C. 经皮全身给药
D. 静脉注射给药 E. 鼻腔给药有首过效应

17. 有首过效应
18. 没有吸收过程
19. 控制释药
20. 某些药物吸收程度和速度有时可与静脉注射相当

[21～22]
A. 皮内注射 B. 皮下注射 C. 肌肉注射
D. 静脉注射 E. 静脉滴注

21. 青霉素过敏性试验的给药途径是
22. 短效胰岛素的常用给药途径是

[23～24]
A. 直肠给药 B. 舌下给药 C. 呼吸道给药
D. 经皮给药 E. 口服给药

23. 可发挥局部或全身作用，又可部分减少首过效应的给药途径是
24. 气体、易挥发药物或气雾剂的适宜给药途径是

[25～26]
A. 药物的吸收 B. 药物的分布 C. 药物的代谢
D. 药物的排泄 E. 药物的消除

25. 药物从给药部位进入体循环的过程是
26. 药物从体内向组织转运的过程是

[27～28]
A. 作用增强 B. 作用减弱 C. $t_{1/2}$延长，作用增强
D. $t_{1/2}$缩短，作用减弱 E. 游离药物浓度下降

27. 肝功能不全时，使用经肝脏代谢或活性的药物（如可的松），可出现
28. 营养不良时，患者血浆蛋白含量减少，使用蛋白结合律高的药物，可出现

[29～30]
A. 渗透效率 B. 溶解速率 C. 胃排空速度
D. 解离度 E. 酸碱度

生物药剂学分类系统，根据药物溶解性和肠壁渗透性的不同组合将药物分为四类.
29. 阿替洛尔属于第Ⅲ类，是高水溶性、低渗透性的水溶性分子药物，其体内吸收取决于
30. 卡马西平属于第Ⅱ类，是低水溶性、高渗透性的亲脂性分子药物，其体内吸收取决于

[31～33]
A. 解离多，重吸收少，排泄快
B. 解离少，重吸收多，排泄慢
C. 解离多，重吸收少，排泄慢
D. 解离少，重吸收多，排泄快
E. 解离多，重吸收多，排泄快

31. 肾小管中，弱酸在酸性尿液中是
32. 肾小管中，弱酸在碱性尿液中是
33. 肾小管中，弱碱在酸性尿液中是

C 型题（综合分析选择题。每题的备选答案中只有一个最佳答案）

[1～3]

药物吸收是药物从给药部位向循环系统转运的过程，也是一个跨膜转运的过程，其吸收机制和途径因药而异。

1. 口服药物吸收的主要场所是
   A. 胃　　　　　　　　　B. 小肠　　　　　　　　C. 结肠
   D. 盲肠　　　　　　　　E. 直肠

2. 大多数药物的吸收机制是
   A. 主动转运　　　　　　B. 促进扩散　　　　　　C. 吞噬
   D. 被动扩散　　　　　　E. 胞饮

3. 在生物药剂学分类系统中，易于制成口服制剂的是
   A. Ⅰ型药物　　　　　　B. Ⅱ型药物　　　　　　C. Ⅲ型药物
   D. Ⅳ型药物　　　　　　E. Ⅴ型药物

[4～6]

药物经吸收进入体内后，在体内进行分布、代谢和排泄。其吸收、排泄的方式和途径因药物因素而有不同。

4. O/W 型基质软膏用于分泌物较多的皮肤病时，软膏所吸收的分泌物重新进入皮肤，使炎症恶化的现象是
   A. 肠肝循环　　　　　　B. 反向吸收　　　　　　C. 清除率
   D. 膜动转运　　　　　　E. 平均滞留时间

5. 随胆汁排泄的药物或其代谢产物，在小肠中转运期间又会被重新吸收返回门静脉的现象是
   A. 肠肝循环　　　　　　B. 反向吸收　　　　　　C. 清除率
   D. 膜动转运　　　　　　E. 平均滞留时间

6. 通过细胞膜的主动变形将药物摄入细胞内或从细胞内释放到细胞外的过程是
   A. 肠肝循环　　　　　　B. 反向吸收　　　　　　C. 清除率
   D. 膜动转运　　　　　　E. 平均滞留时间

X 型题（多项选择题。每题的备选答案中有 2 个或 2 个以上正确答案。少选或多选均不得分）

1. 生物药剂学研究的目的是
   A. 通过化学结构改造提高药效
   B. 合理设计剂型、处方和生产工艺
   C. 为临床给药方案设计和合理用药提供科学依据
   D. 保证用药的安全性与有效性
   E. 正确评价和改进药剂质量

2. 属于生物药剂学中的生物因素有
   A. 种族与性别　　　　　B. 药物的理化特性　　　C. 遗传差异
   D. 年龄差异　　　　　　E. 生理与病理条件

3. 在生物药剂学中所讨论的剂型因素包括
   A. 药物的理化性质　　　B. 制剂工艺及操作条件　C. 处方中各种辅料的性质
   D. 胃排空速率　　　　　E. 具体的剂型（如片剂）

4. 下列叙述错误的是
   A. 生物药剂学是研究药物吸收、分布、代谢与排泄的过程及其与药效之间关系的科学
   B. 大多数药物通过这种方式透过生物膜，即高浓度向低浓度区域转运的过程称促进扩散

C. 主动转运是一些生命必需的物质和有机酸、碱等弱电解质的离子型化合物等，借助载体或酶促系统从低浓度区域向高浓度区域转运的过程

D. 被动扩散是一些物质在细胞膜载体的帮助下，由高浓度向低浓度区域转运的过程

E. 细胞膜可以主动变形而将某些物质摄入细胞内或从细胞内释放到细胞外，称为胞饮

5. 药物通过生物膜的转运机理有

　　A. 主动转运　　　　　　　B. 易化扩散　　　　　　　C. 吞噬作用

　　D. 胞饮作用　　　　　　　E. 被动扩散

6. 以下哪几条是被动扩散的特征

　　A. 不消耗能量

　　B. 有部位特异性

　　C. 由高浓度区域向低浓度区域转运

　　D. 需借助载体进行转运

　　E. 无饱和现象和竞争抑制现象

7. 主动扩散具有的特征是

　　A. 借助载体进行转运　　　B. 不消耗能量　　　　　　C. 有饱和状态

　　D. 有结构和部位专属性　　E. 由高浓度向低浓度转运

8. 以下哪几条是主动转运的特征

　　A. 消耗能量

　　B. 可与结构类似的物质发生竞争现象

　　C. 由高浓度向低浓度转运

　　D. 不需载体进行转运

　　E. 有饱和状态

9. 核黄素属于主动转运而吸收的药物，因此应该

　　A. 饭后服用　　　　　　　B. 饭前服用　　　　　　　C. 大剂量一次性服用

　　D. 小剂量分次服用　　　　E. 有肠肝循环现象

10. 药物的物理化学因素和患者的生理因素均影响药物吸收，属于影响药物吸收的物理化学因素有

　　A. 溶出速度　　　　　　　B. 脂溶性　　　　　　　　C. 胃排空率

　　D. 在胃肠道中的稳定性　　E. 解离度

11. 药物理化性质对药物胃肠道吸收的影响因素是

　　A. 溶出速率　　　　　　　B. 粒度　　　　　　　　　C. 多晶型

　　D. 解离常数　　　　　　　E. 消除速率常数

12. 影响胃排空速率的因素是

　　A. 空腹与饱腹　　　　　　B. 药物因素　　　　　　　C. 食物的组成和性质

　　D. 药物的多晶型　　　　　E. 药物的油水分配系数

13. 关于胃肠道吸收，下列哪些叙述是正确的

　　A. 大多数脂溶性药物以被动扩散为主要转运方式吸收

　　B. 一些生命必需的物质如氨基酸等的吸收通过主动转运来完成

　　C. 一般情况下，弱碱性药物在胃中容易吸收

　　D. 当胃空速率增加时，多数药物吸收加快

　　E. 脂溶性离子型药物容易透过细胞膜

14. 影响药物胃肠道吸收的生理因素有

　　A. 药物的给药途径　　　　B. 胃肠道蠕动　　　　　　C. 循环系统

D. 药物在胃肠道中的稳定性　　E. 胃排空速率

15. 下列有关生物利用度的描述，正确的是
    A. 饭后服用维生素 B_2 将使生物利用度提高
    B. 无定形药物的生物利用度大于稳定型的生物利用度
    C. 药物微粉化后都能增加生物利用度
    D. 药物脂溶性越大，生物利用度越差
    E. 药物水溶性越大，生物利用度越好

16. 下列有关药物表观分布容积的叙述中，叙述正确的是
    A. 表观分布容积大，表明药物在血浆中浓度小
    B. 表观分布容积表明药物在体内分布的实际容积
    C. 表观分布容积有可能超过体液量
    D. 表观分布容积的单位是升或升/千克
    E. 表观分布容积具有生理学意义

17. 可避免肝脏首过效应的是
    A. 舌下给药　　　　　B. 口服肠溶片　　　　C. 静脉滴注给药
    D. 栓剂直肠给药　　　E. 鼻黏膜给药下列剂型

18. 给药可以避免"首过效应"的有
    A. 注射剂　　　　　　B. 吸入粉雾剂　　　　C. 口服溶液
    D. 舌下片　　　　　　E. 肠溶片

19. 可减少或避免肝脏首过效应的给药途径或剂型是
    A. 舌下片给药　　　　B. 口服胶囊　　　　　C. 栓剂
    D. 静脉注射　　　　　E. 透皮吸收给药

20. 影响药物透皮吸收的因素有
    A. 药物的分子量　　　B. 基质的特性与亲和力　C. 药物的颜色
    D. 透皮吸收促进剂　　E. 皮肤的渗透性

21. 属于第Ⅱ相生物转化的反应有
    A. 对乙酰氨基酚和葡萄糖醛酸的结合反应
    B. 沙丁胺醇和硫酸的结合反应
    C. 白消安和谷胱甘肽的结合反应
    D. 对氨基水杨酸的乙酰化结合反应
    E. 肾上腺素的甲基化结合反应

22. 关于代谢的描述哪些是正确的
    A. 与葡萄糖醛酸的结合是Ⅱ相代谢反应
    B. 形成硫酸酯是Ⅰ相代谢反应
    C. 所有Ⅱ相代谢反应均能增加化合物的水溶性
    D. 与谷胱甘肽结合是Ⅱ相代谢反应
    E. 甲基化是Ⅱ相代谢反应

第二节 药物动力学

A 型题（最佳选择题，每题的备选答案中只有一个最佳答案）

1. 关于房室模型的概念不正确的是
   A. 房室模型理论是通过建立一个数学模型来模拟机体
   B. 单室模型是指药物进入体内后能迅速在血液与各组织脏器之间达到动态平衡
   C. 房室模型中的房室数一般不宜多于 3 个
   D. 房室概念具有生理学和解剖学的意义
   E. 房室模型中的房室划分是依据药物在体内各组织或器官的转运速率而确定的

2. 下列有关药物表观分布容积的叙述中，叙述正确的是
   A. 表观分布容积大，表明药物在血浆中的浓度小
   B. 表观分布容积表示药物在体内分布的实际容积
   C. 表观分布容积不可能超过体液量
   D. 表观分布容积的单位是升 / 小时
   E. 表观分布容积具有生理学意义

3. 最常用的药物动力学模型是
   A. 生理药物动力学模型   B. 非线性药物动力学模型   C. 统计矩模型
   D. 隔室模型   E. 药动 – 药效链式模型

4. 关于清除率的概念，错误的叙述是
   A. 清除率是指机体或机体的某一部位在单位时间内清除掉的含药血浆体积
   B. 清除率的表达式是 $Cl=(-dX/dt)/C = kX/C$
   C. 清除率的表达式是 $Cl=kV$
   D. 清除率包括了速度与容积两个要素，在研究生理模型时是不可缺少的参数
   E. 清除率没有明确的生理学意义

5. 关于表观分布容积正确的描述是
   A. 体内含药物的真实容积
   B. 体内药量与血药浓度的比值
   C. 有生理学意义
   D. 个体血容量
   E. 给药剂量与 t 时间血药浓度的比值

6. 静脉注射某药 60 mg，若初始血药浓度为 15 μg/mL，其表观分布容积 V 为
   A. 20 L   B. 4 mL   C. 30 L
   D. 4 L   E. 15 L

7. 关于生物半衰期的叙述，错误的是
   A. 肾功能、肝功能低下者，药物生物半衰期延长
   B. 体内药量或血药浓度下降一半所需要的时间
   C. 正常人的生物半衰期基本相似
   D. 药物的生物半衰期可以衡量药物消除速度的快慢
   E. 具有相似药理作用或结构类似的药物，其生物半衰期相差不大

8. 关于生物半衰期的叙述正确的是

A. 随血药浓度的下降而缩短

B. 随血药浓度的下降而延长

C. 正常人对某一药物的生物半衰期基本相似

D. 与病理状况无关

E. 生物半衰期与药物消除速度成正比

9. 单室模型药物恒速静脉滴注给药，达稳态血药浓度 75% 所需要的滴注给药时间是

A. 1 个半衰期   B. 2 个半衰期   C. 3 个半衰期

D. 4 个半衰期   E. 5 个半衰期

10. 测得利多卡因的生物半衰期为 3.0 h，则它的消除速率常数为

A. $1.5\ h^{-1}$ B. $1.0\ h^{-1}$ C. $0.46\ h^{-1}$

D. $0.23\ h^{-1}$ E. $0.15\ h^{-1}$

11. 某药在体内属于一级速度消除过程，其消除速度常数 $k=0.095\ h^{-1}$，则该药半衰期为

A. 8.0 h   B. 7.3 h   C. 5.5 h

D. 4.0 h   E. 3.7 h

12. 关于线性药物动力学的说法，错误的是

A. 单室模型静脉注射给药，lg$C$ 对 t 做图，得到直线的斜率为负值

B. 单室模型静脉滴注给药，在滴注开始时可以静注一个负荷剂量，使血药浓度迅速达到或接近稳态浓度

C. 单室模型口服给药，在血药浓度达峰瞬间，吸收速度等于消除速度

D. 多剂量给药，血药浓度波动与药物半衰期、给药间隔时间有关

E. 多剂量给药，相同给药间隔下，半衰期短的药物容易蓄积

13. 关于单室静脉滴注给药的错误表述是

A. k_0 是零级滴注速度

B. 稳态血药浓度 C_{ss} 与滴注速度 k_0 成正比

C. 稳态时体内药量或血药浓度恒定不变

D. 欲滴注达稳态浓度的 99%，需滴注 3.32 个半衰期

E. 静滴前同时静注一个 k_0/k 的负荷剂量，可使血药浓度一开始就达稳态

14. 欲使血药浓度迅速达到稳态，可采取的给药方式是

A. 单次静脉注射给药   B. 单次口服给药   C. 多次静脉注射给药

D. 多次口服给药   E. 首先静脉注射一个负荷剂量，然后恒速静脉滴注

15. 单室模型，单剂量口服给药后的血药浓度变化规律

A. $X = X_0 \cdot e^{-kt} + \dfrac{k_0}{k}(1-e^{-kt})$

B. $X = X_0 \cdot e^{-kt}$

C. $X = C_{ss} \cdot V$

D. $\lg C = -\dfrac{kt}{2.303} + \lg \dfrac{k_a F X_0}{V(k_a - k)}$

E. $X_c = -\dfrac{X_0(\alpha + k_{21})}{\alpha - \beta} e^{-\alpha t} + \dfrac{X_0(k_{21} - \beta)}{\alpha - \beta} e^{-\beta t}$

16. 静脉注射某模型药物，每 10 小时给药 1 次，已知该药 $V=10$ L，$X_0=500$ mg，$k=0.1\ h^{-1}$，其平均稳态血药浓度是

A. 5 mg/L   B. 50 mg/L   C. 500 mg/L

D. 5000 mg/L　　　　　　　　　E. 50000 mg/L

17. 双室模型药物血药常浓度与时间的关系式中消除速度常数是
   A. K_{10}　　　　B. α　　　　C. β
   D. R　　　　　　E. T_{tag}

18. 表示波动度的是
   A. $t_{\max} = \dfrac{2.303}{k_a - k} \cdot \lg \dfrac{k_a}{k}$
   B. $r = \dfrac{1 - e^{-nk_i\tau}}{1 - e^{-k_i t}}$
   C. $DF = \dfrac{C_{\max} - C_{\min}}{\overline{C}} \times 100\%$
   D. $C_{\max} = \dfrac{FX_0}{V} e^{-kt_{\max}}$
   E. $AIC = N \cdot \ln R_e + 2P$

19. 表示平均稳态血药浓度的是
   A. k_0　　　　B. $C_{ss} = \dfrac{k_0}{kV}$　　　　C. $X_u^\infty = \dfrac{k_e X_0}{k}$
   D. $\overline{C_{ss}} = \dfrac{\int_0^t C_{ss} dt}{\tau}$　　　　E. $f_{ss} = 1 - e^{-kt}$

20. 单室模型，多剂量静脉注射给药后的稳态最大血药浓度公式是
   A. $(C_\infty)_{\max} = \dfrac{X_0}{V}\left(\dfrac{1}{1 - e^{-k\tau}}\right)$
   B. $(C_\infty)_{\min} = \dfrac{X_0}{V}\left(\dfrac{1}{1 - e^{-k\tau}}\right) \cdot e^{-k\tau}$
   C. $\lg(X_u^\infty - X_u) = \lg \dfrac{k_e X_0}{k} - \dfrac{kt}{2.303}$
   D. $\lg \dfrac{\Delta X_u}{\Delta t} = \lg k_e X_0 - \dfrac{kt}{2.303}$
   E. $-\dfrac{dC}{dt} = \dfrac{V_m \cdot C}{k_m + C}$

21. 关于非线性药物动力学特点的说法，正确的是
   A. 消除呈现一级动力学特征
   B. AUC 与剂量成正比
   C. 剂量增加，消除半衰期延长
   D. 平均稳态血药浓度与剂量成正比
   E. 剂量增加，消除速率常数恒定不变

22. Michaelis–Menten 方程式为
   A. $-\dfrac{dC}{dt} = \dfrac{V_m \cdot C}{k_m + C}$　　　　B. $r = \dfrac{1 - e^{-nk_i\tau}}{1 - e^{-k_i t}}$　　　　C. $C_{ss} = \dfrac{k_0}{kV}$
   D. $C_n = \dfrac{X_0(1 - e^{-nk\tau})}{V(1 - e^{-k\tau})} \cdot e^{-kt}$　　　　E. $\lg \dfrac{\Delta X_u}{\Delta t} = \lg k_e X_0 - \dfrac{kt}{2.303}$

23. 不同企业生产的同一种药物的不同制剂，处方和生产工艺可能不同，评价不同制剂间的吸收速度

和程度是否一致,可采取的评价方式是
A. 生物等效性试验　　　　B. 微生物限度检查法　　　　C. 血浆蛋白结合率测定法
D. 平均停留时间比较法　　E. 稳定性试验

24. 以静脉注射为标准参比制剂求得的生物利用度是
A. 绝对生物利用度　　　　B. 相对生物利用度　　　　C. 静脉生物利用度
D. 生物利用度　　　　　　E. 参比生物利用度

25. 人体生物利用度测定中采集血样的时间至少应为
A. 1～2个 $t_{1/2}$　　　　B. 3～5个 $t_{1/2}$　　　　C. 5～7个 $t_{1/2}$
D. 7～9个 $t_{1/2}$　　　　E. 10个 $t_{1/2}$

26. 下列有关生物利用度的描述,正确的是
A. 饭后服用维生素 B_2 将使生物利用度降低
B. 无定形药物的生物利用度大于稳定型的生物利用度
C. 药物微粉化后都能增加生物利用度
D. 药物脂溶性越大,生物利用度越差
E. 药物水溶性越大,生物利用度越好

27. 头孢克洛生物半衰期约为 1 h,口服头孢克洛胶囊后,其在体内基本清除干净(99%)的时间约是
A. 7 h　　　　　　　　　B. 2 h　　　　　　　　　C. 3 h
D. 14 h　　　　　　　　E. 28 h

B 型题(配伍选择题,备选答案在前,试题在后,每题若干组。每组均对应同一组备选答案)

[1～4]
A. Cl　　　　　　　　　B. $t_{1/2}$　　　　　　　　C. β
D. V　　　　　　　　　E. AUC

1. 生物半衰期
2. 曲线下的面积
3. 表观分布容积
4. 清除率

[5～8]
A. 肠肝循环　　　　　　B. 生物利用度　　　　　　C. 生物半衰期
D. 表观分布容积　　　　E. 单室模型

5. 药物在体内消除一半的时间是
6. 药物在体内各组织器官中迅速分布并迅速达到动态分布平衡是
7. 药物随胆汁进入小肠后被小肠重新吸收的现象是
8. 体内药量 X 与血药浓度 C 的比值是

[9～12]
A. $Cl=kV$　　　　　　　B. $t_{1/2}=0.693/k$　　　　C. MRT
D. $V=X_0/C_0$　　　　　E. AUC

9. 生物半期
10. 曲线下的面积
11. 表观分布容积
12. 清除率

[13～14]
A. 清除率　　　　　　　B. 速率常数　　　　　　　C. 生物半衰期

D. 绝对生物利用度　　　　E. 相对生物利用度

13. 同一药物相同剂量的试验制剂 AUC 与参比制剂 AUC 的比值称为
14. 单位用"体积/时间"表示的药动学参数是

[15～16]

A. 药物消除速率常数　　　B. 药物消除半衰期　　　C. 药物在体内的达峰时间
D. 药物在体内的峰浓度　　E. 药物在体内的平均滞留时间

15. $C_{\max}$ 是指
16. MRT 是指

[17～19]

A. 0.2303　　　　B. 0.3465　　　　C. 2.0
D. 3.072　　　　　E. 8.42

给某患者静脉注射一单室模型药物，剂量为 100.0 mg，测得不同时刻血药浓度的数据如下表。已知外推出浓度为 11.88 μg/mL。

t（h）	1.0	2.0	3.0	4.0	5.0	6.0
C（μg/mL）	8.40	5.94	4.20	2.97	2.10	1.48

17. 该药物的半衰期（单位 h）是
18. 该药物的消除速率常数（单位 h^{-1}）是
19. 该药物的表现分布容积（单位 L）是

[20～22]

A. 清除率　　　　　　　B. 表观分布容积　　　　C. 双室模型
D. 单室模型　　　　　　E. 多室模型

20. 反映肾功能的一个指标的是
21. 具有明确的生理学意义的是
22. 反映药物消除的快慢的是

[23～26]

A. $F = \dfrac{(AUC_{0\to\infty})_{po}}{(AUC_{0\to\infty})_{iv}}$

B. $C = \dfrac{k_a F X_0}{V(k_a - k)} \cdot (e^{-kt} - e^{-k_a t})$

C. $C = \dfrac{k_0}{KV} \cdot (1 - e^{-kt})$

D. $C = C_0 \cdot e^{-kt}$

E. $C_n = C_0 \cdot \dfrac{1 - e^{-nk\tau}}{1 - e^{-k\tau}} \cdot e^{-kt}$

23. 表示单室模型，单剂量静脉滴注给药后的血药浓度变化规律的是
24. 表示单室模型，单剂量口服给药后的血药浓度变化规律的是
25. 表示单室模型，多剂量静脉注射给药后的血药浓度变化规律的是
26. 表示某口服制剂的绝对生物利用度的是

[27～28]

A. $C = \dfrac{k_0}{KV} \cdot (1-e^{-kt})$

B. $\lg C' = -\dfrac{k}{2.303} \cdot t' + \lg \dfrac{k_0}{Vk}$

C. $\lg C' = -\dfrac{k}{2.303} \cdot t' + \lg \dfrac{k_0(1-e^{-kt})}{Vk}$

D. $\lg C' = -\dfrac{k}{2.303} \cdot t' + \lg C$

E. $\lg X = -\dfrac{k}{2.303} \cdot t + \lg X_0$

27. 单室模型静脉滴注给药的血药浓度随时间变化的关系式是
28. 单室模型静脉注射给药的体内药量随时间变化的关系式是

[29～31]

A. $MRT = \dfrac{AUMC}{AUC}$ B. $C_{ss} = \dfrac{k_0}{kV}$ C. $f_{ss} = 1 - e^{-kt}$

D. $C = \dfrac{k_0}{KV} \cdot (1-e^{-kt})$ E. $\dfrac{dX_u}{dt} = k_e X_0 e^{-kt}$

29. 单室模型静脉滴注给药过程中，血药浓度与时间的计算公式是
30. 单室模型静脉滴注给药过程中，稳态血药浓度的计算公式是
31. 药物在体内的平均滞留时间的计算公式是

[32～35]

A. 单室单剂量血管外给药 C-t 关系式
B. 单室单剂量静脉滴注给药 C-t 关系式
C. 单室单剂量静脉注射给药 C-t 关系式
D. 单室多剂量静脉注射给药 C-t 关系式
E. 多剂量函数

32. $C = C_0 e^{-kt}$

33. $C = \dfrac{k_a F X_0}{V(k_a - k)} \cdot (e^{-kt} - e^{-k_a t})$

34. $r = \dfrac{1 - e^{-nk_i \tau}}{1 - e^{-k_i t}}$

35. $C = \dfrac{k_0}{KV} \cdot (1 - e^{-kt})$

[36～37]

A. $C_n = \dfrac{X_0(1-e^{-nk\tau})}{V(1-e^{-k\tau})} \cdot e^{-kt}$

B. $C_n = \dfrac{k_a F X_0}{V(k_a - k)}\left(\dfrac{1-e^{-nk\tau}}{1-e^{-k\tau}} \cdot e^{-kt} - \dfrac{1-e^{-nk\tau}}{1-e^{-k\tau}} e^{-k_a \tau}\right)$

C. $r = \dfrac{1-e^{-nk_i \tau}}{1-e^{-k_i t}}$

D. $C_n = A\left(\dfrac{1-e^{-n\alpha\tau}}{1-e^{-\alpha\tau}}\right) \cdot e^{-\alpha t} - B\left(\dfrac{1-e^{-n\beta\tau}}{1-e^{-\beta\tau}}\right) \cdot e^{-\beta t}$

E. $R=\dfrac{1}{1-e^{-k\tau}}$

36. 单室模型重复静脉注射给药的蓄积系数是
37. 单室模型血管外重复给药，血药浓度与时间的关系式是

[38～41]

 A. 血药浓度变化率   B. 蓄积系数   C. 多剂量函数
 D. MRT   E. TDM

38. 稳态最小血药浓度与第一次给药后的最小血药浓度的比值是
39. 表示血药浓度的波动程度的是
40. 一阶矩是
41. 治疗药物监测是

[42～45]

 A. 波动度   B. 相对生物利用度   C. 绝对生物利用度
 D. 脆碎度   E. 絮凝度

42. 评价非包衣片在运输过程中，互相碰撞、摩擦损失情况的限量指标是
43. 评价混悬剂质量的参数是
44. 缓（控）释制剂重复多次给药后，峰浓度和谷浓度之差与平均稳态血药浓度的比值称为
45. 血管外给药的 AUC 与静脉注射给药的 AUC 的比值称为

C 型题（综合分析选择题，每题的备选答案中只有一个最佳答案）

[1～3]

注射用美洛西林/舒巴坦，规格 1.25 g（美洛西林 1.0 g，舒巴坦 0.25 g）。成人静脉注射，符合单室模型。美洛西林表观分布容积 V=0.5 L/Kg。

1. 体重 60 kg 的患者用此药进行呼吸系统感染治疗，希望美洛西林/舒巴坦可达到 0.05 g/L，需给美洛西林/舒巴坦的负荷剂量为
 A. 1.25 g（1 瓶）   B. 2.5 g（2 瓶）   C. 3.75 g（3 瓶）
 D. 5.0 g（4 瓶）   E. 6.25 g（5 瓶）

2. 关于复方制剂美洛西林钠/舒巴坦的说法，正确的是
 A. 美洛西林为"自杀性"β 内酰胺酶抑制剂
 B. 舒巴坦是氨苄西林经改造而来，抗菌作用强
 C. 舒巴坦可增强美洛西林对 β 内酰胺酶的稳定性
 D. 美洛西林具有甲氧肟基，对 β 内酰胺酶具有高稳定作用
 E. 舒巴坦属于碳青霉烯类抗生素

3. 注射用美洛西林钠/舒巴坦的质量要求不包括
 A. 无异物   B. 无菌   C. 无热原、细菌内毒素
 D. 粉末细度与结晶度适宜   E. 等渗或略偏高渗

[4～5]

为达到安全有效的治疗目的，根据患者的具体情况和药物的药效学与药动学特点而拟定的药物治疗计划称给药方案。

4. 给药方案不包括
 A. 剂量   B. 给药间隔时间   C. 给药方法
 D. 疗程   E. 疾病诊断

5. 不属于影响给药方案的因素是

A. 药物的药理活性　　　　B. 药物的药动学特性　　　　C. 药物的色泽
D. 患者的年龄　　　　　　E. 患者的病理状况

X 型题（多项选择题。每题的备选答案中有 2 个或 2 个以上正确答案。少选或多选均不得分）

1. 关于隔室模型的概念正确的有
   A. 同一药物在不同研究中可能采用不同的房室模型
   B. 一室模型是指药物在机体内迅速分布，成为动态平衡的均一体
   C. 是最常用的动力学模型
   D. 一室模型中药物在各个器官和组织中的浓度均相等
   E. 隔室概念比较抽象，有生理学和解剖学的直观性

2. 关于双室模型正确的叙述有
   A. 双室模型是将机体看成药物分布速率不同的两个单元组成的体系
   B. 中央室是由血液和血流非常丰富的组织、器官组成
   C. 周边室是由血液供应不丰富的组织、器官组成
   D. 药物在中央室和周边室之间不存在交换与分配
   E. 血液中的药物向周边室分布慢

3. 生物半衰期是指
   A. 药物吸收一半所需的时间
   B. 药效下降一半所需的时间
   C. 血药浓度下降一半所需的时间
   D. 体内药量减少一半所需的时间
   E. 药物与血浆蛋白结合一半所需的时间

4. 下列有关药物表观分布容积的叙述中，叙述正确的是
   A. 表观分布容积大，表明药物在血浆中浓度小
   B. 表观分布容积表明药物在体内分布的实际容积
   C. 表观分布容积有可能超过体液量
   D. 表观分布容积的单位是升或升/千克
   E. 表观分布容积具有明确的生理学意义

5. 关于药物动力学中用"速度法"从尿排泄数据求算药物动力学的有关参数的正确描述是
   A. 至少有一部分药物从肾排泄而消除
   B. 须采用中间时间 t 中来计算
   C. 必须收集全部尿量（7 个半衰期，不得有损失）
   D. 误差因素比较敏感，试验数据波动大
   E. 所需时间比"亏量法"短

6. 影响达峰时间 t_{max} 的药物动力学参数有
   A. k　　　　　　　　　　B. V　　　　　　　　　　C. X_0
   D. F　　　　　　　　　　E. K_a

7. 非线性动力学中两个最基本的参数是
   A. K　　　　　　　　　　B. V　　　　　　　　　　C. Cl
   D. K_m　　　　　　　　　E. V_m

8. 关于生物利用度的测定方法，叙述正确的有
   A. 采用双周期随机交叉试验设计
   B. 洗净期为药物的 3～5 个半衰期

C. 整个采样时间至少 7 个半衰期

D. 多剂量给药计划要连续测定 3 天的峰浓度

E. 所用剂量不得超过临床最大剂量

9. 用于表达生物利用度的参数有

   A. AUC B. Cl C. t_{max}

   D. k E. C_{max}

10. 给药方案个体化方法有

    A. 比例法   B. 拟合度法   C. 一点法

    D. 重复一点法   E. 亏量法

11. 给药方案设计的一般原则应包括

    A. 安全范围广的药物不需要严格的给药方案

    B. 对于治疗指数小的药物，需要制定个体化给药方案

    C. 对于表现出非线性动力学特征的药物，需要制定个体化给药方案

    D. 给药方案设计和调整，常需要进行血药浓度监测

    E. 给药方案设计和调整，需要在临床治疗以前进行

第八章 药物对机体的作用

A 型题（最佳选择题，每题的备选答案中只有一个最佳答案）

1. 去甲肾上腺素与血管平滑肌细胞的 α 受体结合属于
   A. 药物作用
   B. 药物效应
   C. 对因治疗
   D. 对症治疗
   E. 副作用

2. 去甲肾上腺素引起的血管收缩、血压上升属于
   A. 药物作用
   B. 药物效应
   C. 抑制作用
   D. 选择性
   E. 副作用

3. 关于药物作用的选择性特点的描述，正确的是
   A. 药物作用的选择性特点有高低之分
   B. 药物对受体作用的特异性与药理效应的选择性一定是平行的
   C. 效应广泛的药物一般副作用较少
   D. 选择性一般是相对的，与药物剂量无关
   E. 临床用药一般应尽可能选用选择性低的药物

4. 属于对因治疗的药物作用方式是
   A. 胰岛素降低糖尿病患者的血糖
   B. 阿司匹林治疗感冒引起的发热
   C. 硝苯地平降低高血压患者的血压
   D. 硝酸甘油缓解心绞痛的发作
   E. 青霉素治疗脑膜炎奈瑟菌引起的流行性脑脊髓膜炎

5. 以下属于质反应的药理效应指标有
   A. 体重千克数
   B. 心率次数
   C. 尿量毫升数
   D. 死亡状况
   E. 血压千帕数

6. 下列属于量反应的药理效应指标有
   A. 尿量
   B. 惊厥与否
   C. 睡眠与否
   D. 存活与死亡
   E. 全与无

7. 下列关于药物剂量与效应关系的叙述，错误的有
   A. 以药理效应强度为纵坐标，药物剂量或浓度为横坐标作图，得到直方双曲线
   B. 将药物浓度或剂量用对数值作图，则呈现典型的 S 形量－效曲线
   C. 量－效曲线的斜率小，表示药量微小的变化即可引起效应的明显变化
   D. 质反应用累加阳性率与对数剂量（浓度）做 S 形量－效曲线
   E. 最小有效量指引起药理效应的最小药量，也称阈剂量

8. 阈剂量指的是
   A. 最小有效量
   B. 效能
   C. 效价强度
   D. 半数有效量
   E. 半数致死量

9. 效能指的是

A. 阈剂量　　　　　　　　B. 最大效应　　　　　　　C. 效价强度
D. 半数有效量　　　　　　E. 半数致死量

10. 能反映药物内在活性的是

A. 效价　　　　　　　　　B. 阈剂量　　　　　　　　C. 效能
D. 半数有效量　　　　　　E. 半数致死量

11. 药物的效价强度是指

A. 引起等效反应的相对剂量或浓度

B. 引起 50% 动物阳性反应的剂量

C. 引起药理效应的最小剂量

D. 治疗量的最大极限

E. 药物的最大效应

12. 治疗指数指的是

A. LD_{50} 与 ED_{50} 的比值　　B. ED_{50} 与 LD_{50} 的比值　　C. LD_5 与 ED_{95} 的比值
D. ED_{95} 与 LD_5 的比值　　　E. ED_{95} 和 LD_5 之间的距离

13. 环戊噻嗪、氢氯噻嗪、呋塞米、氯噻嗪的效价强度和效能见下图，对这 4 种利尿剂的效价强度和效能说法正确的是

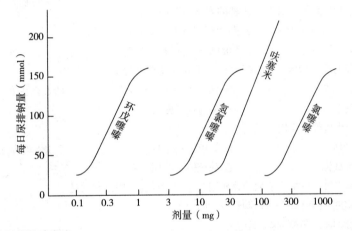

A. 效能最强的是呋塞米

B. 效价强度最小的是呋塞米

C. 效价强度最大的是氯噻嗪

D. 氢氯噻嗪效能大于环戊噻嗪，小于氯噻嗪

E. 环戊噻嗪、氢氯噻嗪和氯噻嗪的效价强度都相同

14. A、B 两种药物制剂的剂量-效应关系曲线的比较见下图，对 A 药和 B 药的安全性分析，正确的是

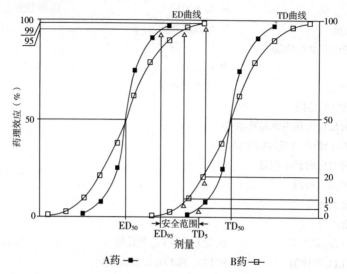

A. A药的治疗指数和安全范围大于B药
B. A药的治疗指数和安全范围小于B药
C. A药的治疗指数等于B药，A药的安全范围小于B药
D. A药的治疗指数大于B药，A药的安全范围等于B药
E. A药的治疗指数等于B药，A药的安全范围大于B药

15. A药和B药的治疗指数（TI）都为50，下列描述正确的是
    A. 两药一样安全　　　　B. 两药不一定一样安全　　　C. A药更安全
    D. B药更安全　　　　　E. A药效能更大

16. 氟尿嘧啶产生抗肿瘤作用是通过
    A. 作用于受体　　　　　B. 影响酶的活性　　　　　C. 影响细胞膜离子通道
    D. 干扰核酸代谢　　　　E. 补充体内物质

17. 根据药物作用机制分析，下列药物作用属于非特异性作用机制的是
    A. 阿托品阻断M受体而缓解胃肠平滑肌痉挛
    B. 阿司匹林抑制环氧酶而解热镇痛
    C. 硝苯地平阻断Ca^{2+}通道而降血压
    D. 氢氯噻嗪抑制肾小管Na^+-Cl^-转运体而产生利尿作用
    E. 碳酸氢钠碱化尿液而促进弱酸性药物的排泄

18. 铁剂治疗缺铁性贫血是通过
    A. 作用于受体　　　　　B. 影响酶的活性　　　　　C. 影响细胞膜离子通道
    D. 干扰核酸代谢　　　　E. 补充体内物质

19. 口服氢氧化铝抗酸药中和胃酸治疗胃溃疡的作用机制是
    A. 影响酶的活性
    B. 补充体内物质
    C. 改变细胞周围环境的理化性质
    D. 影响机体的免疫功能
    E. 影响生理活性物质及其转运体

20. 静脉注射甘露醇利尿的作用机制是
    A. 干扰核酸代谢

B. 影响生理活性物质及其转运体

C. 改变细胞周围环境的理化性质

D. 影响酶的活性

E. 影响细胞膜离子通道

21. 受体的类型不包括

A. 细胞核激素受体　　　　B. 内源性受体　　　　C. 配体门控离子通道受体

D. G 蛋白偶联受体　　　　E. 酪氨酸激酶受体

22. 受体的性质不包括

A. 饱和性　　　　B. 特异性　　　　C. 不可逆性

D. 灵敏性　　　　E. 多样性

23. 既有第一信使特征，也有第二信使特征的是

A. 钙离子　　　　B. 细胞因子　　　　C. 环磷腺苷

D. 一氧化氮　　　E. 生长因子

24. 下列不属于内源性配体的是

A. 5-HT　　　　B. 乙酰胆碱　　　　C. 多巴胺

D. 生长激素　　　E. 药物

25. 下列对配体的描述错误的是

A. 能与受体特异性结合的物质

B. 包括内源性配体和外源性配体

C. 配体为第一信使

D. 所有的配体都不能进入细胞内

E. 受体对相应的配体具有极高的识别能力

26. 药物作用取决于药物与受体的结合及分离速率，这是药物与受体相互作用学说中的

A. 占领学说　　　　B. 速率学说　　　　C. 二态模型学说

D. 信使学说　　　　E. 特异性学说

27. 下列不属于细胞核激素受体的是

A. 肾上腺皮质激素受体　　　B. 甲状腺激素受体

C. 维生素 A 受体　　　　　　D. 维生素 D 受体

E. 生长激素受体

28. 受体对配体的化学结构与立体结构具有很高的专一性，同一化合物的不同光学异构体与受体的亲和力相差很大，这是属于受体的

A. 饱和性　　　　B. 特异性　　　　C. 可逆性

D. 灵敏性　　　　E. 多样性

29. 受体数量是有限的，在药物的作用上反映为最大效应，这是属于受体的

A. 饱和性　　　　B. 灵敏性　　　　C. 可逆性

D. 专一性　　　　E. 多样性

30. 肾上腺素受体属于

A. 细胞核激素受体　　　　B. 酪氨酸激酶受体

C. 配体门控离子通道受体　D. G 蛋白偶联受体

E. 细胞内受体

31. 属于第二信使的是

A. 细胞因子　　　　B. 钙离子　　　　C.5- 羟色胺

D. 生长因子　　　　　　　　E. 转化因子

32. 属于第一信使的是

　　A. 普萘洛尔　　　　　　B. 钙离子　　　　　　　　C. 环磷腺苷

　　D. 三磷酸肌醇　　　　　E. 转化因子

33. 下列哪个符号代表的意义可以表示引起50%最大效应的药物剂量或浓度

　　A. K_D　　　　　　　　B. pD_2　　　　　　　　C. α

　　D. pA_2　　　　　　　E. DR

34. 下图为药物与受体的亲和力及内在活性对量－效曲线的影响图，下列描述正确的是

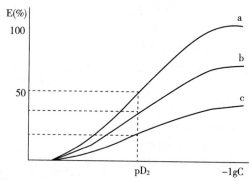

　　A. a、b、c 三药和受体的亲和力相等

　　B. a、b、c 三药的内在活性相等

　　C. a 药的亲和力最大

　　D. c 药的内在活性最大

　　E. c 药的亲和力最大

35. 下图为药物与受体的亲和力及内在活性对量－效曲线的影响图，下列描述正确的是

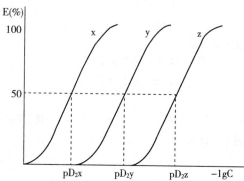

　　A. x、y、z 三药和受体的亲和力相等

　　B. x、y、z 三药内在活性相等

　　C. z 药的亲和力最大

　　D. x 药的亲和力最小

　　E. y 药内在活性最大

36. 下图为拮抗药的量－效关系曲线图，虚线代表单用激动药的量－效曲线，实线代表拮抗药存在时激动药的量－效曲线图，E 代表效应强度，D 代表药物浓度。下列描述正确的是

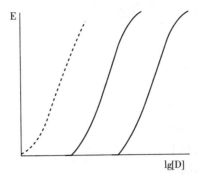

A. 该拮抗药因使激动药量-效曲线平行右移，最大效应不变，所以为非竞争性拮抗药
B. 该拮抗药因使激动药量-效曲线平行右移，最大效应不变，所以为竞争性拮抗药
C. 该拮抗药继续增加剂量，激动药量-效曲线继续右移，最大效应降低
D. 该拮抗药继续增加剂量，激动药量-效曲线左移，最大效应不变
E. 该拮抗药与受体形成比较牢固的结合，不可逆，增加激动剂的浓度也不能争夺受体

37. 下图为拮抗药的量-效关系曲线图，虚线代表单用激动药的量-效曲线，实线代表拮抗药存在时激动药的量-效曲线图，E代表效应强度，D代表药物浓度。下列描述正确的是

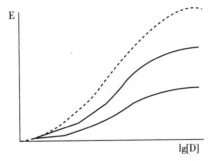

A. 该拮抗药因使激动药量-效曲线最大效应下降，所以为非竞争性拮抗药
B. 该拮抗药因使激动药量-效曲线最大效应下降，所以为竞争性拮抗药
C. 该拮抗药继续增加剂量，激动药量-效曲线最大效应会增加
D. 该拮抗药继续增加剂量，激动药量-效曲线最大效应不变
E. 与受体结合可逆，可通过增加激动剂来争夺受体

38. 下图为A和B两拮抗药的量-效关系曲线图，虚线代表单用激动药的量-效曲线图，实线代表拮抗药存在时激动药的量-效曲线图，E代表效应强度，D代表药物浓度。下列描述正确的是

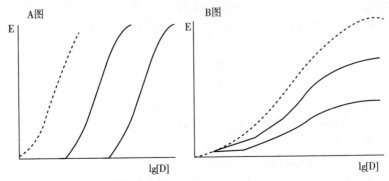

A. A为竞争性拮抗药，B为非竞争性拮抗药

B. A 为非竞争性拮抗药，B 为竞争性拮抗药

C. A 和 B 皆为竞争性拮抗药

D. A 和 B 皆为非竞争性拮抗药

E. 无法判断 A 和 B 为何种拮抗药

39. 关于激动剂的叙述正确的是

　　A. 对受体有亲和力，无内在活性

　　B. 对受体有亲和力，有内在活性

　　C. 对受体无亲和力，无内在活性

　　D. 对受体无亲和力，有内在活性

　　E. 反向激动药与受体结合后引起与激动药相同的效应

40. 某药的量－效关系曲线平行右移，最大效应不变，说明

　　A. 与受体形成了牢固地结合　　B. 作用受体改变　　C. 有非竞争性拮抗剂存在

　　D. 有竞争性拮抗剂存在　　E. 有激动剂存在

41. 加入非竞争性拮抗药后，可使相应受体激动药的量－效曲线

　　A. 最大效应不变

　　B. 最大效应降低

　　C. 最大效应升高

　　D. 增加激动药的剂量，可以使量－效曲线最大效应恢复到原来水平

　　E. 减小激动药的剂量，可以使量－效曲线最大效应恢复到原来水平

42. 某药物与受体的内在活性 α=50% 时，该药物是

　　A. 完全激动药　　B. 部分激动药　　C. 反向激动药

　　D. 竞争性拮抗剂　　E. 非竞争性拮抗剂

43. 高血压患者长期应用 β 受体拮抗药普萘洛尔时，突然停药引起"反跳"现象，导致血药浓度升高，此现象为

　　A. 受体增敏　　B. 同源脱敏　　C. 异源脱敏

　　D. 受体下调　　E. 受体拮抗

44. 受体只对一种类型的受体激动药的反应下降，而对其他类型受体激动药的反应不变，此现象为

　　A. 受体增敏　　B. 同源脱敏　　C. 异源脱敏

　　D. 受体下调　　E. 受体拮抗

45. 受体对一种类型激动药脱敏，而对其他类型受体的激动药也不敏感的现象称为

　　A. 受体激动　　B. 同源脱敏　　C. 受体增敏

　　D. 异源脱敏　　E. 受体拮抗

46. 受体与配体结合形成的复合物可以解离，也可以被另一种特异性配体所置换。这种现象体现的受体的哪种性质

　　A. 可逆性　　B. 选择性　　C. 特异性

　　D. 饱和性　　E. 灵敏性

47. 同一受体的完全激动药和部分激动药合用时，产生的药理效应是

　　A. 两者均在较高浓度时，产生两药作用增强效果

　　B. 两者用量在临界点时，部分激动药可发挥最大激动效应

　　C. 部分激动药与完全激动药合用产生协同作用

　　D. 两者均在低浓度时，部分激动药拮抗完全激动药的药理效应

　　E. 部分激动药与完全激动药合用产生相加作用

48. 关于药物效价强度的说法，错误的是
    A. 药物效价强度用于药物内在活性强弱的比较
    B. 比较效价强度时所指的等效反应一般采用 50% 效应量
    C. 药物效价强度用于作用性质相同的药物之间的等效剂量的比较
    D. 药物效价强度用于作用性质相同的药物之间的等效浓度的比较
    E. 引起等效反应的相对剂量越小，效价强度越大

49. 下列影响药物作用的因素中，不属于机体方面的因素是
    A. 年龄   B. 性别   C. 精神因素
    D. 遗传因素   E. 药物剂量

50. 下列影响药物作用的因素中，不属于遗传因素的是
    A. 个体差异   B. 疾病因素   C. 种属差异
    D. 种族差异   E. 特异质反应

51. 临床合并用药时，下列属于生理性拮抗的药物相互作用是
    A. 酚妥拉明翻转肾上腺素的升高血压作用
    B. 肾上腺素拮抗组胺的作用而治疗过敏性休克
    C. 鱼精蛋白解救肝素过量引起的出血
    D. 苯巴比妥导致避孕药避孕失败
    E. 美托洛尔对抗异丙肾上腺素兴奋心脏的作用

52. 评价药物安全性的药物治疗指数可表示为
    A. ED_{95}/LD_5 B. ED_{50}/LD_{50} C. LD_1/ED_{99}
    D. LD_{50}/ED_{50} E. ED_{99}/LD_1

53. 药物相互作用属于体外作用方式的是
    A. 药物的配伍禁忌   B. 影响药物的吸收   C. 影响药物的分布
    D. 影响药物的排泄   E. 药物效应的协同作用

54. 下列不属于药动学方面的药物相互作用的是
    A. 影响药物的代谢   B. 影响药物的吸收   C. 影响药物的分布
    D. 影响药物的排泄   E. 药物效应的协同作用

55. 部分激动剂的特点是
    A. 与受体亲和力高，但无内在活性
    B. 与受体亲和力弱，但内在活性较强
    C. 与受体亲和力和内在活性均较弱
    D. 与受体亲和力高，但内在活性较弱
    E. 对失活态受体的亲和力大于活化态

56. 下列关于效能与效价强度的说法，错误的是
    A. 效能和效价强度常用于评价同类不同品种的作用特点
    B. 效能表示药物的内在活性
    C. 效能表示药物的最大效应
    D. 效价强度表示可引起等效反应对应的剂量或浓度
    E. 效能值越大效价强度就越大

57. 阿托品阻断 M 胆碱受体而不阻断 N 受体，体现了受体的哪种性质
    A. 饱和性   B. 特异性   C. 可逆性
    D. 灵敏性   E. 多样性

58. 作为第二信使的金属离子是下面哪一个
   A. 钠离子　　　　　　　　B. 钾离子　　　　　　　　C. 氯离子
   D. 钙离子　　　　　　　　E. 镁离子

59. 下列属于对因治疗的是
   A. 对乙酰氨基酚治疗感冒引起的发热
   B. 硝酸甘油治疗冠心病引起的心绞痛
   C. 吗啡治疗癌症疼痛
   D. 青霉素治疗奈瑟球菌引起的脑膜炎
   E. 硝苯地平治疗动脉硬化引起的高血压

60. 治疗指数表示
   A. 毒-效曲线斜率　　　　B. 引起药理效应的阈浓度　　　C. 量-效曲线斜率
   D. LD_{50} 与 ED_{50} 的比值　　　E. LD_5 至 ED_{95} 之间的距离

61. 患者，男，65岁，患高血压病多年，近三年来一直服用氨氯地平和阿替洛尔，血压控制良好。近期因治疗肺结核，服用利福平、乙胺丁醇，两周后血压升高。引起血压升高的原因可能是
   A. 利福平促进了阿替洛尔的肾脏排泄
   B. 利福平诱导了肝药酶，促进了氨氯地平的代谢
   C. 乙胺丁醇促进了阿替洛尔的肾脏排泄
   D. 乙胺丁醇诱导了肝药酶，促进了氨氯地平的代谢
   E. 利福平与氨氯地平结合成难溶的复合物

62. 下列药物合用时，具有增敏效果的是
   A. 肾上腺素延长普鲁卡因的局麻作用时间
   B. 阿普洛尔与氢氯噻嗪联合用于降压
   C. 罗格列酮与胰岛素合用提高降糖作用
   D. 克拉霉素和阿莫西林合用，增强抗幽门螺杆菌作用
   E. 链霉素可延长氯化琥珀胆碱的肌松作用时间

63. 应用地西泮催眠，次晨出现的乏力、困倦等反应属于
   A. 变态反应　　　　　　　B. 特异质反应　　　　　　　C. 毒性反应
   D. 副反应　　　　　　　　E. 后遗效应

64. 药物不良反应的英文缩写为
   A. UADR　　　　　　　　B. ADE　　　　　　　　　　C. ADR
   D. TDM　　　　　　　　　E. SAE

65. 给Ⅰ型糖尿病患者皮下注射胰岛素控制血糖的机制属于
   A. 改变离子通道的通透性
   B. 影响酶的活性
   C. 补充体内活性物质
   D. 改变细胞周围环境的理化性质
   E. 影响机体免疫功能

66. 新生儿服氯霉素后，可致"灰婴综合征"是机体易感因素中的哪种因素
   A. 乙酰化代谢异常
   B. 葡萄糖-6-磷酸脱氢酶缺陷
   C. 红细胞生化异常
   D. 性别

E. 年龄

67. 新生儿应用氯霉素后常出现灰婴综合征，是受下列哪种因素的影响
   A. 精神因素　　　　　　　　B. 性别　　　　　　　　　C. 年龄
   D. 疾病因素　　　　　　　　E. 遗传因素

68. 某患者遗传性葡萄糖-6-磷酸脱氢酶缺乏，当其服用阿司匹林时，可引起溶血性贫血，是受下列哪种因素的影响
   A. 精神因素　　　　　　　　B. 种族差异　　　　　　　C. 个体差异
   D. 疾病因素　　　　　　　　E. 特异质反应

69. 某些患者遗传性血浆胆碱酯酶活性低下，应用琥珀胆碱可致呼吸麻痹甚至呼吸停止，是受下列哪种因素的影响
   A. 时辰因素　　　　　　　　B. 种族差异　　　　　　　C. 个体差异
   D. 特异质反应　　　　　　　E. 种属差异

70. CYP2C19弱代谢型者服用奥美拉唑后，其血药浓度显著高于强代谢型者，故易产生不良反应，这是受下列哪种因素的影响
   A. 疾病因素　　　　　　　　B. 种族差异　　　　　　　C. 个体差异
   D. 特异质反应　　　　　　　E. 种属差异

71. 沙利度胺对大鼠实验不会引起畸胎，但是用于妊娠妇女容易导致胎儿畸变，这是属于
   A. 疾病因素　　　　　　　　B. 种族差异　　　　　　　C. 遗传差异
   D. 特异质反应　　　　　　　E. 种属差异

72. 青霉素皮试反应最重是在午夜，反应最轻是在中午，这属于哪种因素的影响
   A. 时辰因素　　　　　　　　B. 生活习惯与环境　　　　C. 遗传差异
   D. 疾病因素　　　　　　　　E. 生理因素

73. 遗传因素对药效学的影响主要表现在
   A. 药物吸收的改变
   B. 药物分布的改变
   C. 药物代谢的改变
   D. 药物排泄的改变
   E. 药物作用靶点对药物的反应性或敏感性的改变等

74. 下列药物中对胃肠道黏膜可能有刺激作用，宜饭后服用的是
   A. 阿司匹林　　　　　　　　B. 胰岛素　　　　　　　　C. 多潘立酮
   D. 地西泮　　　　　　　　　E. 维生素B

75. 海洛因吸食者，在断药后会出现流涕、流泪、哈欠、腹痛、腹泻、周身疼痛等症状，此现象称为
   A. 耐受性　　　　　　　　　B. 耐药性　　　　　　　　C. 心理依赖性
   D. 戒断综合征　　　　　　　E. 成瘾

76. 海洛因吸食者会产生一种要周期性、连续性用药的欲望，产生强迫性觅药行为，以满足或避免不适感，此现象称为
   A. 耐受性　　　　　　　　　B. 耐药性　　　　　　　　C. 身体依赖性
   D. 戒断综合征　　　　　　　E. 成瘾

77. 若同时服用碳酸氢钠最可能减少下列哪个药物的吸收
   A. 氨苄西林　　　　　　　　B. 美他环素　　　　　　　C. 丙胺太林
   D. 甲氧氯普胺　　　　　　　E. 利多卡因

78. 服用沙利度胺的妊娠妇女容易导致胎儿畸形，此不良反应属于

A. 毒性反应 B. 特异质反应 C. 变态反应
D. 继发性反应 E. 特殊毒性

79. 长期服用可乐定降压后突然停药,次日血压可剧烈回升,此不良反应属于
A. 变态反应 B. 特异质反应 C. 后遗效应
D. 继发性反应 E. 停药反应

80. 假性胆碱酯酶缺乏者,应用琥珀胆碱后,由于延长了肌肉松弛作用而常出现呼吸暂停反应,此不良反应属于
A. 变态反应 B. 特异质反应 C. 毒性反应
D. 继发反应 E. 特殊毒性

81. 若长期应用广谱抗生素(如四环素)可引起葡萄球菌伪膜性肠炎的二重感染,此不良反应属于
A. 副作用 B. 特异质反应 C. 毒性反应
D. 继发反应 E. 后遗效应

82. 服用阿托品解除胃肠痉挛时引起口干、心悸等,此不良反应属于
A. 副作用 B. 后遗效应 C. 毒性反应
D. 停药反应 E. 继发反应

83. 以下有关"特异质反应"的叙述中,最正确的是
A. 发生率较高
B. 是先天性代谢紊乱表现的特殊形式
C. 与剂量相关
D. 潜伏期较长
E. 由抗原抗体的相互作用引起

84. "应用广谱四环素进行抗菌治疗,导致二重感染"属于
A. 副作用 B. 继发反应 C. 毒性反应
D. 后遗效应 E. 特异性反应

85. 在药物按正常用法用量使用时,出现的与治疗目的无关的不适反应,一般反应较轻微,多数可以恢复的是
A. 副作用 B. 毒性反应 C. 后遗效应
D. 继发反应 E. 停药反应

86. 结核患者可根据其对异烟肼乙酰化代谢速度的快慢,分为异烟肼慢代谢者和快代谢者。异烟肼慢代谢者服用相同剂量的异烟肼,其血药浓度比快代谢者高,药物蓄积而导致体内维生素 B_6 缺失;而异烟肼快代谢者则易发生药物性肝炎甚至肝坏死。白种人多为异烟肼慢代谢者,而黄种人多为异烟肼快代谢者。据此,下列对不同种族服用异烟肼呈现出不同不良反应的分析,正确的是
A. 异烟肼对白种人和黄种人均易引起肝损害
B. 异烟肼对白种人和黄种人均易诱发神经炎
C. 异烟肼对白种人易引起肝损害,对黄种人易诱发神经炎
D. 异烟肼对白种人和黄种人均不易诱发神经炎或引起肝损害
E. 异烟肼对白种人易诱发神经炎,对黄种人易引起肝损害

87. 铁剂治疗缺铁性贫血的作用机制是
A. 影响酶的活性 B. 影响核酸代谢 C. 补充体内物质
D. 影响机体免疫功能 E. 影响细胞环境

88. 属于对因治疗的药物作用是
A. 硝苯地平降低血压

B. 对乙酰氨基酚降低发热体温

C. 硝酸甘油缓解心绞痛发作

D. 聚乙二醇 4000 治疗便秘

E. 环丙沙星治疗肠道感染

89. 呋塞米、氯噻嗪、环戊噻嗪与氢氯噻嗪的效价强度与效能比较见下图，对这四种利尿药的效能和效价强度的分析，错误的是

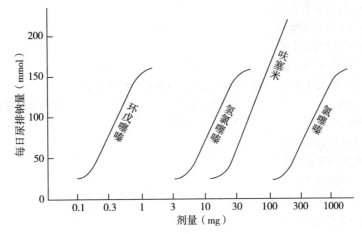

A. 呋塞米的效价强度大于氢氯噻嗪

B. 氯噻嗪的效价强度小于氢氯噻嗪

C. 呋塞米的效能强于氢氯噻嗪

D. 环戊噻嗪与氢氯噻嗪的效能相同

E. 环戊噻嗪的效价强度约为氢氯噻嗪的 30 倍

90. 关于药物量-效关系的说法，错误的是

A. 量-效关系是指在一定剂量范围内，药物的剂量与效应具有相关性

B. 量-效关系可用量-效曲线或浓度-效应曲线表示

C. 将药物的剂量或浓度改用对数值作图，则量-效曲线为直方双曲线

D. 在动物试验中，量-效曲线以给药剂量为横坐标

E. 在离体试验中，量-效曲线以药物浓度为横坐标

91. 两种激动药分别作用于生理作用相反的两个特异性受体，两药合用时会产生相反的药理效应，称为

A. 药理性拮抗　　　　　B. 化学性拮抗　　　　　C. 生理性拮抗

D. 生化性拮抗　　　　　E. 协同作用

92. 当一种药物与特异性受体结合后，阻止激动剂与其结合，合用时作用完全消失或作用小于单用时作用，称为

A. 药理性拮抗　　　　　B. 化学性拮抗　　　　　C. 生理性拮抗

D. 生化性拮抗　　　　　E. 协同作用

93. 在 M 胆碱受体上阿托品拮抗乙酰胆碱与受体的结合，属于

A. 药理性拮抗　　　　　B. 化学性拮抗　　　　　C. 生理性拮抗

D. 生化性拮抗　　　　　E. 协同作用

94. 下列属于生理性拮抗的是

A. 作用于 H_1 组胺受体的组胺与作用于 β 肾上腺素受体的肾上腺素合用

B. 苯海拉明与 H_1 组胺受体激动药合用

C. β 受体拮抗药普萘洛尔与异丙肾上腺素合用

D. 肝素过量引起出血，可用鱼精蛋白解救

E. 克林霉素与红霉素联用

95. 下列属于增强作用的是

A. 阿司匹林与对乙酰氨基酚合用

B. 阿替洛尔与氢氯噻嗪合用

C. 组胺和肾上腺素合用

D. 庆大霉素与链霉素合用

E. 普鲁卡因与肾上腺素合用

96. 某药可使组织或受体对另一药的敏感性增强，这种相互作用属于

A. 化学性拮抗　　　　B. 协同作用　　　　C. 生理性拮抗

D. 增敏作用　　　　　E. 药理性拮抗

97. 下列属于生化性拮抗的是

A. 磺胺甲噁唑与甲氧苄啶合用

B. 链霉素与卡那霉素合用

C. 苯巴比妥与避孕药炔诺酮合用

D. 螺内酯与卡托普利合用

E. 阿司匹林与对乙酰氨基酚合用

98. 组胺可引起支气管平滑肌收缩，肾上腺素可使支气管平滑肌松弛，两者合用属于

A. 相加作用　　　　　B. 增强作用　　　　C. 生理性拮抗

D. 增敏作用　　　　　E. 化学性拮抗

99. 下列属于相加作用的是

A. 磺胺甲噁唑与甲氧苄啶合用

B. 普鲁卡因与肾上腺素合用

C. 阿司匹林与对乙酰氨基酚合用

D. 苯海拉明和异丙肾上腺素合用

E. 组胺与肾上腺素合用

100. 由于竞争性占据酸性转运系统，阻碍青霉素经肾小管分泌，继而延长青霉素作用时间的药物是

A. 苯唑西林　　　　　B. 克拉维酸　　　　C. 头孢哌酮

D. 舒巴坦　　　　　　E. 丙磺舒

101. 下列不属于药动学过程的环节是

A. 吸收　　　　　　　B. 发挥药效　　　　C. 代谢

D. 分布　　　　　　　E. 排泄

102. 下列说法中不正确的是

A. 异烟肼在快代谢者（EM）体内易水解为乙酰肼而产生肝脏毒性

B. 异烟肼在慢代谢者（PM）体内易与维生素 B_6 反应，导致维生素 B_6 缺乏而引起多发性神经炎

C. 慢代谢者（PM）服用肼苯哒嗪易引起红斑狼疮不良反应

D. 快代谢者（EM）服用肼苯哒嗪因毒性代谢物的聚集而易引起肝脏毒性

E. 快代谢者（EM）服用苯乙肼易引起镇静和恶心不良反应

103. 在患者用药之前，药物相互间发生化学或物理性相互作用，使药性发生变化称为

A. 协同作用　　　　　B. 配伍禁忌　　　　C. 拮抗作用

D. 药动学方面药物相互作用　　E. 药效学方面药物相互作用

104. 慢代谢者（PM）服用肾上腺素阻断药异喹胍治疗高血压时会引起直立性低血压不良反应的原因是
    A. 慢代谢者（PM）体内缺乏乙酰化酶，异喹胍不易发生乙酰化代谢
    B. 慢代谢者（PM）体内缺乏葡萄糖 –6– 磷酸脱氢酶，异喹胍不易发生水解代谢
    C. 慢代谢者（PM）体内缺乏胆碱酯酶，异喹胍不易发生水解代谢
    D. 慢代谢者（PM）体内 4– 羟化酶发生变异，异喹胍不易发生氧化代谢
    E. 慢代谢者（PM）体内缺乏乙醛脱氢酶，异喹胍不易发生氧化代谢

105. 苯巴比妥中毒，可通过服用下列哪个药物碱化尿液，促进其排泄而解毒
    A. 丙磺舒　　　　　　　　B. 甲氨蝶呤　　　　　　　C. 保泰松
    D. 布洛芬　　　　　　　　E. 碳酸氢钠

106. 两药同时或先后使用，可使原有的药效增强，称为
    A. 协同作用　　　　　　　B. 相加作用　　　　　　　C. 增强作用
    D. 增敏作用　　　　　　　E. 拮抗作用

107. 两种或两种以上药物作用相反，联合用药时的效果小于单用效果之和，称为
    A. 相加作用　　　　　　　B. 协同作用　　　　　　　C. 增强作用
    D. 增敏作用　　　　　　　E. 拮抗作用

108. 若两药合用的作用是两药单用时的作用之和，称其为
    A. 相加作用　　　　　　　B. 协同作用　　　　　　　C. 生理性拮抗
    D. 增敏作用　　　　　　　E. 拮抗作用

109. 葡萄糖 –6– 磷酸脱氢酶（G-6-PD）缺乏症主要表现为
    A. 溶血性贫血　　　　　　B. 红斑狼疮　　　　　　　C. 呼吸机麻痹
    D. 多发性神经炎　　　　　E. 直立性低血压

110. 用巯鸟嘌呤对慢代谢癌症患者治疗时，由于血药浓度急剧升高而发生毒性反应。这是因为慢代谢者体内哪种酶的活性较低
    A. 乙酰化酶　　　　　　　B. 胆碱酯酶　　　　　　　C. 转甲基化酶
    D. P450 氧化酶　　　　　　E. H^+，K^+–ATP 酶

111. 降血脂药辛伐他汀推荐临睡前给药的原因是
    A. 胆固醇的合成有昼夜节律，夜间合成增加
    B. 辛伐他汀在夜间的代谢速度加快
    C. 辛伐他汀临睡前给药吸收率可增加一倍
    D. 辛伐他汀在夜间对羟甲基戊二酰辅酶 A 还原酶的亲和力增加
    E. 辛伐他汀在夜间的排泄速度减慢

112. 关于药物作用的昼夜节律，下面叙述中不正确的是
    A. 赛庚啶早上 7 点给药时疗效可维持 15～17 小时
    B. 吗啡 15:00 给药的镇痛作用最强
    C. 辛伐他汀夜间给药降低血清胆固醇的作用更强
    D. 铁剂 19:00 服用比 7:00 服用的吸收率增加一倍
    E. 药物作用的昼夜节律与其在血中浓度的昼夜节律性变化有关

113. 关于药物毒性作用的影响因素的说法不正确的是
    A. 同一类药物，结构（包括取代基）不同，毒性有很大差异
    B. 药物的脂水分配系数、电离度、溶解度等理化性质与毒性有关

C. 将口服剂量用于注射，可能会导致毒性反应
D. 药物的给药途径不同，产生的治疗作用和毒性作用的强度会有不同
E. 药物的剂型不同，不会影响药物毒性作用的大小

114. 关于影响药物毒性的机体方面因素的叙述不正确的是
A. 营养不良时，血浆白蛋白水平减少，游离药物浓度明显升高，药物的毒性作用会增强
B. 异烟肼在体内的代谢呈多态性，快代谢型使药物快速灭活，不易出现肝毒性
C. 妇女哺乳期不宜服通过乳汁伤害婴儿的药物（如氯霉素、苯巴比妥等）
D. 婴幼儿肝肾功能尚未充分发育，药物清除率低，较易发生毒性作用
E. 婴儿血-脑屏障功能较差，对吗啡特别敏感，易引起呼吸中枢抑制

115. 长春碱、秋水仙碱和紫杉醇引起的微管相关性神经毒性属于下列哪一种
A. 神经元损害　　　　　B. 轴突损害　　　　　C. 髓鞘损害
D. 影响神经递质的代谢　　E. 影响神经递质的重摄取

116. 氨基糖苷类抗生素对听觉神经的毒性属于
A. 神经元损害　　　　　B. 轴突损害　　　　　C. 髓鞘损害
D. 影响神经递质的代谢　　E. 影响神经递质的重摄取

117. 约50%的亚洲人饮酒后出现面部潮红、心率加快、出汗、肌无力等不良反应，这是因为体内缺少哪种酶
A. 乙酰化酶　　　　　B. CYP2D6氧化酶　　　C. 葡萄糖-6-磷酸脱氢酶
D. 乙醛脱氢酶　　　　E. 单胺氧化酶

B型题（配伍选择题，备选答案在前，试题在后，每题若干组，每组均对应同一组备选答案）

[1～2]
A. 药物作用　　　　　B. 药物效应　　　　　C. 依赖性
D. 耐受性　　　　　　E. 副作用

1. 去甲肾上腺素与血管平滑肌细胞上α受体的结合属于
2. 肾上腺素引起的血管收缩、血压上升属于

[3～5]
A. 补充疗法　　　　　B. 对因治疗　　　　　C. 对症治疗
D. 替代疗法　　　　　E. 标本兼治

3. 铁制剂治疗缺铁性贫血属于
4. 阿司匹林退烧属于
5. 中医学提倡"急则治其标，缓则治其本"，有时应

[6～7]
A. 耐受性　　　　　　B. 抑制作用　　　　　C. 药物作用
D. 兴奋作用　　　　　E. 副作用

6. 去甲肾上腺素可直接收缩血管，使血压升高属于
7. 去甲肾上腺素可以反射性地引起心率减慢属于

[8～10]
A. 效价强度　　　　　B. 亲和力　　　　　　C. 治疗指数
D. 内在活性　　　　　E. 安全范围

8. 评价药物作用强弱的指标是
9. 评价药物安全性更可靠的指标是
10. 决定药物与受体结合能力的指标是

[11～13]
　　A. 完全激动药　　　　　　　B. 竞争性拮抗药　　　　　　C. 部分激动药
　　D. 非竞争性拮抗药　　　　　E. 拮抗药
11. 对受体有很高亲和力和内在活性（α=1）的是
12. 对受体有很高的亲和力，但内在活性不强（α<1）的是
13. 使激动药与受体结合的量效曲线平行右移，最大效应不变的是

[14～16]
　　A. pD_2　　　　　　　　　B. pA_2　　　　　　　　　C. C_{max}
　　D. α　　　　　　　　　　　E. t_{max}
14. 反映药物内在活性大小的参数是
15. 反映激动药与受体亲和力大小的参数是
16. 反应竞争性拮抗药对受体亲和力大小的参数是

[17～18]
　　A. 斜率　　　　　　　　　　B. 最大效应　　　　　　　　C. 效价强度
　　D. 药理效应强度　　　　　　E. 药物剂量
17. 量-效曲线横坐标用哪个指标表示
18. 量-效曲线纵坐标用哪个指标表示

[19～22]
　　A. 效价强度　　　　　　　　B. 常用量　　　　　　　　　C. 阈剂量
　　D. 半数致死量　　　　　　　E. 半数有效量
19. 临床治疗疾病一般采用
20. 引起药理效应的最小药物剂量
21. 引起50%最大效应的剂量
22. 引起等效反应（一般采用50%效应量）的相对剂量或浓度

[23～25]
　　A. 作用于受体
　　B. 影响细胞膜离子通道
　　C. 改变细胞周围环境的理化性质
　　D. 影响生理活性物质及其转运体
　　E. 非特异性作用
23. 丙磺舒用于痛风治疗的作用机制是
24. 补充机体缺乏的维生素的作用机制是
25. 硝苯地平治疗高血压的作用机制是

[26～28]
　　A. 饱和性　　　　　　　　　B. 特异性　　　　　　　　　C. 可逆性
　　D. 高灵敏性　　　　　　　　E. 多样性
26. 受体对配体具有高度识别能力，对配体的化学结构与立体结构具有专一性，这一属性属于受体的
27. 受体的数量和其能结合的配体量是有限的，配体达到一定浓度后，效应不再随配体浓度的增加而增加，这一属性属于受体的
28. 同一受体可广泛分布于不同组织或同一组织不同区域，受体密度不同，这一属性属于受体的

[29～31]
　　A. 长期使用一种受体的激动药后，该受体对激动药的敏感性下降

B. 长期使用一种受体的激动药后,该受体对激动药的敏感性增加

C. 长期应用受体拮抗药后,受体数量或受体对激动药的敏感性增加

D. 受体对一种类型受体激动药的反应下降,对其他类型受体激动药的反应也不敏感

E. 受体只对一种类型受体激动药的反应下降,而对其他类型受体激动药的反应不变

29. 受体脱敏表现为

30. 受体增敏表现为

31. 同源脱敏表现为

[32～34]

  A. 完全激动药   B. 竞争性拮抗药   C. 部分激动药

  D. 非竞争性拮抗药   E. 负性激动药

32. 与受体有很高亲和力和内在活性($\alpha=1$)的药物是

33. 与受体有很高亲和力,但内在活性不强($\alpha<1$)的药物是

34. 与受体有很高亲和力,但缺乏内在活性($\alpha=0$),与激动药合用,在增强激动药的剂量或浓度时,激动药的量-效曲线平行右移,但最大效应不变的药物是

[35～37]

  A. G蛋白偶联受体   B. 配体门控的离子通道受体   C. 酪氨酸激酶受体

  D. 非酪氨酸激酶受体   E. 细胞核激素受体

35. M胆碱受体属于

36. N胆碱受体属于

37. 肾上腺皮质激素受体属于

[38～41]

  A. M胆碱受体

  B. γ-氨基丁酸(GABA)受体

  C. 胰岛素受体

  D. 生长激素受体

  E. 甲状腺激素受体

38. 属于细胞内受体的是

39. 属于酪氨酸激酶受体的是

40. 属于配体门控的离子通道受体的是

41. 属于G蛋白偶联受体的是

[42～43]

  A. 药物   B. 环磷腺苷(cAMP)   C. 环磷鸟苷(cGMP)

  D. 钙离子   E. 生长因子

42. 属于第一信使的是

43. 属于第三信使的是

[44～47]

  A. 完全激动药   B. 部分激动药   C. 反向激动药

  D. 竞争性拮抗药   E. 非竞争性拮抗药

44. 吗啡属于

45. 喷他佐辛属于

46. 地西泮属于

47. 阿托品属于

[48～51]
   A. 同源脱敏　　　　　　　　B. 异源脱敏　　　　　　　　C. 受体增敏
   D. 受体激动　　　　　　　　E. 受体拮抗
48. 高血压患者长期应用β受体拮抗药普萘洛尔，突然停药引起血压"反跳"为
49. 磺酰脲类使胰岛素受体敏感性增强为
50. 临床长期应用异丙肾上腺素治疗哮喘，异丙肾上腺素疗效逐渐减弱为
51. 维生素A使胰岛素受体脱敏为

[52～54]
   A. 抑制血管紧张素转化酶的活性
   B. 干扰细胞核酸代谢
   C. 补充体内物质
   D. 影响机体免疫功能
   E. 阻滞细胞膜钙离子通道
52. 氨氯地平抗高血压作用的机制为
53. 氟尿嘧啶抗肿瘤作用的机制为
54. 依那普利抗高血压作用的机制为

[55～56]
   A. 影响机体免疫功能　　　　B. 影响酶的活性　　　　　　C. 影响细胞膜离子通道
   D. 作用于受体　　　　　　　E. 干扰叶酸代谢
55. 阿托品的作用机制是
56. 硝苯地平的作用机制是

[57～59]
   A. 效价　　　　　　　　　　B. 治疗量　　　　　　　　　C. 治疗指数
   D. 阈剂量　　　　　　　　　E. 效能
57. 产生药理效应的最小药量是
58. 反映药物安全性的指标是
59. 反映药物最大效应的指标是

[60～61]
   A. 增强作用　　　　　　　　B. 增敏作用　　　　　　　　C. 脱敏作用
   D. 诱导作用　　　　　　　　E. 拮抗作用
60. 降压药联用硝酸酯类药物引起直立性低血压属于
61. 肝素过量可引起出血，静脉注射鱼精蛋白解救属于

[62～64]
   A. 精神依赖性　　　　　　　B. 戒断综合征　　　　　　　C. 耐药性
   D. 生理依赖性　　　　　　　E. 药物强化作用
62. 多次用药后使人产生欣快感，导致用药者在精神上对所用药物有一种渴求连续不断使用的强烈欲望，称为
63. 中枢神经系统对长期使用的药物所产生的一种身体适应状态，称为
64. 长期使用某种药物，一旦停药，将产生一系列生理功能紊乱，称为

[65～67]
   A. 变态反应　　　　　　　　B. 继发反应　　　　　　　　C. 副作用
   D. 后遗效应　　　　　　　　E. 特异质反应

65. 长期使用广谱抗生素，使敏感细菌被杀灭，造成非敏感菌大量繁殖，该不良反应是
66. 服用地西泮催眠，次晨出现乏力、倦怠等"宿醉"现象，该不良反应是
67. 服用阿托品治疗胃肠绞痛，出现口干等症状，该不良反应是

[68～71]
  A. 副作用   B. 毒性反应   C. 变态反应
  D. 后遗效应   E. 特异质反应

68. 药物在治疗量时引起的与治疗目的无关的不适反应是
69. 药物剂量过大或体内蓄积过多时发生的危害机体的反应是
70. 药物引起的与免疫反应有关的生理功能障碍或组织损伤是
71. 药物引起的与遗传异常有关的不良反应是

[72～74]
  A. 伯氨喹   B. 琥珀胆碱   C. 异喹胍
  D. 美芬妥英   E. 肼苯哒嗪

72. 遗传性葡萄糖-6-磷酸脱氢酶缺乏的患者，服用可出现急性溶血反应的是
73. 遗传性血浆胆碱酯酶活性低下的患者，服用可致呼吸麻痹甚至呼吸停止的是
74. 乙酰化慢代谢患者服用会引起红斑狼疮的是

[75–76]
  A. 巯鸟嘌呤   B. 吉非替尼   C. 西妥昔单抗
  D. 奥美拉唑   E. 西咪替丁

75. 对于亚洲患者中的弱代谢型及肝功受损的胃溃疡患者，应调低剂量进行治疗的是
76. 某非小细胞肺癌患者基因检测发现有EGFR基因突变，可以选择治疗的是

[77～78]
  A. 5:00   B. 6:00   C. 8:00
  D. 12:00   E. 21:00

77. 应用糖皮质激素治疗疾病时何时一次予以全天剂量的效果好
78. 使用胰岛素治疗糖尿病，一般何时给药效果好

[79～81]
  A. 5:00   B. 15:00   C. 19:00
  D. 21:00   E. 22:00

79. 铁剂选择何时给药比较合理
80. 吗啡何时给药的镇痛作用最强
81. 茶碱何时给药吸收率 C_{max} 高

[82～84]
  A. 呼吸肌麻痹   B. 肝脏毒性   C. 红斑狼疮
  D. 直立性低血压   E. 新生儿核黄疸

82. 乙酰化作用快代谢者（EM）服用肼屈嗪会引起
83. 血浆假性胆碱酯酶缺乏的人服用琥珀胆碱会引起
84. 对异喹胍弱代谢者（PM），服用其治疗高血压时会引起

[85～88]
  A. 地塞米松   B. 氯贝丁酯   C. 利血平
  D. 可卡因   E. 洋地黄毒苷

85. 服用可能会导致淋巴细胞凋亡及致畸的是

86. 服用可能会耗竭去甲肾上腺素等递质引起相应毒性反应的是
87. 服用可能会造成严重心律失常的是
88. 误服者会引发严重鼻黏膜溃疡或心肌梗死的是

[89～91]
  A. 营养条件   B. 年龄   C. 性别
  D. 遗传因素   E. 病理状态

89. G-6-PD 缺乏者应用伯氨喹易发生溶血反应属于哪种影响因素
90. 新生儿应用氯霉素可导致灰婴综合征属于哪种影响因素
91. 小肠或胰腺疾病导致药物吸收不完全属于哪种影响因素

[92～94]
  A. 吗啡   B. 环孢素   C. 氟烷
  D. 氯霉素   E. 阿司匹林

92. 服用可能产生慢性坏死性肝炎的是
93. 服用可能产生上消化道溃疡、出血等毒性作用的是
94. 服用可能产生药源性再生障碍性贫血的是

[95～97]
  A. 非那西丁   B. 洛美沙星   C. 阿司匹林
  D. 地西泮   E. 多柔比星

95. 服用可能对心血管系统产生氧化应激的毒性作用的药物是
96. 服用可能产生高铁血红蛋白血症的药物是
97. 服用可能产生光敏性皮炎的药物是

[98～100]
  A. 相加作用   B. 增强作用   C. 增敏作用
  D. 生理性拮抗   E. 药理性拮抗

98. 庆大霉素与链霉素合用,属于
99. 磺胺异噁唑和甲氧苄啶合用,属于
100. 普萘洛尔与异丙肾上腺素合用,属于

[101～103]
  A. 生理性拮抗   B. 增强作用   C. 增敏作用
  D. 相加作用   E. 药理性拮抗

101. 若两药合用的效应是两药分别作用的代数和,称其为
102. 两药合用时的作用大于单用时的作用之和,称其为
103. 某药可使组织或受体对另一药的敏感性增强,称其为

[104～106]
  A. 生理性拮抗   B. 增敏作用   C. 脱敏作用
  D. 化学性拮抗   E. 药理性拮抗

104. 两种激动药分别作用于生理作用相反的两个特异性受体,称为
105. 当一种药物与特异性受体结合后,阻止激动剂与其结合,称为
106. 某药可使组织或受体对另一药物的敏感性减弱,称为

[107～109]
  A. 生理性拮抗作用   B. 脱敏作用   C. 生化性拮抗
  D. 化学性拮抗   E. 药理性拮抗

107. 普萘洛尔与异丙肾上腺素合用发挥
108. 苯巴比妥诱导肝微粒体酶，使避孕药代谢加速，效应降低，避孕失败，此为
109. 组胺和肾上腺素合用发挥

[110～111]
  A. 影响机体免疫功能　　　　B. 影响酶活性　　　　C. 影响细胞膜离子通道
  D. 阻断受体　　　　　　　　E. 干扰叶酸代谢
110. 阿托品的作用机制是
111. 硝苯地平的作用机制是

[112～113]
  A. 阿司匹林　　　　　　　　B. 肼屈嗪　　　　　　C. 氟烷
  D. 青霉素　　　　　　　　　E. 氯丙嗪
112. 服用后对呼吸系统产生哮喘毒性作用的药物是
113. 服用后对免疫系统产生红斑狼疮毒性作用的药物是

[114～117]
  A. 相加作用　　　　　　　　B. 增强作用　　　　　C. 增敏作用
  D. 生理性拮抗　　　　　　　E. 药理性拮抗
114. 钙增敏药增强心肌收缩力属于
115. 阿司匹林与对乙酰氨基酚合用属于
116. 普鲁卡因注射液中加入少量肾上腺素属于
117. 苯海拉明与组胺合用属于

[118～120]
  A. 对受体亲和力强，无内在活性
  B. 对受体亲和力强，内在活性弱
  C. 对受体亲和力强，内在活性强
  D. 对受无体亲和力，无内在活性
  E. 对受体亲和力弱，内在活性弱
118. 完全激动药的特点是
119. 部分激动药的特点是
120. 拮抗药的特点是

C 型题（综合分析选择题。每题的备选答案中只有一个最佳答案）

[1～3]
  某患者感染细菌出现高热现象，入院时已经因高热出现抽搐现象，医生给予解热药物降低高热患者的体温，还给予抗生素氨苄西林进行治疗。
1. 使用抗生素氨苄西林治疗属于
  A. 对症治疗　　　　　　　　B. 对因治疗　　　　　C. 补充疗法
  D. 替代疗法　　　　　　　　E. 标本兼治
2. 使用解热药阿司匹林降低高热患者的体温属于
  A. 对症治疗　　　　　　　　B. 对因治疗　　　　　C. 补充疗法
  D. 替代疗法　　　　　　　　E. 标本兼治
3. 服用阿司匹林出现中毒现象可以采用哪个药物增加其排泄而降低毒性
  A. 克拉维酸　　　　　　　　B. 甲氧苄啶　　　　　C. 舒巴坦
  D. 碳酸氢钠　　　　　　　　E. 丙磺舒

[4～6]

某药厂研究出一种具有降压作用的 β 受体竞争性拮抗药 A，并对 A 药拮抗 β 受体的特点和降压作用特点进行了研究。

4. 竞争性拮抗药 A 的特点是可使激动药的量–效曲线

   A. 平行左移，最大效应不变   B. 平行左移，最大效应降低   C. 平行右移，最大效应不变

   D. 平行右移，最大效应降低   E. 曲线不移动，最大效应不变

5. 对 A 药的 pA_2 值进行了测定，并与另一 β 受体竞争性拮抗药 B 进行了对比，发现 A 药的 pA_2 大于 B 药的 pA_2，则

   A. A 药拮抗作用强于 B 药

   B. A 药拮抗作用弱于 B 药

   C. A 药拮抗作用等于 B 药

   D. A 药拮抗作用不一定等于 B 药

   E. 无法根据 pA_2 值判断 A 药和 B 药的拮抗强度

6. 该药上市后，某高血压患者长期应用此药治疗高血压，突然停药出现血压"反跳"现象，导致血药浓度升高。该药引起的"反跳"现象属于

   A. 异源脱敏   B. 同源脱敏   C. 受体增敏

   D. 受体激动   E. 受体拮抗

[7～9]

患者，男性，65 岁，患有高血压，应用 β 受体阻断药普萘洛尔降压，治疗一段时间后，自觉病情好转，遂立即停药，之后出现了血压升高等反跳回升现象，原有病情加重的情形。

7. 普萘洛尔属于

   A. 芳氧丙醇胺类 β 受体阻滞剂

   B. 芳乙醇胺类 β 受体阻滞剂

   C. 芳氧丙醇胺类 α 受体阻滞剂

   D.1,4- 二氢吡啶类 β 受体阻滞剂

   E.1,4- 二氢吡啶类 α 受体阻滞剂

8. 根据药品不良反应的性质分类，这种情况属于

   A. 后遗效应   B. 继发反应   C. 急性毒性

   D. 停药反应   E. 特异质反应

9. 普萘洛尔和异丙肾上腺素合用，使得药效降低，这种情况属于

   A. 生理性拮抗   B. 化学性拮抗   C. 药理性拮抗

   D. 增敏作用   E. 增强作用

X 型题（多项选择题，每题的备选答案中有 2 个或 2 个以上正确答案，少选或多选均不得分）

1. 以下关于药物作用与药理效应的说法，正确的有

   A. 药物作用是药物与机体生物大分子相互作用所引起的初始作用

   B. 药理效应的增强称为兴奋，减弱称为抑制

   C. 药理效应是机体反应的具体表现，是药物作用的结果

   D. 药物作用一般分为局部作用和全身作用

   E. 药理效应在不同器官的同一组织，也可产生不同效应

2. 下列关于药理效应说法正确的有

   A. 去甲肾上腺素与血管平滑肌细胞的 α 受体结合，属于药物作用

   B. 去甲肾上腺素引起的血管收缩、血压上升，为其药理效应

C. 去甲肾上腺素可直接收缩血管，使血压升高，属于兴奋作用

D. 去甲肾上腺素反射性地引起心率减慢，属于抑制作用

E. 去甲肾上腺素只能产生兴奋作用

3. 下列对于药物作用的选择性特点描述正确的有

A. 临床用药一般应尽可能选用选择性高的药物，但效应广泛的药物在复杂病因或诊断未明时也有好处

B. 药物对受体作用的特异性与药理效应的选择性不一定平行

C. 药物的选择性一般是相对的，与药物的剂量无关

D. 药物作用选择性是药物分类和临床应用的基础

E. 药物作用的选择性有高低之分

4. 下列属于抑制作用的有

A. 地西泮催眠

B. 阿司匹林退热

C. 去甲肾上腺素引发血管收缩，血压升高

D. 去甲肾上腺素反射性地引起心率减慢

E. 肾上腺素引起心肌收缩力加强、心率加快、血压升高

5. 下列属于补充疗法的有

A. 使用抗生素青霉素杀灭体内溶血性链球菌

B. 硫酸亚铁片治疗缺铁性贫血

C. 使用维生素 A 治疗蟾皮病

D. 使用胰岛素治疗糖尿病

E. 使用阿司匹林治疗细菌感染引起退烧

6. 下列属于对症治疗的有

A. 应用解热镇痛药阿司匹林降低高热患者的体温，缓解疼痛

B. 应用硝酸甘油缓解心绞痛

C. 抗生素杀灭体内病原微生物

D. 铁制剂治疗缺铁性贫血

E. 应用抗高血压药卡托普利降低患者过高的血压

7. 下列关于量-效曲线，描述正确的是

A. 在一定剂量范围内，药物的剂量增加或减少时，其效应随之增强或减弱

B. 量-效曲线常以药理效应强度为纵坐标

C. 量-效曲线常以药物剂量为横坐标

D. 将药物剂量改用对数值作图，呈现典型的直方双曲线

E. 将药物剂量改用对数值作图，呈现典型的 S 形曲线

8. 下列属于量反应的是

A. 存活与死亡　　B. 心率　　C. 尿量

D. 血糖浓度　　E. 血压

9. 下列属于质反应的是

A. 阳性或阴性　　B. 全或无　　C. 存活与死亡

D. 惊厥与不惊厥　　E. 睡眠与否

10. 下列关于斜率的描述正确的是

A. 在效应 16%~84% 的区域，量-效曲线几乎一直线，其与横坐标夹角的正切值

B. 在效应 5%-95% 的区域，量-效曲线几乎呈一直线，其与横坐标夹角的正切值

C. 斜率大的药物，药量微小的变化，即可引起效应的明显改变

D. 斜率小的药物，药量微小的变化，即可引起效应的明显改变

E. 斜率大小在一定程度上反映了临床用药的剂量安全范围

11. 环戊噻嗪、氢氯噻嗪、呋塞米、氯噻嗪的效价强度和效能见下图，对这四种利尿剂的效价强度和效能的说法正确的是

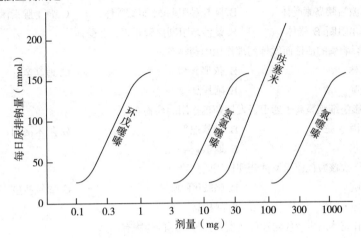

A. 效能最强的是呋塞米

B. 效价强度最小的是氯噻嗪

C. 效价强度最大的是环戊噻嗪

D. 氢氯噻嗪效价强度大于环戊噻嗪，小于氯噻嗪

E. 环戊噻嗪、氢氯噻嗪和氯噻嗪的效能都相同

12. A、B 两种药物制剂的量-效应关系曲线比较见下图，对 A 药和 B 药的安全性分析，正确的是

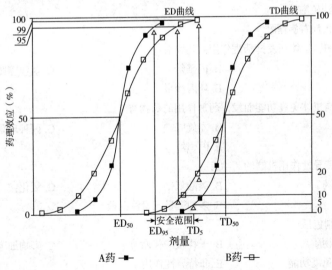

A. A 药的治疗指数大于 B 药　　B. A 药的安全范围小于 B 药　　C. A 药的治疗指数等于 B 药

D. A 药的安全范围等于 B 药　　E. A 药的安全范围大于 B 药

13. 关于药物治疗指数的描述正确的是

A. 常以药物 LD_{50} 与 ED_{50} 的比值表示药物的安全性

B. 治疗指数数值越小越安全

C. 治疗指数因为没有考虑药物在最大有效量时的毒性，所以有时仅用治疗指数表示药物的安全性则欠合理

D. 治疗指数为 LD_5 与 ED_{95} 的比值

E. 治疗指数为 ED_{95} 和 LD_5 之间的距离，其值越大越安全

14. 下列通过作用于受体发挥药理作用的药物有

    A. 胰岛素激活胰岛素受体   B. 阿托品阻断 M 胆碱受体   C. 肾上腺素激活 α 受体

    D. 普萘洛尔阻断 β 受体   E. 氯沙坦阻断血管紧张素Ⅱ受体

15. 以下通过影响酶的活性而发挥药理作用的药物有

    A. 阿司匹林   B. 依那普利   C. 地高辛

    D. 氟尿嘧啶   E. 阿托品

16. 以下通过影响细胞膜离子通道而发挥药理作用的药物有

    A. 利多卡因   B. 硝苯地平   C. 阿米洛利

    D. 米诺地尔   E. 地尔硫䓬

17. 以下通过干扰核酸代谢而发挥药理作用的药物有

    A. 氟尿嘧啶   B. 磺胺甲噁唑   C. 氧氟沙星

    D. 齐多夫定   E. 阿托品

18. 以下通过补充体内生命代谢物质而发挥药理作用的药物有

    A. 胰岛素   B. 铁剂   C. 齐多夫定

    D. 米诺地尔   E. 阿托品

19. 以下通过改变细胞周围环境的理化性质而发挥药理作用的药物有

    A. 口服氢氧化铝中和胃酸

    B. 二巯丁二钠等络合剂用于汞、砷等重金属中毒时的解毒

    C. 甘露醇产生高渗透压而利尿

    D. 渗透性泻药硫酸镁

    E. 血容量扩张剂右旋糖酐

20. 以下通过影响转运体而发挥药理作用的药物有

    A. 利多卡因   B. 丙磺舒   C. 氢氯噻嗪

    D. 硝苯地平   E. 环丙沙星

21. 以下通过影响机体免疫功能而发挥药理作用的药物有

    A. 环孢素   B. 左旋咪唑   C. 丙种球蛋白

    D. 疫苗   E. 丙磺舒

22. 以下属于非特异性作用机制的药物有

    A. 消毒防腐药   B. 碳酸氢钠   C. 氯化铵

    D. 维生素   E. 多种微量元素注射液

23. 药物作用机制包括

    A. 补充体内物质   B. 干扰核酸代谢   C. 影响细胞膜离子通道

    D. 影响机体免疫功能   E. 非特异性作用

24. 药物与机体作用的靶点有

    A. 受体   B. 酶   C. 离子通道

    D. 核酸   E. 基因

25. 下列属于受体的性质的是

A. 饱和性 B. 特异性 C. 可逆性
D. 高灵敏性 E. 多样性

26. 受体的类型有
   A. G 蛋白偶联受体 B. 配体门控的离子通道受体
   C. 外源性受体 D. 酪氨酸激酶受体
   E. 细胞内受体

27. 药物与受体相互作用的学说包括
   A. 占领学说 B. 速率学说 C. 拮抗学说
   D. 二态模型学说 E. 代谢学说

28. 下列属于细胞核激素受体的是
   A. M 胆碱受体 B. 肾上腺皮质激素受体 C. 甲状腺素受体
   D. 维生素 A 受体 E. 维生素 D 受体

29. 下列属于配体门控的离子通道受体的是
   A. N 胆碱受体
   B. 兴奋性氨基酸受体
   C. γ-氨基丁酸（GABA）受体
   D. M 胆碱受体
   E. 胰岛素受体

30. 属于酪氨酸激酶受体的是
   A. 生长激素受体 B. 干扰素受体 C. 胰岛素受体
   D. 表皮生长因子受体 E. N 胆碱受体

31. a、b、c 三种药物的受体亲和力和内在活性对量效曲线的影响如下图

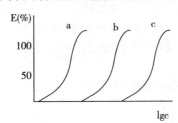

   A. 与受体的亲和力相等
   B. 与受体的亲和力是 a > b > c
   C. 内在活性是 a > b > c
   D. 内在活性相等
   E. 内在活性是 a < b < c

32. 下列属于第一信使的是
   A. 胰岛素 B. 乙酰胆碱 C. 细胞因子
   D. γ-氨基丁酸 E. 药物

33. 下列属于第二信使的是
   A. 环磷腺苷（cAMP）
   B. 环磷鸟苷（cGMP）
   C. 二酰基甘油（DG）和三磷酸肌醇（IP3）
   D. 钙离子（Ca^{2+}）

E. 一氧化氮（NO）

34. 下列属于第三信使的是

A. 细胞因子 B. 生长因子 C. 转化因子

D. 神经递质 E. 一氧化氮（NO）

35. 下图为药物与受体的亲和力及内在活性对量-效曲线的影响，下列描述正确的有

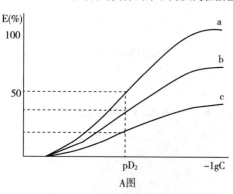
A图

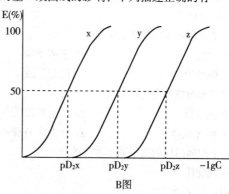
B图

A. a、b、c 三药和受体的亲和力（pD_2）相等，内在活性（E_{max}）不等

B. x、y、z 三药和受体的亲和力（pD_2）不等，内在活性（E_{max}）相等

C. a、b、c 三药和受体的亲和力（pD_2）相等，内在活性（E_{max}）相等

D. x、y、z 三药和受体的亲和力（pD_2）不等，内在活性（E_{max}）不等

E. 无法判断以上各个药物的亲和力和内在活性的大小

36. 关于激动药的描述正确的是

A. 激动药与受体既有亲和力又有内在活性

B. 内在活性为1，即 α=100% 称为完全激动药

C. 内在活性在 0-1，即 α < 100% 称为部分激动药

D. 有些药物对失活态的受体亲和力大于活化态，药物与受体结合后引起与激动药相反的效应称为反向激动药

E. 部分激动药增加剂量，可以达到完全激动药的最大效应

37. 关于部分激动药的描述正确的是

A. 内在活性在 0～1，即 α < 100%

B. 内在活性为1，即 α=100%

C. 即使增加剂量，也不能达到完全激动药的最大效应

D. 对失活态的受体亲和力大于活化态

E. 可拮抗激动药的部分药理效应

38. 关于完全激动药的描述正确的是

A. 内在活性在 0～1，即 α < 100%

B. 内在活性为1，即 α=100%

C. 对受体有很高的亲和力

D. 对失活态的受体亲和力大于活化态

E. 吗啡为完全激动药

39. 下列关于非竞争性拮抗药的描述正确的是

A. 非竞争性拮抗药与受体形成比较牢固地结合

B. 非竞争性拮抗药与受体解离速度慢，或与受体形成不可逆结合而引起受体构型改变，阻止激动

药与受体正常结合
C. 可使激动药量-效曲线平行右移，最大效应不变
D. 增加激动药的剂量也不能使量-效曲线的最大强度达到原来水平，使 E_{max} 下降
E. 非竞争性拮抗药与受体的亲和力可用拮抗参数 pA_2 表示

40. 下列关于竞争性拮抗药的描述正确的有
   A. 使激动药量-效曲线平行右移，最大效应不变
   B. 使激动药量-效曲线平行右移，最大效应降低
   C. 使激动药量-效曲线平行左移，最大效应不变
   D. 与受体结合可逆，可通过增加激动剂来争夺受体
   E. 竞争性拮抗药与受体的亲和力可用拮抗参数 pA_2 表示

41. 下列关于 pA_2 的描述正确的有
   A. 竞争性拮抗药与受体的亲和力可用 pA_2 表示
   B. 非竞争性拮抗药与受体的亲和力可用 pA_2 表示
   C. pA_2 值的大小反映竞争性拮抗药对其激动药的拮抗强度
   D. 药物的 pA_2 值越大，其拮抗作用越强
   E. 药物的 pA_2 值越小，其拮抗作用越强

42. 下图为拮抗药的量-效曲线，其中描述正确的是

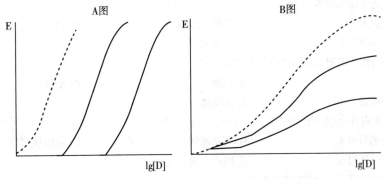

   A. A 图表示竞争性拮抗药的量-效曲线
   B. B 图和非竞争性拮抗药的量-效曲线
   C. 竞争性拮抗药可通过增加激动药的浓度使其效应恢复到原先单用激动药时的水平
   D. 非竞争性拮抗药与受体结合是可逆的
   E. 非竞争性拮抗药增加激动药的剂量也不能使量-效曲线的最大强度达到原来水平

43. 下列属于受体脱敏的是
   A. 临床长期应用异丙肾上腺素治疗哮喘，引起异丙肾上腺素疗效逐渐变弱
   B. 维生素 A 使胰岛素受体敏感性降低
   C. 糖皮质激素使 β 肾上腺素受体敏感性降低
   D. 血管活性肽使 M 胆碱受体敏感性降低
   E. 地西泮使 γ-氨基丁酸受体敏感性降低

44. 下列属于受体增敏的是
   A. 临床长期应用异丙肾上腺素治疗哮喘，引起异丙肾上腺素疗效逐渐变弱
   B. 高血压患者长期应用 β 受体拮抗药普萘洛尔，突然停药引起血压"反跳"
   C. 磺酰脲类使胰岛素受体敏感性增强

D. 甲状腺激素使β肾上腺素受体敏感性降低

E. 维生素A使胰岛素受体敏感性降低

45. 下列影响药物作用的因素中，属于遗传因素的有
   A. 种属差异　　　　　　B. 种族差异　　　　　　C. 遗传多态性
   D. 特异质反应　　　　　E. 交叉耐受性

46. 下列关于给药时间及方法的说法，正确的是
   A. 饭前用药吸收好，作用快
   B. 饭后用药吸收较差，作用慢
   C. 催眠药宜在睡前服用
   D. 对肠溶、缓释、控释制剂口服时应整片吞服
   E. 对胃肠道黏膜有刺激和损伤作用的药物宜饭前服用

47. 影响药物作用的生理因素包括
   A. 年龄　　　　　　　　B. 性别　　　　　　　　C. 体重与体型
   D. 精神状态　　　　　　E. 饮酒

48. 影响药物作用的疾病因素包括
   A. 心脏疾病　　　　　　B. 营养不良　　　　　　C. 酸碱平衡失调
   D. 电解质紊乱　　　　　E. 发热

49. 影响药物作用的遗传因素包括
   A. 种族差异　　　　　　B. 特异质反应　　　　　C. 精神状态
   D. 个体差异　　　　　　E. 种属差异

50. 可作为药物作用靶点的内源性生物大分子有
   A. 酶　　　　　　　　　B. 核酸　　　　　　　　C. 受体
   D. 离子通道　　　　　　E. 转运体

51. 药物产生毒性反应的原因有
   A. 用药剂量过大　　　　B. 药物滥用　　　　　　C. 不依从用药
   D. 用药时间过长　　　　E. 用药差错

52. 药物相互作用对药动学的影响包括
   A. 影响吸收　　　　　　B. 影响分布　　　　　　C. 影响排泄
   D. 影响配伍　　　　　　E. 影响代谢

53. 下列属于药物不良事件的有
   A. 药品不良反应　　　　B. 药品标准缺陷　　　　C. 药物质量问题
   D. 用药失误　　　　　　E. 药物滥用

54. 以下属于副作用的是
   A. 阿托品解除胃肠痉挛时引起口干、心悸、便秘
   B. 巴比妥类药物引起中枢神经系统过度抑制
   C. 哌唑嗪按常规剂量开始治疗常可致血压骤降
   D. 麻黄碱引起失眠
   E. 服用苯二氮卓类镇静催眠药物后，次晨仍感乏力、困倦

55. 遗传因素对药动学的影响主要表现在
   A. 药物吸收的改变　　　B. 药物分布的改变　　　C. 药物代谢的改变
   D. 药物排泄的改变　　　E. 药物作用靶点的改变

56. 遗传药理学的研究目的包括

A. 解释和控制药物和毒物反应的变异性，确定药物异常反应与遗传的关系
B. 研究这种异常反应的分子基础及其临床意义
C. 研究基因对药物作用的影响及遗传病的药物治疗
D. 利用对某些药物的异常反应来诊断某些遗传病的基因携带者
E. 根据机体生物节律的不同选择合理的用药时间

57. 血药浓度的昼夜节律性变化受下列哪些因素影响
   A. 药物吸收的昼夜节律性变化
   B. 药物分布的昼夜节律性变化
   C. 药物代谢的昼夜节律性变化
   D. 药物排泄的昼夜节律性变化
   E. 药物理化性质的昼夜节律性变化

58. 下面叙述中正确的是
   A. 每天 80mg 的硝苯地平对上午 6～12 时的心肌缺血保护作用强
   B. 隔日口服阿司匹林 325mg 可以明显抑制上午 6～9 时的心肌梗死的发作高峰
   C. 常用的 α 受体阻断药和 β 受体阻断药对血压昼夜节律有明显的影响
   D. 钙阻滞药硝苯地平对血压昼夜波动的影响较强，但不影响心率的昼夜节律
   E. 钙阻滞药维拉帕米能抑制对血压昼夜波动，也能抑制心率的昼夜节律

59. 下列属于药物效应的协同作用的是
   A. 抵消作用 B. 脱敏作用 C. 增敏作用
   D. 增强作用 E. 相加作用

60. 下列属于相加作用的是
   A. 阿司匹林与对乙酰氨基酚合用
   B. 阿替洛尔与氢氯噻嗪合用
   C. 普鲁卡因和肾上腺素合用
   D. 庆大霉素与卡那霉素合用
   E. 磺胺甲噁唑与甲氧苄啶合用

61. 下列属于增强作用的是
   A. 阿司匹林与对乙酰氨基酚合用
   B. 阿替洛尔与氢氯噻嗪合用
   C. 普鲁卡因和肾上腺素合用
   D. 庆大霉素与卡那霉素合用
   E. 磺胺甲噁唑与甲氧苄啶合用

62. 药物毒性作用在什么情况下会出现
   A. 用药剂量过高 B. 用药时间过长 C. 患者为过敏体质
   D. 患者遗传异常 E. 正常剂量服用

63. 药物毒性作用的主要产生机制包括
   A. 药物直接与靶点分子作用产生毒性
   B. 药物引起细胞功能紊乱导致毒性
   C. 药物对组织细胞结构的损害作用
   D. 药物干扰代谢功能产生毒性
   E. 药物影响免疫功能导致毒性

64. 影响药物毒性的药物方面的因素包括

A. 药物的结构 B. 药物的理化性质 C. 药物的给药剂量
D. 药物的给药途径 E. 药物的给药剂型

65. 影响药物毒性的机体方面的因素包括
A. 年龄 B. 性别 C. 种族差异
D. 病理状态 E. 营养条件

66. 下列影响药物作用的因素中，属于机体方面因素的是
A. 生理因素 B. 精神因素 C. 疾病因素
D. 遗传因素 D. 习惯与环境

67. 下列在影响药物作用的因素中，属于药物方面因素的是
A. 时辰因素 B. 药物剂量 C. 给药时间
D. 疗程 E. 剂型与给药途径

68. 属于受体信号转导第二信使的有
A. 环磷酸腺苷（cAMP） B. 环磷酸鸟苷（cGMP） C. 钙离子（Ca^{2+}）
D. 一氧化氮（NO） E. 乙酰胆碱（Ach）

69. 药物的协同作用包括
A. 增敏作用 B. 脱敏作用 C. 增强作用
D. 相加作用 E. 拮抗作用

70. 常引起消化系统毒性作用的药物包括
A. 非甾体抗炎药 B. 抗肿瘤药物 C. 糖皮质激素类药物
D. 抗菌药 E. 抗凝血药物

71. 药物对肾脏的毒性作用主要有
A. 急性肾小管损伤或坏死 B. 急性间质性肾炎 C. 慢性间质性肾炎
D. 肾小球肾炎 E. 梗阻性急性肾功能衰竭

72. 下列药物中，干扰 K^+ 通道的药物是
A. 维拉帕米 B. 胺碘酮 C. 索他洛尔
D. 溴苄胺 E. 利多卡因

73. 过度抑制心肌细胞的 Na^+ 通道会对心脏产生不良反应（包括低血压、心力衰竭等）。下列药物中对心肌细胞膜 Na^+ 通道具有阻滞作用的有
A. 普鲁帕酮 B. 胺碘酮 C. 苯妥英钠
D. 美西律 E. 氟卡尼

74. Ca^{2+} 通道阻滞药过度的负性频率和负性传导作用会导致心动过缓或心脏骤停。下列哪些药物可能有这方面的毒性作用
A. 维拉帕米 B. 戈洛帕米 C. 地尔硫䓬
D. 索他洛尔 E. 奎尼丁

75. 药源性再生障碍性贫血是药源性血液病中最严重的一种类型，死亡率高。可引起再生障碍性贫血的药物有
A. 阿司匹林 B. 氯霉素 C. 苯妥英钠
D. 异烟肼 E. 保泰松

76. 药物作用于遗传性酶缺陷红细胞引起的溶血主要与葡萄糖 -6- 磷酸脱氢酶（G-6-PD）有关。能引起遗传性 G-6-PD 酶缺陷人群溶血性贫血的药物有
A. 伯氨喹 B. 奎宁 C. 维生素 K
D. 呋喃妥因 E. 硝酸甘油

答案与解析

第一章 药品与药品质量标准

第一节 药物与药物制剂

A 型题

1. 答案：B

解析：环丙沙星属于喹诺酮类抗菌药物，其母核结构为喹啉酮环。

2. 答案：C

解析：阿昔洛韦为开环核苷类抗病毒药物，又名无环鸟苷，其结构中含有鸟嘌呤环。

3. 答案：B

解析：药物的名称包括药物的通用名、化学名和商品名。药品的商品名是由制药企业自己进行选择的，它和商标一样可以进行注册和申请专利保护。

4. 答案：E

解析：药物的名称包括药物的通用名、化学名和商品名，药品通用名也是药典中使用的名称。

5. 答案：B

解析：环丙沙星属于喹诺酮类抗菌药，具有喹诺酮环母核结构。

6. 答案：E

解析：尼群地平属于 1,4-二氢吡啶类钙拮抗药，具有 1,4-二氢吡啶环结构。

7. 答案：B

解析：药物剂型按分散系统分类可分为：固体分散型、溶液型、胶体型、混悬型、乳剂型、气分散型、微粒分散型。

8. 答案：D

解析：药物剂型按给药途径分类可分为以下几类。经胃肠道给药剂型，如常用的散剂、片剂、颗粒剂、胶囊剂、溶液剂、乳剂、混悬剂等。非经胃肠道给药剂型：①注射给药剂型，如注射剂，包括静脉注射、肌肉注射、皮下注射、皮内注射及腔内注射等多种注射途径；②呼吸道给药剂型，如喷雾剂、气雾剂、粉雾剂等；③皮肤给药剂型，如外用溶液剂、洗剂、搽剂、软膏剂、硬膏剂、糊剂、贴剂等；④黏膜给药剂型，如滴眼剂、滴鼻剂、眼用软膏剂、含漱剂、舌下片剂、含片、粘贴片及贴膜剂等；⑤腔道给药剂型，如栓剂、气雾剂、泡腾片、滴剂及滴丸剂等，用于直肠、阴道、尿道、鼻腔、耳道等。

9. 答案：B

解析：本题考查剂型的分类。按给药途径分类有经胃肠道给药和非经胃肠道给药剂型。经胃肠道给药剂型包括：溶液剂、糖浆剂、颗粒剂、胶囊剂、散剂、丸剂、片剂等。非经胃肠道给药剂型包括：①注射给药：如注射剂，包括静脉注射、肌肉注射、皮下注射及皮内注射等；②皮肤给药：如外用溶液剂、洗剂、软膏剂、贴剂、凝胶剂等；③口腔给药：如漱口剂、含片、舌下片剂、膜剂等；④鼻腔给药：如滴鼻剂、喷雾剂、粉雾剂等；⑤肺部给药：如气雾剂、吸入剂、粉雾剂等；⑥眼部给药：如滴眼剂、眼膏剂、眼用凝胶、植入剂等；⑦直肠、阴道和尿道给药：如灌肠剂、栓剂等。

10. 答案：D

解析：药物剂型与给药途径、临床治疗效果有着非常密切的关系，因此药物剂型必须与给药途径相适应。良好的剂型可以发挥出良好的药效，但不能决定药物的治疗作用。

11. 答案：E

解析：药用辅料的作用有：①赋型；②使制备过程顺利；③提高稳定性；④提高疗效；⑤降低毒副作用；⑥调节药物作用；⑦增加顺应性。

12. 答案：B

解析：药物制剂稳定性变化一般包括化学、物理和生物学三个方面。物理不稳定性，如混悬剂中药物颗粒结块、结晶生长、乳剂的分层、破裂、胶体制剂的老化、片剂崩解度、溶出速度的改变等。

13. 答案：D

解析：药物降解有水解、氧化、异构化、聚合、脱羧等，其中水解和氧化是药物降解的两个主要途径。

14. 答案：B

解析：药物的氧化过程与化学结构有关。易发生氧化降解的药物有：酚类（如肾上腺素、左旋多巴、吗啡、水杨酸钠等）、烯醇类（如维生素C）、芳胺类（如磺胺嘧啶钠）、吡唑酮类（如氨基比林、安乃近）、噻嗪类（如盐酸氯丙嗪、盐酸异丙嗪）、含有碳碳双键的药物（如维生素A和维生素D）等。

15. 答案：E

解析：酚类药物易发生氧化降解，如肾上腺素、左旋多巴、吗啡、水杨酸钠等。

16. 答案：E

解析：易发生水解的药物有：酰胺药物（如氯霉素、青霉素类、头孢菌素类、巴比妥类、利多卡因、对乙酰氨基酚等）、酯类药物（如盐酸普鲁卡因、溴丙胺太林、盐酸可卡因、毛果芸香碱、华法林等）。

17. 答案：B

解析：对药物制剂稳定性产生影响的外界因素有：温度、光线、空气（氧）、金属离子、湿度和水分、包装材料；处方因素有：pH、广义的酸碱催化、溶剂、离子强度、表面活性剂、处方中基质或赋形剂等。

18. 答案：A

解析：本题考查药物的稳定性。药物稳定性变化一般包括化学、物理和生物学三个方面；稳定性试验包括影响因素试验、加速试验与长期试验。

19. 答案：A

解析：本题考查药物的稳定性试验方法的类型及目的。

20. 答案：E

解析：对药物制剂稳定性产生影响的处方因素中，溶剂的影响可用 $\lg K = \lg K_\infty - K' Z_A Z_B / \varepsilon$ 表示；离子强度的影响可用 $\lg K = \lg K_0 - 1.02 Z_A Z_B \mu^{1/2}$ 表示。

21. 答案：C

解析：常用的油溶性抗氧剂有：叔丁基对羟基茴香醚（BHA）、2,6-二叔丁基对甲酚（BHT）、生育酚等。水溶性抗氧剂包括：亚硫酸钠、硫代硫酸钠、焦亚硫酸钠、硫脲等。

22. 答案：D

解析：焦亚硫酸钠、亚硫酸氢钠适用于弱酸性溶液，硫代硫酸钠、亚硫酸钠适用于偏碱溶液。

23. 答案：A

解析：药品有效期系指药物降解10%所需的时间。

24. 答案：D

解析：恒温时，$t_{0.9} = 0.1054/K$

25. 答案：D

解析：本题考查配伍变化。配伍变化一般包括物理、化学和药理三个方面。其中，药物的物理配伍变化有溶解度改变、吸湿、潮解、液化、结块、粒径或分散状态的改变。

26. 答案：E

解析：注射液配伍变化的主要原因有：溶剂组成改变、pH改变、缓冲剂、离子作用、直接反应、盐析作用、配合量、反应时间、混合顺序、成分的纯度、氧与二氧化碳的影响、光敏感性。

27. 答案：C

解析：乳酸根离子会加速氨苄西林和青霉素G的水解。

28. 答案：E

解析：药物的化学配伍变化有：浑浊或沉淀（包括pH改变产生沉淀、水解产生沉淀、生物碱盐溶液的沉淀、复分解产生沉淀）、变色、产气、发生爆炸、产生有毒物质、分解破坏或疗效下降。

29. 答案：D

解析：药物的物理配伍变化有：溶解度改变、吸湿、潮解、液化、结块、粒径或分散状态的改变。

30. 答案：C

解析：本题考查药物化学配伍变化。在药物的化学配伍变化中，溴化铵与利尿药配伍产生氨气。

31. 答案：B

解析：药物配伍使用的目的：减少或延缓耐药性的发生，如磺胺药与甲氧苄啶联用、阿莫西林与克拉维酸配伍等；利用配伍药物产生的协同作用以增强疗效，如复方阿司匹林片、复方降压片等；利用药物间的拮抗作用以克服某些药物的毒副作用，如用吗啡镇痛时常配伍阿托品；为了预防或治疗并发症而配伍其他药物，如服用异烟肼时，同服维生素B_6。

32. 答案：B

解析：本题考查药物的化学配伍变化。在药物的化学配伍变化中，盐酸氯丙嗪注射液与异戊巴妥钠注射液混合后，因pH的变化产生沉淀。

33. 答案：A

解析：配伍变化可分为物理的、化学的和药理的三个方面。研究药物制剂配伍变化，是为了能根据药物和制剂成分的理化性质和药理作用，预测药物的配伍变化，探讨其产生变化的原因，给出正确处理或防止的方法，设计合理的处方、工艺，进行制剂合理配伍，避免不良药物配伍，保证用药安全、有效。配伍变化符合用药目的和临床治疗需要的称为合理性配伍变化，否则称为不合理性配伍变化。不合理性配伍变化能设法纠正的称为配伍困难，否则就称为配伍禁忌。

34. 答案：B

解析：本题考查药物的配伍变化和配伍禁忌。地西泮注射液与0.9%氯化钠、5%葡萄糖或0.167mol/L乳酸钠注射液配伍时，因溶剂组成改变易析出沉淀。

35. 答案：C

解析：配伍变化的处理方法有：改变贮存条件、改变药物的调配次序、改变溶剂或添加助溶剂、调整溶液的pH、改变有效成分或剂型。阿莫西林与克拉维酸联用可提高疗效，延缓或减少耐药性。

36. 答案：D

解析：本题考查药品包装的作用。①保护功能：阻隔作用、缓冲作用；②方便应用：标签、说明书与包装标志，便于取用和分剂量；③商品宣传。

37. 答案：B

解析：本题考查药品包装材料的分类。按使用方式，药包材可分为Ⅰ、Ⅱ、Ⅲ三类。Ⅰ类药包材指直接接触药品且直接使用的药品包装用材料、容器（如塑料输液瓶或袋、固体或液体药用塑料瓶等）；Ⅱ类药包材指直接接触药品，但便于清洗，在实际使用过程中，经清洗后需要并可以消毒灭菌的药品包装用材料、容器（如玻璃输液瓶、输液胶塞、玻璃口服液瓶等）；Ⅲ类药包材指Ⅰ、Ⅱ类以外其他可能直接影响药品质量的药品包装用材料、容器（如输液瓶铝盖、铝塑组合盖等）。

38. 答案：E

解析：药剂学的主要任务：①基本理论的研究；②新剂型、新制剂、新技术、新辅料、新机械设备的研究与开发。

39. 答案：D

解析：本题考查生物药剂学研究中的剂型因素和生物因素。剂型因素不仅是指片剂、注射剂、软膏剂等剂型概念，还包括跟剂型有关的各种因素，如药物的理化性质（粒径、晶型溶解度、溶出速率、化学稳定性等）、制剂处方（原料、辅料、附加剂的性质及用量）、制备工艺（操作条件）以及处方中药物配伍及体内相互作用等。生物因素有年龄、种族、性别、遗传、生理及病理条件等。

40. 答案：E

解析：在新药研究开发过程中，药理学发挥的作用：①临床前药理毒理学研究（主要药效学研究、一般药理学研究、药动学研究、毒理学研究）；②临床药理学研究。

41. 答案：E

解析：本题考查的是临床药理学的分期。临床药理学研究试验依次分为Ⅰ、Ⅱ、Ⅲ、Ⅳ期。

42. 答案：B

解析：在临床药理学研究中，受试药须符合《药品临床试验质量管理规范（GCP）》的规定，临床试验的受试者数应符合统计学要求，试验依次分Ⅰ、Ⅱ、Ⅲ、Ⅳ期。

43. 答案：E

解析：Ⅳ期临床试验是新药上市后的应用研究阶段，其目的是考察在广泛使用条件下药物的疗效和不良反应，评价在普通或特殊人群中使用的利益与风险关系以及改进给药剂量等。

44. 答案：A

解析：本题考查药学专业知识。药物分析学研究的主要内容：①药品质量评价：药物结构确证、药品质量研究、药品稳定性研究；②药品质量保障与监督：药品生产质量保障、药品上市质量监督；③体内药物浓度检测与药物动力学研究：生物样品及其处理、分析方法及其验证、药物浓度的测试与数据处理。

45. 答案：B
解析：本题考查玻璃包装容器的特点。玻璃包装容器的主要特点是：无毒、无味、透明、美观、阻隔性好、不透气、原料丰富普遍、价格低，且可多次周转使用。并且具有耐热、耐压、耐清洗的优点，既可高温杀菌，也可低温贮藏。

46. 答案：B
解析：本题考查Ⅰ类药包材。Ⅰ类药包材指直接接触药品且直接使用的药品包装用材料及容器。

47. 答案：B
解析：本题考查将药物制成不同制剂的意义。

48. 答案：B
解析：本题考查药品有效期的相关概念。

B 型题

[1～3]
答案：ACB
解析：按药物的来源分类：化学药、中药和生物技制品。通过化学方法得到的小分子药物为化学药；抗体、疫苗和重组蛋白质药物属于生物制品；六味地黄丸属于中药。

[4～6]
答案：ADB
解析：药物的化学名是根据其化学结构式来进行命名的；药品通用名通常是指有活性的药物物质，而不是最终的药品，是新药开发者在新药申请过程中向世界卫生组织提出的名称；药品的商品名通常是针对药物的最终产品，是新药开发者在申报药品上市时选定的名称。对乙酰氨基酚是药品的通用名；泰诺是商品名；N-（4-羟基苯基）乙酰胺是化学名。

[7～9]
答案：DAE
解析：阿昔洛韦的母核结构是鸟嘌呤环；氢化可的松的母核结构是孕甾烷；洛美沙星的母核结构是喹啉酮环。

[10～12]
答案：BEC
解析：氯丙嗪的母核结构是吩噻嗪环；环丙沙星的母核结构是喹啉酮环；萘普生的母核结构是萘环。

[13～15]
答案：ECA
解析：尼群地平的母核结构是1,4-二氢吡啶环；地西泮的母核结构是苯二氮卓环；格列吡嗪的母体结构是苯磺酰脲。

[16～18]
答案：DCA
解析：含有萘环母核结构的药物是普萘洛尔；含有吡咯环母核结构的药物是阿托伐他汀；含有β-内酰胺环母核结构的药物是氨苄西林。

[19～20]
答案：BA
解析：药物的名称主要分为通用名、商品名和化学名。药品通用名也称为国际非专利药品名称，是世界卫生组织推荐使用的名称，一个药物只有一个药品通用名；药品商品名通常是针对药物的最终产品，即剂量和剂型已确定的含有一种或多种药物活性成分的药物，药品的商品名是由制药企业自己进行选择的，它和商标一样可以进行注册和申请专利保护，这样药品的商品名只能由该药品的拥有者和制造者使用。

[21～22]
答案：DE
解析：药品通用名也称为国际非专利药品名称，是世界卫生组织推荐使用的名称，一个药物只有一个药品通用名；制剂名＝药物通用名＋剂型名。

[23～24]
答案：BB
解析：本题考查剂型的分类，属于黏膜给药的剂型：如滴眼剂、滴鼻剂、眼用软膏剂、含漱剂、舌下片剂、含片、粘贴片及贴膜剂等。

[25～26]
答案：AD
解析：药物降解有水解、氧化、异构化、聚合、脱羧等。盐酸普鲁卡因，即4-氨基苯甲酸-2-（二乙氨基）乙酯盐酸盐，结构中的酯键易水解特性，水解产物主要为对氨基苯甲酸，对氨基苯甲酸属于芳胺类，易氧化。

[27～28]
答案：EA
解析：本题考查药物的稳定性，药物稳定性变化一般包括化学、物理学和生物学三方面。

[29～33]

答案：DBCAE

解析：本题考查药物化学配伍变化。浑浊或沉淀：①pH改变产生沉淀，如盐酸氯丙嗪注射液与异戊巴比妥钠注射液、20%磺胺嘧啶钠注射液与10%葡萄糖注射液、水杨酸钠水溶液与酸或酸性药物；②水解产生沉淀，如苯巴妥钠水溶液、硫酸锌滴眼液等；③生物碱盐溶液的沉淀，如生物碱盐的溶液与鞣酸、碘、碘化钾、乌洛托品等；④复分解产生沉淀，如硫酸镁遇可溶性的钙盐、碳酸氢钠或某些碱性较强的溶液。

变色：如含有酚羟基的药物与铁盐、维生素C与烟酰胺、多巴胺注射液与碳酸氢钠注射液、氨茶碱或异烟肼与乳糖。

产气：如溴化铵、氯化铵与强碱性药物配伍，可分解产生氨气，乌洛托品与酸类或酸性药物配伍，产生甲醛。

爆炸：如氯化钾与硫、高锰酸钾与甘油、强氧化剂与蔗糖或葡萄糖等。

有毒物质：如含朱砂的中药制剂不宜与还原性药物如溴化钾、溴化钠、碘化钾、碘化钠、硫酸亚铁等配伍。

分解破坏或疗效下降：如维生素B_{12}与维生素C合用，维生素B_{12}效价降低，乳酸环丙沙星与甲硝唑混合，甲硝唑的浓度下降，红霉素乳糖酸盐与葡萄糖氯化钠注射液配合，红霉素乳糖酸盐的效价降低。

[34～36]

答案：ACD

解析：本题考查药理学配伍变化。在葡萄糖溶液中不能加入氨茶碱、氢化可的松、卡那霉素、新生霉素、可溶性磺胺药、华法林等，在生理盐水中不能加入两性霉素B，在林格注射液中不能加入促皮质素、两性霉素B、间羟胺、去甲肾上腺素、四环素类抗生素等。

[37～39]

答案：DEA

解析：本题考查药物的配伍类型。分为物理学的配伍变化、化学的配伍变化和药理学的配伍变化。

[40～43]

答案：DBCA

解析：本题考查各种包装材料在药品包装容器中的作用。

[44～45]

答案：DE

解析：本题考查的是药物命名。药品通用名也称为国际非专利药品名称，是世界卫生组织推荐使用的名称，一个药物只有一个药品通用名；制剂名=药物通用名+剂型名。

C型题

[1～4]

答案：BDEE

解析：本题考查药物稳定性的影响因素、稳定化方法和稳定性试验。

[5～8]

答案：ADCE

解析：本题考查药品包装。根据在流通领域中的作用可将药品包装分为内包装和外包装。药品包装的作用有：保护功能、方便应用和商品宣传；药品包装材料按使用方式可分为Ⅰ、Ⅱ、Ⅲ三类；药品包装材料质量要求有：材料的确认（鉴别）、材料的化学性能检查、材料、容器的使用性能检查、材料、容器的生物安全检查等。

[9～11]

答案：BAB

解析：本题考查药品储存和养护，药品储存的相对湿度35%～75%，常温10～30℃，阴凉处＜20℃，冷处2～10℃，药品堆码时，药品货位之间的距离不小于100cm，垛与垛的间距不小于5cm，垛与墙、屋顶（房梁）、散热器或供暖管道间距不小于30cm，垛与地面的间距不小于10cm。

X型题

1. 答案：ACDE

解析：药物的名称包括药物的通用名、化学名和商品名。药品的商品名是由制药企业自己进行选择的，它和商标一样可以进行注册和申请专利保护，在选用时不能暗示药物的疗效和用途，且应简易顺口；药品的通用名，也称国际非专利药品名称（INN），是世界卫生组织推荐使用的名称，是药学研究人员和医务人员使用的共同名称，一个药物只有一个药品通用名，不受专利和行政保护，是所有文献、资料、教材以及药品说明书中标明有效成分的名称，也是药典中使用的名称；药物的化学名，是根据其化学结构式来进行命名的，以一个母体为基本结构，然后将其他取代基的位置和名称标出。

2. 答案：BCDE

解析：对于同一个药品来讲，在不同的企业中可能有不同的商品名，但一个药物只有一个药品通用名。

3. 答案：BCD

解析：来源于天然产物的药物是指从天然产物中提取得到的有效单体、通过发酵方法得到的抗生素以及半合成得到的天然药物和半合成抗生素。

4. 答案：ABCD

解析：本题考查剂型和制剂的概念。①剂型是指为满足疾病的诊断、治疗或预防的需要而制备的不同给药形式，如片剂、胶囊剂、注射剂等；②制剂是指根据药典或药政管理部门批准的标准、为满足治疗或预防的需要而制备的不同给药形式的具体品种。

5. 答案：ACDE

解析：本题考查剂型的分类。按物质形态分类，剂型可分为固体剂型、半固体剂型、液体剂型和气体剂型。

6. 答案：BCE

解析：本题考查剂型的分类。按分散系统分类：真溶液类、胶体溶液类、乳剂类、混悬液类、气体分散类、固体分散类、微粒类。非均相制剂药物以微粒、小液滴、胶粒分散，如溶胶剂、混悬剂、乳剂；均相制剂药物以分子或离子状态，如低分子溶液剂、高分子溶液剂。

7. 答案：ABCDE

解析：本题考查剂型的重要性。剂型的重要性有：①改变药物的作用性质；②调节药物的作用速度；③降低（或消除）药物的不良反应；④产生靶向作用；⑤可提高药物的稳定性；⑥可影响疗效。

8. 答案：ABCDE

解析：本题考查药用辅料的作用。药用辅料的作用有：①赋型；②使制备过程顺利进行；③提高稳定性；④提高疗效；⑤降低毒副作用；⑥调节药物作用；⑦增加顺应性。药用辅料的应用原则：①满足制剂成型、有效、稳定、安全、方便要求的最低用量原则；②无不良影响原则，即不降低疗效、不产生毒副作用、不干扰制剂质量控制。

9. 答案：ACDE

解析：本题考查药物制剂稳定化方法中的加金属离子络合剂。由于金属离子能催化氧化反应进行，因此易氧化药物在制剂过程中所用的原辅料及器具均应考虑金属离子的影响。

10. 答案：ABDE

解析：本题考查药物制剂稳定化方法中的加抗氧剂。抗氧剂分水溶性和油溶性两种，水溶性抗氧剂有亚硫酸氢钠、亚硫酸钠、焦亚硫酸钠、硫代硫酸钠、硫脲、维生素C、半胱氨酸等；油溶性抗氧剂有叔丁基对羟基茴香醚（BHA）、2,6-二叔丁基对甲苯酚（BHT）、维生素E等。

11. 答案：ABCDE

解析：本题考查药物制剂稳定化方法中的其他稳定化方法。①改进剂型与生产工艺：制成固体制剂、制成微囊或包合物、采用直接压片或包衣工艺；②制成稳定的衍生物；③加入干燥剂及改善包装。

12. 答案：ACE

解析：本题考查有效期的表示法。有效期的表示方法有3种：①直接标明有效期，如某药品的有效期为2016年10月15日，表明本品至2016年10月16日起便不得使用，国内多数药厂都用这种方法；②直接标明失效期，如某药品的失效期为2016年10月15日，表明本品可使用至2016年10月14日，一些进口药品可见这种表示方法；③标明有效期年限，可由批号推算，如某药品批号为20160514，有效期为3年，由批号可知本产品为2016年5月14日生产，有效期3年，表明本品可使用到2019年5月13日。

13. 答案：ABCDE

解析：本题考查注射剂的配伍变化。主要原因：①溶剂组成改变；②pH的改变；③缓冲容量；④离子作用；⑤直接反应；⑥盐析作用；⑦配合量；⑧混合顺序；⑨反应时间；⑩ O_2 与 CO_2 的影响；⑪光敏感性；⑫成分的纯度。

14. 答案：ABCDE

解析：本题考查配伍变化的处理方法。一般有：①改变贮存条件；②改变调配次序；③改变溶剂或添加助溶剂；④调整溶液的pH值；⑤改变有效成分或改变剂型。

15. 答案：ABCDE

解析：本题考查药剂学概念。药剂学系指研究药物剂型和制剂的配制理论、处方设计、制备工艺、质量控制与合理应用等内容的一门综合性技术科学。

16. 答案：ABCD

解析：毒理学的研究内容包括急性毒性试验、长期毒性试验、特殊毒性试验、生殖毒性试验（一般生殖毒性试验、致畸试验、围生期毒性试验）、致突变试验、致癌试验和动物依赖性试验等。

17. 答案：ABCDE

解析：本题考查药理学与新药的研究开发。新药的研究开发一般包括目标化合物的寻找和获得、药效学筛选、药学研究、安全性评价和临床研究

18. 答案：ABE

解析：本题考查药物分析学研究的主要内容。包括：①药品质量评价；②药品质量保障与监督；③体内药物浓度检测与药物动力学研究。其中药品质量评价包括药物结构确证、药品质量研究和药品稳定性研究。

19. 答案：ABCDE

解析：本题考查药用辅料的作用。包括使制剂成型、使制备过程顺利进行、降低药物毒副作用、提高药物疗效及提高药物稳定性等。

20. 答案：ABCDE

解析：本题考查药品质量标准中收载的鉴别项内容。

第二节　药品质量标准与药品质量保证

A 型题

1. 答案：D

解析：《中国药典》，即《中华人民共和国药典》，由国家食品药品监督管理部门颁布执行，具有法律效力。

2. 答案：D

解析：《中国药典》每5年出版，版次以出版的年份表示，2020年版的药典记为《中国药典》（2020年版），英文表示为ChP（2020），《中国药典》由一部、二部、三部、四部组成。其中，一部分为两部分，第一部分收载药材和饮片、植物油脂和提取物，第二部分收载成方制剂和单味制剂；二部也分为两部分，第一部分收载化学药、抗生素、生化药品，第二部分收载放射性药品及其制剂；三部收载生物制品；四部收载凡例、通则（包括制剂通则、通用方法/检测方法与指导原则）、药用辅料品种正文。

3. 答案：B

解析：《中国药典》标准体系由凡例、通则及各部的标准正文构成。"凡例"是正确使用《中国药典》进行药品质量检定的基本原则，是对《中国药典》正文及与质量检定有关的共性问题的统一规定，在总则及各部中列于正文之前。"凡例"中的有关规定具有法定的约束力。

4. 答案：B

解析：《中国药典》收载的药品中文名称为法定名称。

5. 答案：C

解析：《中国药典》收载的药品名称包括中文名称（中国药品通用名称）、中文名称的汉语拼音和英文名称（INN，国际非专利药名）。

6. 答案：B

解析：《中国药典》收载的药品英文名称采用INN（国际非专利药名）。

7. 答案：D

解析：《中国药典》附录中收载的内容有：制剂通则、通用的检测方法、生物检定法、试药、试液、指示剂与指示液、缓冲液、滴定液、标准品与对照品表、原子量表等。

8. 答案：A

解析：JP的药品质量标准中列有：品名、有机药物的结构式、分子式与分子量、来源或有机药物的化学名称、CA登录号、含量或效价的规定、性状、鉴别、检查、含量或效价测定、容器和贮藏、有效期。

USP品种项下列有：品名、有机药物的结构式、分子式与分子量、来源或有机药物的化学名称、CA登录号、含量或效价的规定、包装和贮藏、参考物质要求、鉴别、检查、含量或效价测定。

9. 答案：E

解析：药品质量标准中性状项主要记载药品的外观、臭味、溶解度以及物理常数。

10. 答案：C

解析：本题考查的是计量单位的符号，长度 m，体积 L，波数 cm^{-1}，黏度 Pas，密度 kg/m^3。

11. 答案：E

解析：《中国药典》凡例规定，法定计量单位中密度的符号为千克每立方米（kg/m^3）、克每立方 cm（g/cm^3）。

12. 答案：D

解析：取样的件数因产品批量的不同而不同，设药品包装（如箱、桶、袋、盒等）总件数为 n，当 n≤3 时，应每件取样；当 3＜n≤300 时，取样的件数应为 $n^{1/2}+1$；当 n＞300 时，按 $n^{1/2}/2+10$ 的件数取样。

13. 答案：E

解析：通常药物中含有杂质是影响纯度的主要因素，药物的纯度是指药物的纯净程度，药物纯度合格是指不超过该药物杂质限量的规定。

14. 答案：D

解析：药典是记载国家药品标准的主要形式，是一个国家对药品质量进行监督、管理的法定技术标准。

15. 答案：B

解析："精密量取"指量取体积的准确度应符合国家标准中对该体积移液管的精密度要求。

16. 答案：B

解析：除另有规定外，《中国药典》系用钠光谱的 D 线（589.3 nm）测定旋光度，测定管长度为 1 dm（如使用其他管长，应进行换算），测定温度为 20℃。

17. 答案：D

解析：《中国药典》规定"熔点"指固体熔化时自初熔至全熔的一段温度。

18. 答案：D

解析：熔点是药物的特征性物理常数，可用作药物的鉴别，也可反映药物的纯度。

19. 答案：C

解析：《中国药典》收藏 3 种测定熔点的方法。第一法用于测定易粉碎的固体药品；第二法用于测定不易粉碎的固体药品，如脂肪、脂肪酸、石蜡、羊毛脂等；第三法用于测定凡士林或其类似物。当各品种项下未注明测定熔点方法时，均指用第一法。

20. 答案：A

解析：液体制剂包装瓶上应贴有标签，习惯上内服液体制剂的标签为白底蓝字或黑字，外用液体制剂的标签为白底红字或黄字。

21. 答案：D

解析：本题考查的是贮藏的条件，阴凉处系指贮藏处温度不超过20℃，凉暗处系指贮藏处避光且温度不超过20℃，冷处系指贮藏处温度为 2～10℃，常温系指温度为 10～30℃。

22. 答案：D

解析：本题考查的是贮藏的条件。

23. 答案：E

解析：本题考查的是贮藏的条件。

24. 答案：A

解析：《中国药典》凡例中精密度项下规定，精密度可根据数值的有效位数来确定，如称取 0.1g，系指称取重量可为 0.06～0.14g；称取 2g，是指称取重量可为 1.5～2.5g，采用"四舍六入，五留双"的原则处理。

25. 答案：B

解析：本题考查的是精确度，称取"1g"，系指称取重量可为 0.06～0.14g，称取"2g"，指称取重量可为 1.5～2.5g，称取"2.0g"，指称取重量可为 1.95～2.05g，称取"2.00g"，指称取重量可为 1.995～2.005g。

26. 答案：C

解析：本题考查的是精确度。

27. 答案：D

解析：《中国药典》规定取用量为"约"若干时，则取用量不得超过规定量的 ±10%。

28. 答案：A

解析：《中国药典》规定取用量为"约"若干时，则取用量不得超过规定量的 ±10%，药取"约"1g时，取用量应是（1-1×10%）-（1+1×10%），即 0.9～1.1g。

29. 答案：B

解析：原料药的百分含量，除有规定外，均按重量百分率计，如规定上限为 100% 以上时，并非药物的真实含量，是药典规定方法测定时所能达到的数值，它为药典规定的限度或允许偏差，如未规定上限时，是指不超过 101.0%。

30. 答案：B

解析:《中国药典》凡例部分收载的"精密度"项下规定：精密称定系指称取重量应准确至所取重量的千分之一，精密量取系指量取体积的准确度应符合国家标准中对该体积移液管的精密度要求。

31. 答案：B

解析：准确度是指测量值与真实值接近的程度。测量值与真实值的偏离称为误差，误差越小，测量的准确度越高，按计算方法不同，误差可分为绝对误差和相对误差，按来源不同又可分为系统误差和随机误差。其中随机误差的大小可用精密度来表示，系统误差的大小可用正确度来表示，准确度是精密度和正确度的综合，即准确度表示受偶然误差和系统误差的综合影响，准确度可用来表示误差的大小。

32. 答案：B

解析：在测定条件有小的变动时，测定结果不受其影响的承受程度，称为耐用性。

33. 答案：E

解析：分析方法在其他组分存在时，能准确地测出被测组分的特性（能力），称为该方法的专属性，专属性有时也称选择性。

34. 答案：B

解析：药品标准分析方法的验证内容包括：准确度、精密度、专属性、检测限、定量限、线性范围、耐用性等。准确度一般用回收率表示，回收率=测得量/加入量×100%。

35. 答案：B

解析：药品质量标准中含量或效价的规定称为含量限度，含量限度系指用规定的检测方法测得的有效物质含量的限度。

36. 答案：D

解析：化学分析法的特点是精密度高、准确度好，因此建立原料药的法定分析方法时，应选用化学分析法。

37. 答案：C

解析：在滴定分析中，滴定反应进行完全的一点，称为化学计量点。但这一点在实际工作中是很难测知的，一般用合适的指示剂或其他合适的方法来判断滴定反应完全点。这一点应在化学计量点附近（0.1%），称为滴定终点。

38. 答案：C

解析：在滴定分析中，滴定反应进行完全的一点，称为化学计量点，指示剂变色点称为滴定终点。

39. 答案：D

解析：非水碱量法通常是以冰醋酸或冰醋酸－醋酐为溶剂，用高氯酸的冰醋酸溶液为滴定液（浓度为 0.1 mol/L）滴定，以结晶紫或电位法指示滴定终点。

40. 答案：B

解析：用亚硝酸钠滴定液在盐酸溶液中与芳伯氨基定量发生重氮化反应，生成重氮盐以测定药物含量的方法，称为亚硝酸钠滴定法，其指示终点的方法有电位法、永停滴定法、内指示剂法和外指示剂法。《中国药典》采用永停滴定法指示终点，凡药物分子的结构中含有芳伯氨基或潜在的芳伯氨基，都可用该法进行滴定，如盐酸普鲁卡因。

41. 答案：C

解析：本题考查的是铈量法，铈量法以硫酸铈为滴定剂。

42. 答案：B

解析：在红外吸收图谱中，羰基在 $1650 \sim 19000 \text{ cm}^{-1}$ 处具有强吸收峰。

43. 答案：E

解析：药物分子对特定波长的光的吸收程度除了与药物分子的结构有关外，还与药物溶液的浓度有关，用于药物含量测定的方法主要有对照品比较法和吸收系数法，目前各国药典主要采用对照品比较法，摩尔吸收系数（ε）、比吸收系数（$E_{1cm}^{1\%}$），而在药品检验中常采用 $E_{1cm}^{1\%}$，$A=-\lg(I/I_0)=-\lg T=Ecl$。

44. 答案：B

解析：检验记录作为检验的第一手资料，应妥善保存，备查。

45. 答案：E

解析：药品检验后出具的检验报告书内容如下：①品名、规格、批号、数量、来源、检验依据；②取样日期、报告日期；③检验结果；④结论；⑤检验人、复核人、负责人签名或盖章。

46. 答案：A

解析：本题考查的是体内样品的种类，在体内药物检测中最为常用的样本是血液，因为它能够较为准确地反映药物在体内的状况。

47. 答案：A

解析：根据流动相和固定相的相对极性不同，

液相色谱分为正相色谱和反相色谱，流动相极性大于固定相极性的情况，称为反相色谱，反之叫正相色谱。

48. 答案：D

解析：体内药物免疫分析法包括放射免疫分析法（RIA）、酶免疫分析法（EIA）和荧光免疫分析法（FIA）。免疫分析是利用半抗原药物与标记药物竞争抗体结合原理的一种分析方法，具有快速、简便和灵敏度高的特点。放射免疫法是使放射性标记抗原和未标记抗原（待测物）与不足量的特异性抗体竞争性地结合，反应后分离并测量放射性而求得未标记抗原的量，非放射免疫法是使用荧光基团、化学发光或生物发光组分以及酶作标记物。

49. 答案：E

解析：准确度用相对回收率表示，即采用"回收试验"或"加样回收试验"得到药物在样品中的回收率，一般应在85%～115%范围内，最低定量限应在80%～120%范围内。

50. 答案：C

解析：内标法可以克服样品中一些基质的干扰，使测定更准确。

51. 答案：A

解析：检测限是指分析方法在规定的实验条件下所能检出被测组分的最低浓度或最低量，定量限是指分析方法可定量测定样品中待测组分的最低浓度或最低量，两者的区别在于，定量限所规定的最低浓度，应满足一定的精密度和准确度的要求。

52. 答案：A

解析：检验报告内容包括：①检验报告应盖有"药品报告专用章"或"检验报告专用章"；②复制报告应重新加盖"药品报告专用章"或"检验报告专用章"；③检验报告一般不得涂改；④要求有该药品检验所的技术负责人的授权签字和签发日期等，一般在进行全项检验，其"检验项目"依次为性状、鉴别、检查、含量测定。

53. 答案：A

解析：微生物计数法用于能在有氧条件下生长的嗜温细菌和真菌的计数，本法用于检查非无菌制剂及其原料、辅料是否符合相应的微生物限度标准，不适用于活菌制剂的检查，计数方法包括：平皿法、薄膜过滤法和最可能数法（Most-Probable-Number Method，简称MPN法）。

54. 答案：D

解析：①药品质量标准中含量或效价的规定又称为含量限度，含量限度是指用规定的检测方法测得的有效物质含量的限度。②原料药：用"含量测定"的药品，其含量限度均用有效物质的百分数（%）表示，此百分数均系指重量百分比，为了能正确反映药品的含量，一般应通过检查项下的"干燥失重"或水分"水分"，将药品的含量换算成干燥品的含量，用"效价测定"的抗生素或生化药品，其含量限度用效价单位（国际单位IU）表示。③制剂：含量（效价）的限度一般以含量占标示量的百分率来表示。

55. 答案：E

解析：血浆（plasma）和血清（serum）是体内药物分析最常采用的样本，其中选用最多的是血浆，因血浆中的药物浓度可反映药物在体内（靶器官）的状况，血浆是全血（whole blood）在加肝素、枸橼酸、草酸盐等抗凝剂并经离心后取得，量约为全血的一半，血清则是在血液中纤维蛋白原等影响下，引起析出血块，离心取得，全血也应加入抗凝剂混匀，以防凝血。

56. 答案：D

解析：色谱参数：①保留时间（t_R）：从进样开始到组分色谱峰顶点的时间间隔称为该组分的保留时间；②半高峰宽（$W_{h/2}$）：峰高一半处的峰宽称为半高峰宽；③峰宽（W）：通过色谱峰两侧的拐点作切线，在基线上的截距称为峰宽，或称基线宽度；④峰高（h）：组分色谱峰顶点至时间轴的垂直距离称为峰高；⑤峰面积（A）：组分色谱峰与基线围成的区域的面积称为峰面积。色谱参数应用：保留时间主要用于组分的鉴别；半高峰宽或峰宽主要用于色谱柱柱效的评价；峰高或峰面积主要用于组分的含量测定。

57. 答案：B

解析：本题考察《中国药典》"性状"项收载的内容。

58. 答案：B

解析：本题考察药品的贮藏条件。

59. 答案：C

解析：本题考察药品的贮藏条件。

60. 答案：D

解析：本题考察的是《中国药典》各部收载的

内容。

61. 答案：D

解析：本题考察的《中国药典》及其国外药典收载的内容。

B 型题

[1～2]

答案：BD

解析：①美国药典：USP（37）–NF（32），20140501 生效，USP-NF 的基本内容包括凡例、通则和标准正文，共 4 卷。②英国药典：BP（2014），20140101 生效，英国制药标准的唯一法定来源，共 6 卷。③欧洲药典：PhEur 8.0 或 EP8.0，20140101 生效，具有法律约束力，是在欧洲上市药品强制执行的法定标准，Ph.Eur. 不收载制剂，但收载有制剂通则，Ph.Eur. 目前出版周期为 3 年，共 2 卷。④日本药典：即《日本药局方》，JP（16），2012。

[3～5]

答案：DBA

解析：本题考查的是精确度。称取"2g"，指称取重量可为 1.5～2.5 g；"精密称定"指称取重量应准确至所取重量的千分之一；"称定"指称取重量应准确至所取重量的百分之一；"精密量取"指量取体积的准确度应符合国家标准中对该体积移液管的精密度要求；取用量为"约"若干时，指该量不得超过规定量的 ±10%。

[6～10]

答案：DACBE

解析：药典法定计量单位名称和单位符号：①长度：米（m）、分米（dm）、厘米（cm）、毫米（mm）、微米（μm）纳米（nm）；②体积：升（L）、毫升（mL）、微升（μL）；③质（重）量：千克（kg）、克（g）、毫克（mg）、微克（μg）、纳克（ng）、皮克（pg）；④压力：帕（Pa）、千帕（kPa）、兆帕（MPa）；⑤动力黏度：帕秒（Pas）、毫帕秒（mPas）；⑥运动黏度：平方米每秒（m^2/s）、平方毫米每秒（mm^2/s）；⑦密度：千克每立方米 kg/m^3；⑧波数：厘米的倒数（cm^{-1}）。

[11～12]

答案：AD

解析：①极易溶解系指溶质 1g（mL）能在溶剂不到 1 mL 中溶解；②易溶系指溶质 1g（mL）能在溶剂 1～10 mL 中溶解；③溶解系指溶质 1g（mL）能在溶剂 10～30 mL 中溶解；④略溶系指溶质 1g（mL）能在溶剂 30～100 mL 中溶解；⑤微溶系指溶质 1g（mL）能在溶剂 100～1000 mL 中溶解，⑤极微溶解系指溶质 1g（mL）能在溶剂 1000～10000 mL 中溶解；⑥几乎不溶或不溶系指溶质 1g（mL）在溶剂 10000 mL 中不能完全溶解。

[13～14]

答案：CE

解析：对照品、标准品系用于药物鉴别、检查、含量测定的标准物质，由国务院药品监督管理部门指定的单位制备、标定和供应。标准品系指用于生物检定、抗生素或生化药品含量或效价测定的标准物质，按效价单位（或 μg）计，以国际标准品标定。对照品除另有规定外，均按干燥品（或无水物）进行计算后使用。

[15～19]

答案：ABCCD

解析：药品质量标准的检查项下，收载有反映药品安全性、有效性的试验方法和限度，以及均一性、纯度等制备工艺要求的内容。①安全性检查的项目有"无菌""热原""细菌内毒素"等。②有效性的检查是指和药物的疗效有关，但在鉴别、纯度检查和含量测定中不能有效控制的项目。如抗酸药物需检查"制酸力"；含氟的有机药物因氟为其有效基团，要检查"含氟量"，含乙炔基的药物要检查"乙炔基"；对难溶性的药物，为改善溶解性，要求达到微粉化，需检查"粒度"等。③均一性检查主要是检查制剂的均匀程度，如片剂等固体制剂的"重量差异"检查、"含量均匀度"检查等。④纯度检查是检查项下的主要内容，是对药物中杂质进行检查，药物中的杂质按来源可分为一般杂质和特殊杂质，一般杂质是指在自然界中分布广泛，在多种药物的生产中可能引入的杂质，如水分、氯化物、硫酸盐、铁盐、重金属、砷盐等，一般杂质的检查方法收载在《中国药典》的附录中，特殊杂质是指个别药物的生产和贮存中引入的杂质，如阿司匹林中的游离水杨酸、异烟肼中的游离肼等。

[20～24]

答案：BCADE

解析：百分吸收系数 $E_{1cm}^{1\%}$、折光率 n_D^t、比旋度 $[\alpha]_D^t$、熔点 mp、沸点 bp。

[25～28]

答案：DCBA

解析：保留时间主要用于组分的鉴别，半高峰宽或峰宽主要用于色谱柱柱效的评价，峰高或峰面积主要用于组分的含量测定。

[29～33]

答案：BCADE

解析：本题考查滴定分析法的指示液。酸碱滴定法：酸碱滴定法是以质子转移反应为基础的滴定分析方法，以酸碱指示剂指示滴定终点，有甲基橙、石蕊和酚酞等。非水溶液滴定：①非水碱量法：以冰醋酸或冰醋酸-醋酐为溶剂，用高氯酸的冰醋酸溶液为滴定液（浓度为 0.1 mol/L）滴定，以结晶紫或电位法指示滴定终点；②非水酸量法：以乙二胺或二甲基甲酰胺为溶剂，用甲醇钠为滴定液，麝香草酚蓝作指示剂。氧化还原滴定：①碘量法：以碘作为氧化剂，或以碘化钾作为还原剂进行氧化还原滴定，淀粉作指示剂；②铈量法：亦称硫酸铈滴定法，是以硫酸铈 Ce（SO₄）₂ 为滴定剂，在酸性条件下测定还原性物质的滴定方法，采用邻二氮菲作指示剂；③亚硝酸钠法：用亚硝酸钠滴定液在盐酸溶液中与芳伯氨基定量发生重氮化反应，生成重氮盐以测定药物含量的方法，指示终点的方法有电位法、永停滴定法内指示剂法和外指示剂法，《中国药典》采用永停滴定法指示终点。

[34～36]

答案：BEA

解析：本题考查的是滴定分析法。盐酸普鲁卡因是一种芳香胺类药物，分子结构中含有芳伯氨基，在酸性溶液中可定量地与亚硝酸钠发生重氮化反应，采用亚硝酸钠滴定法，以亚硝酸钠滴定仪滴定。苯巴比妥是一种巴比妥类药物，该类药物在适当的碱性溶液中，易与重金属离子反应，可定量地形成盐，故常用银量法进行本类药物的含量测定。地西泮是一种苯并二氮类化合物，且在非水溶液滴定时为游离碱，采用非水碱量法滴定，滴定液为高氯酸。

[37～38]

答案：BA

解析：本题考查的是药品质量标准中药物安全性和有效性检查的项目。

[39～41]

答案：AEC

解析：本题考查的是紫外吸收光谱图中波长的选择。

C 型题

[1～3]

答案：AAE

解析：本题考查的是药品的检验。①药品出厂检验系药品生产企业对放行出厂的产品按企业药品标准进行的质量检验过程。②由批号可知该批药品生产日期为 2014 年 10 月 2 日，有效期 2 年，有效期应该是到标示日期的前一天即 2016 年 10 月 1 日。③取样的件数因产品批量不同而异。设药品包装（如箱、桶、袋、盒等）总件数为 n，当 n≤3 时，应每件取样；当 3＜n≤300 时，取样的件数应为 $n^{1/2}+1$；当 n＞300 时，按在 $n^{1/2}/2+1$ 的件数取样。即该批样品共 1600 件，取样量为 $1600^{1/2}/2+1=40/2+1=21$。

[4～7]

答案：BEBA

解析：本题综合考查体内药物分析的特性。体内药物分析的特点是：①生物样品组成复杂，干扰杂质多，大多需要分离和净化；②可供分析的样品量少，尤其是连续测定时，很难再度获得完全相同的样品；③被测药物和代谢物的浓度或活性极低，且波动范围大；④某些样品的测定往往要求很快地提供结果，尤其在毒物检测工作中；⑤实验室应具有现代化仪器设备，应有多种检测手段，可进行多项分析工作；⑥测定数据的处理和阐明有时较为困难；⑦工作量较大，随着工作的深入开展，会成倍甚或按指数级数增加。

影响液-液提取的主要因素为：提取剂的选择、pH 的范围、温度的确定、盐析、溶剂、去乳化的作用等。

光学类检测器：①紫外吸收检测器（UVD）要求被检测样品组分有紫外吸收，属于选择性检测器；②二极管阵列检测器（PDAD）吸收光谱用于定性（确证是否是单一纯物质），色谱用于定量，常用于复杂样品（如生物样品、中草药）的定性定量分析；③荧光检测器（FLD）适用于能激发荧光的化合物，电化学检测器（ECD）为一种灵敏的检测器，根据电化学原理，色谱柱流出物的响应值随电位的变化而不同，在一定电位条件下，可得到不同保存时间的色谱图，灵敏度可达 pg 水平；④电化学检测器只适用于一些具有电化学活性的物质检出。通用型检测器：①示差折光检测器（RID），只要被测组分与洗脱液的折光指数有差别就可使用；②蒸发光散射检测器（ELSD）可检测挥发性低于流动相的任何样品，而不需要样品含有发色基团；③质谱检测器（MSD）在灵敏度、选择性、通用性及化合物的分子量和结构信息的提供等方面都有突出的优点，但昂贵操作费用和复杂性限制了它的推广应用。

内标物的选择原则：①它应该是试样中不存在的纯物质；②加入的量应接近于被测组分；③要求内标物的色谱峰位于被测组分色谱峰附近，或几个被测组分色谱峰的中间，并与这些组分完全分离；④应注意内标物与欲测组分的物理及物理化学性质（如挥发度、化学结构、极性以及溶解度等）相近，内标物的加入量也应接近试样中待测组分的含量。

X 型题

1. 答案：ABC

解析：国家药品标准的主要内容有品名、有机药物的结构式、分子式和分子量、来源或有机药物的化学名称、含量或效价的规定、处方、制法、性状、鉴别、检查、含量或效价测定、类别、规格、贮藏及制剂等。

2. 答案：ACDE

解析：本题考查的是标准物质，标准品与对照品系指用于鉴别、检查、含量测定的标准物质，标准品与对照品（不包括色谱用的内标物质）均由国务院药品监督管理部门指定的单位制备、标定和供应，标准品系指用于生物检定、抗生素或生化药品中含量或效价测定的标准物质，按效价单位（或 μg）计，以国际标准品标定，对照品除另有规定外，均按干燥品（或无水物）进行计算后使用。

3. 答案：ABCE

解析：国家药品标准的制定原则：①针对性：检测项目的制定要有针对性；②科学性：检验方法的选择要有科学性；③合理性：标准限度的规定要有合理性。

4. 答案：ABCDE

解析：《美国药典》最新版本为 USP（37）-NF（32），于 2014.05.01 生效，其基本内容包括凡例、通则和各部的标准正文，共 4 卷。

5. 答案：ABCE

解析：《中国药典》标准体系构成：凡例、通则及各部的标准正文。

6. 答案：BDE

解析：对照品、标准品系指用于药物鉴别、检查、含量测定的标准物质，由国务院药品监督管理部门指定的单位制备、标定和供应，对照品除另有规定外，均按干燥品（或无水物），进行计算后使用。

7. 答案：ABC

解析：标准品系指用于生物检定、抗生素或生化药品含量或效价测定的标准物质，按效价单位（或 μg）计，以国际标准品标定。

8. 答案：ABCDE

解析：药品质量标准分析方法验证中有准确度、精密度、专属性、检测限、定量限、线性与范围。

9. 答案：BD

解析：在药物分析中，精密度是表示该法的重复性和测量值与真值接近的程度。

10. 答案：ABCDE

解析：药品质量标准的主要内容包括：名称、性状、物理常数、鉴别、检查、含量测定、类别、贮藏和制剂。

11. 答案：ABCD

解析：①化学鉴别法：颜色反应、沉淀反应、气体生成反应、焰色反应；②光谱鉴别法：紫外-可见分光光度法（UV）、红外分光光度法（IR）；③色谱鉴别法：薄层色谱法（TLC）、高效液相色谱法（HPLC）。

12. 答案：ACE

解析：熔点是物质的物理常数，测定熔点可以鉴别药物，也可以反映药物的纯杂程度。

13. 答案：ABC

解析：酸碱指示剂是一些有机弱酸或有机弱碱，在不同的酸碱性溶液中电离程度就不同，会显示不同的颜色。常用的酸碱指示剂主要有：①硝基酚类：是一类酸性显著的指示剂，如对硝基酚等；②酚酞类：有酚酞、百里酚酞和 α-萘酚酞等，属于有机弱酸；③磺代酚酞类：有酚红、甲酚红、溴酚蓝、百里酚蓝等，属于有机弱酸；④偶氮化合物类：有甲基橙、中性红等，属于两性指示剂，既可作酸式离解，也可作碱式离解。

14. 答案：ABCDE

解析：非水碱量法通常是以冰醋酸为溶剂、高氯酸为滴定液，测定含氮碱性有机药物及其氢卤酸盐、磷酸盐、硫酸盐或有机酸盐的分析方法，如地西泮、肾上腺素、盐酸利多卡因、奋乃静、盐酸麻黄碱、盐酸吗啡、氢溴酸东莨菪碱、盐酸氯丙嗪、硫酸阿托品、硫酸奎宁、马来酸氯苯那敏、重酒石酸去甲肾上腺素、枸橼酸钾、水杨酸二乙胺等。

15. 答案：ABD

解析：氧化还原法中常用的滴定液是碘滴定液、硫酸铈滴定液、亚硝酸钠滴定液。

16. 答案：ABCDE

解析：氧化还原滴定法有碘量法、铈量法和亚硝酸钠法。

17. 答案：CDE

解析：亚硝酸钠滴定法中，可用于指示终点的方法有电位法、永停滴定法、内指示剂法和外指示剂法，《中国药典》采用永停滴定法指示终点。

18. 答案：BCD

解析：用亚硝酸钠滴定液在盐酸溶液中与芳伯氨基定量发生重氮化反应，生成重氮盐以测定药物含量的方法。

19. 答案：ACDE

解析：以国家药品监督管理局和各级地方药监局为主要行政监督部门，食品药品检验所提供技术检验支持，药品不良反应监测中心监测药品、医疗器械上市后使用的安全性。

20. 答案：ABCDE

解析：药品质量监督检验的类型有出厂检验、委托检验、抽查检验、复核检验、进口药品检验等。

21. 答案：ABCDE

解析：药品质量标准分析方法验证内容包括：准确度、精密度（包括重复性、中间精密度和重现性）、专属性、检测限、定量限、线性范围和耐用性等。

22. 答案：ABC

解析：药品检验报告书是对药品质量做出的技术鉴定，是具有法律效力的技术文件，要求做到：依据准确，数据无误，结论明确，文字简洁，书写清晰，格式规范，每一张药品检验报告书只针对一个批号。

23. 答案：ABD

解析：检验记录与检验卡是出具检验报告的依据，为保证药品检验工作的科学性和规范化，检验记录应原始、真实，记录完整、简明、具体，书写字迹应清晰、色调一致，不得任意涂改，若发现记录有误，可用单线或双线划去（删除），但应保持原有字迹可辨，并在修改处签名或盖章，以示负责。

24. 答案：ABCDE

解析：检验人员在检验前，应注意检品标签与所填检验卡的内容是否相符，逐一查对检品的编号、品名、规格、批号和有效期、生产单位或产地、检验目的和收检日期、以及样品的数量和封装情况等。

25. 答案：ABC

解析：本题考查如何判断药品检验报告书中检查项目合格与否。

26. 答案：ABCD

解析：体内药物分析方法学研究要求考察：长期贮存稳定性、短期室温稳定性、冷冻－解冻稳定性和贮备液稳定性。

27. 答案：ABCDE

解析：①生理因素：年龄、性别、肥胖、遗传、其他（生活因素、环境因素）。②病理因素：肝功能损害，导致消除速率常数 k，血浆半衰期发生改变；肾功能损害，导致消除速率常数 k 降低，血浆半衰期延长；心脏疾病，会引起血液分布、流速等血流动力学的改变，胃肠疾病，会改变吸收速率常数 ka 值和吸收分数 F 值。③药物因素：制剂因素、药物的相互作用。

28. 答案：ABC

解析：用于体内药物检测的体内样品包括血浆和血清，尿样、唾液、乳汁、动物脏器组织匀浆等。

29. 答案：ABCDE

解析：非无菌药品的微生物限度标准是基于药品的给药途径和对患者健康潜在的危害以及药品的特殊性而制定的。①制剂通则、品种项下要求无菌的制剂及标示无菌的制剂和原辅料应符合无菌检查法规定；②用于手术、烧伤或严重创伤的局部给药制剂应符合无菌检查法规定；③非无菌化学药品制剂、生物制品制剂、不含药材原粉的中药制剂的控制菌照"非无菌产品微生物限度检查法",各品种项下规定的需氧菌总数、霉菌和酵母菌总数标准解释如下:10^1 cfu,可接受的最大菌数为20;10^2 cfu,可接受的最大菌数为200;10^3cfu,可接受的最大菌数为2000,依此类推。

30. 答案:CDE

解析:①免疫分析法:放射免疫法、荧光免疫法、酶免疫法和电化学免疫法等;②色谱分析法:气相色谱法(GC)、高效液相色谱法(HPLC)和色谱–质谱联用法(GC-MS、LC-MS)等,这些方法适用于体内复杂样品中微量药物的专属准确定量。

31. 答案:AC

解析:生物利用度是指药物经血管外途径给药后吸收进入全身血液循环的相对量。根据试验试剂和参比试剂给药途径的异同,可分为绝对生物利用度和相对生物利用度。由血浆浓度–时间数据来评定生物利用度通常涉及三个参数:最大(峰)血浆药物浓度、达到最大血浆药物浓度的时间(达峰时间)和血浆浓度–时间曲线下面积。对生物利用度测定中分析方法的基本要求:检测限至少能检测出3~5个半衰期样品中的浓度,绝对回收率要求在90%~110%之间,标准曲线应覆盖高浓度范围,低浓度范围不得外推,首选色谱法。

32. 答案:ABCD

解析:本题考察的是药品检验不同的类别。委托检验系药品生产企业委托具有相应检测能力并通过资质认定或认可的检验机构对本企业无法完成的检验项目进行检验。抽查检验系国家依法对生产、经营和使用的药品按照国家药品标准进行抽查检验。出厂检验系药品检验机构对药品生产企业要放行出厂的产品进行的质量检验。复核检验系对抽验结果有异议时,由药品检验仲裁机构对有异议的药品进行再次抽检。

第二章　常用的药物结构与作用

A 型题（最佳选择题，每题的备选答案中只有一个最佳答案）

1. 答案：D
   解析：酸类药物成酯后，脂溶性增大，易吸收。

2. 答案：D
   解析：药物通常通过范德华力、疏水键、静电引力、偶极相互作用力、氢键和共价键等形式与受体结合，其中除共价键为不可逆键外，其余形式均为可逆的结合形式。

3. 答案：B
   解析：利多卡因在进入血脑屏障后产生的 N-脱乙基化（烷基）代谢产物会引起中枢神经系统的副作用。

4. 答案：E
   解析：第Ⅰ相生物转化官能团化反应的类型包括氧化、还原、水解和羟基化等反应。

5. 答案：E
   解析：与葡萄糖醛酸的结合反应是药物代谢中最普遍的，共有 O-、N-、S- 和 C- 葡萄糖醛苷化四种类型。

6. 答案：B
   解析：磺酰胺类利尿药的结合位点与碳酸酐酶的结合位点相同，均通过氢键键合。

7. 答案：C
   解析：有机药物多数为弱酸或弱碱，在体液中只能部分离解，以解离的形式和非解离的形式同时存在于体液中。当 pKa=pH 时，分子型和离子型药物所占的比例分别为 50% 和 50%。

8. 答案：E
   解析：抗疟药氯喹可以插入到疟原虫的 DNA 碱基对之间，形成电荷转移复合物。

9. 答案：E
   解析：阿司匹林是水杨酸类药物，容易在胃中吸收。

10. 答案：C
    解析：在他汀类药物的结构中，3,5- 二羟基羧酸是产生酶抑制活性的必需结构（药效团）。

11. 答案：E
    解析：当分子中引入极性较大的羟基时，药物的水溶性加大，脂水分配系数下降。

12. 答案：B
    解析：弱碱性药物如奎宁、麻黄碱、氨苯砜、地西泮在胃中几乎全部呈解离形式，很难被吸收。

13. 答案：E
    解析：药物具有合适的解离度，才能具有最大活性。

14. 答案：A
    解析：药物分子中引入烃基，可改变溶解度、解离度、分配系数，还可增加位阻，从而增加稳定性。

15. 答案：B
    解析：卤素是很强的吸电子基，可影响药物分子的电荷分布和脂溶性，从而增强与受体的电性结合，使生物活性发生变化。

16. 答案：C
    解析：巯基有较强的亲核性，可与 α、β- 不饱和羰基化合物发生加成反应，还可与重金属作用生成不溶性的硫醇盐，故含巯基的化合物可作为解毒药，如二巯丙醇。

17. 答案：D
    解析：二巯丙醇含有巯基，可与 α、β- 不饱和羰基化合物发生加成反应，还可与重金属作用生成不溶性的硫醇盐，故可作为解毒药。

18. 答案：C
    解析：醚类化合物由于醚中的氧原子有孤对电子，能吸引质子，具有亲水性，碳原子具有亲脂性，使醚类化合物在脂-水交界处定向排布，易于通过生物膜。

19. 答案：A

解析：酯类化合物进入体内后，易在体内酶的作用下发生水解反应生成羧酸，利用这一性质，将羧酸制成酯类前药，既增加药物吸收，又降低药物的酸性，减少对胃肠道的刺激性。

20. 答案：E
解析：构成受体或酶的蛋白质和多肽结构中含有大量的酰胺键，因此酰胺类药物易与生物大分子形成氢键，增强与受体的结合能力。

21. 答案：A
解析：将阿昔洛韦用 L-缬氨酸酯化得到伐昔洛韦，可使药物通过 PEPT1 的吸收增加 3～5 倍，伐昔洛韦进入体内后经酶水解得到阿昔洛韦，再经磷酸化为三磷酸阿昔洛韦发挥抗病毒作用。

22. 答案：B
解析：吗啡有 3-酚羟基和 6-仲醇羟基，分别和葡萄糖醛酸反应生成 3-O-葡萄糖醛苷物和 6-O-葡萄糖醛苷物。

23. 答案：A
解析：美法仑是氮芥类烷化剂，对肿瘤细胞 DNA 中的鸟嘌呤产生共价结合键，产生细胞毒活性。

24. 答案：C
解析：甲基化反应主要对象是具有儿茶酚胺结构的活性物质，如肾上腺素、去甲肾上腺素、多巴胺等，且甲基化反应具有区域选择性，仅仅发生在 3-位的酚羟基上。沙丁胺醇的 3 位是羟甲基结构，并没有儿茶酚结构，故不发生 COMT 代谢反应。

25. 答案：C
解析：B 区域的结合形式是偶极-偶极作用。

26. 答案：E
解析：共价键键合是一种不可逆的结合形式。

27. 答案：A
解析：烷化剂类抗肿瘤药物与 DNA 中鸟嘌呤碱基形成共价结合键，产生细胞毒活性。

28. 答案：A
解析：离子-偶极和偶极-偶极相互作用通常见于羰基类化合物，如乙酰胆碱和受体的作用。

29. 答案：C
解析：（+）-哌西那朵具有阿片样作用，而（−）-对映体则呈拮抗作用，即（+）-哌西那朵是阿片受体激动剂，而（−）-哌西那朵为阿片受体拮抗剂。

30. 答案：E
解析：氯胺酮为中枢性麻醉药物，只有 S-（+）-对映体才具有麻醉作用，而 R-（−）-对映体则产生中枢兴奋作用。

31. 答案：E
解析：酰胺类药物易与生物大分子形成氢键，增强与受体的结合能力。

32. 答案：D
解析：对映异构体之间产生相反的活性，这类药物的对映体与受体均有一定的亲和力，但通常只有一种对映体具有活性，另一对映体反而起拮抗剂的作用。

33. 答案：B
解析：含芳环的药物主要发生氧化代谢。

34. 答案：B
解析：含芳环药物的氧化代谢是以生成酚的代谢产物为主。

35. 答案：A
解析：氯霉素中的二氯乙酰基侧链代谢氧化后生成酰氯，能与 CTP450 酶等中的脱辅基蛋白发生酰化，是产生毒性的主要根源。

36. 答案：C
解析：地西泮在羰基的 α-碳原子经羟基化代谢生成替马西泮，或同时发生 N-脱甲基和 α-碳原子羟基化代谢生成奥沙西泮，两者均为活性代谢产物。

37. 答案：E
解析：舒林酸代谢生成硫醚类活性代谢物后发挥作用，氧化生成砜类代谢物则无活性。

38. 答案：E
解析：氯霉素中的二氯乙酰基侧链代谢氧化后生成酰氯，是产生毒性的主要根源。

39. 答案：B
解析：阿苯达唑经氧化代谢生成亚砜化合物，其生物活性比原药高，发挥驱虫作用。

40. 答案：A
解析：可待因脱甲基后生成吗啡产生成瘾性。

41. 答案：B
解析：谷胱甘肽通过和酰卤代谢物反应后生成酰化谷胱甘肽，解除了这些代谢物对人体的毒性。

42. 答案：A
解析：新生儿由于体内肝脏尿苷二磷酸葡萄糖

醛酸转移酶活性尚未健全，因此会引起代谢上的问题，导致药物在体内聚集产生毒性，如新生儿在使用氯霉素时，不能使氯霉素和葡萄糖醛酸形成结合物而排出体外，导致药物在体内聚集，引起"灰婴综合征"。

43. 答案：E
解析：乙酰化反应一般是体内外来物的去活化反应，例如抗结核药对氨基水杨酸经乙酰化反应后得到对 N- 乙酰氨基水杨酸。

44. 答案：E
解析：乙酰化反应是将体内亲水性的氨基结合形成水溶性小的酰胺。

45. 答案：C
解析：酯类和酰胺类药物可以在酯酶和酰胺酶的催化下进行水解反应。

46. 答案：A
解析：6- 甲基硫嘌呤经氧化代谢，脱 S- 甲基得 6- 巯基嘌呤。

47. 答案：A
解析：受体及酶的结构中具有大量酰胺键，可以与药物的酰胺键形成氢键，增强与受体或酶的作用，氨基形成酰胺后，水溶性降低、解离度降低、碱性降低。

48. 答案：B
解析：一般情况下，当药物的脂溶性较低时，随着脂溶性增大，药物的吸收性提高，当达到最大脂溶性后，再增大脂溶性，则药物的吸收性降低，吸收性和脂溶性呈近似于抛物线的变化规律。

49. 答案：D
解析：烷化剂类抗肿瘤药物与 DNA 中鸟嘌呤碱基形成共价结合键，产生细胞毒活性，环磷酰胺属于烷化剂。

50. 答案：D
解析：苯巴比妥与阿司匹林均为弱酸，但苯巴比妥的 pKa 值大于阿司匹林的 pKa 值，在酸性的胃中分子型药物所占比例高，易于在胃中吸收。

51. 答案：E
解析：乙酰化属于药物代谢第 II 相反应。

52. 答案：D
解析：共价键键合是一种不可逆的结合形式，与发生的有机合成反应类相似。共价键键合类型多发生在化学治疗药物的作用机制上，如烷化剂类（环磷酰胺）抗肿瘤药物，与 DNA 中鸟嘌呤碱基形成共价结合键，产生细胞毒活性。

53. 答案：B
解析：公式中［B］表示非解离型碱性药物的浓度，［HB^+］表示解离型碱性药物的浓度，根据计算公式 log［B］/［HB^+］=pH−pKa 等于 −1，所以［B］与［HB^+］之比为 0.1。

54. 答案：D
解析：在他汀类药物的结构中，3，5- 二羟基羧酸是产生酶抑制活性的必需结构（药效团），氟伐他汀、阿托伐他汀、伐他汀结构中均含有 3，5- 二羟基羧酸的结构片段，洛伐他汀和辛伐他汀的结构中含有的是内酯环的结构片段，该结构片段在体内会快速水解为 3，5- 二羟基羧酸的药效团。

55. 答案：C
解析：氯胺酮为中枢性麻醉药物，只有 S-（+）- 对映体才具有麻醉作用，而 R-（−）- 对映体则产生中枢兴奋作用。

56. 答案：C
解析：阿替洛尔属于第Ⅳ类低水溶性、低渗透性的药物。

57. 答案：A
解析：有不少含有叔胺结构的强碱性基团的药物，在生理状态形成带有正电荷的铵盐，与受体的阴离子部分形成离子键键合。还有含有季铵结构的药物，例如拟胆碱药物氯贝胆碱通过与 M 胆碱受体相结合产生激动作用，对胃肠道和膀胱平滑肌的选择性较高，主要用于手术后腹气胀、尿潴留以及其他原因所致的胃肠道或膀胱功能异常。

58. 答案 B
解析：在药物和受体分子中，当碳原子和其他电负性较大的原子，如 N、O、S、卤素等成键时，由于电负性较大原子的诱导作用使得电荷分布不均匀，导致电子的不对称分布，产生电偶极。离子 - 偶极，偶极 - 偶极相互作用通常见于羰基类化合物，如酰胺、酯、酰卤、酮等。

59. 答案：E
解析：参与药物体内官能团转化反应的酶类主要是氧化 - 还原酶、还原酶和水解酶。ABC 属于氧化 - 还原酶，水解酶主要参与酯类和酰胺类药物的代谢。

60. 答案：C

解析：血管紧张素转换酶抑制药类药物通过抑制血管紧张素转换酶，阻断血管紧张素Ⅰ向血管紧张素Ⅱ转化，用于治疗高血压、充血性心力衰竭（CHF）等心血管疾病。但ACEI也同时阻断了缓激肽的分解，增加呼吸道平滑肌分泌前列腺素、慢反应物质以及神经激肽A等，导致血压过低、血钾过多、咳嗽、皮疹、味觉障碍等不良反应，特别是干咳是其发生率较高的不良反应。

61. 答案：A

解析：选择性的COX-2抑制剂罗非昔布、伐地昔布等药物强力抑制COX-2而不抑制COX-1，导致与COX-2有关的前列腺素PGI2产生受阻而与COX-1有关的血栓素TXA2合成不受影响，破坏了TXA_2和PGI_2的平衡，从而增强了血小板聚集和血管收缩，引发血栓栓塞事件，导致罗非昔布、伐地昔布等药物撤出市场。

B型题（配伍选择题，备选答案在前，试题在后，每题若干组，每组均对应同一组备选答案）

[1~2] 答案：AB

解析：生物药剂学分类系统根据药物溶解性和肠壁渗透性的不同组合将药物分为4类：第Ⅰ类是高水溶解性、高渗透性的两亲性分子药物，其体内吸收取决于胃排空速率，如普萘洛尔、依那普利、地尔硫䓬等；第Ⅱ类是低水溶解性、高渗透性的亲脂性分子药物，其体内吸收取决于溶解速率，如双氯芬酸、卡马西平、匹罗昔康等；第Ⅲ类是高水溶解性、低渗透性的水溶性分子药物，其体内吸收受渗透效率影响，如雷尼替丁、纳多洛尔、阿替洛尔等；第Ⅳ类是低水溶解性、低渗透性的疏水性分子药物，其体内吸收比较困难，如特非那定、酮洛芬、呋塞米等。

[3~5] 答案：CAB

解析：乙酰胆碱与受体的作用，形成的主要键合类型是离子-偶极和偶极-偶极相互作用；烷化剂环磷酰胺与DNA碱基之间，形成的主要键合类型是共价键；碳酸与碳酸酐酶的结合，形成的主要键合类型是氢键。

[6~9] 答案：BDAE

解析：对映异构体产生相反活性的药物是依托唑啉；对映异构体没有活性的药物是甲基多巴；对映异构体产生不同类型药理活性的药物是丙氧酚；对映异构体产生相同的药理活性，但强弱不同的药物是氯苯那敏。

[10~11] 答案：AD

解析：氧化反应属于第Ⅰ相生物转化代谢中发生的反应；甲基化反应属于第Ⅱ相生物结合代谢中发生的反应。

[12~14] 答案：ABC

解析：高水溶解性、高渗透性的两亲性分子药物，其体内吸收取决于胃排空速率，如普萘洛尔、依那普利、地尔硫䓬等；低水溶解性、高渗透性的亲脂性分子药物，其体内吸收取决于溶解速率，如双氯芬酸、卡马西平、匹罗昔康等；高水溶解性、低渗透性的水溶性分子药物，其体内吸收受渗透效率影响，如雷尼替丁、纳多洛尔、阿替洛尔等。

[15~17] 答案：BAC

解析：羟基可增强药物的水溶性，并增强与受体的结合力；卤素为强吸电子基团，能影响药物分子的电荷分布、脂溶性及作用时间；酰胺易与生物大分子形成氢键，增强与受体的结合能力。

[18~20] 答案：DAE

解析：季铵类水溶性大，不易通过生物膜和血脑屏障，无中枢作用；巯基有较强亲核性，可与重金属作用生成不溶性的硫醇盐，故含巯基的化合物可作为解毒药；烃基可以改变溶解度、解离度、分配系数、稳定性。

[21~23] 答案：CDE

解析：母核结构中含有吲哚环的是氟伐他汀；母核结构中含有吡咯环的是阿托伐他汀；母核结构中含有嘧啶环的是瑞舒伐他汀。

[24~25] 答案：DE

解析：范德华引力是非共价键键合方式中最弱的一种，药物结构中非极性链部分和生物大分子中非极性链部分的相互作用是疏水性相互作用。

[26~28] 答案：ADE

解析：对映异构体之间具有等同的药理活性和强度的药物是普罗帕酮；对映异构体之间产生相反的活性的药物是哌西那朵；一种对映体具有药理活性，另一种对映体具有毒性作用的药物是氯胺酮。

[29~30] 答案：BD

解析：对映异构体之间产生相反活性的药物是异丙肾上腺素；一种对映体具有药理活性、另一对映体具有毒性作用的药物是乙胺丁醇。

[31~34] 答案：BECD

解析：驱虫药阿苯哒唑经氧化代谢生成亚砜化合物，其生物活性比氧化代谢前提高，发挥驱虫作用；非甾体抗炎药舒林酸属前体药物，体外无效，进入体内后经还原代谢，生成硫醚类活性代谢物发挥作用，减少了对胃肠道刺激的副作用；硫喷妥经氧化脱硫生成戊巴比妥，使脂溶性下降，作用强度有所减弱；抗肿瘤药物塞替哌在体内可被脱硫代谢生成另一个抗肿瘤药物塞替哌。

[35~37] 答案：DAB

解析：由于药物结构中的酮绝大多数是不对称酮，体内酶的催化反应通常具有立体选择性，如镇痛药 $S-(+)-$ 美沙酮经代谢后生成 $3S,6S-\alpha-(-)-$ 美沙醇；氯霉素中的对硝基苯基经生物转化还原生成对氨基苯化合物；非甾体抗炎药甲芬那酸经代谢生成相应的羧酸代谢物。

[38~39] 答案：BA

解析：芳环羟基化反应受立体异构体的影响，如 $S-(-)-$ 华法林的主要代谢产物是芳环 7-羟基化物，而华法林的 $R(+)-$ 异构体的代谢产物为侧链酮基的还原化合物。

[40~41] 答案：AB

解析：镇咳药可待因在体内约有 10% 的药物经 $O-$ 脱甲基后生成吗啡，长期和大量服用可待因也会产生成瘾性；非甾体抗炎药吲哚美辛在体内约有 50% 经 $O-$ 脱甲基代谢，生成无活性的化合物。

[42~45] 答案：BEAD

解析：扎考必利 $R-$ 对映体是 $5-HT_3$ 受体拮抗剂，$S-$ 对映体是 $5-HT_3$ 受体激动剂；哌西那朵右旋体是阿片受体激动剂，左旋体是阿片受体拮抗剂；依托唑啉左旋体是利尿剂，右旋体是抗利尿剂；异丙肾上腺素 $R-$ 对映体有 β 受体激动作用，$S-$ 对映体有 β 受体拮抗作用。

[46~48] 答案：BAA

解析：通常酸性药物在 pH 低（酸性尿液）的尿液中、碱性药物在 pH 高（碱性尿液）的尿液中，其非解离型药物量增加，重吸收也增加，反之都减少。尿的酸化作用可增加弱酸性药物的重吸收，降低肾排泄，并能促进弱碱性药物的排泄。

[49~51] 答案：BDC

解析：可氧化成亚砜或砜，使极性增加的官能团是硫醚；有较强的吸电子性，可增强脂溶性及药物作用时间的官能团是卤素；可与醇类做成酯，使脂溶性增大，有利于吸收的官能团是羧酸。

[52~53] 答案：CA

解析：含有甲磺酸酯结构的抗肿瘤药物白消安，在体内的Ⅱ相代谢反应是与谷胱甘肽的结合反应；含有儿茶酚胺结构的肾上腺素，在体内发生 COMT 失活的代谢反应是甲基化结合反应。

[54~55] 答案：AD

解析：盐酸普鲁卡因酯键处断开，分解成对氨基苯甲酸与二乙氨基乙醇属于酯键水解；对氨基苯甲酸还可继续被氧化，生成有色物质。

[56~58] 答案：ACD

解析：保泰松结构中含有两个苯环，含芳环药物的氧化代谢是以生成酚的代谢产物为主，在体内代谢成羟布宗所发生的反应是芳环羟基化；卡马西平结构中含有烯烃，烯烃化合物也会被代谢生成环氧化合物，卡马西平在体内代谢生成 10,11-环氧化物，这一环氧化物是卡马西平产生抗惊厥作用的活性成分，是代谢活化产物；氟西汀结构中含有仲胺结构，N 上有甲基取代，氟西汀和其代谢产物去甲氟西汀都选择性地抑制中枢神经系统对 5-HT 的再吸收，延长和增加 5-HT 的作用，为较强的抗抑郁药。

[59~61] 答案：EAB

解析：对映异构体中一个有活性，一个无活性的手性药物是氨己烯酸；对映异构体之间具有相同的药理作用，但强弱不同的手性药物是氯苯那敏；对映异构体之间具有相同的药理作用和强度的手性药物是普罗帕酮。

[62~64] 答案：BCA

解析：在分子中引入羟基可增强与受体的结合力，增加水溶性，改变生物活性；硫醚含有孤对电子、在体内可氧化成亚砜或砜；卤素可影响分子间的电荷分布、脂溶性及药物作用时间。

[65~67] 答案：ABE

解析：去甲肾上腺素结构中的氨基在体内质子化成铵盐后，与 $β_2$ 肾上腺素受体形成离子键作用。镇痛药美沙酮分子中的碳原子由于羰基极化作用形成偶极，与氨基氮原子的孤对电子形成离子-偶极作用，从而产生与哌替啶相似的空间构象，与阿片受体结合而产生镇痛作用。金属络合物还可用作金属中毒时的解毒剂，如二巯基丙醇可作为锑、砷、汞的螯合解毒剂。

[68～71] 答案：ABED

解析：非三环类抗抑郁药奈法唑酮结构中含有苯基哌嗪片段，可生成4-位羟化代谢物，氧化为具有亲电性的亚胺-醌以及N-去芳基化生成氯代对醌，从而产生肝毒性反应。β受体阻断药普拉洛尔在体内的代谢去烷基化生成对乙酰氨基酚，继之氧化生成亚胺-醌式结构化合物，可导致临床上发生特质性硬化性腹膜炎，由此而被撤出市场。过氧化酶体增殖激活γ受体（PPARγ）激动药曲格列酮，可提高胰岛素的敏感性，用于治疗2型糖尿病，但上市后不久便因严重的肝脏毒性被停止使用。佐美酸因的代谢产物芳乙酸酰化的葡萄糖醛酸苷酯，可与肝脏的蛋白分子共价结合从而产生毒性，被终止使用。

X型题（多项选择题，每题的备选答案中有2个或2个以上正确答案，少选或多选均不得分）

1. 答案：ABC

解析：药物与靶标产生共价键键合的药物主要有烷化剂类抗肿瘤药物、β-内酰胺类抗生素药物、拉唑类抗溃疡药物等。离子-偶极、偶极-偶极相互作用的例子通常见于羰基类化合物。抗疟药氯喹可以插入到疟原虫的DNA碱基对之间形成电荷转移复合物。

2. 答案：ACDE

解析：苯妥英代谢生成羟基苯妥英、卡马西平代谢生成10S,11S-二羟基卡马西平、地西泮经N-脱甲基和α-碳原子羟基化生成奥沙西泮、喷妥经氧化脱硫生成戊巴比妥均属于第Ⅰ相生物转化反应；对氨基水杨酸经乙酰化得到对乙酰氨基水杨酸属于第Ⅱ生物转化反应（乙酰化结合反应）。

3. 答案：ABCDE

解析：对乙酰氨基酚和葡萄糖醛酸的结合反应、沙丁胺醇和硫酸的结合反应、白消安和谷胱甘肽的结合反应、对氨基水杨酸的乙酰化结合反应、肾上腺素的甲基化结合反应均属于第Ⅱ相生物转化反应。

4. 答案：ADE

解析：甲基化、葡萄糖醛酸苷化、形成硫酸酯等属于第Ⅱ相生物结合代谢中发生的反应；还原、水解属于第Ⅰ相生物转化反应。

5. 答案：ACDE

解析：局麻药普鲁卡因与受体作用键合可能存在的键合形式有疏水性作用、偶极相互作用力、静电引力和范德华力。

6. 答案：ABCE

解析：共价键是药物与受体形成不可逆复合物的键合形式。

7. 答案：ABCDE

解析：手性药物的对映体之间药物活性的差异主要有：对映异构体间具有相同的药理活性和强度；对映异构体间产生相同的药理活性，但强弱不同；对映异构体中一个有活性，一个没有活性；对映异构体间产生相反的活性；对映异构体间产生不同类型的药理活性等。

8. 答案：ABCD

解析：氢键的生成是由于药物分子中含有孤对电子的O、N、S等原子和与非碳的杂原子以共价键相连的氢原子之间形成的弱化学键。在生物大分子，如蛋白质、DNA中，存在众多的羰基、羟基、巯基、氨基，有些是氢键的接受体，有些则是氢键的供给体。

9. 答案：ABCDE

解析：药物的溶解度、分配系数、渗透性、酸碱性、解离度和pKa对药效均有影响。

10. 答案：ACDE

解析：脂烃基、氯或氟原子、酯键和芳烃基等基团可以增加脂溶性。

11. 答案：ABD

解析：低水溶解性、低渗透性的疏水性分子药物，其体内吸收比较困难，如特非那定、酮洛芬、呋塞米等。

12. 答案：ABCE

解析：弱酸性药物如水杨酸和巴比妥类药物在酸性的胃液中几乎不解离，呈分子型，易在胃中吸收；碱性极弱的咖啡因和茶碱，在酸性介质中解离也很少，在胃中易被吸收。

13. 答案：ABCD

解析：弱碱性药物如奎宁、麻黄碱、氨苯砜、地西泮在胃中几乎全部呈解离形式，很难被吸收，而在肠道中，由于pH比较高，容易被吸收。

14. 答案：BCE

解析：强碱性药物如胍乙啶在整个胃肠道中

多是离子化的，完全离子化的季铵盐类和磺酸类药物，消化道吸收很差。

15. 答案：ABDE

解析：对映异构体之间药理活性相反的是依托唑啉、扎考必利、异丙肾上腺素和哌西那朵。

16. 答案：AD

解析：地西泮发生 N-脱甲基和 α-碳原子羟基化代谢生成奥沙西泮。

17. 答案：ABCE

解析：保泰松羟基化代谢物有活性，为羟布宗；卡马西平环氧化代谢产物有活性，进一步代谢则失活；地西泮的活性代谢物是奥沙西泮和替马西泮；硫喷妥发生脱硫代谢生成戊巴比妥，仍有活性，但强度降低。

18. 答案：ACDE

解析：使药物分子水溶性增加的结合反应有：与氨基酸的结合反应、与葡萄糖醛酸的结合反应、形成硫酸酯的结合反应、与谷胱甘肽的结合反应。

19. 答案：ABCD

解析：第Ⅰ相生物转化，也称为药物的官能团化反应，是体内的酶对药物分子进行的氧化、还原、水解、羟基化等反应，在药物分子中引入或使药物分子暴露出极性基团，如羟基、羧基、巯基、氨基等。

20. 答案：ABCD

解析：保泰松代谢为活性的羟布宗、美沙酮代谢为活性的美沙醇、阿苯达唑代谢为活性的亚砜化合物、舒林酸代谢为活性的硫醚化合物均为代谢活化。

21. 答案：ABC

解析：氯胺酮、乙胺丁醇、氨氯地平结构中均含有手性碳原子。

第三章 常用的药物结构与作用

第一节 中枢神经系统疾病用药

A 型题（最佳选择题，每题的备选答案中只有一个最佳答案）

1. 答案：C

解析：氯丙嗪等吩噻嗪类抗精神病药，遇光会分解，生成自由基并与体内一些蛋白质作用，发生变态反应。

2. 答案：D

解析：地西泮在体内代谢，3 位羟基化、1 位去甲基可以得到奥沙西泮。

3. 答案：D

解析：只有纳洛酮对阿片受体有拮抗作用，其余都是阿片受体激动剂。

4. 答案：C

解析：文拉法辛和其活性代谢产物 O- 去甲文拉法辛，都有 5- 羟色胺和去甲肾上腺素再摄取双重抑制作用。

5. 答案：D

解析：利培酮分子中没有三环结构，所以不属于三环类药物，其他选项都是正确的。

6. 答案：B

解析：地西泮体内代谢时，在 3 位上引入羟基，增加其分子的极性，易与葡萄糖醛酸结合排出体外。但 3 位羟基衍生物可保持原有药物的活性，临床上较原药物更加安全，3 位羟基的代表药物为奥沙西泮。

7. 答案：D

解析：利培酮口服吸收完全，在肝脏受 P450 酶催化氧化，生成 9- 羟基化合物帕利哌酮，其也具有抗精神病活性，且半衰期长达 24 小时，故利培酮虽半衰期只有 3 小时，但作用时间较长。

8. 答案：A

解析：氟西汀属于 5- 羟色胺（5-HT）重摄取抑制剂。

9. 答案：D

解析：奥沙西泮是地西泮的 1 位 N- 去甲基、3- 羟基化的活性代谢产物，3 位羟基的存在使得药物的极性增大，可与葡萄糖醛酸结合后从尿排出体外。

10. 答案：E

解析：在 1，4- 苯二氮䓬类结构的 1，2 位并入三唑环，不仅使代谢稳定性增加，而且提高了与受体的亲和力，活性显著增加。

11. 答案：C

解析：阿米替林为去甲肾上腺素重摄取抑制剂。

12. 答案：D

解析：芬太尼含有 4- 苯胺基哌啶结构。

13. 答案：A

解析：唑吡坦为含有咪唑并吡啶结构的非苯二氮䓬类镇静催眠药。

14. 答案：B

解析：舒必利属于苯甲酰胺类，氟哌啶醇属于丁酰苯类，氯丙嗪属于吩噻嗪类，齐拉西酮属于拼合原理设计得到的非经典抗精神病药，氯氮平属于二苯并氮䓬类。

15. 答案：C

解析：利培酮是运用拼合原理设计的非经典的抗精神病药物。

16. 答案：B

解析：氯米帕明是在丙米嗪 2 位引入氯原子的抗抑郁药物，具有起效快的特点，同时还能抗焦虑。

17. 答案：B

解析：多塞平具有两个几何异构体，Z 型异构体抑制 5-羟色胺重摄取的活性较强，E 型异构体抑制去甲肾上腺素重摄取的活性较优。

18. 答案：A

解析：氟西汀及其代谢产物去甲氟西汀都选择性地抑制中枢神经系统对 5-HT 的再吸收，延长和增加 5-HT 的作用，为较强的抗抑郁药。氟西汀的口服吸收良好，进食不影响生物利用度，氟西汀在体内代谢成去甲氟西汀，去甲氟西汀的 $t_{1/2}$ 为 4～16 天。由于去甲氟西汀的半衰期很长，会产生药物积蓄及排泄缓慢的现象。

19. 答案：D

解析：文拉法辛属于 5-羟色胺与去甲肾上腺素重摄取抑制剂，文拉法辛的活性代谢产物 O-去甲文拉法辛和原药都有双重抑制作用。

20. 答案：A

解析：分子中有氨基酮结构，用于吗啡、海洛因等成瘾造成的戒断症状的治疗药物是美沙酮。

21. 答案：D

解析：在苯二氮䓬结构的 1，2 位并合三氮唑结构，不仅可使代谢稳定性增加，而且提高了与受体的亲和力，活性显著增加，如艾司唑仑、阿普唑仑和三唑仑，活性均比地西泮强几十倍。

22. 答案：D

解析：利培酮是运用拼合原理设计的非经典抗精神病药物。利培酮口服吸收完全，在肝脏受 CYP2D6 酶催化，生成帕利哌酮和 N-去烃基衍生物，均具有抗精神病活性。原药的半衰期只有 3 小时，但主要活性代谢物帕利哌酮的半衰期长达 24 小时。

B 型题（配伍选择题，备选答案在前，试题在后，每题若干组，每组均对应同一组备选答案）

[1～3] 答案：ABE

解析：口服吸收好，生物利用度高，属于 5-羟色胺摄取抑制剂的抗抑郁药是氟西汀；因左旋体引起不良反应，而以右旋体上市，具有短效催眠作用的药物是艾司佐匹克隆；可用于阿片类成瘾替代治疗的氨基酮类药物是美沙酮。

[4～6] 答案：DBC

解析：结构中含有吡唑并嘧啶环的镇静催眠药是扎来普隆；结构中含有三氮唑环的镇静催眠药是艾司唑仑；结构中含有咪唑并吡啶环的镇静催眠药

是唑吡坦。

[7～8] 答案：AB

解析：苯并二氮䓬 1，2 位并上咪唑环、用于治疗失眠症的药物是咪达唑仑；结构中含有噻吩环的镇静催眠药是依替唑仑。

[9～11] 答案：ABE

解析：瑞芬太尼起效快，维持时间短，在体内迅速被非特异性酯酶代谢为无活性的羧酸衍生物，无累积性阿片样效应；氟西汀的主要代谢产物 N-去甲氟西汀，具有与氟西汀相同的药理活性；地西泮体内代谢时在 3 位上引入羟基可以增加其分子的极性，易于与葡萄糖醛酸结合排出体外，3 位羟基衍生物可保持原有药物的活性，临床上较原药物更加安全。

C 型题（综合分析选择题。每题的备选答案中只有一个最佳答案）

1. 答案：B

解析：曲马多是微弱的 μ 阿片受体激动剂，镇痛作用显著；用于中重度、急慢性疼痛的止痛；曲马多对呼吸抑制的作用小，成瘾性也小。

2. 答案：E

解析：曲马多分子中有两个手性中心，临床用其外消旋体。

3. 答案：A

解析：曲马多在体内经肝脏 CYP2D6 酶代谢生成 O-脱甲基曲马多，镇痛作用为曲马多的 2～4 倍，为吗啡的 1/35。

X 型题（多项选择题，每题的备选答案中有 2 个或 2 个以上正确答案，少选或多选均不得分）

1. 答案：ABDE

解析：B 环的七元亚胺内酰胺环是活性必需基团；7 位引入吸电子取代基活性增加，若引入大体积取代基及供电子基则活性下降；3 位引入羟基后活性增加降低，毒性也降低，更安全；5 位取代苯环的 2' 位引入体积小的吸电子基团可使活性增强；1，2 位并上三氮唑环，可使稳定性和脂溶性增加，活性显著增加。

2. 答案：BD

解析：舍曲林为含两个手性中心的选择性 5-羟色胺重摄取抑制剂，目前使用的是 S,S-(+) 构型异构体；帕罗西汀包含两个手性中心，市售帕罗西汀的构型是 3S,4R-（-）异构体。

3. 答案：ABCD

解析：短时间应用曲马多较少出现呼吸抑制作用，几乎无成瘾性，故 E 项不正确，其余均正确。

4. 答案：ABCDE

解析：氟西汀的主要代谢产物为 N-去甲氟西汀，具有和氟西汀相同的药理活性；舍曲林在血浆中的主要代谢产物是为 N-去甲舍曲林，其药理活性是舍曲林的 1/20；文拉法辛和其活性代谢物 O-去甲文拉法辛，都有抑制 5-HT 和 NE 的重摄取，具有双重作用机制；西酞普兰在肝脏中代谢生成 N-去甲基西酞普兰，活性约为原药的 50%；阿米替林主要在肝脏代谢，活性代谢产物为去甲替林。

5. 答案：ABD

解析：具有苯并二氮䓬母核的药物有艾司唑仑、硝西泮和地西泮。

6. 答案：ACDE

解析：氟西汀为 5-羟色胺重摄取抑制剂，结构中含有一个手性碳原子，口服吸收良好，进食不影响药物的生物利用度，去甲氟西汀是其活性代谢产物，结构中含有三氟甲基。

7. 答案：ABCDE

解析：吩噻嗪环的 2 位取代基为活性必需基团，被吸电子基团取代时，药物的活性增强；侧链碱性氨基与环之间相隔 3 个碳原子为宜；吩噻嗪母核 10 位氮原子上侧链的末端取代基为含氮的碱性基团，常为叔胺，也可为氮杂环，以哌嗪取代的侧链作用最强；10 位氮原子换成碳原子，再通过双键与侧链相连，仍保持药效，得到噻吨类抗精神病药物；碱性侧链末端含伯醇基时，常与长链脂肪酸做成酯，可使作用时间延长，如氟奋乃静庚酸酯。

8. 答案：AE

解析：利用拼合原理设计合成的非经典抗精神病药物有利培酮和齐拉西酮。

9. 答案：ABCDE

解析：代谢产物仍然具有抗抑郁活性的药物有氟西汀、文拉法辛、阿米替林、西酞普兰和丙咪嗪。

10. 答案：ABD

解析：具有三环结构的药物有氯丙嗪、奋乃静及阿米替林。

11. 答案：ABCDE

解析：阿米替林、舍曲林、文拉法辛、艾司西酞普兰和氟西汀在体内可发生去甲基化代谢，其代谢产物仍具有抗抑郁活性。

12. 答案：ABCE

解析：见上题。帕利哌酮是非经典抗精神病药利培酮的活性代谢产物，也具有抗精神病活性。

第二节　外周神经系统疾病用药

A 型题（最佳选择题，每题的备选答案中只有一个最佳答案）

1. 答案：A

解析：苯海拉明与兴奋药 8-氯茶碱成盐得到茶苯海明，可克服苯海拉明的嗜睡和中枢抑制副作用，临床用于防治晕动病。

2. 答案：C

解析：H_1 受体阻断药按化学结构可分为乙二胺类、氨基醚类、丙胺类、三环类、哌嗪类和哌啶类。

3. 答案：D

解析：西替利嗪属于哌嗪类 H_1 受体阻断药，分子中含有碱性的哌嗪基和酸性的羧甲氧乙基，呈两性离子，不易通过血脑屏障，大大减少了镇静作用，为非镇静类 H_1 受体阻断药。

4. 答案：B

解析：氯雷他定在体内的主要代谢产物为去乙氧羰基氯雷他定，对 H_1 受体选择性更高，药效更强，现已开发成为新的抗组胺药地氯雷他定。

5. 答案：D

解析：西替利嗪分子中含有碱性的哌嗪基和酸性的羧甲氧乙基，呈两性离子，不易通过血脑屏障，大大减少了镇静作用，为非镇静类 H_1 受体阻断药。

6. 答案：A

解析：特布他林的苯环上的两个酚羟基酯化制

成的双二甲氨基甲酸酯前药班布特罗,吸收后在体内经肝脏代谢成为有活性的特布他林而发挥作用。

7. 答案:E

解析:苯海拉明为氨基醚类 H_1 受体阻断药,临床上主要用于荨麻疹、过敏性鼻炎等变态反应性疾病,还可防治晕动症,如晕车、晕船等。

8. 答案:C

解析:麻黄碱分子中含有 2 个手性碳原子,共有 4 个光学异构体,其中药用麻黄碱为 1R, 2S-赤藓糖型。

9. 答案:B

解析:赛庚啶属于三环类 H_1 受体阻断药,有较强的拮抗 H_1 受体的作用,并具有轻、中度的抗 5-HT 和抗胆碱作用,临床上可用于荨麻疹、湿疹、过敏性或接触性皮炎等,也可用于偏头痛。

10. 答案:A

解析:苯海拉明为氨基醚类 H_1 受体阻断药,临床上除治疗过敏性疾病外,还可防治晕动症,如晕车、晕船等。为了克服苯海拉明的嗜睡和中枢抑制副作用,与兴奋药 8-氯茶碱成盐得到茶苯海明,临床用于防治晕动病。

11. 答案:D

解析:布洛芬是非甾体抗炎药,其余都是 H_1 受体阻断药。

12. 答案:E

解析:赛庚啶在体内分布广泛,可通过血脑屏障。

13. 答案:C

解析:由于肾上腺素分子中含有邻二酚羟基,与空气或日光接触易氧化成醌,脱氢后生成肾上腺素红,进而聚合成棕色多聚体。

14. 答案:A

解析:苯海拉明和阿司咪唑分子中不含手性碳原子,异丙嗪和特非那定结构中含有一个手性碳原子。氯马斯汀分子中含有两个手性中心,对受体有着立体选择性。

15. 答案:E

解析:特非那定和阿司咪唑因导致 Q-T 间期延长和尖端扭转型室性心动过速(TDP)等心脏不良反应,被宣布撤出美国市场和欧美市场,替代它们在临床上使用的是这两个药物的活性代谢产物,即非索非那定和诺阿司咪唑。

16. 答案:B

解析:阿司咪唑因导致 Q-T 间期延长和尖端扭转型室性心动过速(TDP)等心脏不良反应,被宣布撤出美国市场和欧美市场,替代药物是其活性代谢产物诺阿司咪唑。

17. 答案:C

解析:咪唑斯汀和阿司咪唑结构相似,可以看成阿司咪唑中哌啶的反转衍生物,分子中含有两个胍基并掺入杂环中。

18. 答案:C

解析:分子中含有易离子化的羧基,不易通过血脑屏障的非镇静性抗组胺药物是西替利嗪。

19. 答案:D

解析:H_1 受体阻断药按化学结构可分为乙二胺类、氨基醚类、丙胺类、三环类、哌嗪类和哌啶类。

20. 答案:E

解析:在一定范围内,氨基上的取代基体积越大,对 β 受体的亲和力越大。

21. 答案:A

解析:选择性的 $α_1$ 受体激动药能收缩周围血管,使得外周阻力增加,血压上升,临床主要用于治疗低血压和抗休克。

22. 答案:D

解析:选择性的 $β_2$ 受体激动药主要用于平喘。

23. 答案:D

解析:氨基的 β 位羟基的存在对活性有显著的影响,其中 R-构型具有较大的活性。其余选项都正确。

24. 答案:B

解析:由于肾上腺素分子中含有邻二酚羟基,与空气或日光接触易氧化成醌,脱氢后生成肾上腺素红,进而聚合成棕色多聚体。其他选项均符合。

25. 答案:C

解析:多巴胺分子极性较大,不易透过血-脑屏障,主要表现为外周作用。其他选项都符合。

26. 答案:D

解析:只有沙丁胺醇不含有邻二酚羟基(儿茶酚)结构,其余药物都含有。

27. 答案:E

解析:多巴酚丁胺是选择性 $β_1$ 受体激动药,

临床用于治疗心力衰竭、心肌梗死所致的心源性休克及术后低血压。

28. 答案：A

解析：地匹福林是利用前药原理，将肾上腺素苯环上的两个羟基酯化，得到的含双特戊酯的前药。

29. 答案：A

解析：麻黄碱分子中含有 2 个手性碳原子，共有 4 个光学异构体，其中药用麻黄碱为 1R，2S- 赤藓糖型，即第一个结构式。

30. 答案：B

解析：沙丁胺醇结构中含有 1 个手性碳原子，其 R- 左旋体比 S- 右旋体的活性强 100 倍。

31. 答案：D

解析：麻黄碱是多种毒品（冰毒、摇头丸等）的合成中间体，被列为"易制毒品"。

32. 答案：C

解析：多巴酚丁胺结构中含有 3，4- 邻苯二酚（即儿茶酚），易于在体内代谢，口服无效。

33. 答案：D

解析：D 即为肾上腺素的化学结构式。

34. 答案：C

解析：去甲肾上腺素、异丙肾上腺素、沙丁胺醇的结构中含有 1 个手性碳原子；麻黄碱的结构中含有 2 个手性碳原子；多巴胺的结构中不含手性碳原子。

35. 答案：C

解析：具有该结构式的药物是沙美特罗，是长效的 β_2 受体激动药。

36. 答案：A

解析：肾上腺素水溶液加热或室温放置后时可发生消旋化而降低效用。

37. 答案：E

解析：地匹福林是利用前药原理将肾上腺素苯环上的两个羟基酯化得到的含双特戊酯的前药，在体内可迅速水解为肾上腺素而发挥作用。

38. 答案：C

解析：肾上腺素在体内的代谢失活主要受儿茶酚 –O– 甲基转移酶、单胺氧化酶、醛糖还原酶和乙醛脱氢酶的催化。

39. 答案：C

解析：将特布他林苯环上两个酚羟基酯化制成的双二甲氨基甲酸酯前药为班布特罗，吸收后在体内经肝脏代谢成为有活性的特布他林而发挥作用。

40. 答案：C

解析：莫索尼定是可乐定的衍生物，是 α_2 受体激动药，产生中枢性降压作用。

B 型题（配伍选择题，备选答案在前，试题在后，每题若干组，每组均对应同一组备选答案）

[1～3] 答案：CAB

解析：氯苯那敏属于丙胺类 H_1 受体阻断药；苯海拉明属于氨基醚类 H_1 受体阻断药；非索非那定属于哌啶类 H_1 受体阻断药。

[4～5] 答案：EA

解析：具有抗 5-HT 和抗胆碱作用的 H_1 受体阻断药是赛庚啶；具有抗晕动症的 H_1 受体阻断药是苯海拉明。

[6～8] 答案：AEC

解析：司他斯汀属于氨基醚类组胺 H_1 受体阻断药；氯雷他定属于三环类组胺 H_1 受体阻断药；咪唑斯汀属于哌啶类组胺 H_1 受体阻断药。

[9～10] 答案：DE

解析：地氯雷他定是氯雷他定的活性代谢产物，为第三代 H_1 受体阻断药；诺阿司咪唑是阿司咪唑的活性代谢产物，比原药阿司咪唑具有更强的抗组胺活性和更低的心脏毒性，也为第三代 H_1 受体阻断药。

[11～13] 答案：BCD

解析：分子中含有二苯甲醇结构的药物是特非那定；分子中含有二苯甲醚结构的药物是苯海拉明；分子中含有氨甲酸乙酯结构的药物是氯雷他定。

[14～16] 答案：ECD

解析：结构中含有苯并哒嗪结构的药物是氮䓬斯汀；结构中含有 N- 甲基四氢吡咯结构的药物是氯马斯汀；结构中含有二苯并环庚三烯的药物是赛庚啶。

[17～20] 答案：ABDE

解析：西替利嗪的分子呈两性离子，不易穿透血脑屏障，为非镇静性 H_1 受体阻断药；氯雷他定为强效、长效、选择性对抗外周 H_1 受体的非镇静性 H_1 受体阻断药；赛庚啶是具有轻度的抗 5- 羟色胺及抗胆碱作用的 H_1 受体阻断药；酮替芬是可抑制过敏介质释放的 H_1 受体阻滞剂。

[21～23] 答案：DCA

解析：氯马斯汀药用其富马酸盐；氯苯拉明药用其马来酸盐；苯海拉明药用其盐酸盐。

[24～26] 答案：CAB

解析：可乐定的结构中含有 2,6-二氯苯基，临床用于抗高血压；特布他林的结构中含有 3,5-二羟基苯基，可用于支气管哮喘的治疗；去甲肾上腺素的结构中含有 3,4-二羟基苯基，可用于治疗各种休克。

[27～29] 答案：BCD

解析：麻黄碱具有苯异丙胺结构，可口服，能制备冰毒及摇头丸等毒品，被列为易制毒化学品；特布他林为 $β_2$ 受体激动剂的平喘药，具有间苯二酚结构，可以口服；肾上腺素具有儿茶酚胺结构，不能口服，常用于过敏性休克、支气管哮喘及心脏骤停抢救。

[30～33] 答案：DCEA

解析：丙卡特罗为选择性 $β_2$ 受体激动药；多巴酚丁胺是选择性 $β_1$ 受体激动药；肾上腺素为 α、β 受体激动药；异丙肾上腺素为非选择性 β 受体激动药。

[34～36] 答案：AEC

解析：含有双特戊酸酯结构的前体药物是地匹福林；含有儿茶酚结构的前体药物是甲基多巴；含有双二甲氨基甲酸酯的前体药物是班布特罗。

[37～39] 答案：BAC

解析：丙卡特罗具有 B 结构式，分子中含有吲哚酮结构，对支气管 $β_2$ 受体具有高度选择性；利美尼定具有 A 结构式，其分子中含有噁唑啉结构，可作用于外周突触前的 $α_2$ 受体；莫索尼定具有 C 结构式，分子中含有咪唑啉结构，对咪唑啉 I_1 受体也有高度亲和力。

[40～43] 答案：ACDE

解析：去甲肾上腺素主要用于治疗心力衰竭、心源性休克和术后低血压；麻黄碱主要用于支气管哮喘，也可用于鼻黏膜充血肿胀引起的鼻塞等；可乐定主要用于原发性和继发性高血压；丙卡特罗主要用于支气管哮喘，还有祛痰和镇咳作用。

[44～46] 答案：DBE

解析：分子中含有亲脂性长链取代基，为长效 $β_2$ 受体激动剂是沙美特罗；分子中含有两个手性碳原子，以 1R, 2S-异构体药用的 α、β 受体激动剂是麻黄碱；分子中含有一个手性碳原子，为选择性心脏 $β_1$ 受体激动剂是多巴酚丁胺。

X 型题（多项选择题，每题的备选答案中有 2 个或 2 个以上正确答案，少选或多选均不得分）

1. 答案：ABDE

解析：H_1 受体阻断药按化学结构可分为乙二胺类、氨基醚类、丙胺类、三环类、哌嗪类和哌啶类。

2. 答案：ABCE

解析：苯海拉明分子中不含有手性中心，其他选项都正确。

3. 答案：ABCDE

解析：5 个选项都正确。

4. 答案：BCD

解析：酮替芬、赛庚啶和氯雷他定都属于三环类 H_1 受体阻断药。

5. 答案：BCE

解析：酮替芬结构中不含有吡啶环，且不具有抗 5-HT 和抗胆碱作用。

6. 答案：ACDE

解析：哌啶类的特非那定、依巴斯汀和诺阿司咪唑和三环类的氯雷他定能选择性对抗外周 H_1 受体，均为非镇静性 H_1 受体阻断药。

7. 答案：AB

解析：氯苯那敏属于丙胺类 H_1 受体阻断药，对中枢抑制作用较弱，嗜睡副作用较小，但不是非镇静性 H_1 受体阻断药。

8. 答案：BCD

解析：西替利嗪分子呈两性离子，不易通过血脑屏障，大大减少了镇静作用，为非镇静类 H_1 受体阻断药；氯雷他定能选择性对抗外周 H_1 受体，亦为非镇静性 H_1 受体阻断药。

9. 答案：BCE

解析：咪唑斯汀、非索非那定和诺阿司咪唑属于哌啶类非镇静性 H_1 受体阻断药；氯雷他定为三环类非镇静性 H_1 受体阻断药；西替利嗪为哌嗪类非镇静性 H_1 受体阻断药。

10. 答案：BCDE

解析：除酮替芬外，左卡巴斯汀、咪唑斯汀、阿司咪唑和依美斯汀的结构中都有苯并咪唑结构。

11. 答案：ADE

解析：卡瑞斯汀是依巴斯汀的活性代谢产物，诺阿司咪唑是阿司咪唑的活性代谢产物，非索非那定是特非那定的活性代谢产物，三者都被开发成临床使用的药物。

12. 答案：ABCDE

解析：5个选项都是正确的。

13. 答案：ABDE

解析：除沙丁胺醇外，其余4个药物中都含有邻二酚羟基（儿茶酚）结构。

14. 答案：ABC

解析：本题考查拟肾上腺素药物的作用机制。沙美特罗、班布特罗和沙丁胺醇是选择性 β_2 受体激动药。故选 ABC。

15. 答案：AB

解析：沙美特罗和福莫特罗为长效的 β_2 受体激动药；异丙肾上腺素是非选择性 β 受体激动药；去氧肾上腺素为 α 受体激动药；地匹福林是肾上腺素的前药，为 α、β 受体激动药。

16. 答案：BCE

解析：侧链中含有叔丁氨基结构的拟肾上腺素药物有沙丁胺醇、班布特罗和特布他林。

17. 答案：AC

解析：麻黄碱和伪麻黄碱是多种毒品如冰毒、摇头丸等的合成中间体，被列为"易制毒品"，对生产和处方剂量均有特殊管理要求。

18. 答案：ABDE

解析：多巴酚丁胺含有1个手性碳原子，有两种光学异构体，其中 R-（+）异构体对 α_1 受体有阻断作用，S-（−）异构体对 α_1 受体有激动作用。C选项不符合。

19. 答案：ACD

解析：伪麻黄碱没有儿茶酚结构，分子中含有两个手性碳原子，为 1S, 2S-（+）-苏阿糖型，且没有直接作用只有间接作用。

20. 答案：ABE

解析：具有该结构式的药物是班布特罗，为酯类前药，可口服，作用持久，不是制备冰毒的原料。其余三个选项符合。

21. 答案：ABCDE

解析：沙丁胺醇、沙美特罗、特布他林、丙卡特罗都是选择性 β_2 受体激动剂，可以用于治疗哮喘病；肾上腺素为 α、β 受体激动药，临床上用于过敏性休克、心脏骤停的急救，也可控制支气管哮喘的急性发作。

22. 答案：ABC

解析：对 α、β 两种受体都有激动作用的药物是肾上腺素、多巴胺和麻黄碱，伪麻黄碱没有直接作用；异丙肾上腺素为 β 受体激动药。

23. 答案：BDE

解析：含有一个手性碳原子的拟肾上腺素药有去甲肾上腺素、异丙肾上腺素和多巴酚丁胺；麻黄碱含有两个手性碳原子；多巴胺不含手性碳原子。

24. 答案：ABCD

解析：在一定范围内，氨基上的取代基体积越大，对 β 受体的亲和力越大，其他4个选项都符合。

25. 答案：BCD

解析：多巴酚丁胺、异丙肾上腺素和肾上腺素的结构中含有邻二酚羟基，在体内被儿茶酚-O-甲基转移酶代谢失活且口服无效。

26. 答案：ABC

解析：地匹福林为肾上腺素做成双特戊酯的前药，班布特罗为特布他林苯环上两个酚羟基酯化制成的双二甲氨基甲酸酯的前药，甲基多巴为前体药物，可通过血-脑屏障，代谢成 α-甲基肾上腺素。

27. 答案：BCDE

解析：可乐定、甲基多巴、莫索尼定和利美尼定都是 α_2 受体激动药，为中枢性降压药。

28. 答案：ACE

解析：去甲肾上腺素侧链氨基氮原子上没有取代基，为 α、β 受体激动药，对 α_1、α_2 受体均有激动作用，但以激动 α_1 受体为主，也能激动 β_1 受体，对 β_2 受体几乎无作用。

29. 答案：ACD

解析：肾上腺素在体内的代谢失活主要受儿茶酚-O-甲基转移酶、单胺氧化酶、醛糖还原酶和乙醛脱氢酶的催化。

30. 答案：BDE

解析：肾上腺素、麻黄碱和多巴胺能同时激动肾上腺素能 α 受体和 β 受体而发挥作用；多巴酚丁胺为选择性 β_1 受体激动药；异丙肾上腺素是非选择性 β 受体激动药。

第三节 解热镇痛及非甾体抗炎药

A型题（最佳选择题，每题的备选答案中只有一个最佳答案）

1. 答案：A

解析：对乙酰氨基酚在空气中很稳定，在25℃和PH=6时，半衰期可达21.8年，只有在贮藏不当时酰胺键可发生水解。

2. 答案：C

解析：塞来昔布、罗非昔布等选择性的COX-2抑制剂的非甾体抗炎药，由于打破正常情况下的TXA_2和PGI_2处于平衡状态，而产生心血管事件。我国药物化学家提出了"适度抑制"的理念，作为研制选择性COX-2抑制药的原则，即对COX-2和COX-1的抑制活性调节在一定的范围内，应维持PGI_2和TXA_2的平衡，由此设计开发了艾瑞昔布。

3. 答案：B

解析：布洛芬含有一个手性碳原子，其S-异构体的活性比R-异构体强28倍，但R-异构体在体内可转化为S-异构体，故使用时不必拆分，临床上使用外消旋体。

4. 答案：B

解析：对乙酰氨基酚极少部分可由细胞色素P450氧化酶系统代谢为对肝有毒害的N-羟基衍生物，此物质还可转化成毒性代谢产物N-乙酰亚胺醌，该代谢产物是对乙酰氨基酚产生肝毒性的主要原因。

5. 答案：D

解析：各种含巯基结构的药物如谷胱甘肽或乙酰半胱氨酸可以用来解毒。

6. 答案：C

解析：萘丁美酮为非酸性的前体药物，本身无环氧酶抑制活性。在体内代谢为活性代谢产物，对环氧酶-2有选择性抑制作用。

7. 答案：A

解析：根据构效关系，芳基丙酸类非甾体抗炎药的羧基α位碳原子为手性原子，S-异构体的活性高。

8. 答案：D

解析：美洛昔康选择性作用于环氧酶-2（COX-2），对环氧酶-1（COX-1）的抑制作用弱，几乎无胃肠副作用。

9. 答案：A

解析：含有1,2-苯并噻嗪结构的抗炎药被称为昔康类，其分子中含有烯醇结构的药效团。

10. 答案：C

解析：依托度酸为吲哚并吡喃羧酸类非甾体消炎药，选择性地抑制环氧化酶-2（COX-2）。

11. 答案：B

解析：贝诺酯为对乙酰氨基酚与阿司匹林形成的酯类前药，胃肠道副反应较小。

12. 答案：D

解析：昔布类药物有增大心血管事件的风险。

13. 答案：A

解析：具有该结构式的药物为贝诺酯，是非甾体抗炎药。

14. 答案：D

解析：由于其分子中含有酚羟基，在空气中久置，易被氧化成一系列淡黄、红棕甚至深棕色的醌型有色物质，而使阿司匹林成品变色。

15. 答案：B

解析：对乙酰氨基酚的主要代谢物是与葡萄糖醛酸或硫酸结合产物，极少部分可由CYP450氧化酶系统转化成毒性代谢产物N-乙酰亚胺醌，引起肝毒性。

16. 答案：B

解析：各种含巯基的药物可用作对乙酰氨基酚过量的解毒剂，只有化合物B含有游离的巯基。

17. 答案：B

解析：布洛芬含有一个手性碳原子，其S-异构体的活性比R-异构体强28倍，但R-异构体在体内可转化为S-异构体，故使用时不必拆分，临床上使用外消旋体。

18. 答案：C

解析：昔布类药物选择性作用于环氧酶-2（COX-2），对环氧酶-1（COX-1）的抑制作用弱，几乎无胃肠副作用。但由于阻断前列环素（PGI_2）

的生成，但不能阻断血栓素（TXA$_2$）的生成，打破了 TXA$_2$ 和 PGI$_2$ 的平衡，因此产生心血管不良反应。

B型题（配伍选择题，备选答案在前，试题在后，每题若干组，每组均对应同一组备选答案）

[1～3] 答案：CAE

解析：贝诺酯为对乙酰氨基酚与阿司匹林形成的酯类前药，胃肠道反应小，在体内水解成原药，具有解热、镇痛及抗炎作用；阿司匹林具有解热、镇痛、抗炎的作用，在阻断前列腺素生物合成的同时，也可减少血小板血栓素 A$_2$ 的生成，起到抑制血小板凝聚和防止血栓形成的作用；布洛芬通常以外消旋体上市，因为布洛芬在体内会发生手性异构体间转化，无效的 *R*- 异构体可转化为有效的 *S*- 异构体。

[4～6] 答案：ECD

解析：萘丁美酮为非酸性的非甾体抗炎药，在肝脏代谢为 6- 甲氧基 -2- 萘乙酸后起效，选择地作用于 COX-2。洛索洛芬为具有环戊酮甲基结构的芳基丙酸类非甾体抗炎药，为前药，在肝脏中羰基还原酶的催化下迅速转化为有活性的反式醇代谢物。萘普生为芳基丙酸类的非甾体抗炎药，药用 *S*- 异构体。

[7～9] 答案：CDB

解析：萘丁美酮为非酸性的前体药物；萘普生 *S*- 异构体的活性是 *R*- 异构体的 35 倍，以 *S*- 异构体上市；芳基丙酸类非甾体抗炎药物通常上市的是 *S*- 异构体，但布洛芬的情况有所不同，以外消旋体上市，因为布洛芬在体内会发生手性异构体间的转化，无效的 *R*- 异构体可转化为有效的 *S*- 异构体。

[10～12] 答案：DCE

解析：利用电子等排原理，将吲哚环上的 –N– 换成 –CH= 得到茚类衍生物，得到了舒林酸。萘普生结构中含有一个手性碳原子，*S*- 异构体的活性是 *R*- 异构体的 35 倍；昔康类药物多显酸性，酸性来自烯醇结构。

[13～15] 答案：DEA

解析：含有氨磺酰基和吡唑环的非甾体抗炎药是塞来昔布；含有甲磺酰基和呋喃酮环的非甾体抗炎药是罗非昔布；含有甲磺酰基和吡咯环的非甾体抗炎药是艾瑞昔布。

[16～18] 答案：CDB

解析：美洛昔康含有 1，2- 苯并噻嗪结构，能选择性地作用于环氧化酶 -2（COX-2）；布洛芬为芳基丙酸类非甾体抗炎药；吲哚美辛为芳基乙酸类非甾体抗炎药。

[19～20] 答案：AB

解析：舒林酸属前体药物，在体外无效，在体内经肝代谢，甲基亚砜基被还原为甲硫基化合物而显示生物活性；萘丁美酮为非酸性的前体药物，其本身无环氧酶抑制活性，经肝脏首过效应代谢为活性代谢物起作用，且对环氧化酶 -2 有选择性抑制作用。

[21～22] 答案：BA

解析：塞来昔布是用于类风湿关节炎治疗的选择性环氧化酶 -2（COX-2）抑制剂；舒林酸在体外无效，体内经还原代谢产生甲硫基化合物而显示生物活性。

[23～25] 答案：ABD

解析：双氯芬酸钠属于芳基乙酸类的非甾体抗炎药；布洛芬属于芳基丙酸类非甾体抗炎药；替诺昔康属于 1，2- 苯并噻嗪类的非甾体抗炎药。

[26～27] 答案：BA

解析：塞来昔布属于昔布类解热镇痛抗炎药，是一类选择性的 COX-2 抑制剂；舒林酸属前体药物，它在体外无效，在体内经肝代谢，甲基亚砜基被还原为甲硫基化合物而显示生物活性。

[28～30] 答案：CED

解析：贝诺酯为对乙酰氨基酚与阿司匹林形成的酯的前药，在体内水解成原药后发挥解热镇痛及抗炎作用，胃肠道反应小；布洛芬含有一个手性碳原子，其 *S*- 异构体的活性比 *R*- 异构体强 28 倍，但 *R*- 异构体在体内可转化为 *S*- 异构体，故使用时不必拆分，临床上使用外消旋体；塞来昔布为选择性抑制 COX-2 的非甾体抗炎药，胃肠道副作用小，但在临床使用中具有潜在心血管事件风险的药物。

[31～33] 答案：ACE

解析：对乙酰氨基酚在体内代谢过程中，少部分可由细胞色素 P450 氧化酶系统代谢为具有肝毒性的 *N*- 乙酰亚胺醌代谢物；舒林酸分子中含有甲基亚砜基苯基和茚结构，属于前药，在体内甲基亚砜基苯基代谢生成甲硫苯基后才有生物活性；缬沙坦分子中含有酸性的四氢唑基团，可与氨氯地平组成复方用于治疗原发性的高血压。

C 型（综合分析选择题。每题的备选答案中只有一个最佳答案）

[1～3]

答案：BAD

解析：在药物结构中含有酯键，抑制环氧化酶（COX），影响前列腺素合成，具有解热、镇痛和抗炎作用，还有抑制血小板凝聚作用是阿司匹林，其主要不良反应是胃肠刺激作用，所以禁用于胃溃疡患者。

X 型题（多项选择题，每题的备选答案中有 2 个或 2 个以上正确答案，少选或多选均不得分）

1. 答案：CDE

解析：芳基丙酸类药物是在芳基乙酸的 α-碳原子上引入甲基得到的，引入甲基后使羧基 α 位碳原子成为手性碳原子。

2. 答案：ACDE

解析：吲哚美辛属于芳基乙酸类药物，其余选项均与吲哚美辛的性质相符。

3. 答案：ACDE

解析：阿司匹林结构中含有酯键，没有酰胺键，其余均与阿司匹林相符。

4. 答案：ABC

解析：舒林酸属前体药物，在体外无效，体内经肝代谢，甲基亚砜基被还原为甲硫基化合物而显示生物活性；贝诺酯为对乙酰氨基酚与阿司匹林形成的酯类前药，在体内水解成原药；萘丁美酮为非酸性的前体药物，经肝脏首过效应代谢为活性代谢物起作用。

5. 答案：ABDE

解析：吲哚美辛、舒林酸、双氯芬酸钠的结构中含有乙酸基侧链，萘丁美酮在体内经肝脏首过效应代谢为活性代谢物，即 6-甲氧基-2-萘乙酸而起作用，所以它们均属于芳基烷乙酸类非甾体抗炎药物。

6. 答案：ABCDE

解析：依托度酸、美洛昔康、萘丁美酮、塞来昔布及罗非昔布均选择性地作用于环氧化酶-2（COX-2）。

7. 答案：ABCDE

解析：萘普生、氟比洛芬、酮洛芬、洛索洛芬、非诺洛芬均为芳基丙酸类非甾体抗炎药。

第四节 消化系统疾病用药

A 型题（最佳选择题，每题的备选答案中只有一个最佳答案）

1. 答案：C

解析：奥美拉唑的 R-异构体和 S-异构体的代谢途径有立体选择性差异，R-异构体在体内主要经 CYP2C19 催化代谢，而 S-异构体对 CYP2C19 的依赖性下降，经由 CYP3A4 途径代谢的比例增加。

2. 答案：B

解析：奥美拉唑 S-(−)-异构体称为埃索美拉唑，在体内的代谢速度更慢，并且经体内循环更易重复生成，导致血药浓度更高，维持时间更长，其疗效和作用时间都优于奥美拉唑。

3. 答案：C

解析：奥美拉唑为质子泵抑制剂类抗溃疡药物。

4. 答案：A

解析：甲氧氯普胺的结构与普鲁卡因胺类似，均为苯甲酰胺类衍生物，为多巴胺 D_2 受体拮抗剂，具有促动力作用和止吐作用。

5. 答案：C

解析：具有阻断多巴胺 D_2 受体活性和抑制乙酰胆碱活性，且无致心律失常不良反应的促胃肠动力药物是伊托必利。

6. 答案：B

解析：奥美拉唑分子中的亚砜硫原子为手性原子，临床用其外消旋体。其余选项与奥美拉唑相符。

7. 答案：D

解析：体外没有活性，进入体内后在酸催化下发生重排形成活性代谢物的药物是奥美拉唑。

8. 答案：C

解析：雷尼替丁的化学结构中含有呋喃环和二氨基硝基乙烯基团。

9. 答案：A

解析：莫沙必利是强效、选择性的 5-HT_4 受体激动药，为新型促胃肠动力药。

10. 答案：A

解析：具有该化学结构的药物是莫沙必利，其作用机制是 5-HT_4 受体激动药。

11. 答案：E

解析：奥美拉唑属于质子泵抑制剂，其结构包括吡啶环、亚磺酰基和苯并咪唑三部分。

12. 答案：B

解析：氢键键合基团为 N-氨基磺酰基脒的 H_2 受体拮抗剂的是法莫替丁。

13. 答案：E

解析：具有苯并咪唑结构特征，可抑制 H^+/K^+-ATP 酶，以光学活性异构体上市的抗溃疡药是埃索美拉唑。

14. 答案：C

解析：法莫替丁无抗雄激素副作用，其余选项均与法莫替丁相符。

15. 答案：E

解析：罗沙替丁为哌啶甲苯类 H_2 受体拮抗剂，具有含氧四原子链，羟基可酰化可得到前药，无抗雄激素的副作用。

16. 答案：A

解析：具有该结构式的药物是 H_2 受体阻断药尼扎替丁，可以用作抗溃疡药物。

17. 答案：E

解析：罗沙替丁是用哌啶甲苯环代替了雷尼替丁、法莫替丁、尼扎替丁和西咪替丁结构中的五元碱性杂环。

18. 答案：A

解析：雷尼替丁的化学结构由二甲氨基呋喃环、含硫四原子链和末端二氨基硝基乙烯三个部分构成。

19. 答案：D

解析：结构与雷尼替丁非常相似，仅用噻唑环代替了雷尼替丁分子中的呋喃环，活性也与雷尼替丁相仿，生物利用度高达 95% 的 H_2 受体阻断药是尼扎替丁。

20. 答案：C

解析：多潘立酮为较强的外周性多巴胺 D_2 受体阻断药，没有抑制乙酰胆碱酯酶的作用。

21. 答案：D

解析：兰索拉唑与奥美拉唑相似，也有光学异构体代谢的差异，其 R-(+) 异构体不易代谢，有较高的最大血药浓度。

22. 答案：A

解析：泮托拉唑的作用靶点为 H^+、K^+-ATP 酶（即质子泵）。

23. 答案：E

解析：埃索美拉唑是奥美拉唑的 S-异构体，是第一个上市的光学活性质子泵抑制剂，其在体内代谢更慢、血药浓度更高，维持时间更长，疗效和作用时间都优于奥美拉唑。

24. 答案：D

解析：甲氧氯普胺的结构虽与普鲁卡因胺类似，但无局部麻醉和抗心律失常作用。

25. 答案：C

解析：奥美拉唑属于质子泵抑制剂类抗溃疡药物，该类药物分子由吡啶环、亚磺酰基、苯并咪唑环三个部分组成。奥美拉唑分子具较弱的碱性，可集中于强酸性的壁细胞泌酸小管口，在酸质子对苯并咪唑环上 N 原子的催化下，通过发生重排、共价结合和解除结合等一系列的反应（称为奥美拉唑循环或前药循环）而发挥作用。

B 型题（配伍选择题，备选答案在前，试题在后，每题若干组，每组均对应同一组备选答案）

[1～3] 答案：DAC

解析：奥美拉唑是质子泵（H^+、K^+-ATP 酶）抑制剂；西咪替丁为含有咪唑环的 H_2 受体拮抗剂；多潘立酮为含有苯并咪唑环的外周性多巴胺 D_2 受体拮抗剂类促胃动力药。

[4～6] 答案：BCD

解析：含有双苯并咪唑结构，极性较大，不能透过血脑屏障，故较少出现中枢神经系统副作用的促胃肠动力药是多潘立酮；具有阻断多巴胺 D_2 受体和抑制乙酰胆碱酯酶双重活性的促胃肠动力药是伊托必利；能选择性地激动 5-HT_4 受体，无导致 Q-T 间期延长和室性心律失常副作用的促胃肠动力药是莫沙必利。

[7～9] 答案：ACD

解析：法莫替丁的结构中含有胍基取代噻唑环；雷尼替丁的结构中含有二甲氨甲基取代的呋喃环；西咪替丁的结构中含有甲基取代的咪唑环。

[10～11] 答案：AC

解析：奥美拉唑 $S(-)$-异构体称为埃索美拉唑，现已上市。埃索美拉唑在体内的代谢更慢，并且经体内循环更易重复生成，导致血药浓度更高，维持时间更长，其疗效和作用时间都优于奥美拉唑；泮托拉唑具有两个手性异构体，在体内可发生右旋体向左旋体的单方向构型转化。

[12～14] 答案：BAD

解析：分子中含有双苯并咪唑酮结构的药物是多潘立酮；分子中含有吡啶环、甲基亚磺酰基及苯并咪唑的药物是奥美拉唑；分子中含有氟代苯基、吗啉环及苯甲酰胺结构的药物是莫沙必利。

X 型题（多项选择题，每题的备选答案中有 2 个或 2 个以上正确答案，少选或多选均不得分）

1. 答案：AC

解析：H_2 受体阻断药具有两个药效团，具碱性的芳环结构和平面的极性基团。碱性的芳环与受体上谷氨酸残基阴离子结合，而平面极性基团可能与受体发生氢键键合的相互作用，两个药效团通过柔性链相连接。

2. 答案：ACD

解析：莫沙必利、甲氧氯普胺和伊托必利属于苯甲酰胺类衍生物的促胃肠动力药。

3. 答案：ACE

解析：埃索美拉唑是奥美拉唑的 $S-$ 异构体；尼扎替丁分子中不含手性原子。

4. 答案：ABDE

解析：只有罗沙替丁结构中不具有含硫四原子连接链，其余药物都具有含硫四原子连接链。

5. 答案：ADE

解析：质子泵抑制剂类药物中均含有亚砜基团，亚砜硫原子为手性原子，存在一对对映异构体。兰索拉唑、泮托拉唑和雷贝拉唑都属于质子泵抑制剂。

6. 答案：ACE

解析：雷尼替丁分子中不含有胍基取代的噻唑环和 $N-$ 氨基磺酰基脒，为 H_2 受体阻断药，临床用于治疗胃、十二指肠溃疡等。

7. 答案：ABCE

解析：奥美拉唑属于不可逆的质子泵抑制剂，其余都符合。故选 ABCE。

8. 答案：BE

解析：罗沙替丁分子中不含手性原子，临床用作抗溃疡药物。

9. 答案：BCD

解析：临床上抗溃疡药物主要有 H_2 受体阻断药和质子泵抑制药。B 是法莫替丁，C 是雷尼替丁，两者都是 H_2 受体阻断药。D 是泮托拉唑，为质子泵抑制药。

第五节　循环系统疾病用药

A 型题（最佳选择题，每题的备选答案中只有一个最佳答案）

1. 答案：B

解析：辛伐他汀分子中存在内酯结构，体外无 HMG-CoA 还原酶抑制作用，需进入体内后羟基内酯结构水解为 3，5-二羟基戊酸才有活性。

2. 答案：A

解析：氨氯地平分子中的 1，4-二氢吡啶环 2 位和 6 位取代基不同，3 位和 5 位羧酸酯的结构也不同，故 4 位碳原子为手性原子，有两个光学异构体，临床用其外消旋体和左旋体。

3. 答案：E

解析：卡托普利是唯一含巯基的血管紧张素转化酶（ACE）抑制剂。

4. 答案：C

解析：大部分二氢吡啶类钙通道阻滞药的 2，6 位均为甲基取代，当 3，5 位羧酸酯的结构不同时，使其 4 位碳原子具手性，可产生两个光学异构体。

5. 答案：D

解析：硝酸甘油属于硝酸酯类抗心绞痛药物，在肝脏，硝酸甘油经谷胱甘肽还原酶还原为水溶性较高的二硝基代谢物等。

6. 答案：A

解析：依那普利通过抑制血管紧张素转化酶而发挥药理作用。

7. 答案：D

解析：洛伐他汀分子中存在内酯结构，需进入体内后分子中的羟基内酯结构水解为3,5-二羟戊酸才表现出活性。

8. 答案：E

解析：拉贝洛尔具有苯乙醇胺结构，兼有阻断β和α受体的作用。

9. 答案：A

解析：索他洛尔含有苯乙醇胺结构，具有阻断β受体和延长心肌动作电位的双重作用，可用于各种危及生命的室性快速性心律失常。

10. 答案：C

解析：由于普萘洛尔的脂溶性高，能进入中枢神经系统，易产生中枢效应。

11. 答案：A

解析：卡托普利为含巯基的ACE抑制剂，分子中的巯基可有效地与酶中的锌离子结合，不是前药，本身有活性。

12. 答案：E

解析：依那普利是前体药物，口服给药后在体内水解代谢为依那普利拉发挥作用；依那普利口服能被快速吸收，而依那普利拉口服吸收极差，只能静脉注射给药。

13. 答案：D

解析：在肝脏中经细胞色素P450酶代谢，14%的药物发生氧化代谢，其咪唑环上的羟甲基氧化成羧甲基，代谢物的活性比原药强10～40倍。

14. 答案：A

解析：尼群地平、维拉帕米和氨氯地平分子中均含有一个手性中心；地尔硫䓬分子中含有两个手性碳原子；硝苯地平为对称结构的二氢吡啶类药物，分子中不含有手性中心。

15. 答案：E

解析：地尔硫䓬口服吸收迅速完全，但有较高的首关效应，导致生物利用度下降。

16. 答案：E

解析：羟甲基戊二酰辅酶A还原酶（HMG-CoA还原酶）是体内生物合成胆固醇的限速酶，抑制该酶的活性，可以减少胆固醇的生物合成。

17. 答案：C

解析：洛伐他汀的作用靶点是羟甲基戊二酰辅酶A还原酶。

18. 答案：D

解析：洛伐他汀是天然的HMG-CoA还原酶抑制剂，体外没有活性，进入体内后分子中的羟基内酯结构水解为3,5-二羟戊酸（药效团）才表现出抑制HMG-CoA还原酶的活性。

19. 答案：D

解析：具有该化学结构的药物是硝酸异山梨酯，口服吸收完全，服药后15～20分钟起效，不能作为冠心病人的急救药品。

20. 答案：A

解析：依那普利是对依那普利拉结构中的羧基进行成酯修饰得到的前体药物。

21. 答案：C

解析：维拉帕米的化学稳定性良好，不管在加热、光化学降解条件下，还是酸、碱水溶液中，均保能持不变。

22. 答案：E

解析：依那普利是前体药物，口服给药后在体内水解代谢为活性的依那普利拉，该代谢物为长效的ACE抑制药。

23. 答案：D

解析：氯吡格雷阻断血小板二磷酸腺苷受体而抑制血小板活性，为前体药物。

24. 答案：C

解析：华法林钠具有4-羟基香豆素基本结构，是临床上使用的抗血栓药。

25. 答案：E

解析：血管紧张素Ⅱ（AⅡ）受体阻滞药是抗高血压药物，其余4类均是抗血栓药。

26. 答案：D

解析：地尔硫䓬是苯硫氮䓬类钙通道阻滞药，临床上用于治疗心绞痛、心律失常等，没有抗血栓作用。

27. 答案：C

解析：氯吡格雷是血小板二磷酸腺苷受体阻断药，临床主要用于预防缺血性脑卒中、心肌梗死及外周血管病等。

28. 答案：D
解析：1,4-二氢吡啶类钙通道阻滞药与柚子汁一起服用，会产生药物-食物相互作用，导致药物的体内浓度增加。

29. 答案：C
解析：维拉帕米分子中含有手性碳原子，右旋体比左旋体的作用强，现用外消旋体。维拉帕米呈弱碱性，化学稳定性良好，不管在加热、光化学降解条件，还是酸、碱水溶液，稳定性好。维拉帕米的代谢物主要为 N-脱甲基化合物。

30. 答案：A
解析：赖诺普利是唯一的含游离双羧酸的普利类药物，为非前药型的 ACE 抑制药。

31. 答案：E
解析：阿拉普利在体内发生去乙酰化和酰胺水解，转变为卡托普利发挥作用，所以阿拉普利是卡托普利的前药。

32. 答案：E
解析：卡维地洛含有咔唑和儿茶酚的结构，具有消除自由基和抗氧化的独特功能。

33. 答案：C
解析：阿加曲班分子中含有精氨酸、哌啶和四氢喹啉的三脚架结构，与凝血酶的活性部位形成立体型的结合，可逆性地阻断凝血酶的催化位点和非极性区，从而阻止凝血酶在血栓形成过程中发挥作用。

34. 答案：C
解析：依普罗沙坦含有噻吩丙烯酸结构，不经 CPY450 代谢，主要以原型药物形式排泄，耐受性好，用于高血压，尤其是高血压伴肾功能障碍者。

B 型题（配伍选择题，备选答案在前，试题在后，每题若干组，每组均对应同一组备选答案）

[1～3] 答案：BDE
解析：二氢吡啶类钙通道阻滞药为地平类药物，硝苯地平没有手性碳原子，氨氯地平有 1 个手性碳原子，维拉帕米为含有 1 个手性碳的芳烷基胺类钙通道阻滞药，地尔硫䓬为苯硫氮䓬类钙通道阻滞药。

[4～8] 答案：AEBDC
解析："他汀类"药物为羟甲基戊二酰辅酶 A 还原酶抑制药；"普利类"药物为血管紧张素转化酶抑制药；"洛尔类"药物为 β 受体阻断药；"地平类"药物为钙通道阻滞药；"沙坦类"药物为血管紧张素 Ⅱ 受体阻断药。

[9～12] 答案：BAEC
解析：不含手性碳原子，具有二氢吡啶结构的钙通道阻滞药为硝苯地平；具有苯硫氮䓬结构的抗心绞痛药为地尔硫䓬；含有 1 个手性碳原子，具有二氢吡啶结构，且 2 位被 2-氨基乙氧基甲基取代的钙通道阻滞药为氨氯地平；芳氧丙醇胺结构是 β 受体阻滞剂的特征结构，故普萘洛尔具有芳氧丙醇胺结构。

[13～16] 答案：BAEC
解析：洛伐他汀为含有氢化萘环骨架和羟基内酯结构的 HMG-CoA 还原酶抑制药；瑞舒伐他汀为含有嘧啶环骨架和 3,5-二羟基戊酸活性结构的 HMG-CoA 还原酶抑制药；普伐他汀为含有吲哚环骨架和 3,5-二羟基戊酸活性结构的 HMG-CoA 还原酶抑制药；阿托伐他汀为含有吡咯环骨架和 3,5-二羟基戊酸活性结构的 HMG-CoA 还原酶抑制药。

[17～19] 答案：BCD
解析：洛伐他汀（他汀类药物）为羟甲基戊二酰辅酶 A（HMG-CoA）还原酶抑制药；卡托普利（普利类药物）为血管紧张素转化酶（ACE）抑制药；氯沙坦（沙坦类药物）为血管紧张素 Ⅱ（A Ⅱ）受体拮抗药。

[20～21] 答案：AC
解析：卡托普利为结构中含有巯基的抗高血压药；巯嘌呤为结构中含有巯基的抗肿瘤药。

[22～24] 答案：CDB
解析：福辛普利分子中含有膦酰基结构，赖诺普利分子中含有碱性的赖氨酸残基，喹那普利分子中含有四氢异喹啉羧酸结构，它们都是血管紧张素转化酶（ACE）抑制药。

[25～28] 答案：DBEA
解析：缬沙坦为不含咪唑环的血管紧张素 Ⅱ 受体拮抗剂类抗高血压药；厄贝沙坦为含螺环结构的血管紧张素 Ⅱ 受体拮抗剂类抗高血压药；坎地沙坦酯为前药的血管紧张素 Ⅱ 受体拮抗剂类抗高血压药；替米沙坦为不含四氢唑环的血管紧张素 Ⅱ 受体拮抗剂类抗高血压药。

[29~30] 答案：AE

解析：含有苯乙醇胺结构，具有阻断β受体和延长心肌动作电位双重作用的抗心律失常药物是索他洛尔；分子内含有碘原子，结构与甲状腺素类似，可影响甲状腺素代谢的抗心律失常药物是胺碘酮。

[31~33] 答案：BAD

解析：含有3,5-二羟基戊酸和吲哚环的第一个全合成他汀类调血脂药物是氟伐他汀；含有3-羟基-δ-内酯环结构片段，需要在体内水解成3,5-二羟基戊酸才能发挥作用的HMG-COA还原酶抑制药是辛伐他汀；因横纹肌溶解症等不良反应而撤出市场的药物是西立伐他汀。

[34~35] 答案：BC

解析：洛伐他汀的骨架结构是氢化萘环；瑞舒伐他汀的骨架结构是嘧啶环。

[36~38] 答案：CAD

解析：尼莫地平的1,4二氢吡啶环的4位为3-硝基苯基，容易通过血-脑屏障，选择性地扩张脑血管，增加脑血流量，对局部缺血具有保护作用；硝苯地平的分子结构具有对称性，适用于各种类型的高血压；氨氯地平的1,4-二氢吡啶环的2位为2-氨基乙氧基甲基，外消旋体和左旋体均已用于临床。

[39~42] 答案：EBCA

解析：华法林钠为香豆素类抗凝血药；达比加群酯为凝血酶抑制药，在肝脏中完全转化为达比加群，用于血栓预防；利伐沙班为凝血因子Xa抑制药，用于血栓预防；替罗非班为糖蛋白GPⅡb/Ⅲa受体拮抗剂，能有效地抑制血小板介导的血栓形成并延长出血时间。

[43~44] 答案：AD

解析：香豆素类抗凝血药华法林可以抑制维生素K环氧还原酶，阻止维生素K由环氧型向氢醌型转变，从而影响凝血因子Ⅱ、Ⅶ、Ⅸ、Ⅹ的活性；凝血因子X_a抑制药阿哌沙班能够与游离的X_a活性位点结合，阻断其与底物的结合，而且也能够灭活与血小板上的凝血酶原酶复合物结合的X_a。

C型题（综合分析选择题。每题的备选答案中只有一个最佳答案）

[1~3] 答案：ABA

解析：非选择性β受体阻断药，具有较强的抑制心肌收缩力作用，同时具有引起支气管痉挛及哮喘的副作用；普萘洛尔结构中含有典型的萘环，属于芳氧丙醇胺类结构类型；对于合并糖尿病的室上性心动过速患者，宜选用选择性$β_1$受体阻断药，这样不会影响胰岛细胞，适于糖尿病患者使用。

[4~6] 答案：AAC

解析：含有环A基本结构，临床上用于治疗高胆固醇血症和混合型高脂血症的天然的前药型HMG-CoA还原酶抑制药是洛伐他汀；含有环B基本结构，水溶性好，口服吸收迅速而完全，临床上具有调血脂作用，还具有抗动脉粥样硬化的作用，可用于降低冠心病发病率和死亡率的第一个全合成的含3,5-二羟基羧酸药效团的HMG-COA还原酶抑制药的是氟伐他汀；因引起危及生命的横纹肌溶解的副作用，导致"拜斯亭事件"发生而撤出市场的HMG-COA还原酶抑制药是西立伐他汀。

X型题（多项选择题，每题的备选答案中有2个或2个以上正确答案，少选或多选均不得分）

1. 答案：ABCE

解析：替米沙坦结构中用羧基取代了四氮唑环，其余沙坦类药物分子中均含有四氮唑环。

2. 答案：CE

解析：ACE抑制剂容易产生干咳的副作用，所以只能用其他类型的抗高血压药替换。

3. 答案：ABCE

解析：二氢吡啶类钙通道阻滞药中，只有氨氯地平2位甲基被2-氨基乙氧基甲基取代，其他地平类药物均含有2,6位甲基。

4. 答案：BCE

解析：螺普利、福辛普利、依那普利需要在体内代谢后才能产生活性，属于前药。

5. 答案：BCDE

解析：硝苯地平为对称结构的1,4-二氢吡啶类钙通道阻滞药，没有手性中心，其余均有手性碳原子。

6. 答案：BE

解析：洛伐他汀和辛伐他汀结构中含有δ-内酯环（六元内酯环），为前药，进入体内水解为3,5-二羟基戊酸才表现出活性。

7. 答案：ABDE

解析：硝酸酯类药物具有爆炸性，不宜以纯品形式放置或运输。

8. 答案：ABCE

解析：按化学结构特征可把钙通道阻滞剂分为四类：二氢吡啶类、芳烷基胺类、苯硫氮䓬类和三苯哌嗪类。

9. 答案：ACD

解析：β 受体拮抗剂的临床用途包括降低血压、抗心绞痛和抗心律失常。

10. 答案：ACD

解析：依那普利、赖诺普利、贝那普利均属于含双羧基的 ACE 抑制药，卡托普利属于含巯基的 ACE 抑制药，福辛普利属于含磷酰基的 ACE 抑制药。

11. 答案：BCE

解析：结构中含有 3,5- 二羟基羧酸结构片断、能抑制体内胆固醇生物合成的药物有阿托伐他汀、普伐他汀和氟伐他汀；而洛伐他汀和辛伐他汀的结构中含有 δ- 内酯环（六元内酯环），为前药，进入体内水解为 3,5- 二羟基戊酸才表现出活性。

12. 答案：ABE

解析：地尔硫䓬在体内的主要代谢途径是脱乙酰基、N- 脱甲基和 O- 脱甲基。

13. 答案：ABCE

解析：坎地沙坦酯的分子中含有苯并咪唑环；坎地沙坦酯是一个前药，在体内迅速并完全地代谢成活性化合物坎地沙坦；坎地沙坦不宜口服，坎地沙坦酯可口服使用，用于治疗原发性高血压，可单独使用，也可与其他抗高血压药物联用。

第六节 内分泌系统疾病用药

A 型题（最佳选择题，每题的备选答案中只有一个最佳答案）

1. 答案：A

解析：氢化可的松为天然的糖皮质激素，糖皮质激素均含有甾体母核。

2. 答案：C

解析：瑞格列奈为氨甲酰甲基苯甲酸的衍生物，分子中含有一个手性碳，S- 异构体的活性大于 R- 异构体，在体内代谢迅速，可作为餐时血糖调节剂。

3. 答案：B

解析：氟轻松的 6 位和 9 位都含有氟原子，由于全身吸收作用，可造成可逆性下丘脑 - 垂体 - 肾上腺轴的抑制，部分患者可出现库欣综合征，故只能外用。

4. 答案：E

解析：苯丙酸诺龙去掉了睾酮的 19 位甲基，显著降低了雄性激素作用，提高了蛋白同化作用，临床上可作为蛋白同化激素使用。

5. 答案：B

解析：将睾酮的 17-OH 进行丙酸酯化制成的前药丙酸睾酮，肌肉注射后在体内缓慢吸收，并逐渐水解释放出原药睾酮，作用时间大大延长，注射一次可持续作用 2～4 天。

6. 答案：C

解析：去除 19 位甲基，可显著降低雄性激素作用，提高蛋白同化作用。

7. 答案：E

解析：睾酮具有雄甾烷母核，苯丙酸诺龙去了睾酮的 19 位甲基，即成为具有雌甾烷母核的蛋白同化激素类药物。

8. 答案：A

解析：在睾酮的 17α 位引入甲基，可增大 17 位的代谢位阻，得到可以口服的甲睾酮。

9. 答案：D

解析：在氢化可的松分子中引入 C_1、C_2 双键，由于 A 环几何形状从半椅式变为平船式构象，增加了与受体的亲和力，并改变了药动学性质，使其抗炎活性增大 4 倍，不增加钠潴留作用。

10. 答案：A

解析：雌二醇为天然的雌激素，在肠道中大部分被微生物降解，虽有少量在肠道可被迅速吸收，但在肝脏又迅速代谢，所以口服几乎无效。

11. 答案：A

解析：和黄体酮结构相比，多了 11β、17α、21 位三个羟基的药物是氢化可的松。

12. 答案：C

解析：地塞米松为氢化可的松结构中引入 $\triangle^{1,2}$、9α-F 和 16α-CH_3 得到的强效、长效的肾上腺糖皮质激素。

13. 答案：C

解析：罗格列酮属于噻唑烷二酮类口服胰岛素增敏药。

14. 答案：E

解析：格列美脲化学结构的特点是脲上取代基为 4-甲基环己基，甲基处在环己烷的平伏键上，阻碍了环己烷上的羟基化反应，因此具有高效、长效降血糖作用。

15. 答案：D

解析：具有二苯乙烯结构，其反式异构体的药理作用与雌二醇相同，但活性更强，且口服有效的药物是己烯雌酚。

16. 答案：C

解析：维生素 D_3 须在肝脏和肾脏经两次羟化为骨化三醇，才具有促进小肠黏膜、肾小管对钙、磷的吸收，促进骨代谢，维持血钙、血磷平衡的活性。

17. 答案：E

解析：丙酸氟替卡松的分子结构中存在具有活性的 17β-羧酸酯，水解成 17β-羧酸则不具活性，故丙酸氟替卡松水解后可失活，能避免皮质激素的全身作用。丙酸氟替卡松的上述性质，使其具有气道局部较高的抗炎活性和较少的全身副作用，成为治疗哮喘的吸入型药物。

18. 答案：D

解析：丙酸氟替卡松是用于控制哮喘症状的糖皮质激素药物。肾上腺皮质激素、维生素 A、维生素 D 等在细胞核上有相应的受体，这些位于细胞核的受体，称之为细胞核激素受体。

19. 答案：D

解析：二肽基肽酶-4（DPP-4）抑制药（也称为列汀类药物）通过竞争性结合 DPP-4 活化部位，降低酶的催化活性，从而抑制其对 GLP-1 和 GIP 的降解失活，增加患者的 GLP-1 水平，进而发挥降糖活性。

20. 答案：E

解析：磷酸己烯雌酚是水溶性化合物，可用于口服，亦可供静脉注射，作用快，耐受性好。特点是对前列腺癌具有选择性，进入癌细胞后受磷酸酶的作用，释放出己烯雌酚而显效。

B 型题（配伍选择题，备选答案在前，试题在后，每题若干组，每组均对应同一组备选答案）

[1～3] 答案：BEA

解析：瑞格列奈含有 D-苯丙氨酸结构，是被称为"餐时血糖调节剂"的口服降糖药物；二甲双胍含有双胍结构，属于胰岛素增敏剂的口服降糖药物；格列本脲具有苯磺酰脲基本结构，属于促胰岛素分泌药的口服降血糖药物。

[4～5] 答案：EC

解析：苯丙酸诺龙结构为去 19 位甲基睾酮的衍生物，具有蛋白同化激素样作用；炔诺酮结构为去 19 位甲基睾酮的衍生物，具有孕激素样作用。

[6～8] 答案：DAE

解析：格列吡嗪属于磺酰脲类胰岛素分泌促进剂的降血糖药物；那格列奈属于非磺酰脲类胰岛素分泌促进剂的降血糖药物；吡格列酮属于噻唑烷二酮类胰岛素增敏剂的降血糖药物。

[9～10] 答案：DE

解析：伏格列波糖为氨基糖类似物的 α-葡萄糖苷酶抑制药，米格列醇为葡萄糖类似物的 α-葡萄糖苷酶抑制药。

[11～13] 答案：AEB

解析：罗格列酮为增加胰岛素敏感性的降血糖药物；阿卡波糖为通过竞争性地与 α-葡萄糖苷酶结合而抑制其活性的降血糖药物；瑞格列奈属于非磺酰脲类促胰岛素分泌药的降血糖药物。

[14～15] 答案：AD

解析：那格列奈属于非磺酰脲类促胰岛素分泌剂的药物；二甲双胍属于非噻唑烷二酮类胰岛素增敏剂的药物。

[16～17] 答案：BE

解析：在糖皮质激素分子 16 位引入阻碍 17 位氧化代谢的甲基，可使抗炎活性增加，钠潴留作用减少，如地塞米松；在 9α 位引入氟原子、C16 引入羟基并与 C17α 羟基一起与丙酮制成缩酮，可抵消 9α-氟原子取代增加钠潴留作用，糖皮质激素作用大幅度增加，如曲安奈德。

[18～19] 答案：EC

解析：含有乙炔基的雌激素是尼尔雌醇；含有

乙炔基的孕激素是炔诺酮。

[20～22] 答案：ADC

解析：在睾酮的17α位引入甲基而得到甲睾酮，主要目的是增加口服活性；将睾酮的17位羟基酯化的主要目的是增强脂溶性，使作用时间延长；将睾酮的19位甲基去除得到苯丙酸诺龙的主要目的是增强蛋白同化作用，降低雄激素活性。

[23～24] 答案：EA

解析：雌二醇口服无效，在17α位引入乙炔基，增大了空间位阻，提高了D环的代谢稳定性，得到了口服有效的炔雌醇；将17β位羟基和/或3-羟基酯化，可得到作用时间延长的酯类前药，如苯甲酸雌二醇等。

[25～27] 答案：BCA

解析：孕甾烷的结构特征为10位和13位都有角甲基，17位有乙基取代；雄甾烷的结构特征为10位和13位都有角甲基，17位没有碳链取代；雌甾烷的结构特征为10位没有角甲基，13位有角甲基，17位没有碳链取代。

[28～30] 答案：EAD

解析：米格列醇为葡萄糖的类似物，对α葡萄糖苷酶有强效抑制作用；格列齐特具有苯磺酰脲结构，可促进胰岛素的分泌；吡格列酮具有噻唑烷酮结构，可使胰岛素对受体靶组织的敏感性增加；三个药物都是降血糖药物。

[31～32] 答案：DA

解析：非磺酰脲类胰岛素分泌促进剂是瑞格列奈；α-葡萄糖苷酶抑制剂是阿卡波糖。

[33～34] 答案：EC

解析：地塞米松的16位引入甲基，由于立体位阻而妨碍了17位的氧化代谢，使得抗炎活性增加；曲安奈德分子中的9位氟原子增加了抗炎活性，16位羟基降低9位氟原子带来的钠潴留副作用，将此羟基和17位羟基与丙酮生成缩酮，改善了药物动力学性质。

[35～36] 答案：ED

解析：二肽基肽酶-4抑制药是"列汀类"药物，比如磷酸西他列汀、维达列汀、沙格列汀、阿格列汀、利格列汀等；钠-葡萄糖协同转运蛋白2抑制药是"列净类"药物，比如舍格列净、瑞格列净、卡格列净、达格列净等。

X型题（多项选择题，每题的备选答案中有2个或2个以上正确答案，少选或多选均不得分）

1. 答案：ABCDE

解析：糖皮质激素的结构特点包括：具有孕甾烷基本母核，含有△⁴-3,20-二酮，C-21位有羟基，11位有羟基或氧，17α位有羟基。

2. 答案：ABCDE

解析：对骨质疏松症有治疗作用的药物是依替膦酸二钠、阿仑膦酸钠、阿法骨化醇、骨化三醇以及利塞膦酸钠。

3. 答案：ABCDE

解析：5个选项均与糖皮质激素的构效关系相符。

4. 答案：BCDE

解析：可以通过1，2位引入双键、6α位和9α位引入氟原子、16α位引入甲基等结构修饰可增强糖皮质激素的抗炎作用。

5. 答案：ACDE

解析：从结构可以看出，只有雌二醇结构中的A环是苯环，没有3-酮-4-烯结构，其余均有。

6. 答案：BCD

解析：天然雌激素有雌二醇、雌酮和雌三醇，将雌二醇的3位和17β位羟基酯化，得到作用时间长的酯类前药，如苯甲酸雌二醇和戊酸雌二醇；在雌二醇的17α位引入乙炔基，得到了口服有效的炔雌醇，而将炔雌醇的3位羟基醚化，提高了A环的代谢稳定性，得到尼尔雌醇，是可口服的长效雌激素。

7. 答案：ABDE

解析：9α-位引入氟原子后，可使糖皮质激素的活性显著增加，但钠潴留作用也同时增加，其余选项均正确。

8. 答案：ACD

解析：孕甾烷母核的结构特征为10位和13位都有角甲基，17位有乙基取代，一般糖皮质激素和孕激素类药物中常含有孕甾烷母核，所以黄体酮、氢化可的松及醋酸甲地孕酮结构中含有孕甾烷母核。

9. 答案：ABCE

解析：磺酰脲类促胰岛素分泌药的通用名词头为"格列"，甲苯磺丁脲是该类药物中第一个开发上市的药物，故格列本脲、格列美脲、格列齐特和甲苯磺丁脲都属于磺酰脲类促胰岛素分泌药；而瑞格列奈属于非磺酰脲类促胰岛素分泌药。

10. 答案：AC

解析：胰岛素增敏药有双胍类和噻唑烷二酮类。二甲双胍属于双胍类胰岛素增敏药，罗格列酮属于噻唑烷二酮类胰岛素增敏药。

11. 答案：BDE

解析：阿卡波糖、伏格列波糖、米格列醇属于α-葡萄糖苷酶抑制药。

12. 答案：ACDE

解析：除了不是非磺酰脲类促胰岛素分泌药外，其余选项均正确。

13. 答案：ABCDE

解析：利塞膦酸钠、依替膦酸二钠、阿法骨化醇、骨化三醇和雷洛昔芬均适用于老年女性骨质疏松症患者的治疗。

14. 答案：ABCDE

解析：5个选项均符合双膦酸盐类药物的特点。

第七节　抗感染药

A型题（最佳选择题，每题的备选答案中只有一个最佳答案）

1. 答案：C

解析：克拉维酸为不可逆竞争性β-内酰胺酶抑制剂，可增强β-内酰胺类抗生素阿莫西林对β-内酰胺酶的稳定性。

2. 答案：D

解析：烯丙胺类药物能特异性地抑制角鲨烯环氧化酶，此酶为麦角甾醇合成的关键酶，从而阻止麦角甾醇合成，角鲨烯堆积于膜内，导致胞膜的脆性增加而破裂，细胞死亡，主要用于浅表真菌感染的治疗。苯甲胺类药物的作用机制与烯丙胺类一样，也是抑制角鲨烯环氧化酶。

3. 答案：B

解析：氟康唑具有1，2，4-三氮唑类结构，可透过血-脑屏障，是治疗深部真菌感染的首选药。

4. 答案：C

解析：为阿昔洛韦的前药，进入人体后迅速分解为L-缬氨酸和阿昔洛韦，前者在体内参与正常生理生化代谢，后者发挥抗病毒作用。

5. 答案：C

解析：盐酸金刚烷胺是M_2蛋白抑制药，主要通过干扰M_2蛋白离子通道活性，改变宿主细胞表面电荷，抑制病毒穿入宿主细胞，抑制病毒蛋白加工和RNA的合成，干扰病毒的脱壳和成熟病毒的颗粒释放，从而抑制了病毒的增殖，同时还能阻断病毒的装配，不能形成完整的病毒。

6. 答案：C

解析：氧氟沙星是1位与8位成环的喹啉羧酸类药物，有一个手性中心，左旋体的活性大于右旋体，以外消旋体药用。其左旋体也被开发用于临床，称左氧氟沙星。

7. 答案：D

解析：口服无法达到可检测的血清浓度，需注射给药。肌肉注射5～8小时后，达到最大血药浓度。

8. 答案：A

解析：青蒿素是我国发现的第一个被国际公认的天然药物，为我国科学家在1971年首次从菊科植物黄花蒿中提取分离得到的具有过氧键的倍半萜内酯抗疟药物，对疟原虫红细胞内期裂殖体有高度的杀灭作用。

9. 答案：C

解析：杂质青霉噻唑高聚物是引起其过敏反应的根源，由于青霉噻唑基是青霉素类药物所特有的结构，因此青霉素类药物这种过敏反应是交叉过敏反应。

10. 答案：E

解析：亚胺培南单独使用时，在肾脏受肾肽酶代谢而分解失活，在临床上亚胺培南通常与肾肽酶抑制剂西司他丁钠合并使用。

11. 答案：A

解析：在青霉素6位侧链中引入吸电子基团，可以减弱侧链羰基氧原子上孤对电子进攻β-内酰胺酶的能力，从而增加对酸的稳定性，得到耐酸的半合成青霉素，可以口服使用。

12. 答案：C

解析：舒巴坦为不可逆竞争性β-内酰胺酶抑制药。

13. 答案：E

解析：亚胺培南属于碳青霉烯类非典型β-内酰胺类抗生素。

14. 答案：B

解析：氨曲南是全合成的单环β-内酰胺类抗生素。

15. 答案：E

解析：青蒿琥酯是双氢青蒿素与琥珀酸形成的单酯，有一个游离羧基，适用于抢救脑型疟疾和危重昏迷的疟疾患者。

16. 答案：A

解析：奈韦拉平为专一性HIV-1非核苷类逆转录酶抑制药，可用于治疗晚期HIV感染的成年患者。

17. 答案：E

解析：头孢克洛为头孢氨苄的C-3位甲基以卤素氯替代得到的可口服的半合成头孢菌素。

18. 答案：C

解析：拉米夫定是双脱氧硫代胞苷化合物，有β-D-(+)及β-L-(-)两种异构体，且两种异构体都具有较强的抗HIV-1的作用，可用于艾滋病及其相关综合征的治疗。

19. 答案：D

解析：喹诺酮类抗菌药分子中的关键药效团是3位羧基和4位羰基，该药效团与DNA螺旋酶和拓扑异构酶Ⅳ结合起至关重要的作用。

20. 答案：E

解析：有些喹诺酮类药物的活性可以与第三代头孢相媲美。

21. 答案：B

解析：氧氟沙星结构中含有一个手性碳原子，有两个光学异构体，左旋体的抗菌活性大于右旋体。

22. 答案：E

解析：磺胺类药物的作用靶点是细菌的二氢叶酸合成酶，使其不能充分利用对氨基苯甲酸合成叶酸。

23. 答案：C

解析：磺胺类药物的作用靶点是细菌的二氢叶酸合成酶，抗菌增效剂甲氧苄啶是二氢叶酸还原酶抑制剂，当磺胺类药物和抗菌增效剂甲氧苄啶一起使用时，磺胺类药物能阻断二氢叶酸的合成，而甲氧苄啶又能阻断二氢叶酸还原成四氢叶酸，二者合用可产生协同抗菌作用，使细菌体内叶酸代谢受到双重阻断，抗菌作用增强数倍至数十倍。

24. 答案：E

解析：金刚烷胺主要通过干扰M_2蛋白离子通道活性，改变宿主细胞表面电荷，抑制病毒传入宿主细胞，也干扰病毒的脱壳和成熟病毒的颗粒释放。

25. 答案：E

解析：喹诺酮类抗菌药分子中的关键药效团是3位羧基和4位羰基，极易和钙、镁、铁、锌等金属离子螯合，不仅降低了药物的抗菌活性，也是造成体内的金属离子流失，引起妇女、老人和儿童缺钙、贫血、缺锌等副作用的主要原因。

26. 答案：B

解析：将含有3-苯基-5-甲基异噁唑结构的侧链引入青霉素的6位得到苯唑西林，该结构具有较大的体积，阻止了药物与β-内酰胺酶活性中心的结合，保护β-内酰胺环不被破坏，因此苯唑西林是耐青霉素酶的半合成青霉素。

27. 答案：D

解析：氨苄西林和阿莫西林水溶液中若含有磷酸盐、山梨醇、硫酸锌、二乙醇胺等时，会发生分子内成环反应，生成2,5-吡嗪二酮。

28. 答案：A

解析：更昔洛韦的侧链比阿昔洛韦多个羟甲基，可以看成是具有C3'-OH和C5'-OH的开环脱氧鸟苷衍生物。

29. 答案：C

解析：洛美沙星在6位和8位同时引入氟原子，其中8位氟原子可增加其光毒性。

30. 答案：D

解析：青蒿素具有口服活性低、复发率高、半衰期短等缺点，其余选项均符合。

31. 答案：B

解析：蒿甲醚是双氢青蒿素甲醚化的产物，在体内分布广，以脑组织最多。其余选项均符合。

32. 答案：E

解析：青蒿素的主要作用是对疟原虫红细胞内期裂殖体有高度的杀灭作用。

33. 答案：C

解析：甲氧苄啶属于抗菌增效剂，和磺胺类药物合用可产生协同抗菌作用，使细菌体内叶酸代谢受到双重阻断，抗菌作用增强数倍至数十倍。

34. 答案：C

解析：克拉维酸通常与不耐酶的β-内酰胺类抗生素合用，起抗菌增效作用。其余选项都正确。

35. 答案：D

解析：奥司他韦是流感病毒的神经氨酸酶（NA）抑制剂，通过抑制NA，能有效地阻断流感病毒的复制过程，对流感的预防和治疗发挥重要的作用。

36. 答案：C

解析：齐多夫定为抗逆转录病毒药物，临床上主要治疗艾滋病和与重症艾滋病相关的综合征。

37. 答案：E

解析：阿昔洛韦属于开环核苷类抗病毒药。

38. 答案：B

解析：泛昔洛韦是喷昔洛韦6-脱氧衍生物的二乙酯，是喷昔洛韦的前体药物。

B型题（配伍选择题，备选答案在前，试题在后，每题若干组，每组均对应同一组备选答案）

[1～3] 答案：EDB

解析：他唑巴坦属于青霉烷砜类抗生素；亚胺培南属于碳青霉烯类抗生素；克拉维酸属于氧青霉烷类抗生素。

[4～7] 答案：BCAE

解析：克拉维酸属于氧青霉烷类β-内酰胺酶抑制药，临床上常与阿莫西林组成复方制剂；舒巴坦因口服吸收差，可与氨苄西林以1:1的形式以次甲基相连，得到舒他西林；丙磺舒与青霉素合用，可降低青霉素的排泄速度，从而增强青霉素的抗菌活性；甲氧苄啶本身具有广谱抗菌作用，与磺胺类药物合用可显著增强抗菌作用。

[8～11] 答案：BDCA

解析：美罗培南属于碳青霉烯类β-内酰胺类抗生素；克拉维酸属于氧青霉烷类β-内酰胺类抗生素；舒巴坦属于青霉烷砜类β-内酰胺类抗生素；氨曲南属于单环β-内酰胺类抗生素。

[12～13] 答案：EB

解析：泛昔洛韦是喷昔洛韦6-脱氧衍生物的二乙酯，是喷昔洛韦的前体药物；伐昔洛韦为阿昔洛韦的前药，进入体内后迅速分解为L-缬氨酸和阿昔洛韦。

[14～15] 答案：EB

解析：沙奎那韦是拟多肽衍生物，为高选择性的HIV蛋白酶抑制剂，治疗严重的HIV感染；依法韦仑为非核苷类HIV-1逆转录酶抑制剂。

[16～18] 答案：ACB

解析：耐酸的半合成青霉素设计思路是在6位侧链中引入吸电子基团；广谱的半合成青霉素设计思路是在6位侧链中引入极性基团；耐酶的半合成青霉素设计思路是在6位侧链中引入体积较大的基团。

[19～21] 答案：DBC

解析：头孢菌素3位取代基的改造，可以影响药物的代谢动力学性质并提高活性；头孢菌素7α-氢原子换成7α-甲氧基后，可以增加对β-内酰胺酶的稳定性，并增强对厌氧菌的抗菌活性；头孢菌素2位羧基的酯化修饰，可以延长药物的作用时间。

[22～23] 答案：CA

解析：甲氧苄啶为二氢叶酸还原酶抑制剂；磺胺甲噁唑为二氢叶酸合成酶抑制剂。

[24～27] 答案：BEDC

解析：C-3位为氯原子，亲脂性强，口服吸收好的药物是头孢克洛；C-3位含有酸性较强的杂环，可通过血-脑屏障，用于脑部感染治疗的药物是头孢曲松；C-3位含有季铵基团，能迅速穿透细菌细胞壁的药物是头孢吡肟；C-3位含有氨基甲酸酯基团的药物是头孢呋辛。

[28～30] 答案：CBD

解析：8位引入氟原子，口服吸收迅速完全，但光毒性也增大的药物是洛美沙星；8位甲氧基取代，7位取代基为二氮杂双环的药物是莫西沙星；将喹诺酮1位和8位成环得到氧氟沙星，左旋体的抗菌作用大于右旋异构体。

[31～32] 答案：EB

解析：侧链中含有哌嗪二酮基团，对铜绿假单胞菌作用强的头孢菌素类药物是头孢哌酮；侧链中含有哌嗪二酮基团，对铜绿假单胞菌作用强的青霉素类药物是哌拉西林。

[33～36]答案：DECB

解析：6位和8位同时引入氟原子，有光毒性的药物是洛美沙星；含有2,4-二氨基嘧啶结构，常与磺胺甲噁唑组成复方制剂的药物是甲氧苄啶；1位和8位形成吗啉环，含有1个手性碳原子，其左旋体的活性较强的药物是氧氟沙星；母核为萘啶羧酸结构、口服生物利用度高的药物是依诺沙星。

[37～39]答案：EBD

解析：含新特戊酸酯结构的前体药物是阿德福韦酯；含缬氨酸酯结构的前体药物是伐昔洛韦；在肠壁吸收后可代谢生成喷昔洛韦的前体药物是泛昔洛韦。

[40～43]答案：CDBE

解析：抑制病毒逆转录酶，用于艾滋病治疗的药物是齐多夫定；抑制二氢叶酸还原酶，用作抗肿瘤药物的是甲氨蝶呤；抑制二氢叶酸还原酶，用作抗菌增效剂的药物是甲氧苄啶；抑制甾醇14α-脱甲基酶，用于抗真菌的药物是氟康唑。

[44～47]答案：AEDC

解析：环丙沙星具有喹啉羧酸结构；阿昔洛韦具有鸟嘌呤结构；利巴韦林具有一个三氮唑结构；氟康唑具有两个三氮唑结构。

[48～50]答案：DAC

解析：奥司他韦是具有神经氨酸酶抑制作用的抗流感病毒药物；阿昔洛韦是具有鸟嘌呤结构的开环核苷类抗病毒药物；利巴韦林是具有三氮唑结构的非核苷类抗病毒药物。

[51～54]答案：BEAC

解析：含有叠氮基的抗病毒药物是齐多夫定；含有全碳六元环的抗病毒药物是奥司他韦；含有三氮唑环的抗病毒药物是利巴韦林；含有对称三环状胺的抗病毒药是金刚乙胺。

[55～56]答案：BD

解析：泛昔洛韦为喷昔洛韦的前体药物；喷昔洛韦为更昔洛韦的生物电子等排体。

[57～58]答案：ED

解析：头孢曲松的7位为2-氨基噻唑-α甲氧亚氨基乙酰基氨基侧链，3位上为酸性较强的杂环取代，属于第三代头孢菌素类药物；头孢匹罗是对第三代头孢菌素的结构加以改造而得，在3位引入季铵基团，使得头孢菌素类药物迅速透过细菌的细胞壁，对大多数的革兰氏阳性菌和革兰氏阴性菌有高度活性，属于第四代头孢菌素。

[59～61]答案：ADC

解析：青霉素类药物含有四元β-内酰胺环与五元四氢噻唑环的拼合结构；磺胺类药物的基本结构是对氨基苯磺酰胺；喹诺酮类抗菌药是一类具有1,4-二氢-4-氧代喹啉（或氮杂喹啉）-3-羧酸结构的化合物。

X型题（多项选择题，每题的备选答案中有2个或2个以上正确答案，少选或多选均不得分）

1. 答案：ABCDE

解析：喹诺酮类抗菌药分子中的关键药效团是3位羧基和4位羰基，极易和钙、镁、铁、锌等金属离子螯合，不仅降低了药物的抗菌活性，也是造成因体内的金属离子流失，引起妇女、老人和儿童缺钙、贫血、缺锌等副作用的主要原因。

2. 答案：ABDE

解析：属于碳青霉烯类的药物有比阿培南、厄他培南、亚胺培南和美罗培南。

3. 答案：ADE

解析：结构中含三氮唑环的抗真菌药物有伊曲康唑、氟康唑和伏立康唑。

4. 答案：BC

解析：氨苄西林和阿莫西林水溶液不太稳定，在室温放置24小时会生成无抗菌活性的聚合物，其主要原因是6位酰胺侧链中游离的氨基具有亲核性，可以直接进攻β-内酰胺环的羰基，而使β-内酰胺开环发生聚合反应。

5. 答案：CDE

解析：在7位酰胺侧链上引入体积较大基团、7α-氢原子被7α-甲氧基取代以及C-7位氨基上引入顺式的甲氧肟基酰基侧链均可以得到耐β-内酰胺酶的半合成头孢菌素。

6. 答案：ABCDE

解析：5个关于唑类抗真菌药的构效关系的描述都是正确的。

7. 答案：ABCD

解析：克拉维酸、舒巴坦可以对β-内酰胺类抗生素增效；丙磺舒可以抑制青霉素G的排泄速度而增效；甲氧苄啶可以通过抑制二氢叶酸还原酶从而增强磺胺类药物的抗菌作用。

8. 答案：ABCDE

解析：拉米夫定、齐多夫定、司坦夫定、恩曲他滨和去羟肌苷均属于核苷类逆转录酶抑制药。

9. 答案：ABD

解析：儿童使用喹诺酮类药物易引起钙离子流失，所以不宜选用喹诺酮类药物环丙沙星和左氧氟沙星。

10. 答案：ACD

解析：含有咪唑环结构的抗真菌药物有益康唑、咪康唑和酮康唑。

11. 答案：BDE

解析：伐昔洛韦是阿昔洛韦的前药；泛昔洛韦是喷昔洛韦的前药；阿德福韦酯是阿德福韦的前药。

第八节　抗肿瘤药

A 型题（最佳选择题，每题的备选答案中只有一个最佳答案）

1. 答案：A

解析：环磷酰胺的结构由氮芥基和吸电子的环状磷酰胺内酯组成，属于氮芥类烷化剂。

2. 答案：C

解析：异环磷酰胺的主要毒性为骨髓抑制、出血性膀胱炎、尿道出血等，需和尿路保护剂美司钠（巯乙磺酸钠）一起使用，以降低毒性。

3. 答案：A

解析：环磷酰胺在肝脏中被细胞色素 P450 氧化酶氧化生成 4- 羟基环磷酰胺，4- 羟基环磷酰胺可经过进一步氧化代谢为无毒的 4- 酮基环磷酰胺，也可经过互变异构生成开环的醛基化合物，并在肝脏中进一步氧化生成无毒的羧酸化合物。而肿瘤组织中因缺乏正常组织所具有的酶，则不能进行上述代谢，只能经非酶促反应 β- 消除生成丙烯醛和磷酰氮芥，磷酰氮芥可经非酶水解生成去甲氮芥，它们均为强的烷化剂。

4. 答案：D

解析：甲氨蝶呤属于叶酸类抗代谢药，不属于嘌呤类抗代谢药。其他选项均符合。

5. 答案：E

解析：氟尿嘧啶属于抗代谢抗肿瘤药，不属于烷化剂类抗肿瘤药物。

6. 答案：C

解析：由于甲氨蝶呤是二氢叶酸还原酶抑制剂，阻断二氢叶酸转变为四氢叶酸，当甲氨蝶呤剂量过大引起中毒时，可用亚叶酸钙解救。亚叶酸钙是四氢叶酸钙甲酰衍生物的钙盐，系叶酸在体内的活化形式，在体内可转化为四氢叶酸，能有效地对抗甲氨蝶呤引起的毒性反应，与甲氨蝶呤合用可降低毒性，不降低抗肿瘤活性。

7. 答案：A

解析：昂丹司琼可用于治疗癌症患者的恶心呕吐，辅助癌症患者进行药物治疗，还用于预防和治疗手术后的恶心和呕吐。

8. 答案：A

解析：氮芥类药物是 β- 氯乙胺类化合物的总称，其中 β- 氯乙胺是产生烷基化的关键药效基团。环磷酰胺属于氮芥类烷化剂。

9. 答案：B

解析：环磷酰胺属于前药，在体外对肿瘤细胞无效，进入体内后经过代谢活化才能发挥作用。肿瘤组织中因缺乏正常组织所具有的酶，只能经非酶促反应 β- 消除生成丙烯醛和磷酰氮芥，磷酰氮芥可经非酶水解生成去甲氮芥，它们均为强的烷化剂。

10. 答案：C

解析：巯嘌呤属于嘌呤类抗代谢抗肿瘤药物。

11. 答案：C

解析：伊马替尼是第一个上市的蛋白酪氨酸激酶抑制剂。

12. 答案：C

解析：紫杉醇的水溶性小，其注射剂通常加入聚氧乙烯麻油等表面活性剂。

13. 答案：C

解析：托烷司琼分子中含有吲哚环和托品醇，对中枢和外周神经 5-HT$_3$ 受体具有高选择性的阻断作用。

14. 答案：D

解析：索拉非尼是口服的、作用于多个激酶靶点的抗肿瘤药物，可用于晚期肾细胞癌的治疗。

15. 答案：B

解析：司莫司汀为亚硝基脲类烷化剂，其结构中引入了甲环己基，脂溶性强，可用于脑瘤等的治疗。

16. 答案：C

解析：阿帕替尼为国内企业自主研制的VEGFR-2（血管内皮生长因子受体）抑制剂，可抑制肿瘤血管生成，主要用于晚期胃癌的治疗。

B型题（配伍选择题，备选答案在前，试题在后，每题若干组，每组均对应同一组备选答案）

[1～3] 答案：BDC

解析：含有三苯乙烯结构，通过拮抗雌激素受体发挥作用，临床用于乳腺癌治疗的药物是他莫昔芬；含有β-氯乙基和N-亚硝基脲结构，在体内发生分解生成亲核性试剂，对肿瘤细胞进行烷基化的药物是司莫司汀；含有胞嘧啶结构的抗代谢抗肿瘤药物是阿糖胞苷。

[4～6] 答案：AED

解析：作用于DNA拓扑异构酶Ⅰ的天然来源的抗肿瘤药物是喜树碱；作用于DNA拓扑异构酶Ⅱ的半合成的抗肿瘤药物是依托泊苷；对喜树碱进行结构修饰得到的水溶性前药是伊立替康。

[7～10] 答案：ACBE

解析：含有卡唑酮和咪唑结构的5-HT$_3$体拮抗剂是昂丹司琼；含有吲哚甲酸酯结构的5-HT$_3$受体拮抗剂是托烷司琼；含有吲唑环和含氮双环结构的5-HT$_3$受体拮抗剂是格拉司琼；含有1,4-苯并噁嗪和氮杂双环结构的5-HT$_3$受体拮抗剂是阿扎司琼。

[11～13] 答案：EAC

解析：能够抑制胸苷酸合成酶、二氢叶酸还原酶等，具有多靶点抑制作用的抗肿瘤药物是培美曲塞；从结构上看是胞嘧啶核苷抗代谢物，实际上是氟尿嘧啶的前体药物，该药物是卡培他滨；阿糖胞苷是胞嘧啶类抗代谢抗肿瘤药物。

[14～16] 答案：CAD

解析：吉非替尼是第一个选择性的表皮生长因子受体酪氨酸激酶抑制剂；多柔比星含有蒽醌结构，直接作用于DNA或嵌入DNA双链中，形成DNA拓扑异构酶Ⅱ稳定复合物，从而抑制DNA拓扑异构酶Ⅱ的活性；次黄嘌呤6位的羟基以巯基取代得到巯嘌呤，为抗代谢抗肿瘤药物。

[17～20] 答案：AEBD

解析：伊马替尼是第一个上市的蛋白酪氨酸激酶抑制剂类抗肿瘤药物；拓扑替康为水溶性喜树碱衍生物，作用靶点是DNA拓扑异构酶Ⅰ，用于治疗转移性卵巢癌等；多西他赛是半合成的紫杉烷类抗肿瘤药物，作用于聚合态的微管，促进微管形成并抑制微管解聚；替尼泊苷为半合成鬼臼毒素衍生物，作用于DNA拓扑异构酶Ⅱ，为脑瘤的首选药物。

[21～23] 答案：ADE

解析：环磷酰胺属于氮芥类抗肿瘤药物；奥沙利铂属于金属配合物类抗肿瘤药物；洛莫司汀属于亚硝基脲类抗肿瘤药物。

[24～26] 答案：EBC

解析：作用于DNA拓扑异构酶Ⅰ的抗肿瘤药物是喜树碱；作用于DNA拓扑异构酶Ⅱ的抗肿瘤药物是依托泊苷；属于有丝分裂抑制剂的抗肿瘤药物是紫杉醇。

[27～29] 答案：ABC

解析：嵌入DNA分子中产生抗肿瘤作用的是多柔比星；作用于DNA拓扑异构酶Ⅰ产生抗肿瘤作用的是伊立替康；作用于DNA拓扑异构酶Ⅱ产生抗肿瘤作用的是替尼泊苷。

[30～32] 答案：CDA

解析：多柔比星属于蒽醌类抗肿瘤抗生素；伊立替康属于喜树碱类抗肿瘤药物；多西他赛属于紫杉烷类抗肿瘤药物。

[33～35] 答案：ACD

解析：能抑制多条酪氨酸激酶受体通路的药物是伊马替尼；吉非替尼是选择性的表皮生长因子受体酪氨酸激酶抑制剂；他莫昔芬为三苯乙烯类抗雌激素药物。

[36～38] 答案：EBA

解析：氟尿嘧啶属于嘧啶类抗代谢药物；巯嘌呤属于嘌呤类抗代谢药物；甲氨蝶呤属于叶酸类抗代谢药物。

[39～41] 答案：ABE

解析：紫杉醇为有丝分裂抑制剂或纺锤体毒素；他莫昔芬为三苯乙烯类抗雌激素药物；伊马替尼为酪氨酸激酶抑制剂，属于靶向性抗肿瘤药物。

[42～44] 答案：EAB

解析：能够抑制胸苷酸合酶、二氢叶酸还原酶等多靶点的药物是培美曲塞；结构中含有四氢呋喃，在体内转化为氟尿嘧啶而发挥作用的药物是替加氟；结构中含有亚硝基脲，易通过血脑屏障，用于脑瘤治疗的药物是卡莫司汀。

[45～46] 答案：DA

解析：奥沙利铂为草酸根（1R,2R-环己二胺）合铂，是含手性碳原子的铂配合物。1R,2R-环己二胺配体通过嵌入在DNA大沟中，从而影响错配修复和复制分流耐药机制，可用于对顺铂和卡铂耐药肿瘤株；吉非替尼分子中含有苯并嘧啶结构，是第一个选择性的表皮生长因子受体酪氨酸激酶抑制剂，可治疗非小细胞肺癌。

C型题（综合分析选择题，每题的备选答案中只有一个最佳答案）

[1～2] 答案：AC

解析：蒽醌类抗肿瘤抗生素的代表药物是阿霉素、柔红霉素等，这些抗生素直接作用于DNA或嵌入DNA的双链中，形成DNA拓扑异构酶Ⅱ稳定复合物，抑制DNA拓扑异构酶Ⅱ的活性，阻止DNA拓扑异构酶Ⅱ催化的DNA双链断裂、再链接的过程，抑制肿瘤细胞的生长。蒽醌类抗肿瘤抗生素的毒性主要为骨髓抑制和心脏毒性，可能是醌环被还原成半醌自由基，诱发了脂质过氧化反应，从而引起心肌损伤。

[3～4] 答案：BD

解析：按药物来源分类，多西他赛属于半合成药物，它是由10-去乙酰基浆果赤霉素进行半合成得到的又一个紫杉烷类抗肿瘤药物。紫杉醇由于水溶性小，其注射剂通常加入表面活性剂聚氧乙烯蓖麻油等助溶。

X型题（多项选择题，每题的备选答案中有2个或2个以上正确答案，少选或多选均不得分）

1. 答案：BCE

解析：磷酰胺在体内的代谢产物中，丙烯醛、磷酰氮芥及去甲氮芥都是较强的烷化剂，而4-羟基环磷酰胺和4-酮基环磷酰胺没有烷化作用。

2. 答案：ABCDE

解析：5个抗肿瘤药物均含有嘧啶基团。

3. 答案：BCD

解析：多柔比星、紫杉醇和羟喜树碱是天然的抗肿瘤药物。

4. 答案：BC

解析：在体内伊立替康经代谢生成SN-38而起作用，属于前体药物；环磷酰胺属于前药，在体外对肿瘤组织无效，只有进入体内在肿瘤组织代谢生成磷酰氮芥、去甲氮芥和丙烯醛而发挥抗肿瘤作用。

5. 答案：ABCDE

解析：5个选项的药物都属于抗代谢抗肿瘤药物。

6. 答案：ABCD

解析：环磷酰胺、奥沙利铂、卡莫司汀和卡培他滨都属于烷化剂，直接作用于DNA；氟尿嘧啶为抗代谢抗肿瘤药物。

7. 答案：ABCD

解析：环磷酰胺属于氮芥类烷化剂，其余都是抗代谢抗肿瘤药。

8. 答案：ABD

解析：奥沙利铂、司莫司汀和环磷酰胺属于烷化剂。

9. 答案：BCDE

解析：羟喜树碱和伊立替康是拓扑异构酶Ⅰ的抑制剂；依托泊苷和多柔比星是拓扑异构酶Ⅱ抑制剂。

10. 答案：BCD

解析：索拉非尼为多激酶靶点的抑制剂，一方面直接抑制肿瘤细胞的增殖，另一方面可抑制肿瘤血管的生成；伊马替尼为酪氨酸激酶抑制剂，可抑制"费城染色体"的Bcr-Abl酪氨酸激酶；吉非替尼是选择性表皮生长因子受体酪氨酸激酶抑制剂，它们均属于靶向抗肿瘤药物。

11. 答案：ABCDE

解析：A是去甲氮芥，B是磷酰氮芥，C是4-羟基环磷酰胺，D是4-酮基环磷酰胺，E是丙烯醛，它们都是环磷酰胺在体内的代谢产物。

12. 答案：ABCE

解析：属于表皮生长因子受体（EGFR）酪氨酸激酶抑制剂的有吉非替尼、厄洛替尼、奥希替尼、埃克替尼，临床可用于治疗非小细胞肺癌。

第四章 口服制剂与临床应用

第一节 口服固体制剂

A 型题

1. 答案：D

解析：本题考查固体制剂特点。固体制剂的特点有：①物理、化学稳定性好，生产工艺较成熟，生产成本低；②制备过程的前处理需经历相同的单元操作；③药物在体内需先溶解后再被吸收进入血液循环；④剂量较易控制；⑤贮存、运输、服用以及携带方便。

2. 答案：B

解析：本题考查固体制剂的一般质量要求。固体制剂的一般质量要求有：①散剂检查项目：粒度、外观均匀度、干燥失重（水分）、装量差异、装量、无菌和微生物限度等；②颗粒剂检查项目：粒度、干燥失重、溶化性、装量差异、装量、微生物限度等；③片剂检查项目：外观均匀度、硬度、重量差异（含量均匀度）、崩解时限（溶出度或释放度）、微生物限度等；④胶囊剂检查项目：水分、装量差异（含量均匀度）、崩解时限（溶出度）、微生物限度等。

3. 答案：C

解析：本题考查固体制剂的一般质量要求。

4. 答案：C

解析：本题考查均匀度，其检查因剂型不同而异。

5. 答案：E

解析：本题考查散剂特点及临床应用。具体包括：①粉碎度大，比表面积大，易分散、起效快；②外用覆盖面大，具有保护、收敛等作用；③制备工艺简单，剂量易于控制，便于小儿服用；④贮存、运输、携带比较方便。对光、湿、热敏感的药物一般不宜制成散剂，散剂服药后不宜过多饮水，对于温胃止痛的散剂不需水送服。

6. 答案：E

解析：本题考查颗粒剂定义、分类、特点及临床应用。可溶型、泡腾型颗粒应加温开水冲服，切忌放入口中用水送服用。

7. 答案：C

解析：本题考查颗粒剂定义和分类。颗粒剂可分为可溶性颗粒、混悬颗粒、泡腾颗粒、肠溶颗粒、缓释颗粒、控释颗粒。肠溶颗粒由肠溶材料包裹，酸性条件下不释药。

8. 答案：D

解析：本题考查颗粒剂的一般质量要求。检查项目包括：粒度、干燥失重、溶化性、装量差异、装量、微生物限度等。

9. 答案：E

解析：本题考查胶囊壳的处方组成。胶囊壳囊材的基本成分是明胶、甘油（增塑剂）、水，可添加附加剂，如增稠剂琼脂、遮光剂二氧化钛、防腐剂羟苯乙酯等。

10. 答案：E

解析：本题考查胶囊壳的处方组成。

11. 答案：B

解析：本题考查软胶囊的处方分析。

12. 答案：C

解析：本题考查胶囊剂的特点及组成。空胶囊的规格号数越大，容积也越小。

13. 答案：C

解析：本题考查片剂的分类及定义。片剂分类包括：普通片、含片、舌下片、口腔贴片、咀嚼片、可溶片、泡腾片、阴道片、阴道泡腾片、肠溶片等。口腔贴片系粘贴于口腔，经黏膜吸收后起局部或全身作用的片剂。

14. 答案：B

解析：本题考查片剂的分类及定义。泡腾片系含有碳酸氢钠和有机酸，遇水可产生气体而呈泡腾状的片剂。

15. 答案：C

解析：本题考查片剂的常用辅料。填充剂有：蔗糖（糖粉）、糊精、乳糖、可压性淀粉（预胶化淀粉）、微晶纤维素（MCC，干黏合剂）、无机盐类（磷酸氢钙、硫酸钙、碳酸钙等）、甘露醇（适于咀嚼片）。

16. 答案：B

解析：本题考查片剂的常用辅料。黏合剂有：淀粉浆（8%～15%）、甲基纤维素（MC，水溶性较好）、羟丙纤维素（HPC，可作粉末直接压片黏合剂）、羟丙甲纤维素（HPMC，溶于冷水）、羧甲基纤维素钠（CMC-Na，适于可压性较差的药物）、乙基纤维素（EC，不溶于水，但溶于乙醇）、聚维酮（PVP，吸湿性强，可溶于水和乙醇）、明胶（可用于口含片）、聚乙二醇（PEG）等。

17. 答案：A

解析：本题考查片剂的常用辅料。崩解剂有：干淀粉、羧甲淀粉钠（CMS-Na）、低取代羟丙基纤维素（L-HPC）、交联羧甲基纤维素钠（CCMC-Na）、交联聚维酮（PVPP）和泡腾崩解剂（碳酸氢钠和枸橼酸组成的混合物，也可以用柠檬酸、富马酸与碳酸钠、碳酸钾、碳酸氢钾）等。

18. 答案：C

解析：本题考查片剂的常用辅料崩解剂。

19. 答案：B

解析：本题考查片剂的常用辅料。润滑剂有：硬脂酸镁（MS）、微粉硅胶、滑石粉、氢化植物油、聚乙二醇类、十二烷基硫酸镁等。

20. 答案：C

解析：本题考查包衣的目的。①掩盖苦味或不良气味；②防潮、避光、隔离空气以增加药物的稳定性；③防止药物的配伍变化；④改善片剂的外观；⑤控制药物在胃肠道的释放部位；⑥控制药物在胃肠道中的释放速度。

21. 答案：B

解析：本题考查包衣的附加剂。①增塑剂：水溶性增塑剂，如丙二醇、甘油、聚乙二醇等；非水溶性增塑剂，如甘油三醋酸酯、乙酰化甘油酸酯、邻苯二甲酸酯等；②致孔剂：蔗糖、氯化钠、表面活性剂和PEG等；③抗黏剂：滑石粉、硬脂酸镁等；④遮光剂：二氧化钛；⑤着色剂：水溶性色素、水不溶性色素和色淀等。

22. 答案：A

解析：本题考查包衣材料。①胃溶型：羟丙基甲基纤维素（HPMC）、羟丙基纤维素（HPC）、丙烯酸树脂Ⅳ号、聚乙烯吡咯烷酮（PVP）；②肠溶型：醋酸纤维素酞酸酯（CAP）、丙烯酸树脂Ⅰ、Ⅱ、Ⅲ号、羟丙基甲基纤维素酞酸酯（HPMCP）；③水不溶型：乙基纤维素（EC）、醋酸纤维素（CA）。

23. 答案：E

解析：本题考查包衣材料。

24. 答案：C

解析：本题考查片剂的质量要求。凡已规定检查溶出度的片剂，不应进行崩解度检查。

25. 答案：C

解析：本题考查片剂的质量要求。片剂的脆碎度小于1%为合格。

26. 答案：B

解析：本题考查崩解时限。普通片为15分钟；分散片、可溶片为3分钟；泡腾片、舌下片为5分钟；薄膜衣片、硬胶囊为30分钟；糖衣片、软胶囊为60分钟；肠溶衣片，盐酸溶液中2小时内不应有裂缝、崩解或软化现象，pH6.8磷酸盐缓冲液中1分钟内全部崩解并通过筛网。

27. 答案：D

解析：本题考查剂型与给药途径相适应。

28. 答案：D

解析：本题考查固体分散体的分类和药物形态。①分类：低共熔混合物（微晶态分散）；固态溶液（分子状态分散）；共沉淀物（无定形物分散）；②药物形态：分子状态、胶体状态、亚稳定态、微晶态、无定形态。

29. 答案：B

解析：本题考查固体分散体的载体材料。分类包括：①水溶性载体：难溶性药物以分子状态分散，可以大大加快药物的溶出，提高药物的生物利用度；②难溶性载体：可以达到缓释作用改善药物的生物利用度；③肠溶性载体：可以控制药物仅在肠中释放。

30. 答案：B

解析：本题考查片剂的特点。

31. 答案：A

解析：本题考查口服缓释、控释制剂的临床应用与注意事项。

B 型题

[1～2]
答案：AE
解析：本题考查固体制剂的一般质量要求。

[3～4]
答案：EA
解析：本题考查颗粒剂的分类及定义。

[5～7]
答案：BAD
解析：本题考查胶囊剂的囊壳和内容物处方组成。

[8～12]
答案：CABED
解析：本题考查药用辅料中文名称与英文缩写的对应关系。

[13～16]
答案：DBAC
解析：本题考查片剂的组成辅料及水不溶型包衣材料。片剂的组成辅料主要有：填充剂、黏合剂、崩解剂、润滑剂。水不溶型包衣材料有：乙基纤维素和醋酸纤维素。

[17～22]
答案：DAECBD
解析：本题考查片剂的组成辅料及胃溶型包衣材料。胃溶型包衣材料有：羟丙基甲基纤维素（HPMC）、羟丙基纤维素（HPC）、丙烯酸树脂Ⅳ号、聚乙烯吡咯烷酮（PVP）。

[23～24]
答案：EA
解析：本题考查片剂的组成辅料及胃溶型包衣材料。

[25～26]
答案：CE
解析：本题考查片剂的粉末直接压片所用辅料。

[27～29]
答案：BCA
解析：本题考查肠溶型包衣处方的组成。肠溶型包衣材料包括：醋酸纤维素酞酸酯（CAP）、丙烯酸树脂Ⅰ、Ⅱ、Ⅲ号、羟丙基甲基纤维素酞酸酯（HPMCP）；附加剂包括：增塑剂、抗黏剂、遮光剂、着色剂等。

[30～32]
答案：DAC
解析：本题考查不溶型包衣处方的组成。附加剂有：增塑剂、致孔剂、抗黏剂、遮光剂、着色剂等。

[33～38]
答案：ABEDED
解析：本题考查片剂和胶囊剂的质量要求中的崩解时限检查项。

[39～41]
答案：DBA
解析：本题考查片剂和胶囊剂的质量要求中崩解时限检查项。

[42～46]
答案：BDAEC
解析：本题考查片剂制备中可能产生的问题的原因。具体包括：①裂片：物料中细粉过多，压缩时空气不能及时排出，导致压片后气体膨胀而裂片；物料塑性差，结合力弱。②松片：黏性力差，压力不足。③崩解迟缓：片剂的压力过大，导致内部空隙小，影响水分渗入；增塑性物料或黏合剂使片剂结合力过强；崩解剂性能较差。④溶出超限：片剂不崩解，颗粒过硬，药物溶解度差。⑤含量不均匀：片重差异超限，药物的混合度差、可溶性成分的迁移等。

[47～49]
答案：CBA
解析：本题考查滴丸剂的基质和冷凝剂。具体包括：水溶性基质有聚乙二醇类、聚氧乙烯单硬脂酸酯（S-40）、硬脂酸钠、甘油明胶、尿素、泊洛沙姆等，油性冷凝液有液体石蜡、二甲基硅油等。非水溶性基质有硬脂酸、单硬脂酸甘油酯、虫蜡、氢化植物油、十八醇（硬脂醇）、十六醇（鲸蜡醇）等，其水性冷凝液有水、不同浓度的乙醇等。

[50～51]
答案：CA
解析：本题考查不同类型的固体分散体中药物的形态。

[52~53]

答案：CE

解析：本题考查不同类型的片剂的崩解时限。

[54~56]

答案：EAD

解析：本题考查不同高分子材料在缓释制剂中的作用。

C 型题

[1~3]

答案：ECD

解析：本题考查片剂的处方分析。普通片剂主要辅料有填充剂、黏合剂、崩解剂、润滑剂等。矫味剂有甜味剂、芳香剂、泡腾剂、胶浆剂。

[4~7]

答案：EBCA

解析：本题考查硬胶囊剂内容物的处方分析。主要辅料有填充剂、黏合剂、崩解剂、助流剂等。

X 型题

1. 答案：ABCE

解析：本题考查固体制剂的特点。剂量较易控制。

2. 答案：ABE

解析：本题考查固体制剂的分类。合剂和酏剂属于液体制剂。

3. 答案：ABD

解析：本题考查固体制剂的分类。固体制剂按药物释放速度的快慢可分为速释固体制剂和缓控释固体制剂；渗透泵片和缓释片属于缓控释固体制剂。

4. 答案：ACDE

解析：本题考查固体制剂的一般质量要求。对于颗粒剂，一般不能通过一号筛和能通过五号筛的颗粒和粉末总和，不得过15%。

5. 答案：ABCDE

解析：本题考查散剂的一般质量要求。检查项目有：粒度、外观均匀度、干燥失重（水分）、装量差异、装量、无菌和微生物限度等。

6. 答案：ABCDE

解析：本题考查片剂的优点和缺点。

7. 答案：ACD

解析：本题考查片剂的一般质量要求。片剂检查项目有：外观均匀度、硬度、重量差异（含量均匀度）、崩解时限（溶出度或释放度）、微生物限度等。

8. 答案：ABCDE

解析：本题考查分散片的临床应用及适合制成分散片的药物类别。

9. 答案：BCE

解析：本题考查片剂的黏合剂种类。淀粉浆（8%～15%）、甲基纤维素（MC，水溶性较好）、羟丙纤维素（HPC，可作粉末直接压片黏合剂）、羟丙甲纤维素（HPMC，溶于冷水）、羧甲基纤维素钠（CMC-Na，适于可压性较差的药物）、乙基纤维素（EC，不溶于水，但溶于乙醇）、聚维酮（PVP，吸湿性强，可溶于水和乙醇）、明胶（可用于口含片）、聚乙二醇（PEG）等。

10. 答案：BCDE

解析：本题考查胃溶型薄膜衣材料。具体包括：羟丙基甲基纤维素（HPMC）、羟丙基纤维素（HPC）、丙烯酸树脂Ⅳ号、聚乙烯吡咯烷酮（PVP）。

11. 答案：ABD

解析：本题考查固体制剂的临床应用。胶囊剂不宜干吞；口含片适用于缓解咽干、咽痛等不适，不宜长期服用。

12. 答案：ACDE

解析：本题考查胶囊剂的优点和局限性。胶囊壳多以明胶为原料制备，受温度和湿度影响较大，生产成本相对较高。

13. 答案：ABCDE

解析：本题考查不宜制成胶囊的药物。

14. 答案：ACE

解析：本题考查滴丸剂的冷凝液选用。采用基质与冷凝液性质相反的原则，即水溶性基质选油性冷凝液，油性基质选水溶液冷凝液。

15. 答案：ABDE

解析：本题考查固体分散物中药物的分散状态。

16. 答案：BCE

解析：本题考查咀嚼片常用的填充剂和黏合剂。

第二节 口服液体制剂

A 型题

1. 答案：D

解析：本题考查液体制剂的分类。（1）均相液体药剂：①低分子溶液剂（溶液剂）、②高分子溶液剂；（2）非均相液体药剂：①溶胶剂、②乳剂、③混悬剂。

2. 答案：B

解析：本题考查液体制剂分类。

3. 答案：D

解析：本题考查液体制剂的优点和缺点。优点有：①药物的分散度大，吸收快，能较迅速发挥药效；②能减少某些固体药物如溴化物、碘化物等，由于局部浓度过高而引起胃肠道的刺激作用；③给药途径广泛，可以内服，也可以外用，液体制剂能够深入腔道，适于腔道用药；④易于分剂量，服用方便，适用于儿童与老年患者。缺点有：①药物化学稳定性问题；②非均相液体制剂的物理稳定性问题；③体积较大，携带、运输、贮存不够方便；④水性液体药剂易霉变，常需加入防腐剂；⑤非水溶剂具有一定药理作用，成本高。

4. 答案：A

解析：本题考查液体制剂质量要求。①均相液体制剂应是澄明溶液；②非均相液体制剂的药物粒子应分散均匀；③口服的液体制剂应外观良好，口感适宜；④外用的液体制剂应无刺激性；⑤液体制剂保存和使用过程中不应发生霉变；⑥包装容器适宜，方便患者携带。

5. 答案：C

解析：本题考查液体制剂溶剂的选择，首选的溶剂是水。①均相液体制剂应是澄明溶液；②非均相液体制剂的药物粒子应分散均匀；③口服的液体制剂应外观良好，口感适宜；④外用的液体制剂应无刺激性；⑤液体制剂保存和使用过程中不应发生霉变；⑥包装容器适宜，方便患者携带。

6. 答案：A

解析：本题考查液体制剂溶剂的类别。按极性大小分：①极性溶剂，如水、甘油、二甲基亚砜（DMSO）等；②半极性溶剂，如乙醇、丙二醇、聚乙二醇（PEG）等；③非极性溶剂，如脂肪油、液状石蜡、油酸乙酯、乙酸乙酯等。

7. 答案：D

解析：本题考查表面活性剂结构特征，表面活性剂分子是一种既亲水又亲油的两亲分子。

8. 答案：C

解析：本题考查吐温类表面活性剂名称和作用。吐温，又称聚山梨酯、聚氧乙烯失水山梨醇脂肪酸酯，为 O/W 型乳化剂，常用的增溶剂、乳化剂、分散剂和润湿剂。在低浓度时在水中形成胶束，增溶作用不受溶液 pH 值的影响。

9. 答案：E

解析：本题考查非离子型表面活性剂名称。（1）司盘（Span），又称脂肪酸山梨坦、失水山梨醇脂肪酸酯；（2）吐温（Tween），又称聚山梨酯、聚氧乙烯失水山梨醇脂肪酸酯；（3）卖泽（Myrj），即聚氧乙烯脂肪酸酯；（4）苄泽（Byrj），即聚氧乙烯脂肪醇醚。

10. 答案：C

解析：本题考查非离子型表面活性剂名称。

11. 答案：C

解析：本题考查表面活性剂应用。可用于静脉注射脂肪乳的乳化剂有磷脂、泊洛沙姆 188（普郎尼克 F68）。

12. 答案：D

解析：本题考查表面活性剂应用。大部分消泡剂 HLB 值最适范围为 1～3。

13. 答案：B

解析：本题考查表面活性剂应用。表面活性剂可作增溶剂、乳化剂、润湿剂、起泡剂、消泡剂、去污剂、消毒剂等。

14. 答案：B

解析：本题考查表面活性剂生物毒性。毒性顺序为阳离子表面活性剂＞阴离子表面活性剂＞非离子表面活性剂。两性离子表面活性剂的毒性和刺激性均小于阳离子表面活性剂，非离子表面活性剂口服一般认为无毒性。溶血作用的顺序为聚氧乙烯烷基醚＞聚氧乙烯芳基醚＞聚氧乙烯脂肪酸酯＞吐温

20＞吐温 60＞吐温 40＞吐温 80。

15. 答案：A

解析：本题考查矫味剂概念。矫味剂有甜味剂、芳香剂、胶浆剂和泡腾剂等四种。

16. 答案：B

解析：本题考查助溶剂。助溶剂通常是某些有机酸及其盐类如苯甲酸、碘化钾等，酰胺或胺类化合物如乙二胺等，一些水溶性高分子化合物如聚乙烯吡咯烷酮等。其机理为：形成可溶性的络合物或复合物。

17. 答案：C

解析：本题考查防腐剂。防腐剂有对羟基苯甲酸酯类（尼泊金类）、苯甲酸和苯甲酸钠、山梨酸和山梨酸钾、苯扎溴铵（新洁尔灭）及其他，如乙醇、苯酚、甲醛、三氯叔丁醇、苯甲醇、硝酸苯汞、硫柳汞、甘油、氯仿、桉油、桂皮油、薄荷油等。

18. 答案：C

解析：本题考查低分子溶液剂的概念。

19. 答案：B

解析：本题考查糖浆剂定义、特点和质量要求。糖浆剂应澄清，含蔗糖量应不低于 45%（g/mL）。

20. 答案：E

解析：本题考查溶液剂、糖浆剂、芳香水剂、甘油剂、醋剂的定义。

21. 答案：C

解析：本题考查碘甘油处方、制备、临床应用。本品不宜用水稀释，必要时用甘油稀释以免增加刺激性。

22. 答案：B

解析：本题考查溶胶的性质。溶胶的性质有光学性质（丁铎尔效应）、电学性质（双电层构造）、动力学性质（布朗运动）、聚结性质。

23. 答案：B

解析：本题考查溶胶的性质。溶胶剂属于热力学不稳定系统。

24. 答案：A

解析：本题考查混悬剂质量评价。质量评价项目包括：微粒大小、沉降容积比、絮凝度、重新分散、流变学。

25. 答案：E

解析：本题考查混悬剂常用稳定剂中絮凝剂的作用。

26. 答案：A

解析：本题考查混悬剂常用稳定剂中絮凝剂的作用。

27. 答案：C

解析：本题考查混悬剂常用稳定剂中的助悬剂。具体包括：①低分子助悬剂，如甘油、糖浆等。②高分子助悬剂：天然，果胶、琼脂、白及胶、西黄蓍胶、阿拉伯胶或海藻酸钠等；合成或半合成，如 MC、HPMC、CMC-Na、PVP、PVA 等。③硅皂土。④触变胶。

28. 答案：B

解析：本题考查乳剂的特点。水包油型乳剂中的液滴分散度大，有利于掩盖药物的不良臭味。

29. 答案：A

解析：本题考查乳剂的稳定性。乳剂不稳定现象有分层（乳析）、絮凝、转相、合并与破裂、酸败。分层是指乳剂中乳滴的上浮或下沉。

30. 答案：D

解析：本题考查乳剂的稳定性。乳滴的 Zeta 电位降低乳剂会出现可逆性聚集现象，即絮凝。

31. 答案：A

解析：本题考查乳剂的稳定性。分层是由油水两相存在密度差造成的。

32. 答案：C

解析：本题考查乳剂的稳定性。转相通常是由于乳化剂性质发生改变引起的。

B 型题

[1～2]

答案：AC

解析：本题考查液体制剂的分类及概念。低分子溶液剂：低分子药物以分子或离子状态分散在分散介质中。高分子溶液剂：高分子药物以分子状态分散在分散介质中。溶胶剂：胶态分散形成多相体系。乳剂：液体微粒分散形成多相体系。混悬剂：固体微粒分散形成多相体系。

[3～5]

答案：ACB

解析：本题考查液体制剂的溶剂分类。

[6～9]

答案：ABCE

解析：本题考查表面活性剂分类。阴离子型：高级脂肪酸盐（肥皂类）、硫酸化物、磺酸化物。阳离子型：常用的有苯扎氯铵（洁尔灭）和苯扎溴铵（新洁尔灭）等。两性离子型：磷脂、氨基酸型、甜菜碱型。非离子型：脂肪酸山梨坦（司盘）、聚山梨酯（吐温）、蔗糖脂肪酸酯（蔗糖酯）、聚氧乙烯脂肪酸酯（卖泽）、聚氧乙烯脂肪醇醚（苄泽）、聚氧乙烯-聚氧丙烯共聚物（泊洛沙姆、普郎尼克）。

[10～12]

答案：BEA

解析：本题考查液体制剂常用的附加剂。潜溶剂：混合溶剂，机理为降低溶剂的极性。助溶剂：某些有机酸及其盐类如苯甲酸、碘化钾等，酰胺或胺类化合物如乙二胺等，一些水溶性高分子化合物如聚乙烯吡咯烷酮等，机理为形成可溶性的络合物或复合物。增溶剂：表面活性剂，机理为胶束增溶，HLB值为15～18。

[13～14]

答案：AB

解析：本题考查液体制剂常用的溶剂和抑菌剂。

[15～19]

答案：DCBAE

解析：本题考查在液体制剂中常用加入某些附加剂时所产生的现象。

[20～21]

答案：BC

解析：本题考查液体制剂常用附加剂，即防腐剂和矫味剂。

[22～24]

答案：BEA

解析：本题考查液体制剂常用附加剂：潜溶剂、增溶剂、助溶剂三者区别。

[25～29]

答案：BCDAE

解析：本题考查混悬剂的稳定剂：助悬剂、润湿剂、絮凝剂、反絮凝剂的作用机理。

[30～31]

答案：BA

解析：本题考查乳剂出现分层、絮凝等不稳定现象的原因。

[32～35]

答案：DEAB

解析：本题考查液体制剂中洗剂、搽剂、灌洗剂、涂剂概念的区别。

[36～41]

答案：ABCDEA

解析：本题综合考查涂膜剂、胶囊剂的材料及附加剂。

[42～46]

答案：EACAD

解析：本题综合考查药剂学中的理论公式。

C型题

[1～5]

答案：BAEDC

解析：本题考查混悬剂的处方分析，主要辅料有分散介质、助悬剂、润湿剂等。

[6～9]

答案：ABDC

解析：本题考查乳剂的处方分析，主要辅料有水相、油相、乳化剂等。

X型题

1. 答案：AB

解析：本题考查液体制剂分类。均相液体制剂有：低分子溶液和高分子溶液。

2. 答案：AB

解析：本题考查液体制剂的溶剂分类。半极性的溶剂有乙醇、丙二醇、聚乙二醇等。

3. 答案：BCD

解析：本题考查表面活性剂的用途。表面活性剂用途有：增溶剂、乳化剂、润湿剂、起泡剂、消泡剂、去污剂、消毒剂、杀菌剂等。

4. 答案：ABC

解析：本题考查表面活性剂的类别。非离表面活性剂有：脂肪酸山梨坦（司盘）、聚山梨酯（吐温）、蔗糖脂肪酸酯（蔗糖酯）、聚氧乙烯脂肪酸酯（卖泽）、聚氧乙烯脂肪醇醚（苄泽）、聚氧乙烯-聚氧丙烯共聚物（泊洛沙姆、普郎尼克）等。

5. 答案：ABCD

解析：本题考查矫味剂的种类。甘油剂是一种液体制剂。

6. 答案：ABDE

解析：本题考查防腐剂矫味剂的种类。甜菊苷是矫味剂。

7. 答案：BC

解析：本题考查芳香水剂的定义和特点。

8. 答案：ABCDE

解析：本题考查混悬剂的特点。

9. 答案：ABD

解析：本题考查混悬剂的质量要求。

10. 答案：ACD

解析：本题考查混悬剂的稳定剂种类，即助悬剂、润湿剂、絮凝剂、反絮凝剂。

11. 答案：ABCE

解析：本题考查混悬剂的助悬剂种类及特征。硅皂土作助悬剂时不需加入防腐剂，通常在pH7以上助悬效果更佳。

12. 答案：ABCDE

解析：本题考查乳剂种类及特征。

13. 答案：ABD

解析：本题考查乳剂的乳化剂种类。硬脂酸镁、氢氧化钙、氢氧化锌属于W/O固体粉末乳化剂。

14. 答案：ABCDE

解析：本题考查乳剂的不稳定性现象。

第五章 注射剂与临床应用

第一节 注射剂的基本要求与普通注射剂

A 型题

1. 答案：D

解析：本题考查灭菌与无菌制剂分类。具体包括：注射剂、植入型制剂、眼用制剂、局部外用制剂（如外伤、烧伤及溃疡等创面的制剂）、其他用制剂（如手术用制剂、冲洗剂、止血海绵）。

2. 答案：B

解析：本题考查灭菌与无菌制剂类别。

3. 答案：C

解析：本题考查药物的性质与注射剂类型的相关性。水溶液型注射剂：易溶于水且在水中稳定的药物。油溶液型注射剂：在水溶液中不稳定的药物，且溶于油。混悬型注射剂：水难溶性药物或注射后延长药效的药物。乳剂型注射剂：水不溶性液体药物或油性液体药物。注射用无菌粉末：遇水不稳定的药物。

4. 答案：A

解析：本题考查注射剂分类。

5. 答案：E

解析：本题考查注射剂特点。具体包括：①药效迅速、剂量准确、作用可靠；②适用于不宜口服的药物及不能口服给药的病人；③可以产生局部定向作用；④使用不便，易造成注射疼痛；⑤安全性低于口服制剂；⑥制造过程复杂。

6. 答案：B

解析：本题考查注射剂特点。

7. 答案：E

解析：本题考查注射剂质量要求。检查项目有：无菌、无热原、澄明、渗透压、pH、安全性、稳定性。

8. 答案：C

解析：本题考查注射剂质量要求。pH 一般控制在 4～9 的范围内。

9. 答案：E

解析：本题考查制药用水用途。①制药用水：饮用水、纯化水、注射用水和灭菌注射用水；②纯化水：原水经蒸馏法、离子交换法、反渗透法或其他适宜方法制得的供药用的水，不含任何附加剂，纯化水不得用于注射剂的配制与稀释；③注射用水：纯化水再经蒸馏所制得的水，是配制注射剂用的溶剂；④灭菌注射用水：是注射用水经灭菌所制得的水，是无菌、无热原的水，主要用于注射用灭菌粉末的溶剂或注射液的稀释剂。

10. 答案：D

解析：本题考查注射剂的附加剂。①局部止痛剂：盐酸普鲁卡因、利多卡因、苯甲醇、三氯叔丁醇等；②抑菌剂：苯酚、甲酚、氯甲酚、苯甲醇、三氯叔丁醇、苯甲醇、硫柳汞、尼泊金类等。

11. 答案：C

解析：本题考查注射剂的附加剂。抗氧剂有：亚硫酸氢钠（酸性）、焦亚硫酸钠（酸性）、硫代硫酸钠（碱性）、亚硫酸钠（碱性）。

12. 答案：B

解析：本题考查注射剂的附加剂。

13. 答案：C

解析：本题考查眼用制剂的质量要求。用于眼外伤的要求绝对无菌，不允许加入抑菌剂，一经开启，不能放置再用。

14. 答案：D

解析：本题考查眼用制剂的质量要求。眼用液体制剂属于多剂量剂型，要保证在使用过程中始终保持无菌，必须添加适当的抑菌剂。

15. 答案：B

解析：本题考查添加附加剂需依据注射剂的特

性。等渗调节剂有：氯化钠、葡萄糖、甘油。

16. 答案：E

解析：本题考查热原的定义和组成。热原是微生物产生的内毒素，内毒素＝热原＝脂多糖；致热能力最强的是革兰氏阴性杆菌。

17. 答案：B

解析：本题考查热原的定义和组成。

18. 答案：C

解析：本题考查热原的性质。热原的性质：耐热性、可滤过性、易被吸附性、不挥发性、水溶性等。

19. 答案：E

解析：本题考查热原的耐热性，一般经60℃加热1小时不受影响，100℃也不会发生热解，但在120℃下加热4小时能破坏98%左右，在180℃～200℃干热2小时或250℃ 30～45分钟或650℃ 1分钟可使热原彻底破坏义和组成。

20. 答案：A

解析：本题考查溶解度影响因素。影响因素：药物的极性、温度、药物的晶型、粒子大小、加入第三种物质。若溶解过程吸热，溶解度随温度升高而升高；若溶解过程放热，溶解度随温度升高而降低。

21. 答案：D

解析：本题考查溶解度影响因素。

22. 答案：C

解析：本题考查增加药物溶解度的方法。潜溶是指当混合溶剂中各溶剂达某一比例时，药物的溶解度比在各单纯溶剂中溶解度出现极大值的现象。

23. 答案：D

解析：本题考查增加药物溶解度的方法。助溶是指难溶性药物与加入的第三种物质在溶剂中形成可溶性络合、复盐或缔合物等，以增加药物在溶剂（主要是水）中的溶解度。

24. 答案：B

解析：本题考查增加药物溶解度的方法。增溶是指某些难溶性药物在表面活性剂的作用下，在溶剂中溶解度增大并形成澄清溶液的过程。影响增溶量的因素有：①增溶剂的种类；②药物的性质；③加入顺序；④增溶剂的用量。

25. 答案：A

解析：本题考查药化与药剂知识的综合运用，根据药物的性质选择适宜的注射剂型。黄体酮，化学名：4-孕甾烯-3,20-二酮，又称黄体素、孕酮和助孕素。在空气中稳定，不溶于水，溶于乙醇、乙醚、氯仿、丙酮、二氧六环和浓硫酸。

26. 答案：B

解析：本题考查根据药物的性质选择适宜的注射剂型。青霉素钾，属于β-内酰胺类抗生素，其化学名称为：(2S,5R,6R)-3,3-二甲基-6-(2-苯乙酰氨基)-7-氧代-4-硫杂-1-氮杂双环[3.2.0]庚烷-2-甲酸钾盐；化学性质：①不耐热；②水溶液不稳定；③易水解。

27. 答案：A

解析：本题考查无菌粉末的制备方法。注射用无菌粉末制备方法有冷冻干燥法、灭菌溶剂结晶法、喷雾干燥法等。

28. 答案：C

解析：本题考查静脉注射用乳剂的乳化剂，主要有磷脂（卵磷脂、豆磷脂）和普朗尼克F-68（泊洛沙姆188）。

29. 答案：D

解析：本题考查静脉注射用乳剂的乳化剂。

30. 答案：C

解析：本题考查注射剂的分类。类型：①溶液型注射剂；②混悬型注射剂；③乳剂型注射剂；④注射用无菌粉末。

31. 答案：E

解析：本题考查注射剂的分类。

32. 答案：C

解析：本题考查输液存在的主要问题及解决方法。①细菌污染：主要是由生产过程中严重污染、灭菌不彻底、瓶塞不严松动、漏气等造成；②热原问题：临床上时有发生，一方面要加强生产过程的控制，同时还要重视使用过程中的污染；③澄明度与微粒的问题：产生的原因包括工艺操作、橡胶塞与输液容器质量不好；原辅料质量对澄明度有显著影响等。

33. 答案：D

解析：本题考查增加药物溶解度的方法。

34. 答案：C

解析：本题考查热原的性质。

35. 答案：D

解析：本题考查注射剂的特点。

B型题

[1~4]
答案：DCAB
解析：本题考查药物的性质与注射剂类型的相关性。

[5~8]
答案：ACDE
解析：本题考查制药用水的用途。

[9~11]
答案：CDE
解析：本题考查灭菌与无菌制剂的附加剂。

[12~14]
答案：CAB
解析：本题考查注射剂的附加剂。

[15~17]
答案：ACB
解析：本题以盐酸普鲁卡因注射液为案例，考查注射剂的附加剂。

[18~22]
答案：ADCBE
解析：本题以醋酸氢化可的松注射液为案例，考查混悬型注射剂的处方分析。

[23~24]
答案：AB（D）
解析：本题考查注射剂的附加剂的作用。葡萄糖由淀粉水解制备，其原料中可能带入淀粉中的杂质如蛋白质及淀粉水解不完全的糊精。因此，一般采用浓配法，加热煮沸使淀粉继续水解成为葡萄糖，并加速蛋白质凝固，同时加入盐酸中和蛋白质胶粒上的电荷使其凝聚，加入活性炭吸附，采用滤膜过滤使之除去。苯甲醇、三氯叔丁醇既可作抑菌剂，又可作局麻剂（止痛剂），减少刺激性。

[25-27]
答案：ACE
解析：本题考查注射剂的附加剂的作用。助悬剂有：明胶、MC、CMC-Na等。局部止痛剂有：盐酸普鲁卡因、利多卡因、苯甲醇、三氯叔丁醇等，其中，苯甲醇、三氯叔丁醇既可作抑菌剂，又可作局麻剂（止痛剂）。抗氧剂有：亚硫酸氢钠、焦亚硫酸钠、硫代硫酸钠、亚硫酸钠。

[28~31]
答案：DEAB

解析：本题考查注射剂的附加剂的作用。保护剂有：乳糖、蔗糖、麦芽糖、人血红蛋白等。等渗调节剂有：氯化钠、葡萄糖、甘油。

[32~34]
答案：CEB
解析：本题考查常用的抗氧剂

[35~37]
答案：CDA
解析：本题考查液体制剂中的附加剂。

[38~39]
答案：EA
解析：本题考查各种剂型与给药途径给药的起效速度快慢。

C型题

[1~4]
答案：DBCC
解析：本题考查维生素C注射液的处方分析和工艺注意事项。

[5~8]
答案：ABE E
解析：本题考查输液的分类和注意事项。输液种类包括电解质输液、营养输液、胶体输液、含药输液。静脉输液速度应随临床需求而改变，如氧氟沙星宜慢，否则易发生低血压。

X型题

1. 答案：ABCDE
解析：本题考查灭菌与无菌制剂类别。

2. 答案：ABCDE
解析：本题考查灭菌与无菌制剂类别。

3. 答案：ABDE
解析：本题考查注射剂的特点和临床应用注意事项。在不同注射途径的选择上，能肌肉注射就不静脉注射。

4. 答案：ABDE
解析：本题考查注射剂的特点和临床应用注意事项。

5. 答案：ABCE
解析：本题综合考查注射剂的特点。注射剂不可迅速终止药物作用。

6. 答案：ABCD
解析：本题考查注射用溶剂的概念和用途。灭菌注射用水主要用于注射用无菌粉末的溶剂或注射液的稀释剂。

7. 答案：ABCE

解析：本题考查制药用水的用途。灭菌注射用水可用于注射用灭菌粉末的溶剂。

8. 答案：ABC

解析：本题考查热原的性质。包括耐热性、可滤过性、易被吸附性、不挥发性、水溶性、其他性质（能被强酸、强碱、强氧化剂如高锰酸钾、过氧化氢以及超声波破坏；热原在水溶液中带有电荷，也可被某些离子交换树脂所吸附）。

9. 答案：ABCD

解析：本题考查热原的除去方法。热原的除去方法有：吸附法、离子交换法、凝胶滤过法、超滤法、反渗透法、酸碱法、高温法。

10. 答案：AB

解析：本题考查热原的除去方法。用于玻璃器皿除去热原的方法有：酸碱法、高温法。

11. 答案：ABCDE

解析：本题考查热原污染途径。热原的污染途径有：①主要途径，从注射用水（溶剂）中带入；②从其他原辅料中带入；③从容器、用具、管道和设备等带入；④从制备过程中带入；⑤从输液器（使用过程）带入。

12. 答案：ABCD

解析：本题考查热原的耐热性。一般经60℃加热1小时不受影响，100℃也不会发生热解，但在120℃下加热4小时能破坏98%左右，在180℃～200℃加热2小时或250℃加30～45分钟或650℃加热1分钟可使热原彻底破坏。

13. 答案：ABCDE

解析：本题考查增加溶解度的方法。具体包括：加入增溶剂、加入助溶剂、制成盐类、使用混合溶剂、制成共晶、其他（提高温度、改变pH、微粉化技术、包合技术等）。

14. 答案：DE

解析：本题考查静脉注射脂肪乳剂特点。静脉注射脂肪乳剂是一种常用的营养输液。要求90%微粒的直径＜1μm，使用磷脂或普朗尼克F68作为乳化剂。

15. 答案：ABDE

解析：本题考查注射剂的质量要求。

16. 答案：ABCD

解析：本题考查注射用冻干制品的常见问题。常见问题有：①含水量偏高；②喷瓶；③产品外观不饱满或萎缩。

17. 答案：ABC

解析：本题考查输液存在的主要问题。

第二节　微粒制剂与其他注射剂

A 型题

1. 答案：C

解析：本题综合考查脂质体特点和质量要求。特点：①靶向性和淋巴定向性；②缓释和长效性；③细胞亲和性与组织相容性；④降低药物毒性；⑤提高药物稳定性。质量要求：①形态、粒径及其分布；②包封率＞80%；③载药量；④脂质体的稳定性：物理稳定性（渗漏率）、化学稳定性（磷脂氧化指数、磷脂量的测定）。

2. 答案：E

解析：本题考查脂质体的概念。脂质体（liposomes）是指将药物包封于类脂质双分子层内而形成的微小囊泡，又称类脂小球、液晶微囊。

3. 答案：C

解析：本题考查脂质体组成材料。脂质体由类脂质双分子层膜所构成。类脂质膜的主要成分为磷脂和胆固醇，又被称为"人工生物膜"。磷脂包括天然的卵磷脂、脑磷脂、豆磷脂以及合成磷脂。胆固醇具有调节膜流动性的作用，是脂质体的"流动性缓冲剂"。

4. 答案：D

解析：本题考查脂质体质量要求。中国药典规定，脂质体的包封率不得低于80%。

5. 答案：D

解析：本题考查脂质体理化性质。主要有：①相变温度；②荷电性。磷脂相变温度是组成磷脂的酰基链由晶态向液态过渡时的温度。处于相变温度时，酰基链活动性增强，脂质体膜通透性提高。

6. 答案：A

解析：本题考查药物微囊化的特点。药物微囊化的特点包括：①提高药物的稳定性；②掩盖药物的不良臭味；③防止药物在胃内失活，减少药物对胃的刺激性；④控制药物的释放；⑤使液态药物固态化；⑥减少药物的配伍变化；⑦使药物浓集于靶区。

7. 答案：D

解析：本题考查药物微囊化的特点。

8. 答案：D

解析：本题考查可生物降解的合成高分子囊材种类。主要有：聚碳酯、聚氨基酸、聚乳酸（PLA）、聚乳酸-羟乙酸（PLGA）乙交酯丙交酯共聚物（PLCG）等。

9. 答案：B

解析：本题考查微球、微乳、微囊等靶向制剂的概念。微球（microsphere）系指药物溶解或分散在高分子基质中形成的微小球状实体，亦即基质骨架微粒；粒径通常在 1～500 μm 之间。微囊（Microcapsule），也称智能微囊（Intelligent Microcapsule,IM），系指固态或液态药物被高分子材料包封形成的微小囊状粒子。微乳（microemulsion，ME）是水、油、表面活性剂和助表面活性剂按适当的比例混合，自发形成的各向同性、透明，热力学稳定的分散体系。

10. 答案：B

解析：本题考查靶向制剂的分类，主要分为被动靶向制剂、主动靶向制剂和物理化学靶向制剂三大类。

11. 答案：D

解析：本题考查长循环脂质体。

12. 答案：B

解析：本题考查脂质体的作用特点。

B 型题

[1～2]

答案：AB

解析：本题考查不同功能脂质体的修饰。前体脂质体：将脂质吸附在极细的水溶性载体上；长循环脂质体：PEG 修饰增加脂质体的柔顺性和亲水性，降低单核巨噬细胞的亲和力，延长循环时间；免疫脂质体：脂质体表面连接抗体或抗原；热敏脂质体：利用相变温度时，脂质体的类脂质膜通透性改变；pH 敏感脂质体：利用肿瘤间质 pH 比正常组织细胞低来设计。

[3～6]

答案：DABC

解析：本题考查不同辅料的功能用途。

[7～9]

答案：BEA

解析：本题考查不同辅料的功能用途。

[10～12]

答案：ACB

解析：本题考查脂质体的质量要求。质量要求：①形态、粒径及其分布；②包封率＞80%；③载药量；④脂质体的稳定性：物理稳定性（渗漏率）、化学稳定性（磷脂氧化指数、磷脂量的测定）。

[13～15]

答案：BED

解析：本题综合考查不同靶向制剂的概念。

[16～18]

答案：AED

解析：本题考查药物微囊化的材料和固体分散体的载体材料。制备缓释固体分散体的载体材料是难溶性载体；制备速释固体分散体的载体材料是水溶性载体。

[19～22]

答案：ABCD

解析：本题考查药物微囊化的材料、固体分散体的载体材料和脂质体材料。

[23～24]

答案：CB

解析：本题考查药物微囊化的材料。①天然材料，如明胶、阿拉伯胶、海藻酸盐、壳聚糖等。②半合成纤维素衍生物材料，如羧甲基纤维素钠（CMC-Na）、醋酸纤维素酞酸酯（CAP）、乙基纤维素（EC）及甲基纤维素（MC）等。③合成材料：生物不可降解的材料，包括生物不可降解且不受 pH 影响的囊材（聚酰胺、硅橡胶等）、生物不可降解但可在一定 pH 条件下溶解的囊材（聚丙烯酸树脂、聚乙烯醇等）有；生物可降解的材料，如聚碳酯、聚氨基酸、聚乳酸（PLA）、聚乳酸-羟乙酸（PLGA）乙交酯丙交酯共聚物（PLCG）等。

[25～27]

答案：ABE
解析：本题考查不同辅料的功能用途。

C 型题

[1～4]
答案：DCDE
解析：本题考查脂质体的质量评价指标和特点。中国药典 2015 年版规定，脂质体的包封率不得低于 80%。其特点有：①靶向性和淋巴定向性；②缓释和长效性；③细胞亲和性与组织相容性；④降低药物毒性；⑤提高药物稳定性。长循环脂质体是 PEG 修饰脂质体。靶向评价参数包括：相对摄取率 re、靶向效率 te、峰浓度比 Ce。

X 型题

1. 答案：ABC
解析：本题考查脂质体的特点。
2. 答案：CE
解析：本题考查靶向制剂种类。
3. 答案：ABC
解析：本题考查靶向制剂分类。靶向制剂按靶向原动力可分为被动靶向制剂、主动靶向制剂和物理化学靶向制剂。
4. 答案：ACD
解析：本题考查靶向制剂的靶向评价参数。
5. 答案：BC
解析：本题考查微囊囊材的分类。

第六章 皮肤和黏膜给药途径制剂与临床应用

第一节 皮肤给药制剂

A 型题

1. 答案：A

解析：本题考查乳膏剂的乳化剂。乳化剂包括：肥皂类（一价皂，如脂肪酸的钠、钾、铵盐，O/W 型）；多价皂（如脂肪酸的镁、钙，W/O 型）；脂肪醇硫酸酯钠（如十二烷基硫酸钠，O/W 型）、多元醇酯类（如脂肪酸甘油酯、司盘类，W/O 型；吐温、聚氧乙烯醇醚类，O/W 型）。

2. 答案：D

解析：本题综合考查软膏剂类制剂的特点。二甲基硅油性能优良、无刺激性，不可用作眼膏基质；O/W 型软膏基质外相有较多的水分，须加入保湿剂；软膏剂中药物的释放、吸收与基质性质有关；眼膏基质采用的是未经漂白黄凡士林。

3. 答案：E

解析：本题考查乳膏剂的基质组成。①基质：由水相、油相及乳化剂三部分组成；②油相：如硬脂酸、蜂蜡、石蜡、高级脂肪醇、液状石蜡、凡士林等；③乳化剂：肥皂类、脂肪醇硫酸酯钠、多元醇酯类等；④附加剂有：保湿剂、抑菌剂、增稠剂、抗氧剂及透皮吸收促进剂等。因有水相存在，不用于水中不稳定药物。

4. 答案：C

解析：本题考查 O/W 型乳膏剂的基质特点。O/W 型乳膏基质不适用于分泌物较多的皮肤病。

5. 答案：A

解析：本题考查乳膏剂的质量要求。检查项目有黏度与稠度、主药含量、装量、微生物限度等。

6. 答案：D

解析：本题考查乳膏剂的临床应用的注意事项。在皮肤患处使用，用药量和用药次数应适宜，用药疗程应根据治疗效果确定，不宜长期用药。

7. 答案：E

解析：本题考查羊毛脂的性质。凡士林基质中加入羊毛脂可增加增加基质的吸水性和药物的渗透性。

8. 答案：A

解析：本题考查凝胶剂的分类、特点、质量要求和临床应用。分类：凝胶剂有单相分散系统和双相分散系统之分；双相分散系统的凝胶剂是小分子无机药物胶体微粒以网状结构存在于液体中，具有触变性，也称混悬凝胶剂，如氢氧化铝凝胶；局部应用的凝胶剂系单相分散系统，又分为水性凝胶剂和油性凝胶剂。特点：具有良好的生物相容性，对药物释放具有缓释、控释作用，制备工艺简单且形状美观，易于涂布使用，局部给药后易吸收、不污染衣物，稳定性好。质量要求：①凝胶剂应均匀、细腻，在常温时保持胶状，不干涸或液化；②胶粒应分散均匀，不应下沉、结块；③根据需要可加入保湿剂、抑菌剂、抗氧剂、乳化剂、增稠剂和透皮促进剂等；④凝胶剂一般应检查 pH；⑤凝胶剂基质与药物间均不应发生理化作用；⑥应避光，密闭贮存，并应防冻。皮肤破损处不宜使用凝胶剂

9. 答案：C

解析：本题考查经皮吸收促进剂。常用的经皮吸收促进剂有 DMSO 及其同系物、氮酮类化合物、醇类化合物、表面活性剂、尿素、挥发油和氨基酸等。

10. 答案：B

解析：本题考查经皮吸收制剂的组成。背衬层：由不易渗透的铝塑合膜、玻璃纸、尼龙等材料组成，可防止药物流失和潮解。药物贮库层：由药物、高分子材料、经皮促进剂等组成，提供释放的药物。控释膜：由乙烯-醋酸乙烯共聚物（EVA）

和致孔剂组成的微孔膜。胶黏层：由无刺激性和过敏性的黏合剂组成，如天然树胶、树脂和合成树脂等。保护层：可剥离衬垫膜，保护药膜。

11. 答案：B

解析：本题考查经皮给药制剂的处方材料。骨架材料是一些天然与合成的高分子材料，如疏水性的聚硅氧烷、亲水性的聚乙烯醇。

12. 答案：A

解析：本题考查经皮给药制剂的处方材料。常用的防黏材料有聚乙烯、聚苯乙烯、聚丙烯、聚碳酸酯、聚四氟乙烯等。

13. 答案：D

解析：本题考查经皮给药制剂的防黏层材料。

14. 答案：C

解析：本题考查经皮给药制剂的控释膜。

15. 答案：B

解析：本题考查经皮给药制剂的背衬层材料。常用多层复合铝箔，还有 PET、高密度 PE、聚苯乙烯等。

16. 答案：B

解析：本题考查经皮给药制剂的药物储库。药库材料为单一或多种材料配制的软膏、凝胶或溶液，如卡波姆、HPMC、PVA 等。

17. 答案：D

解析：本题考查经皮给药制剂的特点。

18. 答案：C

解析：本题考查经皮给药制剂的特点。

B 型题

[1～3]

答案：DEC

解析：本题考查乳膏剂基质的附加剂。附加剂包括：保湿剂、抑菌剂、增稠剂、抗氧剂及透皮吸收促进剂等。

[4～6]

答案：ACD

解析：本题考查注射剂的附加剂的作用。抑菌剂包括苯酚、甲酚、氯甲酚、苯甲醇、三氯叔丁醇、苯甲醇、硫柳汞、尼泊金类等苯甲醇。三氯叔丁醇既可作抑菌剂，又可作局麻剂（止痛剂）。

[7～8]

答案：AC

解析：本题考查凝胶剂的组成。水性凝胶剂一般由水、甘油或丙二醇与纤维素衍生物、卡波姆和海藻酸盐等高分子材料构成。水性凝胶基质易涂布与清除，无油腻感，能吸收渗出物，释药快，但易失水与霉变，故需加入保湿剂与防腐剂。保湿剂有甘油、丙二醇等。

[9～10]

答案：CD

解析：本题凝胶剂和栓剂的基质。

C 型题

[1～4]

答案：EDAD

解析：本题考查水杨酸乳膏的处方分析和注意事项。本品为 O/W 型乳膏。

X 型题

1. 答案：AE

解析：本题考查凝胶剂分类和卡波沫特点。

2. 答案：ABCE

解析：本题考查水性凝胶剂基质。

3. 答案：ACDE

解析：本题综合考查聚乙二醇用途。

4. 答案：ABCDE

解析：本题综合考查灭菌和无菌制剂临床应用和注意事项。

5. 答案：ABDE

解析：本题综合考查不同给药途径的肝脏首过效应。

6. 答案：CDE

解析：本题考查凝胶剂按形态分类。凝胶剂根据形态不同可分为乳胶剂、胶浆剂和混悬型凝胶剂。

7. 答案：ACDE

解析：本题考查经皮吸收促渗剂。①表面活性剂：十二烷基硫酸钠 SLS；②二甲基亚砜及类似物：二甲基亚砜 DMSO、癸基甲基亚砜 DCMS；③氮酮类化合物：Azone；④醇类化合物：乙醇、丙二醇、甘油、聚乙二醇 单独合用不佳；⑤其他：挥发油如桉叶油、薄荷油、氨基酸、尿素等。

8. 答案：ABCE

解析：本题考查经皮吸收制剂的特点。经皮给药制剂，又称为透皮给药系统或透皮治疗系统（transdermal drug delivery systems，简称 TDDS 或 TTS），系指药物由皮肤吸收进入全身血液循环并达到有效血药浓度,实现疾病治疗或预防的一类制剂,常用的剂型为贴剂。优点:①避免肝脏的首过效应、胃肠道对药物的降解及副作用;②减少给药次数;③避免口服给药的峰谷现象,降低毒副作用;④使用方便,可随时给药或中断给药,适用于婴儿、老人和不宜口服的病人。局限性:①由于皮肤的屏障作用,药物仅限于强效类;②可能会对皮肤产生刺激性和过敏性;③存在皮肤的代谢与储库作用。

9. 答案:ACD

解析:本题考查经皮吸收制剂的压敏胶。常用的压敏胶有聚异丁烯类(PIB)、丙烯酸类和硅橡胶类三类。

10. 答案:ABDE

解析:本题考查硝酸甘油不同剂型特点与用药注意事项。舌下片用于舌下含服,不可吞服。舌下给药血药浓度平稳,适用于缓解心绞痛急性发作。贴片药效持续时间长,适用于稳定性心绞痛的长期治疗。舌下片和贴片均可避免肝脏的首过代谢。

第二节 黏膜给药途径制剂

A 型题

1. 答案:D

解析:本题考查眼用制剂的质量要求。用于眼外伤的要求绝对无菌,不允许加入抑菌剂,一经开启,不能放置再用。

2. 答案:E

解析:本题考查眼用制剂的质量要求。适当增大黏度,可使药物在眼内停留时间延长,有利于药物吸收,减弱刺激性。

3. 答案:B

解析:本题考查眼用制剂的附加剂。抑菌剂有:硝酸苯汞、苯扎氯铵、苯扎溴铵、苯氧乙醇、尼泊金类、山梨酸等。

4. 答案:C

解析:本题考查眼用制剂的抑菌剂。

5. 答案:A

解析:本题考查眼用制剂的附加剂。pH 调节剂常用的有磷酸盐缓冲液、硼酸盐缓冲液及硼酸缓冲液。

6. 答案:E

解析:本题综合考查气雾剂的优点和缺点。气雾剂是置于特制阀门系统的耐压密封容器中,生产成本较高。

7. 答案:C

解析:本题综合考查气雾剂的定义、分类和特点。气雾剂系指药物和附加剂与适宜的抛射剂装于具有特制阀门系统的耐压密封容器中而制成的制剂。按气雾剂相组成可分为二相和三相气雾剂,三相气雾剂一般为混悬系统或乳剂系统。按给药途径可分为吸入气雾剂、非吸入气雾剂及外用气雾剂。吸入气雾剂的微粒大小应控制在 10 μm 以下,其中大多数应在 5 μm。

8. 答案:A

解析:本题考查气雾剂、喷雾剂、吸入粉雾剂的概念。

9. 答案:C

解析:本题考查气雾剂的抛射剂。分类:氟氯烷烃、氢氟烷烃、碳氢化合物、压缩气体。目前最有应用前景的一类氯氟烷烃的替代品,主要为 HFA-134a(四氟乙烷)和 HFA-227(七氟丙烷)。

10. 答案:E

解析:本题综合考查气雾剂的优点和缺点。优点:①简洁、便携、耐用、方便、多剂量;②比雾化器容易准备,治疗时间短;③良好的剂量均一性;④气溶胶形成与病人的吸入行为无关;⑤所有 MDIs 的操作和吸入方法相似;⑥高压下的内容物可防止病原体侵入。缺点:①若患者无法正确使用,就会造成肺部剂量较低和(或)不均一;②通常不是呼吸触动,即使吸入技术良好,肺部沉积量通常较低;③阀门系统对药物剂量有所限制,无法递送大剂量药物;④大多数现有的 MDIs 没有剂量计数器。

11. 答案:C

解析:本题结合案例,考查气雾剂的临床应用和注意事项。丙酸氟替卡松属于糖皮质激素。长期使用糖皮质激素可出现声音嘶哑、口腔念珠菌感染、咽部不适、骨密度降低、血糖升高等。丙酸氟替卡松吸入结束后宜漱口和刷牙。

12. 答案：E

解析：本题考查溶液型气雾剂的组成。主要有药物、抛射剂、潜溶剂、耐压容器、阀门系统等。

13. 答案：A

解析：本题考查二相气雾剂概念。溶液型气雾剂属于二相气雾剂。混悬型、乳剂型气雾剂属于三相气雾剂。

14. 答案：C

解析：本题考查混悬型气雾剂的特点。抛射剂与混悬固体药物的密度差越小越有利于制剂稳定。

15. 答案：A

解析：本题考查乳剂型气雾剂的特点。为了使产生的泡沫持久，乳剂型气雾剂常加入甘油作泡沫稳定剂。

16. 答案：C

解析：本题考查粉雾剂的分类、组成和特点。吸入粉雾剂中药物粒度大小应控制在10μm以下，其中大多数应在5μm以下。

17. 答案：D

解析：本题考查栓剂的基质。油脂性基质包括：可可豆脂、半合成脂肪酸甘油酯、合成脂肪酸酯。水溶性基质包括：甘油明胶、聚乙二醇类、非离子型表面活性剂类。其中，半合成脂肪酸甘油酯为目前取代天然油脂的较理想的栓剂基质，包括椰油脂、山苍子油脂及棕榈酸酯等。

18. 答案：C

解析：本题考查聚乙二醇的应用。聚乙二醇的用途包括：注射用溶剂、栓剂水溶性基质、片剂润滑剂和黏合剂、潜溶剂、增塑剂、致孔剂、固体分散材料等。

19. 答案：C

解析：本题综合考查栓剂的特点。直肠吸收比口服吸收的干扰因素少。

20. 答案：D

解析：本题考查栓剂的附加剂。附加剂有：表面活性剂、抗氧剂、防腐剂、硬化剂、增稠剂、吸收促进剂等。其中，吸收促进剂，如非离子型表面活性剂、脂肪酸、脂肪醇和脂肪酸酯类、尿素、水杨酸钠、苯甲酸钠、羧甲基纤维素钠、环糊精类衍生物等。

21. 答案：A

解析：本题综合考查栓剂的附加剂。在氨茶碱可可脂栓剂中，加入少量非离子型表面活性剂主要起到增溶作用，作为增溶剂，其HLB值在15～18。

22. 答案：E

解析：本题考查栓剂的质量要求。

23. 答案：E

解析：本题考查栓剂的按功用分类。局部作用：通常将润滑剂、收敛剂、局部麻醉剂、甾体、激素以及抗菌药物制成栓剂，可在局部起通便、止痛、止痒、抗菌消炎等作用，如甘油栓、蛇黄栓。全身作用：主要途径是直肠栓，通过与直肠黏膜接触发挥镇痛、镇静、兴奋、扩张支气管和血管、抗菌等作用，如吗啡栓、苯巴比妥钠栓等。

24. 答案：D

解析：本题考查剂型按给药途径类。舌下含片为常见速释片剂，属于黏膜给药剂型。

25. 答案：C

解析：本题考查舌下片的给药途径。舌下片属于黏膜给药，能够避免肝脏首过效应。

26. 答案：D

解析：本题综合考查分散片的特点。主要包括：①主要适用于要求快速起效的难溶性药物和生物利用度低的药物，但不适用于毒副作用较大、安全系数较低和易溶于水的药物。②生产条件无特殊要求，制造工艺同普通片剂，无须特殊包装，生产成本低。③服用方法多样，可加水分散后饮用，也可置于口中吮服或吞服，适合于老、幼和吞服困难患者。④吸收快，生物利用度高。

27. 答案：B

解析：本题考查分散片的质量要求。主要检查项目有溶出度测定、散均匀性（3分钟内完全崩解）。

28. 答案：E

解析：本题考查口崩片特点。特点有：①吸收快，生物利用度高；②服用方便，适合于吞咽困难的患者和老人；③胃肠道反应小，副作用低；④减少了肝脏的首过效应。

29. 答案：C

解析：本题考查吸入制剂的分类、特点等。吸入制剂分为可转变成蒸气的制剂、供雾化用的液体制剂、吸入气雾剂和吸入粉雾剂四种。根据制剂类型，处方中可能含有抛射剂、稀释剂、潜溶剂、助溶剂、润湿剂、助流剂、矫味剂、防腐剂和稳定剂等。吸收速度很快，几乎与静脉注射相当。对于吸入粉雾剂，患者主动吸入药粉，不存在给要协同配合困难。

30. 答案：A

解析：本题考查的是气雾剂质量要求和贮藏条件。

B型题

[1～2]

答案：BC

解析：本题考查滴眼液的附加剂的作用。pH调节剂：常用的有磷酸盐缓冲液、硼酸盐缓冲液及硼酸缓冲液。抑菌剂：硝酸苯汞、苯扎氯铵、苯扎溴铵、苯氧乙醇、尼泊金类、山梨酸等。

[3～4]

答案：AB

解析：本题考查滴眼液的抑菌剂特点。羟苯酯类对大肠埃希菌作用最强，不宜用于有吐温类的药液；苯扎溴铵属于阳离子表面活性剂，在酸碱中均稳定；山梨酸、苯甲酸类在pH4时防腐效果最好。

[5～8]

答案：CBAE

解析：本题考查气雾剂的处方组成。溶液型：药物溶于抛射剂中或在潜溶剂的作用下与抛射剂混合而成的均相分散体（溶液），以细雾状雾滴喷出；可加潜溶剂。混悬型：不溶于抛射剂的固体药物以微粒状态分散在抛射剂中形成的非均相分散体（混悬液），以雾粒状喷出；可加润湿剂。乳剂型：不溶于抛射剂的液体药物与抛射剂经乳化，形成的非均相分散体（O/W或W/O型乳剂），以泡沫状喷出；可加泡沫稳定剂。

[9～10]

答案：AE

解析：本题考查气雾剂的抛射剂和栓剂的基质。

[11～12]

答案：AD

解析：本题考查气雾剂的附加剂。

[13～16]

答案：DBCA

解析：本题考查气雾剂的抛射剂和附加剂。

[17～19]

答案：CDA

解析：本题考查栓剂的基质和附加剂。水溶性基质：甘油明胶、聚乙二醇类、非离子型表面活性剂类等。抗氧剂：如叔丁基羟基茴香醚（BHA）、2,6-二叔丁基对甲酚（BHT）、没食子酸酯类等。硬化剂：如白蜡、硬脂酸、巴西棕榈蜡等。

[20～23]

答案：CDAB

解析：本题综合考查相关辅料的功能。

[24～28]

答案：ACDEB

解析：本题综合考查相关辅料的功能。

[29～31]

答案：BCD

解析：本题综合考查相关辅料的功能。

[32～33]

答案：DB

解析：本题考查速释制剂舌下片和分散片的特征和质量要求。

[34～36]

答案：EAC

解析：本题考查醋酸可的松混悬型滴眼剂的处方分析。

[37～39]

答案：CEB

解析：本题考查各种附加剂在不同剂型中的作用。

[40～41]

答案：AE

解析：本题考查各种剂型与给药途径作用时间及作用效果的特点。

C型题

[1～2]

答案：BE

解析：本题综合考查直肠栓剂的特点和栓剂的基质。按工艺与释药特点分：①双层栓，具有不同的释药速度；②中空栓，溶出速度比普通栓剂要快；③缓、控释栓：微囊型、骨架型、渗透泵型、凝胶缓释型。直肠给药栓剂中药物的主要吸收途径有：①药物通过直肠上静脉，经门静脉进入肝脏，代谢后，再由肝脏进入人体循环。②药物通过直肠下静脉和肛门静脉，经髂内静脉绕过肝脏，从下腔大静脉直接进入体循环起全身作用。③药物通过直肠淋巴系统吸收。

[3～6]

答案：DDED

解析：本题考查辛伐他汀口腔崩解片的处方分析。主药：阿西美辛；填充剂：MCC、淀粉；崩解剂：CMS-Na；黏合剂：1%HPMC；润滑剂：微粉硅胶。

[7～9]

答案：BDE

解析：本题考查的是快速释放制剂、口服速释片剂及片剂的常用辅料。微晶纤维素的英文缩写是MCC。阿西美辛为主药，MCC和淀粉为填充剂，CMS-Na为崩解剂，1%HPMC溶液为黏合剂，微粉硅胶为润滑剂。

X型题

1. 答案：DE

解析：本题考查滴眼剂中常用的缓冲溶液。pH调节剂：常用的有磷酸盐缓冲液、硼酸盐缓冲液及硼酸缓冲液。

2. 答案：ABCD

解析：本题综合考查气雾剂的特点。

3. 答案：ABCDE

解析：本题综合考查混悬型气雾剂的稳定性措施。

4. 答案：ABE

解析：本题综合考查气雾剂的分类和特点。

5. 答案：CDE

解析：本题考查栓剂的给药途径。

6. 答案：ABC

解析：本题考查栓剂的水溶性基质。

7. 答案：ABC

解析：本题考查栓剂的油脂性基质。

8. 答案：ABCDE

解析：本题考查分散片的临床应用与注意事项。

9. 答案：ABCDE

解析：本题考查口崩片的临床应用与注意事项。

10. 答案：CD

解析：本题考查分散片的质量要求。

11. 答案：BD

解析：本题考查阿西美辛分散片处方分析。

12. 答案：BCD

解析：本题考查的是盐酸异丙肾上腺素气雾剂处方中各附加剂的作用。

第七章 生物药剂学与药物动力学

第一节 生物药剂学

A 型题

1. 答案：D

解析：本题考查生物药剂学的概念和药物的转运方式。生物药剂学（Biopharamcy 或 Biopharmaceutics）是研究药物及其剂型在体内的吸收、分布、代谢与排泄过程，阐明药物的剂型因素和人体生物因素与药效关系的一门科学。①被动扩散：由浓度区向低浓度区转运，转运速度与膜两侧的浓度差成正比，转运过程不需要载体，也不消耗能量，膜对通过的物质无特殊选择性，无饱和现象和竞争抑制现象，大多数药物通过被动扩散方式透过生物膜。②主动转运：逆浓度梯度转运，需要消耗机体能量，主要由细胞代谢产生的 ATP 提供，主动转运药物的吸收速度与载体数量有关，可出现饱和现象，可与结构类似的物质发生竞争现象，受代谢抑制剂的影响，具有结构特异性及部位特异性，一些生命必需的物质和有机酸、碱等弱电解质的离子型化合物等，借助载体或酶促系统从低浓度区域向高浓度区域转运的过程。③易化扩散（中介转运）：有饱和现象，扩散速度符合米氏动力学方程，对转运物质有结构特异性要求，可被结构类似物竞争性抑制，不消耗能量，顺浓度梯度转运，转运的速率大大超过被动扩散

2. 答案：E

解析：本题考查生物药剂学概念。生物药剂是阐明药物的剂型因素和人体生物因素与药效关系的一门科学。

3. 答案：E

解析：本题考查生物药剂学概念。①剂型因素：不仅是指片剂、注射剂、软膏剂等剂型概念，还包括跟剂型有关的各种因素，如药物的理化性质（粒径、晶型、溶解度、溶解速度、化学稳定性等）、制剂处方（原料、辅料、附加剂的性质及用量）、制备工艺（操作条件）以及处方中药物配伍及体内相互作用等。②生物因素：年龄、生物种族、性别、遗传、生理及病理条件等。

4. 答案：B

解析：本题考查的是药物的转运方式。药物大多数以被动转运方式通过生物膜。被动转运包括滤过和简单扩散。一些生命必需物质（如 K^+、Na^+、单糖、氨基酸、水溶性维生素）和有机酸、碱等弱电解质的离子型化合物等，能通过主动转运吸收。主动转运受抑制剂的影响，如抑制细胞代谢的二硝基苯酚、氟化物等物质可以抑制主动转运，转运速度与载体量有关，往往可出现饱和现象。易化扩散不消耗能量，而且是顺浓度梯度转运，载体转运的速率大大超过被动扩散。

5. 答案：C

解析：本题考查的是药物的转运方式。被动转运：滤过、简单扩散，②载体转运：主动转运、易化扩散（中介转运）。③膜动转运：胞饮、吞噬、胞吞。

6. 答案：D

解析：本题考查的是药物的转运方式。

7. 答案：D

解析：本题考查的是药物的转运方式。

8. 答案：B

解析：本题考查的是药物的转运方式。

9. 答案：D

解析：固体药物溶出速度的理论依据是 Noyes-Whitney 扩散溶解方程：$dC/dt=DS(C_s-C)/h$。米氏方程（Miehaelis-Menten）是酶动力学中的基本方程，表示酶促反应的起始速度与底物浓度关系的速度方程：$V= V_{max}[S]/(K_{max}+[S])$。

Poiseuile公式描述的是滤过的影响因素，Fick's定律是描述物质扩散现象的宏观规律，Stoke's定律描述的是混悬粒子的沉降速度。

10. 答案：B

解析：本题考查的是药物的转运方式。

11. 答案：D

解析：本题考查的是药物的转运方式。

12. 答案：D

解析：由于大多数药物在小肠中吸收好，所以胃排空加快，药物到达小肠部位的时间缩短，吸收快，生物利用度提高，出现药效时间也快。少数主动吸收的药物如核黄素等，在十二指肠由载体转运吸收，胃排空速度快，大量的核黄素同时到达吸收部位，使吸收达到饱和，因而只有一小部分药物被吸收，若饭后服用，胃排空速率小，到达小肠吸收部位的核黄素量少，且连续不断的转运到吸收部位，主动转运不致产生饱和，使吸收量增加。

13. 答案：D

解析：本题考查口崩片的作用特点。口崩片系指在口腔内不需要用水即能迅速崩解或溶解的片剂。口崩片的特点：①吸收快，生物利用度高；②服用方便，患者顺应性高；③胃肠道反应小，副作用低；④避免了肝脏的首过效应中的吸收关系。药物以非解离的形式被吸收，通过生物膜，进入细胞后，在膜内的水介质中解离成解离形式而起作用。解离形式和未解离形式药物的比例与药物的解离常数（pKa）和体液介质的pH有关。酸性药物的pKa值大于消化道体液pH时（pKa>pH）分子型药物所占比例高，当pKa=pH时，未解离型和解离型药物各占一半，通常酸性药物在pH低的胃中、碱性药物在pH高的小肠中的未解离型药物量增加，吸收也增加，反之都减少。

15. 答案：C

解析：本题考查的是药物剂型对药物吸收的影响。不同口服剂型，药物从制剂中的释放速度不同，其吸收的速度也往往相差很大。一般认为口服剂型生物利用度的顺序为：溶液剂>混悬剂>胶囊剂>片剂>包衣片。

16. 答案：E

解析：一般多晶型药物中生物利用度由大到小的顺序为：无定型>亚稳定型>稳定型。

17. 答案：B

解析：小肠是大部分口服药物的胃肠道中最主要的吸收部位。

18. 答案：C

解析：本题综合考查药物的胃肠道吸收。①胃的结构与药物吸收：胃的吸收面积有限，不是药物吸收的主要部位，但一些弱酸性药物可在胃中吸收，特别是溶液剂，有利于药物通过胃黏膜上皮细胞，吸收较好。药物在胃中的吸收机制是被动扩散。一般弱碱性药物在胃中几乎不吸收。②小肠的结构与药物吸收：有效吸收面积极大，小肠是药物、食物等吸收的主要途径。药物在小肠中的吸收以被动扩散为主，同时存在其他吸收机理，而且在小肠中存在许多特异性载体，所以小肠也是药物主动转运的特异吸收部位。故大多数药物在小肠中都能释放，以得到良好的吸收。③大肠的结构与吸收：有效吸收面积比小肠小得多，不是药物吸收的主要部位。运行到结肠部位的大部分是缓释制剂、肠溶制剂或溶解度很小的药物残留部分。直肠下端近肛门处，血管丰富，是直肠给药的良好吸收部位。大肠中药物吸收机制，以被动扩散为主，兼有胞饮和吞噬作用。④影响因素：生理因素，包括胃肠液成分与性质、胃排空、胃肠道蠕动、循环系统、食物、胃肠道代谢、疾病因素；药物理化因素，包括脂溶性、解离度、溶出速度、在胃肠道中的稳定性；剂型与制剂因素，包括剂型、制剂处方工艺。

19. 答案：E

解析：本题考查影响药物胃肠道吸收的药物剂型因素。

20. 答案：D

解析：本题考查影响药物胃肠道吸收的生理因素。

21. 答案：D

解析：一般认为在口服剂型中，药物的吸收顺序大致为：水溶液>混悬液>胶囊剂>片剂>包衣片剂。

22. 答案：A

解析：本题考查注射给药途径的特点。静脉：药物直接进入血液循环，无吸收将药物或诊断药直接输入靶组织或器官，如抗肿瘤药经动脉作区域性滴注，用于肿瘤治疗，可提高疗效和降低毒性。

23. 答案：C

解析：本题考查注射给药途径的特点。

24. 答案：D

解析：本题考查注射给药途径的特点。

25. 答案：E

解析：本题考查注射给药途径的特点。

26. 答案：C

解析：给药途径不同，药物吸收的程度、速度都各有差异，所以会影响药物效应及药物作用发挥。一般来说，药物吸收速度和程度的顺序是：静脉注射＞吸入给药＞腹腔注射＞肌肉注射＞皮下注射＞皮内注射＞口服给药＞经皮给药。

27. 答案：C

解析：本题考查药物经皮吸收的影响因素。影响药物经皮吸收的因素有：药物的理化性质，包括分子量、溶解性、分配系数和pKa、载体-溶媒的性质和皮肤条件。其中，药物浓度、药物应用面积、药物对皮肤的亲和力、药物分子量、药物应用时间、皮肤的水和作用、皮肤角质层的厚度均能对药物吸收产生较大影响。一般来说，药物浓度越高，应用面积越大，药物与皮肤接触时间越长，吸收总量越多。分子量为100～800，并具有一定脂溶性和水溶性的药物被认为可达到有效经皮吸收程度过程，生物利用度100%。肌肉注射有吸收过程，药物经结缔组织扩散，再由毛细血管和淋巴吸收进入血液循环，容量一般为2～5mL。药物皮下注射吸收较肌肉注射慢，用于长效制剂。皮内注射，用于诊断与过敏试验，注射量＜0.2mL。除此之外，还包括动脉内注射。

28. 答案：C

解析：本题考查药物经皮吸收的影响因素。经皮给药系统（Transdermal Delivery Systems，简称TDDS）或称经皮治疗系统（Transdermal Therapeutics Systems 简称TTS）是药物通过皮肤吸收的一种方法，药物经由皮肤吸收进入人体血液循环并达到有效血药浓度、实现疾病治疗或预防的一类制剂。影响因素：①生理因素：个体差异、角质层厚度、角质层水化程度、活性表皮中的代谢酶、角质层破坏；②剂型因素：药物油水分配系数、药物分子体积、熔点、药物的解离程度；③药物经皮吸收的途径：完整皮肤（药物→角质层→真皮→毛细管→体循环）、皮肤附属器（药物→毛囊→皮脂腺汗腺→体循环）。

29. 答案：A

解析：药物对组织亲和力高，则药物表观分布容积大。

30. 答案：B

解析：①吸收是药物从给药部位进入体循环的过程。除起局部治疗作用的药物外，吸收是药物发挥治疗作用的先决条件，除静脉注射等血管内给药以外，非血管内给药（如口服给药、肌肉注射、吸入给药、透皮给药等）都存在吸收过程。②分布是药物进入体循环后向各组织、器官或体液转运的过程。③代谢是药物在吸收过程或进入体循环后，受体内酶系统的作用，结构发生转变的过程。④排泄是药物及其代谢产物排出体外的过程。⑤转运，包括吸收、分布、排泄。⑥处置，包括分布、代谢、排泄，⑦消除，包括代谢、排泄。

31. 答案：E

解析：本题考查的是影响药物分布的因素。影响分布速度及分布量的因素很多，可分为药物的理化因素及机体的生理学、解剖学因素。具体包括：①药物与组织的亲和力；②血液循环系统；③药物与血浆蛋白结合的能力；④微粒给药系统。

32. 答案：E

解析：本题考查的是影响分布的因素。①血液中的药物一部分呈非结合的游离型存在，一部分与血浆蛋白成为结合型药物。药物的疗效取决于其游离型浓度。②药物与血浆蛋白结合是一个可逆过程，有饱和现象，游离型和结合型之间存在着动态平衡关系。③药物与蛋白质结合后，不能透过血管壁向组织转运，不能由肾小球滤过，也不能经肝脏代谢。④血浆蛋白结合率高的药物在血浆中的游离浓度小，结合率低的在血浆中的游离药物浓度高。⑤如果蛋白结合在某药物分布过程中起重要作用时，任何血浆蛋白结合率的改变都会对治疗效果产生显著影响。

33. 答案：D

解析：肝是药品代谢的主要部位。

34. 答案：D

解析：肝药酶是动物体内一种重要的代谢酶。进入血液循环的药物基本上是经肝药酶代谢的，所以对肝药酶有影响的药物，也会影响到药物的代谢。其中，使肝药酶活性增强的药物称肝药酶诱导剂，使肝药酶活性减弱的药物称肝药酶抑制剂。抑制剂有氯丙嗪、西咪替丁、环丙沙星、甲硝唑、酮康唑、氯霉素、异烟肼、磺胺类。

35. 答案：C

解析：本题考查的是药物代谢第Ⅰ相生物转化。第Ⅰ相生物转化，也称为药物的官能团化反应，是体内的酶对药物分子进行的氧化、还原、水解、羟基化等反应。

36. 答案：E

解析：第Ⅰ相反应：药物分子被氧化、羟基化、开环、还原或水解，结果使药物结构中引入了羟基、氨基、亚氨基或羧基等极性基团。第Ⅱ相反应：结合反应。第Ⅰ相反应中引入的极性基团与机体内源性物质如葡萄糖醛酸、硫酸、甘氨酸、醋酸等结合，进一步增加了药物的极性和水溶性，使其容易从肾脏排泄。

37. 答案：A

解析：通常情况下药物都有固定的生物半衰期（$t_{1/2}$）。一般来说，正常人的药物半衰期基本上相似。如果药物的生物半衰期改变，表明消除器官功能的变化。生物利用度是衡量血管外途径给药后进入体循环的相对数量与在大循环中出现的相对速率。简言之，生物利用度包含药物的吸收速度与吸收程度。因此，生物利用度有两项参数：①生物利用的程度，即吸收程度，是指与标准参比制剂相比，试验制剂中被吸收药物总量的相对比值。②生物利用的速度，是指与标准参比制剂相比，试验制剂中药物被吸收速度的相对比值。因此，本题药物口服肝脏首过作用很大，改用肌肉注射后，生物利用度增加。

38. 答案：C

解析：肝肠循环，又称为肠肝循环（Enterohepatic Cycle），指经胆汁或部分经胆汁排入肠道的药物，在肠道中又重新被吸收，经门静脉又返回肝脏的现象。

B型题

[1～2]

答案：DE

解析：本题考查生物药剂学研究的剂型因素和生物因素。

[3～6]

答案：CEAB

解析：本题考查的是主动转运的特点。主动转运是逆浓度梯度转运，需要消耗机体能量，能量的来源主要由细胞代谢产生的ATP提供。易化扩散又称中介转运，是指一些物质在细胞膜载体的帮助下，由膜的高浓度一侧向低浓度一侧转运的过程。被动转运是物质从高浓度区域向低浓度区域的转运，转运速度与膜两侧的浓度差成正比，转运过程不需要载体，不消耗能量。细胞通过膜动转运摄取液体称为胞饮。

[7～9]

答案：CBD

解析：本题考查药物转运方式。

[10～12]

答案：ACB

解析：本题考查药物转运方式。

[13～16]

答案：ABCD

解析：本题考查药物转运方式。

[17～20]

答案：ADCB

解析：本题考查不同给药途径的特点。①除静脉给药外，药物的剂型因素对药物的吸收有很大影响。②剂型不同，药物用药部位及吸收途径可能不一样，有些剂型给药后经过肝脏吸收，其中一部分药物在肝中代谢后再进入体循环，有些剂型给药后，药物不经过肝脏直接进入体循环系统吸收，如舌下片、吸入制剂、栓剂、经皮给药制剂等。③不同口服剂型，药物从制剂中释放的速度不同，一般认为在口服剂型中，药物的吸收顺序大致为：水溶液＞混悬液＞胶囊剂＞片剂＞包衣片剂。

[21～22]

答案：AB

解析：本题考查不同注射给药途径的特点。皮下：药物皮下注射吸收较肌肉注射慢，用于长效制剂，皮内：皮内注射用于诊断与过敏试验，注射量＜0.2 mL。

[23～24]

答案：AC

解析：本题考查不同给药途径的特点。

[25～26]

答案：AB

解析：本题考查生物药剂学中药物的体内转运过程。

[27～28]

答案：CA

解析：本题考查生物药剂学中药物的代谢过程。肝功能不全时，使用经肝脏代谢或活性的药物，可出现 $t_{1/2}$ 延长，作用增强。营养不良时，患者血浆蛋白含量减少，使用蛋白结合律高的药物，可出现作用增强。

[29～30]

答案：AB

解析：本题考查生物药剂学分类系统及其应用。生物药剂学分类系统（BCS）依据基本的生物药剂学性质，即溶解性和肠道通透性特征，将药物分成四种类型：Ⅰ型（高溶解性、高通透性）、Ⅱ型（低溶解性、高通透性）、Ⅲ型（高溶解性、低通透性）和Ⅳ型（低溶解性、低通透性）。这为预测药物在肠道吸收及确定限速步骤提供了科学依据，并可根据这两个特征参数预测药物在体内－体外的相关性。

[31～33]

答案：BAA

解析：肾小管重吸收有主动重吸收和被动重吸收两种，身体必需物质如葡萄糖等，在近曲小管处由主动转运几乎被全部重吸收，药物在肾小管重吸收主要是被动。大多数弱酸性、弱碱性药物在肾小管中的重吸收易受尿的 pH 和药物 pKa 的影响。尿的酸化作用可增加 pKa 在中性范围的弱酸的重吸收，降低肾排泄，并能促进 pKa 在相同范围的弱碱的排泄。药物中毒治疗时，可采用增加尿量，同时改变尿液 pH，促进药物的肾排泄。

C 型题

[1～3]

答案：BDA

解析：①口服药物吸收的主要场所是小肠。②大多数药物的吸收机制是被动扩散。③生物药剂学分类系统（BCS）依据基本的生物药剂学性质——溶解性和肠道通透性特征，将药物分成四种类型，其中Ⅰ型（高溶解性、高通透性）易于制成口服制剂。

[4～6]

答案：BAD

解析：①O/W 型基质能与大量水混合，含水量较高。乳剂型基质不能阻止皮肤表面分泌物的分泌和水分蒸发，对皮肤的正常功能影响较小。一般乳剂型基质特别是 O/W 型基质软膏中药物的释放和透皮吸收较快。O/W 型基质制成的软膏在使用于分泌物较多的皮肤病如湿疹时，其吸收的分泌物可重新透入皮肤（反向吸收）而使炎症恶化。②肝肠循环又称为肠肝循环（Enterohepatic Cycle），指经胆汁或部分经胆汁排入肠道的药物，在肠道中又重新被吸收，经门静脉又返回肝脏的现象。③膜动转运是指通过细胞膜的主动变形将药物摄入细胞内或从细胞内释放到细胞外的转运过程。

X 型题

1. 答案：BCDE

解析：生物药剂学研究的目的是正确评价和改进药剂质量，合理设计剂型、处方和生产工艺，保证用药的安全性与有效性，为临床给药方案的设计和合理用药提供科学依据。

2. 答案：ACDE

解析：本题考查生物药剂学中的生物因素。

3. 答案：ABCE

解析：本题考查生物药剂学中的剂型因素。

4. 答案：BDE

解析：本题考查生物药剂学中药物的体内转运过程。

5. 答案：ABCDE

解析：本题考查生物药剂学中药物的体内转运过程。

6. 答案：ACE

解析：本题考查的是被动转运的特点。

7. 答案：ACD

解析：本题考查的是主动转运的特点。主动转运有如下特点：①逆浓度梯度转运；②需要消耗机体能量，能量的来源主要由细胞代谢产生的 ATP 提供；③转运速度与载体量有关，往往可出现饱和现象；④可与结构类似的物质发生竞争现象；⑤受抑制剂的影响；⑥具有结构特异性；⑦主动转运还有部位特异性。

8. 答案：ABE

解析：本题考查的是主动转运的特点。

9. 答案：AD

解析：本题考查的是主动转运的特点。

10. 答案：ABDE

解析：本题考查影响药物吸收的因素。

11. 答案：ABCD

解析：本题考查影响药物吸收的因素。

12. 答案：ABC

解析：①胃的排空一般在食物进入胃后5分钟开始，即有部分排入十二指肠。从胃的排出物来看，一般进入胃的是固体、液体与固体的混合物，而离开胃的基本是流质。固体食物通过幽门阻力较大，当压力梯度相等时，固体食物的排空速率比液体慢得多。一般糖类食物在胃停留1小时左右，蛋白质类停留2～3小时，脂肪类食物停留5～6小时以上，混合食物约4～5小时。②食物的质与量影响胃的排空，酸性食糜延缓胃排空，脂肪酸延缓胃排空，热量高者排空慢，而具相等热量的脂肪、蛋白质和糖的胃排空率相似。③胃排空受神经与体液的调节，胃泌素、促胰液素等亦可延缓胃排空。

13. 答案：ABD

解析：本题考查药物的胃肠道吸收转运的特点

14. 答案：BCE

解析：本题考查影响药物胃肠道吸收的生理因素。生理因素包括：胃肠液成分与性质、胃排空、胃肠道蠕动、循环系统、食物、胃肠道代谢、疾病因素。

15. 答案：ABC

解析：口服药物生物利用度低下的原因大致可归纳为三种：药物的溶解度和溶出速率较少、药物的胃肠道黏膜渗透性较差以及药物在体内快速消除。基于药物的溶解度和溶出速率较少，导致口服药物生物利用度低下的改进方法，主要围绕在增加药物的表面积、提高药物的溶解度，或两种手段联合应用等方法，如传统的成盐、增加增溶剂、助溶剂等方法。除此之外，通过改变难溶性药物的分子结构，选用合适的载体和制剂技术改善其理化性质，提高其与胃肠道黏膜的亲和性和透过性等，也是改善其口服生物利用度的有效途径，如超微粉碎技术、固体分散技术、分子包合技术和乳化技术等。

16. 答案：ACD

解析：表观分布容积（Apparent Volume Distribution，Vd）是指当药物在体内达到动态平衡后，体内药量与血药浓度之比值称为表观分布容积。Vd可用L/kg体重表示。

17. 答案：ACE

解析：口服制剂在吸收过程中和吸收后进入肝转运至体循环的过程中，部分药物被代谢，使进入体循环的原形药物量减少的现象，称为"首过效应"。静脉注射直接进入血液循环，能避免首过效应，气雾剂可以通过肺部吸收，被吸收的药物不经肝脏直接进入体循环，可避免首过作用，吸收速度和吸收量一般高于口服制剂，栓剂、舌下片、鼻腔给药剂型等经黏膜给药的制剂，可经吸收部位血液循环直接进入体循环，也绕过肝脏首过效应。

18. 答案：ABD

解析：本题考查可以避免"首过效应"的给药剂型。

19. 答案：ACDE

解析：本题考查可以避免"首过效应"的给药剂型

20. 答案：ABDE

解析：影响药物透皮吸收的因素有：①药物的溶解性与油/水分配系数（K）一般药物穿透皮肤的能力是油溶性药物大于水溶性药物，而既能油溶又能水溶者最大，即K值适中者有较高的穿透性，使药物既能进入角质层，又不致保留在角质层而可继续进入亲水性的其他表皮层，形成动态转移，有利于吸收。如果药物在油、水中都难溶则很难透皮吸收。油溶性很大的药物可能聚集在角质层而难被吸收。②药物的分子量：药物吸收速率与分子量成反比，一般分子量3000以上者不能透入，故经皮给药宜选用分子量小、药理作用强的小剂量药物。③药物的熔点与通过一般生物膜相似，低熔点的药物容易渗透通过皮肤。④药物在基质中的状态影响其吸收量，溶液态药物大于混悬态药物、微粉大于细粒。一般完全溶解呈饱和状态的药液，透皮过程易于进行。⑤基质的特性与亲和力：不同基质中药物的吸收速度为乳剂型＞动物油脂＞羊毛脂＞植物油＞烃类。水溶性基质需视其与药物的亲和力而定，亲和力越大，越难释放，因而吸收也差。⑥皮肤的渗透性是影响药物透皮吸收的重要因素。存在着个体差异及年龄、性别、用药部位和皮肤状态等方面的不同，特别是对于有损伤的皮肤，由于其角质层被破坏，皮肤对药物的渗透性大大加强，会引起过敏与中毒等副作用。

21. 答案：ABCDE

解析：本题考查药物在体内的代谢转化。多数药物在体内的代谢转化主要在肝脏进行,可分为第Ⅰ相代谢反应和第Ⅱ相代谢反应。第Ⅰ相代谢反应包括氧化、去甲基化和水解反应。药物经过第Ⅰ相的氧化、去甲基化等代谢作用后,非极性脂溶性化合物变为极性和水溶性较高而活性较低的代谢物。第Ⅱ相反应是结合反应,指药物或其第Ⅰ相代谢物与内源性结合剂的结合反应,是外源化学物经过Ⅰ相反应代谢后产生或暴露出来的羟基、氨基、羧基、巯基、羰基和环氧基等极性基团,与内源性化合物或基团(内源性辅因子)之间发生的生物合成反应。结合后药物毒性或活性降低,极性增加而易于被排出。

22. 答案:ADE

解析:本题考查药物在体内的代谢转化。

第二节 药物动力学

A 型题

1. 答案:D

解析:本题考查的是房室模型的概念。房室是一个假设的结构,在临床上它并不代表特定的解剖部位,所以不具有生理学和解剖学的意义。

2. 答案:A

解析:本题考查的是表观分布容积的性质。表观分布容积是体内药量与血药浓度间相互关系的一个比例常数,用"V"表示。一般水溶性或极性大的药物,不易进入细胞内或脂肪组织中,血药浓度较高,表观分布容积较小,亲脂性药物在血液中的浓度较低,表观分布容积通常较大,往往超过体液总体积。

3. 答案:D

解析:药物进入机体后,体内的药量或血药浓度始终在不断变化。药物动力学研究用隔室来模拟药物在机体内的转运过程,用数学分析方法定量地描述这些转运过程的动态变化规律,这种理论称为隔室模型理论。隔室的概念比较抽象,无生理学和解剖学意义。隔室模型是最常用的药物动力学模型。

4. 答案:E

解析:清除率是单位时间从体内消除的含药血浆体积,清除率表示从血液中清除药物的速率或效率,并不表示被清除的药物量,Cl 具有加和性,$Cl=kV$。

5. 答案:B

解析:表观分布容积是指体内药量与血药浓度间相互关系的比例常数,表观分布容积不具有直接的生理意义,通常水溶性和极性大的药物,血药浓度较高,表观分布容积较小,亲脂性药物血药浓度较小,表观分布容积较大。

6. 答案:D

解析:$V=X_0/V_0$。

7. 答案:E

解析:本题考查的是生物半衰期的性质。生物半衰期指药物在体内的量或血药浓度降低一半所需要的时间,常以 $t_{1/2}$ 表示,单位取"时间"。生物半衰期表示药物从体内消除的快慢。代谢快、排泄快的药物,其 $t_{1/2}$ 小;代谢慢、排泄慢的药物,其 $t_{1/2}$ 大。$t_{1/2}$ 是药物的特征参数,不因药物剂型、给药途径或剂量而改变。但消除过程具零级动力学的药物,其生物半衰期随剂量的增加而增加。药物在体内的消除速度取决于剂量的大小。

8. 答案:C

解析:生物半衰期简称半衰期,指体内药量或血药浓度下降一半所需要的时间,一级速度过程的消除半衰期与剂量无关,而与消除速率常数成反比,因而半衰期为常数。但消除过程具零级动力学的药物,其生物半衰期随剂量的增加而增加,药物在体内的消除速度取决于剂量的大小。

9. 答案:B

解析:$n=-3.32 \lg(1-f_{ss})$。

10. 答案:D

解析:$t_{1/2}=0.693/k$,$k=0.693/t_{1/2}$。

11. 答案:B

解析:$t_{1/2}=0.693/k$。

12. 答案:E

解析:药代动力学是指研究人体对药物的影响,包括药物的吸收、分布、排泄及代谢的过程以及血药浓度变化规律。线性药物动力学的基本特征是血药浓度与体内药量成正比,药物在机体内的动力学过程可以用线性微分方程组来描述。非线性药物动力学是指等量消除。有的药物开始呈线性消除但是剂量大时会呈非线性消除。

13. 答案：D

解析：稳态时的血药浓度和体内药量皆保持恒定不变。但不论何种药物，达稳态相同分数所需的半衰期个数 n 相同。欲滴注达稳态浓度的 99%，需滴注 6.64 个半衰期。

14. 答案：E

解析：许多药物有效血药浓度为稳态水平，故一般半衰期大于 1 小时的药物单独静滴给药时起效可能过慢、意义不大。为了克服这一缺点，通常是先静脉注射一个较大的剂量，使血药浓度 C 立即达到稳态血药浓度 Css，然后再恒速静脉滴注，维持稳态浓度。这个较大的剂量一般称为首剂量或者负荷剂量。

15. 答案：D

解析：单室模型血管外给药的血药浓度与时间的关系式：$\lg C = -kt + \lg V$, $ka FX_0 (ka-k)$

16. 答案：B

解析：平均稳态血药浓度：当血药浓度达到平衡后，在一个剂量间隔时间内，血药浓度-时间曲线下的面积除以间隔时间所得的商。平均稳态血药浓度 $Css = -X_0$ 速度常数，β 称为消除速度常数或慢配置速度常数。

17. 答案：C

解析：速度常数，β 称为消除速度常数或慢配置速度常数。

18. 答案：C

解析：波动度（Degree of Fluctuation, DF）系指稳态最大血药浓度与稳态最小血药浓度之差与平均稳态血药浓度的比值。

19. 答案：D

解析：平均稳态血药浓度是重复给药达稳态后，在一个给药间隔时间内血药浓度-时间曲线下的面积除以给药间隔时间的商值，它用符号 Css 表示，是一个重复给药情况下非常有用的参数，其所谓平均并非最高值与最低值的代数平均值。

20. 答案：A

解析：表示单室模型，多剂量静脉注射给药后的稳态最大血药浓度的公式为

$$(C_\infty)_{max} = \frac{X_0}{V}\left(\frac{1}{1-e^{-k\tau}}\right)。$$

21. 答案：C

解析：具有非线性药物动力学特征：只能用米氏方程来描述。米氏过程的药物动力学特征包括两种极端情况。第一种极端情况：当大剂量给药时，血药浓度较高（C 远大于 Km）时，米氏方程可简化为零级动力学过程，即呈现零级动力学过程。第二种极端情况：当药物浓度降低到一定程度或小剂量给药，血药浓度较低（C 远小于 Km）时，米氏方程可简化为一级动力学过程，即具有一级动力学特征。生物半衰期，是非线性动力学过程，生物半衰期随剂量增加而延长。血药浓度-时间曲线下面积，是非线性动力学过程，血药浓度-时间曲线下面积与给药剂量不成正比

22. 答案：A

解析：Michaelis–Menten 方程 $-\frac{dC}{dt} = \frac{V_m \cdot C}{k_m + C}$ 式中：Km 为米氏常数，Vm 为该过程理论最大速率，C 为血药浓度。

23. 答案：A

解析：生物等效性是指一种药物的不同制剂在相同试验条件下，给以相同剂量，反映其吸收程度和速度的主要药物动力学参数无统计学差异。

24. 答案：A

解析：①生物利用度是指药物被吸收进入血液循环的速度和程度，是评价药物有效性的指标，通常用药时曲线下浓度、达峰时间、峰值血药浓度来表示（吸收程度用 AUC 表示，而且吸收速度是以用药后到达最高血药浓度的时间即达峰时间来表示）。②绝对生物利用度是药物吸收进入体循环的量与给药剂量的比值，是以静脉给药制剂为参比制剂获得的药物吸收进入体循环的相对量。③相对生物利用度又称比较生物利用度，是以其他非静脉途径给药的制剂为参比制剂获得的药物吸收进入体循环的相对量，是同一种药物不同制剂之间比较吸收程度与速度而得到的生物利用度。

25. 答案：B

解析：根据"药物制剂人体生物利用度和生物等效性试验指导原则"，最低定量限是标准曲线上的最低浓度点，也称灵敏度，表示测定样品中符合

准确度和精密度要求的最低药物浓度。要求 LOQ 至少能满足测定 3～5 个半衰期时样品中的药物浓度，或 C_{max} 的 1/10～1/20 时的药物浓度，人体生物利用度测定中采集血样时间至少应为 3～5 个 $t_{1/2}$。

26. 答案：B

解析：影响生物利用度的因素包括剂型因素和生理因素两个方面。①剂型因素，如药物的脂溶性、水溶性、pKa 值、晶型、颗粒的大小、药物的剂型特性（如崩解时限、溶出速率及一些工艺条件的差别。②生理因素，包括胃肠道内液体的作用、药物在胃肠道内的转运情况、吸收部位的表面积与局部血流、药物代谢的影响、肠道菌株及某些影响药物吸收的疾病等。

27. 答案：A

解析：本题考查洗净期的概念，一般为 7 个半衰期。

B 型题

[1～4]

答案：BEDA

解析：本题考查的是药动学的常用参数。生物半衰期，常以 $t_{1/2}$ 表示。表观分布容积，用 V 表示。清除率，常用 Cl 表示。曲线下面积，常用 AUC 表示。

[5～8]

答案：CEAD

解析：本题考查药动学中常用的基本概念。

[9～12]

答案：BEDA

解析：本题考查药动学中常用的参数符号。

[13～14]

答案：EA

解析：本题考查药动学中常用的基本概念。

[15～16]

答案：DE

解析：本题考查药动学中常用的参数符号。

[17～19]

答案：CBE

解析：从表中可知，C_0=11.88 μg，其降低一半时为 5.94 μg/mL，根据 $t_{1/2}$=0.693/k，求得消除速率常数中 k=0.3465 h^{-1}，据 $V=X_0/C_0$，表现分布容积 V=8.42 L。

[20～22]

答案：AAA

解析：本题考查药动学中常用的基本概念。清除率是指单位时间内从体内消除的含药血浆体积或单位时间从体内消除的药物表观分布容积。

[23～26]

答案：CBEA

解析：本题考查药动学公式。

给药方式		血药经时过程的基本公式
单室模型	静脉注射	$X = X_0 \cdot e^{-kt}$，$C = C_0 e^{-kt}$，$\lg C = -\dfrac{kt}{2.303} + \lg C_0$，$t_{1/2} = \dfrac{0.693}{k}$，$AUC = \dfrac{C_0}{k} = \dfrac{X_0}{kV}$，$Cl = kV$
	静脉滴注	$X = \dfrac{k_0}{k}(1-e^{-kt})$，$C = \dfrac{k_0}{kV}(1-e^{-kt})$，$C_{ss} = \dfrac{k_0}{kV}$，$X_0 = C_{ss}V$，$f_{ss} = 1-e^{-kt}$，$n = -3.32\lg(1-f_{ss})$
	血管外	$X = \dfrac{k_a F X_0}{k_a - k} \cdot (e^{-kt} - e^{-k_a t})$，$C = \dfrac{k_a F X_0}{V(k_a - k)} \cdot (e^{-kt} - e^{-k_a t})$，$\lg C = -\dfrac{kt}{2.303} + \lg \dfrac{k_a F X_0}{V(k_a - k)}$，$AUC = \dfrac{FX_0}{kV}$，$t_{max} = \dfrac{2.303}{k_a - k} \cdot \lg \dfrac{k_a}{k}$，$C_{max} = \dfrac{FX_0}{V} e^{-kt_{max}}$
双室模型	静脉注射	$C = \dfrac{X_0(\alpha - k_{21})}{V_c(\alpha - \beta)} e^{-\alpha t} + \dfrac{X_0(k_{21} - \beta)}{V_c(\alpha - \beta)} e^{-\beta t}$，$C = Ae^{-\alpha t} + Be^{-\beta t}$
	静脉滴注	$C = \dfrac{k_0}{V_c k_{10}} \left\{1 - \dfrac{k_{10} - \beta}{\alpha - \beta} e^{-\alpha t} - \dfrac{\alpha - k_{10}}{\alpha - \beta} e^{-\beta t}\right\}$，$C_{ss} = \dfrac{k_0}{V_c k_{10}}$

注：X 为体内药量、C 为血药浓度、X_u 为尿中原形药物累积量、C_{ss} 为稳态血药浓度 $\overline{C_{ss}}$ 为平均稳态血药浓度、k_0 为零级静脉滴注速度、K_a 为吸收速度常数、F 为吸收系数、α 为分布速度常数或快配置速度常数、β 为消除速度常数或慢配置速度常数、X_0 为首剂量或负荷剂量、f_{ss} 为达坪分数。

[27～28]

答案：AE

解析：本题考查药动学公式。

[29～31]

答案：DBA

解析：本题考查药动学公式。统计矩法：用统计矩分析药物的体内过程，其计算主要依据是血药浓度－时间曲线下面积，不受数学模型的限制，适用于任何房室模型，故为非房室分析方法之一。①零阶矩（AUC）：血药浓度－时间曲线从零到无限大时的曲线下面积定义为零阶矩。②一阶矩（MRT）：药物通过机体（包括释放、吸收、分布和消除过程）所需要的平均滞留时间称为一阶矩，MRT=AUMC/AUC。③二阶矩（VRT）：平均滞留时间的方差称为二阶矩。因较高阶矩误差大，所以二阶矩在药物动力学中较少应用，仅零阶矩与一阶矩用于药物动力学分析。

[32～35]

答案：CAEB

解析：本题考查药动学公式。

[36～37]

答案：EB

解析：本题考查多剂量药动学公式。单室模型重复静脉注射给药的蓄积系数 $R=\dfrac{1}{1-e^{-k\tau}}$，单室模型血管外重复给药，血药浓度与时间的关系式：

$$C_n = \dfrac{k_a F X_0}{V(k_a - k)} \left(\dfrac{1-e^{-nk\tau}}{1-e^{-k\tau}} \cdot e^{-kt} - \dfrac{1-e^{-nk\tau}}{1-e^{-k\tau}} e^{-k_a \tau} \right)$$

[38～41]

答案：BADE

解析：本题考查相关药动学参数含义及符号。治疗药物监测（Therapeutic Drug Monitoring，简称TDM）是指在临床进行药物治疗过程中，观察药物疗效的同时，定时采集患者的血液（有时采集尿液、唾液等液体），测定其中的药物浓度，探讨药物的体内过程，以便根据患者的具体情况，以药动学和药效学基础理论为指导，借助先进的分析技术与电子计算机手段，并利用药代动力学原理和公式，使给药方案个体化，从而达到满意的疗效及避免发生毒副反应，同时也可以为药物过量中毒的诊断和处理提供有价值的实验室依据，将临床用药从传统的经验模式提高到比较科学的水平。多剂量给药体内药量的蓄积系数是稳态最小血药浓度与第一次给药后的最小血药浓度的比值。

[42～45]

答案：DEAC

解析：本题考查药动学中常用的基本概念。

C 型题

[1～3]

答案：BCE

解析：本题以注射用美洛西林／舒巴坦为案例，综合考查注射剂的配伍、质量要求和药动学负荷剂量计算。负荷剂量：凡首次给药时血药浓度达到稳态水平的剂量称为负荷剂量。负荷剂量 $X_0 = C_{ss} V$。

[4～5]

答案：EC

解析：为达到安全有效的治疗目的，根据患者的具体情况和药物的药效学与药动学特点而拟定的药物治疗计划称给药方案，给药方案包括剂量、给药间隔时间、给药方法和疗程等，影响给药方案的因素有药物的药理活性、药动学特性和患者的个体因素等。

X 型题

1. 答案：AB

解析：隔室模型：将身体视为一个系统，系统内部按动力学特点，分为若干室，只要体内某些部位接受药物及消除药物速率相似，都可归纳为一个房室。

2. 答案：ABCE

解析：双室模型假设身体由两部分组成，即药物分布速率比较大的中央室与分布较慢的周边室。中央室包括血液及血流供应充沛的组织中心、肝、肾、肺、内分泌腺及细胞外液，药物进入体循环后能很快地分布在整个中央室，血液与这些组织中的药物浓度可迅速达到平衡。周边室代表血液供应较少的组织，如肌肉、皮肤、脂肪组织等，药物的分布较慢。双室模型药物由中央室进入系统，并从中央室消除，在中央室与周边室之间药物进行着可逆性的转运。

3. 答案：CD

解析：生物半衰期是指药物在体内的量或血药浓度通过各种途径消除一半所需要的时间，用 $t_{1/2}$ 表示。特点：一级速率过程的消除半衰期与剂量无关,而与消除速率常数成反比因而半衰期为常数。

4. 答案：ACD

解析：表观分布容积是体内药量与血药浓度相互关系的一个比例常数。它可以设想为体内的药物按血浆浓度分布时，所需要体液的理论容积。表观分布容积大的药物与组织蛋白结合多，主要分布于细胞内液及组织间液。表观分布容积小的药物与血浆蛋白结合多，较集中于血浆。

5. 答案：ABDE

解析：尿药排泄速度法：药物从体内消除分为肾排泄和肾外途径排泄，当药物大部以原形药从肾排出时，药物的消除可用一级肾消除速度过程来描述。其动力学方程为：$\lg(dX_u/dt) = (-kt/2.303) + \lg(k_e X_0)$，即以 $\lg(dX_u/dt) \to t$ 作图为一直线。由公式可求出斜率 k，进而求 $t_{1/2}$。由截距可求出 k_e（肾排泄速度常数）。尿药速度法：尿释采集时间短，且缺少 1~2 样对结果无影响，缺点是数据波动大。总量减量法：优点是波动小所求参数较精确，缺点是需 5~7 个 $t_{1/2}$ 的时间采样。

6. 答案：AE

解析：达峰时间指单次服药以后，血药浓度达到峰值的时间，$t_{max} = 2.303/(k_a - k) \lg k_a / k$。只与吸收速度常数 k_a 和消除速度常数 k 有关。

7. 答案：DE

解析：具有非线性药物动力学特征，只能用米氏方程来描述。Michaelis-Menten 方程中：K_m 为米氏常数，V_m 为该过程理论最大速率。

8. 答案：AE

解析：根据"药物制剂人体生物利用度和生物等效性试验指导原则"，通常采用双周期两制剂交叉试验设计。两个试验周期之间为洗净期，洗净期通常为 1 周或 2 周，一个完整的血药浓度–时间曲线应包括吸收相、分布相和消除相，一般在血药浓度–时间曲线峰前部至少取 4 个点，峰后部取 6 个或 6 个以上的点，峰时间附近应有足够的取样点，总采样点不少于 11 个点，取样持续到 3~5 个半衰期或血药浓度为 C_{max} 的 1/10~1/20，采集血样时间至少应为 3~5 个 $t_{1/2}$，药物剂量一般应与临床用药剂量一致，多剂量给药连续服药时间至少经过 7 个消除半衰期后，连续测定 3 天的谷浓度（C_{min}），以确定血药浓度是否达稳态。

9. 答案：ACE

解析：评价指标 AUC、t_{max}、C_{max}。

10. 答案：ACD

解析：给药方案个体化方法有：比例法、一点法、重复一点法。

11. 答案：ABCD

解析：本题考查的是给药方案设计的一般原则。安全范围广的药物不需要严格的给药方案。对于治疗指数小的药物，要求血药浓度的波动范围在最低中毒浓度与最小有效浓度之间，因为患者的吸收、分布、消除的个体差异常常影响血药浓度水平，因而需要制定个体化给药方案。对于在治疗剂量即表现出非线性动力学特征的药物，剂量的微小改变，可能会导致治疗效果的显著差异，甚至会产生严重毒副作用，此类药物也需要制定个体化给药方案。给药方案设计和调整，常常需要进行血药浓度监测，但血药浓度监测仅在血药浓度与临床疗效相关，或血药浓度与药物副作用相关时才有意义。

第八章 药物对机体的作用

A 型题（最佳选择题，每题的备选答案中只有一个最佳答案）

1. 答案：A

解析：药物作用是指药物对机体的初始作用。去甲肾上腺素与血管平滑肌细胞 α 受体的结合属于去甲肾上腺素的药物作用。

2. 答案：B

解析：药物效应（药理效应）是药物作用的结果。去甲肾上腺素引起的血管收缩、血压上升属于去甲肾上腺素的药理效应。

3. 答案：A

解析：药物作用的选择性特点有高低之分。药物对受体作用的特异性与药理效应的选择性不一定平行，药物作用的特异性强及效应选择性高的药物，应用时针对性强，反之，效应广泛的药物一般副作用较多。临床用药一般应尽可能选用选择性高的药物，但效应广泛的药物在复杂病因或诊断未明时也有好处。选择性一般是相对的，与药物剂量有关，药物作用选择性是药物分类和临床应用的基础。

4. 答案：E

解析：对症治疗不能根除病因，对因治疗可以根除病因。使用抗生素杀灭病原微生物属于对因治疗，用药后能消除原发致病因子。

5. 答案：D

解析：质反应为药理效应不是随着药物剂量或浓度的增减呈连续性量的变化，而为反应的性质变化，一般以阳性或阴性、全或无的方式表示，如存活与死亡、惊厥与不惊厥、睡眠与否等。

6. 答案：A

解析：量反应为药理效应的强弱呈连续性量的变化，可用数、量或最大反应的百分率表示，如血压、心率、尿量、血糖浓度等。

7. 答案：C

解析：药物的剂量与效应关系简称量－效关系，是指在一定剂量范围内，药物的剂量（或浓度）增加或减少时，其效应随之增加或减弱，两者间有相关性。量－效曲线斜率大的药物，药量发生微小的变化即可引起效应的明显变化。

8. 答案：A

解析：最小有效量指引起药理效应的最小药物剂量，也称阈剂量。

9. 答案：B

解析：效能指的是药物产生最大效应的能力，能反映药物的内在活性。在一定范围内，增加药物剂量或浓度，其效应强度随之增加，但效应增至最大时，继续增加剂量或浓度，效应不能再上升，此效应为一极限，在质反应中阳性率达 100%。

10. 答案：C

解析：效能是药物产生最大效应的能力，可反映药物的内在活性。

11. 答案：B

解析：效价强度是指能引起等效反应（一般采用 50% 效应量）的相对剂量或浓度，其值越小则强度越大。

12. 答案：A

解析：治疗指数是指药物 LD_{50} 与 ED_{50} 的比值，即 LD_{50}/ED_{50}，表示药物的安全性，数值越大越安全，安全性与 LD_{50} 成正比，与 ED_{50} 成反比。

13. 答案：A

解析：效价强度是指能引起等效反应（一般采用 50% 效应量）的相对剂量或浓度，其值越大则强度越小，由大到小排序依次是：环戊噻嗪＞氢氯噻嗪＞呋塞米＞氯噻嗪。效能又称为最大效应，在一定范围内，增加药物剂量或浓度，其效应强度随之增加，但效应增至最大时，继续增加剂量或浓度，效应不能再上升，此效应为一极限，能反映药物的内在活性。呋塞米的效能最大。

14. 答案：E

解析：治疗指数是药物 LD_{50} 与 ED_{50} 的比值，

表示药物的安全性，数值越大越安全；安全范围是指 ED_{95} 和 LD_5 之间的距离，是较好的药物安全指标，数值越大越安全。

15. 答案：B

解析：TI 为治疗指数，对于量－效曲线斜率不同的药物而言，虽然有的药物治疗指数较大，但量－效曲线与毒－效曲线的首尾仍可能出现重叠。就是说，在没有获得充分疗效的剂量下，可能已有少数动物中毒死亡。这就不能认为治疗指数大的药物就一定安全。较好的药物安全指标是 ED_{95} 和 LD_5 之间的距离，称为药物安全范围，其值越大越安全。治疗指数因为没有考虑药物在最大有效量时的毒性，有时仅用治疗指数表示药物的安全性欠合理，所以两药不一定一样安全。

16. 答案：D

解析：氟尿嘧啶结构与尿嘧啶相似，掺入肿瘤细胞 DNA、RNA 中后，可干扰蛋白质合成而发挥抗肿瘤作用。

17. 答案：E

解析：阿司匹林抑制环氧酶是影响酶的活性；硝苯地平阻断 Ca^{2+} 通道是影响细胞膜离子通道；氢氯噻嗪抑制肾小管 Na^+-Cl^- 转运体是影响生理活性物质及其转运体；而碳酸氢钠利用自身碱性，发生中和反应碱化尿液而促使弱酸性药物的排泄是非特异性作用机制。

18. 答案：E

解析：铁剂治疗缺铁性贫血的作用机制是补充体内物质。

19. 答案：C

解析：氢氧化铝自身有碱性，可以中和胃酸，改善胃腔中的酸性，从而起到治疗胃溃疡的作用，所以其作用机制是改变细胞周围环境的理化性质。

20. 答案：C

解析：静脉注射甘露醇可产生高渗透压而利尿，所以其作用机制是改变细胞周围环境的理化性质。

21. 答案：B

解析：受体的类型可分为四类：G蛋白偶联受体、配体门控离子通道受体、酶活性受体和细胞核激素受体。

22. 答案：C

解析：受体具有饱和性、特异性、可逆性、灵敏性和多样性。

23. 答案：D

解析：NO 具备自分泌和旁分泌的作用。NO 生成后不仅能对自身细胞，也能对邻近细胞中的靶分子发生作用，发挥细胞或突触的信息传递作用。因此，NO 是一种既有第一信使特征，也有第二信使特征的信使分子。

24. 答案：E

解析：内源性配体为体内存在的能与受体结合的生理功能调节物质。药物属于外源性配体。

25. 答案：D

解析：配体充当第一信使的角色，多数不进入细胞，与细胞表面的特异性受体结合，通过改变受体的构型，激活细胞内的信号转导过程；少数亲脂性配体可直接进入细胞内，与胞内或核内的受体结合，发挥信号转导作用。

26. 答案：B

解析：药物与受体相互作用比较盛行的有三个学说：占领学说、速率学说和二态模型学说。其中药物作用取决于药物与受体的结合及分离速率，称为速率学说。

27. 答案：E

解析：肾上腺皮质激素、甲状腺激素、维A酸、维生素A、维生素D等在细胞核上有相应的受体，这些位于细胞核的受体称为细胞核激素受体。

28. 答案：B

解析：受体对它的配体有高度识别能力，对配体的化学结构与立体结构具有很高的专一性，同一化合物的不同光学异构体与受体的亲和力相差很大，这是受体的特异性表现。

29. 答案：A

解析：受体数量是有限的，在药物的作用上反映为最大效应，这是受体的饱和性表现。

30. 答案：D

解析：现已发现 40 余种神经递质或激素的受体，如许多激素的受体、M胆碱受体、肾上腺素受体、多巴胺受体、5-HT受体、前列腺素受体等，通过 G-蛋白偶联机制产生作用。

31. 答案：B

解析：钙离子属于第二信使。

32. 答案：A

解析：药物属于第一信使。

33. 答案：A

解析：K_D表示 D 与 R 的亲和力，即引起 50% 最大效应时的药物剂量或浓度。K_D 值越大，则亲和力越小，二者成反比。

34. 答案：A

解析：a、b、c 三药和受体的亲和力可以用 pD_2 表示，内在活性可以用 E_{max} 表示，从图上可以看出三药 pD_2 相同，而 E_{max} 不相等。

35. 答案：B

解析：x、y、z 三药和受体的亲和力可以用 pD_2 表示，内在活性可以用 E_{max} 表示，从图上可以看出三药的 pD_2 不相同，而 E_{max} 相等。

36. 答案：B

解析：该拮抗药因使激动药量-效曲线平行右移，最大效应不变，所以为竞争性拮抗药。竞争性拮抗药与受体结合是可逆的，可通过增加激动剂来争夺受体。

37. 答案：A

解析：该拮抗药因使激动药量-效曲线最大效应下降，所以为非竞争性拮抗药。非竞争性拮抗药与受体形成不可逆的结合，增加激动剂的剂量也不能使其量-效曲线的最大强度达到原来水平。

38. 答案：A

解析：A 拮抗药因使激动药量-效曲线平行右移，最大效应不变，所以为竞争性拮抗药。B 拮抗药因使激动药量-效曲线最大效应下降，所以为非竞争性拮抗药。

39. 答案：B

解析：根据激动剂的概念，激动剂对受体既有亲和力，又有内在活性。

40. 答案：D

解析：根据竞争性拮抗剂的量-效曲线特点，竞争性拮抗药使激动剂的量-效曲线平行右移，但最大效应不变，与受体的结合是可逆的。

41. 答案：B

解析：加入非竞争性拮抗药后，最大效应降低。非竞争性拮抗药与受体形成比较牢固地结合，不可逆，增加激动剂的浓度也不能争夺受体，所以增加激动药的剂量也不能使量-效曲线的最大强度达到原来水平。

42. 答案：B

解析：内在活性在 0～1, 0 < α < 100% 时，为部分激动药，如喷他佐辛。

43. 答案：A

解析：高血压患者长期应用 β 受体拮抗药普萘洛尔时，突然停药引起"反跳"现象，导致血药浓度升高，此现象为受体增敏，是指因长期应用拮抗药，造成受体数量或敏感性提高。

44. 答案：B

解析：同源脱敏是指受体只对一种类型的受体激动药的反应下降，而对其他类型受体激动药的反应不变。

45. 答案：D

解析：异源脱敏是指受体对一种类型激动药脱敏，而对其他类型受体的激动药也不敏感。

46. 答案：A

解析：绝大多数配体和受体的结合是通过分子间的引力，如范德华力、离子键、氢键等，是可逆的，受体与配体结合形成的复合物可以解离，也可以被另一种特异性配体所置换。

47. 答案：B

解析：完全激动药（如吗啡）和部分激动药（如喷他佐辛）合用时，当两者都在低浓度时，产生两药作用相加效果。当两者用量达到一个临界点时，完全激动药产生的效应相当于部分激动药的最大效应，此时，随着部分激动药浓度的增加，发生对完全激动药的竞争性拮抗作用。

48. 答案：A

解析：效价强度是指用于作用性质相同的药物之间的等效剂量或浓度的比较，是指能引起等效反应（一般采用 50% 效应量）的相对剂量或浓度，其值越小则强度越大。用于比较药物内在活性强弱的参数是效能，而不是效价强度。

49. 答案：E

解析：影响药物作用的因素中，药物剂量属于药物方面的因素，而年龄、性别、精神因素、遗传因素均属于机体方面的因素。

50. 答案：B

解析：遗传因素主要表现为：种属差异、种族差异、特异质反应和个体差异。疾病因素不属于遗传因素。

51. 答案：B

解析：药物效应的拮抗作用是指两种或两种

以上药物作用相反,或发生竞争性或生理性拮抗作用。生理性拮抗是指两种激动药分别作用于生理作用相反的两个特异性受体,如自体活性物质组胺可作用于组胺 H_1 受体,引起支气管平滑肌收缩,使小动脉、小静脉和毛细血管扩张,毛细血管通透性增加,引起血压下降,甚至休克。肾上腺素作用于 β 肾上腺素受使支气管肌松弛,小动脉、小静脉和毛细血管前括约肌收缩,可迅速缓解休克,用于治疗过敏性休克。组胺和肾上腺素合用则发挥生理性拮抗作用。

52. 答案:D

解析:药物的安全性一般与其半数致死量 LD_{50} 的大小成正比,与半数有效浓度 ED_{50} 成反比,故常以药物 LD_{50} 与 ED_{50} 的比值表示药物安全性,称为治疗指数,此数值越大越安全。

53. 答案:A

解析:药物的配伍禁忌是指在患者用药之前(即药物尚未进入机体以前),药物间发生化学或物理性相互作用,使药性发生变化。

54. 答案:E

解析:药动学方面的药物相互作用是指一种药物使另外一种合用的药物发生药动学的改变,从而使后一种药物的血浆浓度发生改变。药动学过程包括吸收、分布、代谢和排泄四个环节。

55. 答案:D

解析:根据亲和力和内在活性,激动药又能分为完全激动药和部分激动药。部分激动药对受体有很高的亲和力,但内在活性不强($\alpha<1$),量-效曲线高度(E_{max})较低,即使增加剂量,也不能达到完全激动药的最大效应,相反,却可因它占领受体而拮抗激动药的部分药理效应。

56. 答案:E

解析:效能,也称为最大效应,是指在一定范围内,增加药物剂量或浓度,其效应强度随之增加,但效应增至最大时,继续增加剂量或浓度,效应不能再上升,此效应为一极限,效能反映了药物的内在活性。效价强度是指用于作用性质相同的药物之间的等效剂量或浓度的比较,是指能引起等效反应(一般采用50%效应量)的相对剂量或浓度,其值越小则强度越大。但是效能和效价强度之间并没有直接联系。

57. 答案:B

解析:受体的特异性是指受体对它的配体有高度识别能力,对配体的化学结构与立体结构具有很高的专一性,特定的受体只能与其特定的配体结合,产生特定的生理效应。

58. 答案:D

解析:第二信使为第一信使作用于靶细胞后在胞浆内产生的信息分子,第二信使将获得的信息增强、分化、整合并传递给效应器才能发挥特定的生理功能或药理效应。第二信使包括环磷酸腺苷 Camp、cGMP、IP3、DG 及 PGs、Ca^{2+} 等。

59. 答案:D

解析:药物的治疗作用是指患者用药后所产生的符合用药目的达到防治疾病的作用。对因治疗指用药后能消除原发病因子,治愈疾病的药物治疗。例如使用抗生素杀灭病原微生物,达到控制感染性疾病的目的;铁剂治疗缺铁性贫血等属于对因治疗。

60. 答案:D

解析:药物的安全性一般与其半数致死量 LD_{50} 的大小成正比,与半数有效浓度 ED_{50} 成反比,故常以药物 LD_{50} 与 ED_{50} 的比值表示药物安全性,称为治疗指数,此数值越大越安全。

61. 答案:B

解析:引起血压升高的原因是利福平诱导了肝药酶,促进了氨氯地平的代谢,该现象属于生化性拮抗,即两药联合用药时,一个药物通过诱导生化反应而使另一个药物的药效降低。

62. 答案:C

解析:罗格列酮属于噻唑烷二酮类胰岛素增敏药,可使胰岛素对受体靶组织的敏感性增加,故罗格列酮与胰岛素合用具有增敏效果。

63. 答案:E

解析:后遗效应是指在停药后,血药浓度已降至最小有效浓度以下时残存的药理效应。服用苯二氮䓬类(如地西泮)镇静催眠药物后,在次日清晨仍有乏力、困倦等"宿醉"现象。

64. 答案:C

解析:凡是不符合用药目的并给患者带来不适或痛苦的反应统称为药品不良反应(adverse drug reaction,ADR)。

65. 答案:C

解析:有些药物通过补充生命代谢物质,治疗相应的缺乏症。例如，补充铁剂治疗缺血性贫血，补充胰岛素治疗糖尿病等。

66. 答案：E

解析：不同年龄的人群药源性疾病的发生率不同，如新生儿服氯霉素后因其葡萄糖醛酸结合力低下，对药物缺乏解毒能力，可致"灰婴综合征"。

67. 答案：C

解析：氯霉素主要在肝脏代谢，新生儿应用氯霉素后因为肝脏代谢能力较低，可造成"婴综合征"。

68. 答案：E

解析：某些个体对药物产生不同于常人的反应，与其遗传缺陷有关，称为特异质反应。

69. 答案：D

解析：某些个体对药物产生不同于常人的反应，与其遗传缺陷有关，称为特异质反应。

70. 答案：C

解析：人群对药物的代谢表现为弱代谢型和强代谢型，两者对药物的药动学差异很大。虽然用药条件相同，多数人药效学和药动学相似，但一些人对同一药物的反应却不相同，此差异称为个体差异。

71. 答案：E

解析：不同种属（包括人类）之间对同一药物的作用和药动学有很大差异，称之为种属差异。大鼠体内缺少一种把沙利度胺代谢成致畸异构体的酶，因此大鼠实验就不会引起畸胎；反之，人体存在这种酶，所以具致畸性。

72. 答案：A

解析：药物引起机体过敏反应的程度有昼夜节律。青霉素皮试反应最重是在午夜，反应最轻是在中午。

73. 答案：E

解析：遗传因素对药动学的影响主要体现在药物在体内的吸收、分布、代谢和排泄发生改变；对药效学的影响主要改变药物作用靶点（包括受体）对药物的反应性或敏感性以及下游信号分子的遗传多态性对药物效应的影响。

74. 答案：A

解析：阿司匹林对胃肠道黏膜有刺激和损伤作用，宜饭后服用。

75. 答案：D

解析：药物依赖性是药物的生理反应，是由于反复用药所产生的一种适应状态，中断用药后可产生一种强烈的症状或损害，即为戒断综合征。

76. 答案：E

解析：成瘾用药的目的是追求精神效应和欣快感，有强烈的渴求欲望，出现觅药行为，是一种精神依赖性。

77. 答案：A

解析：水杨酸类、磺胺类药物、氨苄西林等在酸性环境的吸收较好，若同时服用碳酸氢钠或服用抗胃酸分泌的H_2受体拮抗药及质子泵阻断药奥美拉唑等，都将减少这些弱酸性药物的吸收。

78. 答案：E

解析：药物致畸作用最终的结果是导致胎儿死亡、婴儿出现机能或结构异常，如沙利度胺早期用于孕妇的早期妊娠反应，后发现用过此药的孕妇常分娩四肢短小的畸形胎儿。

79. 答案：E

解析：停药反应是指患者长期服用某些药物，机体对这些药物产生了适应性，若突然停药或减量过快易使机体的调节功能失调而发生功能紊乱，导致病情加重或临床症状上的一系列反跳回升现象，又称反跳反应。

80. 答案：B

解析：特异质反应是指少数特异体质患者对某些药物反应异常敏感，反应性质也可能与常人不同。特异质反应多是先天遗传异常所致的反应。

81. 答案：D

解析：继发性反应是由于药物的治疗作用所引起的不良后果。若长期应用广谱抗生素如四环素，由于许多敏感的菌株被抑制，而使肠道内菌群间的相对平衡状态遭到破坏，以至于一些不敏感的细菌如耐药性的葡萄球菌大量繁殖，则可引起葡萄球菌伪膜性肠炎，此称二重感染。

82. 答案：A

解析：副作用是指在药物按正常用法用量使用时，出现的与治疗目的无关的不适反应。阿托品用于解除胃肠痉挛时，会引起口干、心悸、便秘等副作用。

83. 答案：B

解析：特异质反应是因先天性遗传异常，大多是由于机体缺乏某种酶，药物在体内代谢受阻所致的反应。

84. 答案：B

解析：继发反应是继发于药物治疗作用之后的不良反应，是治疗剂量下治疗作用本身带来的间接结果。

85. 答案：A

解析：副作用是指在药物按正常用法用量使用时，出现的与治疗目的无关的不适反应。一般副作用较轻微并可预料。

86. 答案：E

解析：异烟肼对白种人易诱发神经炎，对黄种人易引起肝损害。

87. 答案：C

解析：有些药物通过补充生命代谢物质，治疗相应的缺乏症，如铁剂治疗缺铁性贫血。

88. 答案：E

解析：对因治疗指用药后能消除原发致病因子，治愈疾病的药物治疗，例如使用抗生素杀灭病原微生物，达到控制感染性疾病。

89. 答案：A

解析：效价强度是指用于作用性质相同的药物之间的等效剂量或浓度的比较，是指能引起等效反应（一般采用50%效应量）的相对剂量或浓度，其值越小则强度越大。

90. 答案：C

解析：常以药理效应强度为纵坐标，药物剂量或浓度为横坐标，进行作图，得到直方双曲线，将药物浓度或剂量改用对数值作图，则呈现典型S形曲线，即量-效曲线。

91. 答案：C

解析：生理性拮抗是指两种激动药分别作用于生理作用相反的两个特异性受体。

92. 答案：A

解析：药理性拮抗是指当一种药物与特异性受体结合后，阻止激动剂与其结合，合用时作用完全消失或作用小于单用时作用。

93. 答案：A

解析：药理性拮抗是指当一种药物与特异性受体结合后，阻止激动剂与其结合，从而降低药效。

94. 答案：A

解析：生理性拮抗是指两个激动药分别作用于生理作用相反的两个特异性受体。组胺作用于H1受体，引起支气管平滑肌收缩，而肾上腺素作用于β受体使支气管平滑肌松弛，两者合用发挥生理性拮抗。

95. 答案：E

解析：普鲁卡因注射液中加入少量肾上腺素，可使用药局部的血管收缩，减少对普鲁卡因的吸收，使其局麻作用延长，毒性降低。

96. 答案：B

解析：增敏作用是指某药可使组织或受体对另一药的敏感性增强。

97. 答案：C

解析：生化性拮抗是指两药联合用药时，一个药物通过诱导生化反应而使另外一个药物的药效降低。例如苯巴比妥诱导肝微粒体酶的活性，使避孕药代谢加速，药效降低。

98. 答案：C

解析：生理性拮抗是指两个激动药分别作用于生理作用相反的两个特异性受体。组胺作用于H1受体，引起支气管平滑肌收缩，而肾上腺素作用于β受体使支气管平滑肌松弛，两者合用发挥生理性拮抗。

99. 答案：C

解析：阿司匹林与对乙酰氨基酚合用可使解热、镇痛作用相加；磺胺甲噁唑与甲氧苄啶合用、普鲁卡因与肾上腺素合用属于增强作用；组胺与肾上腺素合用可发挥生理性拮抗；苯海拉明和异丙肾上腺素合用可产生药理性拮抗作用。

100. 答案：E

解析：丙磺舒与青霉素均为酸性药物，合用时可产生相互作用。丙磺舒竞争性占据酸性转运系统，阻碍青霉素经肾小管的分泌，因而延缓青霉素的排泄使其发挥较持久的效果。

101. 答案：B

解析：药动学四个环节，即吸收、分布、代谢和排泄。

102. 答案：E

解析：慢代谢者（PM）服用苯乙肼易引起镇静和恶心不良反应。其余选项都正确。

103. 答案：D

解析：配伍禁忌属于体外药物相互作用的方式。

104. 答案：D

解析：慢代谢者（PM）服用肾上腺素阻断药异喹胍治疗高血压时会引起直立性低血压不良反应的原因，是患者体内 4-羟化酶发生变异，异喹胍不易发生氧化代谢。

105. 答案：E

解析：碳酸氢钠通过碱化尿液可促进水杨酸类的排泄，这在水杨酸类药物和巴比妥类药物中毒时有实际应用价值。

106. 答案：A

解析：协同作用是指两药同时或先后使用，可使原有的药效增强，包括相加作用、增强作用和增敏作用。

107. 答案：E

解析：两种或两种以上药物作用相反，或发生竞争性或生理性拮抗作用，表现为联合用药时的效果小于单用效果之和，或一种药物部分或全部拮抗另一种药物的作用，合用时引起药效降低，称为拮抗作用。

108. 答案：A

解析：相加作用是指若两药合用的作用是两药单用时的作用之和。

109. 答案：A

解析：葡萄糖-6-磷酸脱氢酶（G-6-PD）缺乏症是一种主要表现为溶血性贫血的遗传病。

110. 答案：C

解析：在用巯鸟嘌呤对癌症患者进行化疗时，由于红细胞中转甲基化酶的活性降低，使药物不能代谢而降低活性，一些患者出现了严重的由于血药浓度的急剧升高而发生的毒性反应。

111. 答案：A

解析：降血脂药辛伐他汀通过抑制羟甲基戊二酰辅酶A还原酶，抑制肝脏合成胆固醇而发挥降血脂作用。机体胆固醇的合成有昼夜节律，夜间合成增加，因此夜间给予他汀类降血脂药降低血清胆固醇的作用更强，推荐临睡前给药。

112. 答案：B

解析：受体的敏感性、受体与药物的最大亲和力以及受体的浓度均呈现昼夜节律性变化。吗啡15:00给药的镇痛作用最弱，21:00给药作用最强。

113. 答案：E

解析：药物的剂型不同也会影响药物毒性作用的大小。剂型和给药途径的不同，药物起效速度、作用时间不同，产生的治疗作用和毒性作用的强度则不同。

114. 答案：B

解析：异烟肼在体内的代谢呈多态性，快代谢型使药物快速灭活，产生更多的毒性代谢物，因此较易出现肝毒性。

115. 答案：B

解析：长春碱、秋水仙碱和紫杉醇可引起微管相关性神经毒性属于轴突损害。

116. 答案：A

解析：氨基糖苷类抗生素对听觉神经的毒性属于神经元损害。

117. 答案：D

解析：50%的亚洲人体内缺少乙醛脱氢酶，该酶是乙醇代谢的关键酶，因此乙醛脱氢酶缺乏者饮酒后血中乙醛水平明显升高，导致儿茶酚胺介导的血管扩张症状，出现面部潮红、心率加快、出汗、肌无力等不良反应。

B型题（配伍选择题，备选答案在前，试题在后，每题若干组，每组均对应同一组备选答案）

[1～2] 答案：AB

解析：去甲肾上腺素与血管平滑肌细胞的 α 受体结合，属于去甲肾上腺素的药物作用；而去甲肾上腺素引起的血管收缩、血压上升，为其药物效应。

[3～5] 答案：ABE

解析：补充体内营养或代谢物质不足称为补充疗法，铁制剂治疗缺铁性贫血等属于补充疗法；对症治疗用药后能改善患者疾病的症状，如应用解热镇痛药降低高热患者的体温、缓解疼痛，属于对症治疗。中医学提倡"急则治其标，缓则治其本"，有时应"标本兼治"，这些是临床实践应遵循的原则。

[6～7] 答案：DB

解析：去甲肾上腺素可直接收缩血管，使血压升高（属于兴奋作用），同时也可以反射性地引起心率减慢（属于抑制作用）。

[8～10] 答案：AEB

解析：效价强度是指能引起等效反应（一般采用50%效应量）的相对剂量或浓度，其值越小则强度越大；安全范围是 ED_{95} 和 LD_5 之间的距离，是较好的药物安全指标，数值越大越安全；决定药物与受体结合的能力是亲和力。

[11～13] 答案：ACB

解析：对受体有很高亲和力和内在活性（α=1）的是完全激动药；对受体有很高的亲和力，但内在活性不强（α<1）的是部分激动药；使激动药与受体结合的量效曲线平行右移，最大效应不变的是竞争性拮抗药。

[14～16] 答案：DAB

解析：药物与受体结合可以用α表示内在活性；用 pD_2（亲和力常数）反映激动药与受体的亲和力，数值越大表示亲和力越强，二者成正比；用 pA_2 反映竞争性拮抗药的拮抗强度，数值越大表示拮抗强度越强。

[17～18] 答案：ED

解析：量-效曲线常以药理效应强度为纵坐标，药物剂量为横坐标作图得到。

[19～22] 答案：BCEA

解析：临床治疗疾病一般采用常用剂量；引起药理效应的最小药量即阈剂量；引起50%最大效应的剂量或浓度，称为半数有效量；引起等效反应（一般采用50%效应量）的相对剂量或浓度是效价强度。

[23～25] 答案：DEB

解析：丙磺舒抑制转运体用于痛风的治疗；补充机体缺乏的物质，如维生素、多种微量元素等属于非特异性作用机制；钙通道阻滞药硝苯地平可以阻滞 Ca^{2+} 通道，治疗高血压。

[26～28] 答案：BAE

解析：受体数量是有限的，其能结合的配体量也是有限的，因此受体具有饱和性，在药物的作用上反映为最大效应。受体对它的配体有高度识别能力，对配体的化学结构与立体结构具有很高的专一性，特定的受体只能与其特定的配体结合，产生特定的生物学效应，称为特异性。同一受体可广泛分布于不同组织或同一组织不同区域，受体密度不同，称为多样性。

[29～31] 答案：ACE

解析：受体脱敏是指在长期使用一种激动药后，组织或细胞的受体对激动药的敏感性和反应性下降的现象；受体增敏是因长期应用拮抗药，造成受体数量或敏感性提高；同源脱敏是指只对一种类型受体的激动药的反应下降，而对其他类型受体激动药的反应不变。

[32～34] 答案：ACB

解析：激动药指与受体既有亲和力又有内在活性的药物，内在活性（α=1）时称为完全激动药，内在活性不强（α<1）为部分激动药；与受体有很高亲和力，但缺乏内在活性（α=0），与激动药合用，在增强激动药的剂量或浓度时，激动药的量-效曲线平行右移，但最大效应不变的药物是竞争性拮抗药。

[35～37] 答案：ABE

解析：M胆碱受体属于G蛋白偶联受体；N胆碱受体属于配体门控的离子通道受体；肾上腺皮质激素受体属于细胞核激素受体。

[38～41] 答案：ECBA

解析：甲状腺激素受体属于细胞内激素受体；胰岛素受体属于酪氨酸激酶受体；γ-氨基丁酸（GABA）受体属于配体门控的离子通道受体；M胆碱受体属于G蛋白偶联受体。

[42～43] 答案：AE

解析：多肽类激素、神经递质、细胞因子及药物等细胞外信使物质，属于第一信使；生长因子、转化因子等负责细胞核内外信息传递的物质，属于第三信使。

[44～47] 答案：ABCD

解析：吗啡的内在活性（α=1），属于完全激动药；喷他佐辛的内在活性（α=0.25），属于部分激动药；地西泮对失活态受体的亲和力大于活化态，药物与受体结合后引起与激动药相反的效应，称为反向激动药；阿托品是乙酰胆碱的竞争性拮抗药。

[48～51] 答案：CCAB

解析：受体脱敏是指在长期使用一种激动药后，组织或细胞的受体对激动药的敏感性和反应性下降的现象。根据产生的机制不同，受体脱敏又分为同源脱敏和异源脱敏。同源脱敏是指只对一种类型的受体激动药的反应下降，对其他受体激动药的反应性不变。异源脱敏是指受体对一种类型的激动药脱敏，对其他类型受体的激动药也不敏感。受体增敏是与受体脱敏相反的一种现象，可因长期应用拮抗药，造成受体数量或敏感性提高。应用普萘洛尔突然停药引起血压"反跳"以及磺酰脲类使胰岛素受体敏感性增强均属于受体增敏。长期应用异丙肾上腺素治疗哮喘，异丙肾上腺素疗效逐渐减弱属于同源脱敏。维生素 A 使胰岛素受体脱敏为异源脱敏。

[52～54] 答案：EBA

解析：细胞膜上有许多离子通道，通道的开放或关闭影响细胞内外无机离子的转运，能迅速改变细胞功能，如钙通道阻滞药氨氯地平可以阻滞 Ca^{2+} 通道，降低细胞内 Ca^{2+} 浓度，致血管舒张，产生降压作用。核酸（DNA 及 RNA）是控制蛋白质合成及细胞分裂的生命物质，有些药物化学结构与体内正常代谢非常相似，虽参与机体代谢过程，却往往不能引起代谢的生理效果，最后导致抑制或阻断代谢的后果，称抗代谢药。例如氟尿嘧啶结构与尿嘧啶相似，掺入肿瘤细胞 DNA、RNA 中后，干扰蛋白质合成而发挥抗肿瘤作用。酶是由机体细胞产生的具有催化作用的蛋白质，抗高血压药依那普利抑制血管紧张素转化酶。

[55～56] 答案：DC

解析：大多数药物作用于受体发挥药理作用，如胰岛素激活胰岛素受体，阿托品阻断 M 胆碱受体，肾上腺素激活 α、β 受体等；影响细胞膜离子通道的典型例子，如钙通道阻滞药硝苯地平可以阻滞 Ca^{2+} 通道，降低细胞内 Ca^{2+} 浓度，致血管舒张，产生降压作用。

[57～59] 答案：DCE

解析：产生药理效应的最小药量是阈剂量；反映药物安全性的指标是治疗指数；反映药物最大效应的指标是效能。

[60～61] 答案：AE

解析：增强作用是指两药合用时的作用大于单用时的作用之和，降压药联用硝酸酯类药物会导致扩血管效应更严重，易引起直立性低血压，属于增强作用。肝素过量可引起出血，用静脉滴注鱼精蛋白注射液解救，因后者是带有强大阳电荷的蛋白，能与带有强大阴电荷的肝素形成稳定的复合物，使肝素的抗凝血作用迅速消失，这种类型拮抗称为化学性拮抗。

[62～64] 答案：ADB

解析：精神依赖性是指多次用药后使人产生欣快感，导致用药者在精神上对所用药物有一种渴求连续不断使用的强烈欲望；生理依赖性是指中枢神经系统对长期使用的药物所产生的一种身体适应状态；长期使用某种药物，一旦停药，将产生一系列生理功能紊乱，称为戒断综合征。

[65～67] 答案：BDC

解析：长期使用广谱抗生素，使敏感细菌被杀灭，造成非敏感菌大量繁殖，该不良反应是继发反应；服用地西泮催眠，次晨出现乏力、倦怠等"宿醉"现象，该不良反应是后遗效应；服用阿托品治疗胃肠绞痛，出现口干等症状，该不良反应是副作用。

[68～71] 答案：ABCE

解析：药物在治疗量时引起的与治疗目的无关的不适反应是副作用或副反应；药物剂量过大或体内蓄积过多时发生的危害机体的反应是毒性作用；药物引起的与免疫反应有关的生理功能障碍或组织损伤是变态反应，药物引起的与遗传异常有关的不良反应是特异质反应。

[72～74] 答案：ABE

解析：某些人缺少 G-6-PD 时，吃蚕豆或服用伯氨喹类药物后可出现急性溶血反应；血浆假性胆碱酯酶缺乏的人对琥珀胆碱水解灭活能力减弱，常规剂量应用时可引起呼吸肌麻痹时间延长；乙酰化慢代谢者（PM）服用肼苯哒嗪（肼屈嗪）会引起红斑狼疮。

[75～76] 答案：DB

解析：奥美拉唑是 H^+、K^+-ATP 酶抑制剂，对于亚洲患者中的弱代谢型及肝功受损的患者，应调低剂量进行治疗。肿瘤分子靶向治疗可通过检测肿瘤中是否存在导致肿瘤生长的基因突变或基因谱变化，以此确定针对特异性驱动基因突变的治疗方法，针对 EGFR 可以用吉非替尼治疗非小细胞肺癌。

[77～78] 答案：CC

解析：应用糖皮质激素治疗疾病时，8:00 时一次予以全天剂量比一天多次给药效果好，不良反应也少。胰岛素一般上午 8 点给药效果好。

[79～81] 答案：CDA

解析：铁剂服用选择在 19:00 比较合理；吗啡 15:00 时给药的镇痛作用最弱，21:00 时给药最强；茶碱 5:00 给药吸收率 C_{max} 高。

[82～84] 答案：BAD

解析：乙酰化作用快代谢者（EM，黄种人常见）服用肼屈嗪会引起肝脏毒性；血浆假性胆碱酯酶缺乏的人对琥珀胆碱水解灭活能力减弱，常规剂量应用时可以引起呼吸肌麻痹时间延长；异喹胍氧化弱代谢者（PM），不能对异喹胍进行 4'-羟化代谢，服用其治疗高血压时，会增加中毒危险（如直立性低血压）。

[85～88] 答案：ACED

解析：药物引起细胞功能紊乱导致的毒性有：地塞米松导致淋巴细胞凋亡及致畸；利血平耗竭去甲肾上腺素等递质引起相应的毒性反应；可卡因误服者引发严重鼻黏膜溃疡或心肌梗死；洋地黄毒苷会造成严重心律失常。

[89～91] 答案：DBE

解析：G-6-PD 缺乏者应用伯氨喹、磺胺药、氨苯砜等药物易发生溶血反应属于遗传因素的影响；新生儿肝脏葡萄糖醛酸结合能力尚未发育，应用氯霉素可导致灰婴综合征；小肠或胰腺疾病导致药物吸收不完全属于病理状态的影响。

[92～94] 答案：CDE

解析：服用氟烷可能产生慢性坏死性肝炎；服用阿司匹林、吲哚美辛、双氯芬酸等可能产生上消化道溃疡、出血等毒性作用；服用氯霉素可能产生药源性再生障碍性贫血。

[95～97] 答案：EAB

解析：服用多柔比星可能对心血管系统产生氧化应激的毒性作用；服用非那西丁可能产生高铁血红蛋白血症；洛美沙星结构中含有 C8 位的氟原子，光照易产生自由基，可能产生光敏性皮炎。

[98～100] 答案：ABE

解析：氨基糖苷类抗生素（庆大霉素、链霉素、卡那霉素或新霉素）间相互合用或先后应用，对听神经和肾脏的毒性增加，应避免联合使用，属于相加作用；磺胺异噁唑和甲氧苄啶合用，其抗菌作用增加 10 倍，属于增强作用；普萘洛尔是 β 受体阻断药，异丙肾上腺素是 β 受体激动药，两药合同时作用相互抵消，属于药理性拮抗。

[101～103] 答案：DBC

解析：若两药合用的效应是两药分别作用的代数和，称其为相加作用；两药合用时的作用大于单用时的作用之和，称其为增强作用；某药可使组织或受体对另一药的敏感性增强，称其为增敏作用。

[104～106] 答案：AEC

解析：两种激动药分别作用于生理作用相反的两个特异性受体，称为生理性拮抗；当一种药物与特异性受体结合后，阻止激动剂与其结合，称为药理性拮抗；某药可使组织或受体对另一药物的敏感性减弱，称为脱敏作用。

[107～109] 答案：ECA

解析：药理性拮抗是当一种药物与特异性受体结合后，阻止激动剂与其结合，如 β 受体拮抗药可拮抗异丙肾上腺素的 β 受体激动作用，两药合用时的作用完全消失；苯巴比妥诱导肝微粒体酶，使避孕药代谢加速，效应降低，避孕失败，此为生化性拮抗；生理性拮抗是指两种激动药分别作用于生理作用相反的两个特异性受体，组胺和肾上腺素合用则发挥生理性拮抗作用。

[110～111] 答案：DC

解析：阿托品阻断副交感神经末梢支配效应器细胞上的 M 胆碱受体；钙通道阻滞药硝苯地平可以阻滞 Ca^{2+} 通道，降低细胞内 Ca^{2+} 浓度，致血管舒张，产生降压作用。

[112～113] 答案：AB

解析：服用阿司匹林对呼吸系统产生哮喘毒性作用；服用肼屈嗪对免疫系统产生红斑狼疮毒性作用。

[114～117] 答案：CABE

解析：增敏作用指某药可使组织或受体对另一药的敏感性增强，如钙增敏药作用于心肌收缩蛋白，可增加肌钙蛋白 C 对 Ca^{2+} 的亲和力，在不增加细胞内 Ca^{2+} 浓度的条件下，增强心肌收缩力。阿司匹林与对乙酰氨基酚合用可使解热、镇痛作用相加。增强作用是指两药合用时的作用大于单用时的作用之和，普鲁卡因注射液中加入少量肾上腺素，肾上腺素使用药局部的血管收缩，减少普鲁卡因的吸收，使其局麻作用延长，毒性降低，属于增强作用。药理性拮抗是指当一种药物与特异性受体结合，阻止激动剂与其结合，从而降低药效，如 H_1 组胺受体拮抗药苯海拉明可拮抗 H_1 组胺受体激动药的作用，属于药理性拮抗。

[118～120] 答案：CBA

解析：完全激动药对受体有很高的亲和力和内在活性（α=1）。部分激动药对受体有很高的亲和力，但内在活性不强（α<1），量-效曲线高度（E_{max}）较低，即使增加剂量也不能达到完全激动药

的最大效应。拮抗药具有较强的亲和力，但缺乏内在活性（α=0），故不能产生效应。

C型题（综合分析选择题。每题的备选答案中只有一个最佳答案）

[1~3]答案：BAD

解析：使用抗生素杀灭病原微生物，达到控制感染性疾病的目的属于对因治疗；应用解热镇痛药降低高热患者的体温，缓解疼痛属于对症治疗；碳酸氢钠通过碱化尿液促进水杨酸类的排泄，在水杨酸类药物和巴比妥类药物中毒时有实际应用价值。

[4~6]答案：CAC

解析：竞争性拮抗药的特点是：加入竞争性拮抗药后可使相应受体激动药的量-效曲线平行右移，最大效应不变；pA_2值的大小反映竞争性拮抗药对其激动药的拮抗强度，药物的pA_2值越大，其拮抗作用越强；A药突然停药引起血压"反跳"现象为受体增敏，指的是因长期应用拮抗药，造成受体数量或敏感性提高。

[7~9]答案：ADC

解析：普萘洛尔属于芳氧丙醇胺类β受体阻滞剂；停药之后出现了血压升高等反跳回升现象，使原有病情加重的情形，这种情况属于停药反应；普萘洛尔是β受体阻断药，异丙肾上腺素为β受体激动药，两药合用时药效降低，这种情况属于药理性拮抗。

X型题（多项选择题，每题的备选答案中有2个或2个以上正确答案，少选或多选均不得分）

1. 答案：ABCDE

解析：药物作用是指药物与机体生物大分子相互作用所引起的初始作用。药理效应是机体反应的具体表现，是继发于药物作用的结果。使机体器官功能增强的称为兴奋，使机体器官功能减弱的称为抑制。药物在不同器官的同一组织，也可产生不同效应。药物作用一般分为局部作用和全身作用。

2. 答案：ABCD

解析：去甲肾上腺素与血管平滑肌细胞的α受体结合，属于去甲肾上腺素的药物作用，而去甲肾上腺素引起的血管收缩、血压上升，为其药理效应，去甲肾上腺素可直接收缩血管，使血压升高（兴奋作用），同时也可以反射性地引起心率减慢（抑制作用）。

3. 答案：ABDE

解析：药物在体内对不同的组织器官所引起的药理效应和强度不同，称为选择性。药物作用的选择性有高低之分；药物对受体作用的特异性与药理效应的选择性不一定平行，临床上用药一般应尽可能选用选择性高的药物，但效应广泛的药物在复杂病因或诊断未明时也有好处；药物的选择性一般是相对的，有时与药物的剂量有关；药物作用选择性是药物分类和临床应用的基础。

4. 答案：ABD

解析：药理效应是机体器官原有功能水平的改变。功能的增强称为兴奋，如咖啡因兴奋中枢神经、肾上腺素引起心肌收缩力加强、心率加快、血压升高等；功能的减弱称为抑制，如阿司匹林退热、苯二氮䓬类药物镇静催眠等。去甲肾上腺素可直接收缩血管，使血压升高，同时也可以反射性地引起心率减慢。

5. 答案：BCD

解析：补充体内营养或代谢物质不足称为补充疗法，又称替代疗法，铁制剂治疗缺铁性贫血属于补充疗法。

6. 答案：ABE

解析：对症治疗用药后能改善患者疾病的症状，如应用解热镇痛药降低高热患者的体温、缓解疼痛，硝酸甘油缓解心绞痛，抗高血压药降低患者过高的血压等属于对症治疗。

7. 答案：ABCE

解析：药物剂量与效应关系简称量-效关系，是指在一定剂量范围内，药物的剂量（或浓度）增加或减少时，其效应随之增强或减弱，两者间有相关性。药物量效之间的函数关系可用曲线来表示，常以药理效应强度为纵坐标，药物剂量或浓度为横坐标，进行作图，得到直方双曲线。将药物浓度或剂量改用对数值作图，则呈现典型的S形曲线。

8. 答案：BCDE

解析：药理效应的强弱呈连续性量的变化，可用数量或最大反应的百分率表示，称为量反应。除存活与死亡外，其余都属于量反应。

9. 答案：ABCDE

解析：如果药理效应不是随着药物剂量或浓度的增减呈连续性量的变化，而为反应的性质变化，则称之为质反应，一般以阳性或阴性、全或无的方式表示，如存活与死亡、惊厥与不惊厥、睡眠与否等。

10. 答案：ACE

解析：在效应16%～84%的区域，量-效曲线几乎呈一直线，其与横坐标夹角的正切值，称为量-效曲线的斜率。斜率大的药物，药量微小的变化，即可引起效应的明显改变，反之亦然。斜率大小在一定程度上反映了临床用药的剂量安全范围。

11. 答案：ABCE

解析：效价强度指能引起等效反应（一般采用50%效应量）的相对剂量或浓度，其值越大则强度越小，由大到小排序依次是环戊噻嗪＞氢氯噻嗪＞呋塞米＞氯噻嗪。效能又称为最大效应，在一定范围内，增加药物剂量或浓度，其效应强度随之增加，但效应增至最大时，继续增加剂量或浓度，效应不能再上升，此效应为一极限，能反映药物的内在活性。呋塞米的效能最大，其余三个药的效能一样大。

12. 答案：CE

解析：治疗指数是药物LD_{50}与ED_{50}的比值，表示药物的安全性，数值越大越安全。A、B两药的LD_{50}与ED_{50}数值相同，所以两药的治疗指数相同。安全范围是指ED_{95}和LD_5之间的距离，是较好的药物安全指标，数值越大越安全。从图中可以看出A药的安全范围更大。

13. 答案：AC

解析：药物的安全性一般与LD_{50}的大小成正比，与ED_{50}成反比，故常以药物LD_{50}与ED_{50}的比值表示药物的安全性，称为治疗指。此数值越大越安全。但有时仅用治疗指数表示药物的安全性则欠合理，因为没有考虑药物在最大有效量时的毒性，较好的药物安全指标是ED_{95}和LD_5之间的距离，称为药物安全范围，其值越大越安全。

14. 答案：ABCDE

解析：五个药物均通过作用于相应的受体而发挥作用。

15. 答案：ABC

解析：酶是由机体细胞产生的具有催化作用的蛋白质，具有立体结构特异性、高度敏感性和高度活性，能促进各种细胞成分的代谢。许多药物是通过抑制酶活性产生治疗作用的。抗高血压药依那普利抑制血管紧张素转化酶、解热镇痛抗炎药阿司匹林抑制花生四烯酸环氧合酶（COX）、强心药物地高辛抑制Na^+、K^+-ATP酶而发挥药理活性的。

16. 答案：ABCDE

解析：细胞膜上有许多离子通道，有些药物可以直接作用于这些通道，产生药理作用。例如，局麻药利多卡因抑制Na^+通道，阻断神经冲动的传导而产生局麻作用；钙通道阻滞药硝苯地平、地尔硫䓬可以阻滞Ca^{2+}通道，降低细胞内Ca^{2+}浓度，引起血管舒张，产生降压作用；抗心律失常药可分别影响Na^+通道、K^+通道或Ca^{2+}通道，纠正心律失常；阿米洛利阻滞肾小管Na^+通道；米诺地尔激活血管平滑肌ATP敏感的K^+通道等。

17. 答案：ABCD

解析：氟尿嘧啶结构与尿嘧啶相似，掺入肿瘤细胞DNA、RNA中后，可干扰蛋白质合成而发挥抗肿瘤作用；磺胺类抗菌药通过抑制敏感细菌体内叶酸的代谢而干扰核酸的合成；喹诺酮类通过抑制细菌DNA回旋酶和拓扑异构酶Ⅳ发挥杀菌作用；抗人类免疫缺陷病毒（HIV）药物齐多夫定则是通过抑制逆转录酶，进而抑制DNA链的延长，阻碍HIV病毒的复制，达到治疗艾滋病的目的。阿托品是M受体阻断药。

18. 答案：AB

解析：有些药物通过补充生命代谢物质，治疗相应的缺乏症，如铁剂治疗缺铁性贫血、胰岛素治疗糖尿病等。

19. 答案：ABCDE

解析：有些药物常常是通过简单的化学反应或物理作用而产生药理效应，如口服氢氧化铝、三硅酸镁等抗酸药中和胃酸，可用于治疗胃溃疡。静脉注射甘露醇，其在肾小管内产生高渗透压而利尿。二巯丁二钠等络合剂可将汞、砷等重金属离子络合成环状物，促使其随尿排出以解毒。渗透性泻药硫酸镁和血容量扩张剂右旋糖酐等通过在局部形成高渗透压而产生相应的效应。

20. 答案：BC

解析：噻嗪类利尿药抑制肾小管Na^+-Cl^-转运体，从而抑制Na^+-K^+、Na^+-H^+交换而发挥排钠利尿作用；丙磺舒竞争性抑制肾小管对弱酸性代谢物的转运体，抑制原尿中尿酸再吸收，可用于痛风的治疗。

21. 答案：ABCD

解析：许多疾病涉及免疫功能。免疫抑制药（环孢素）及免疫调节药（左旋咪唑）通过影响机体免疫功能发挥疗效，前者用于器官移植的排斥反应，后者用于免疫缺陷性疾病的治疗。另外，某些药物本身就是抗体（丙种球蛋白）或抗原（疫苗）。

22. 答案：ABCDE

解析：有些药物并无特异性作用机制，而主要与理化性质有关。如消毒防腐药对蛋白质有变性作用，因此只能用于体外杀菌或防腐，不能内服。有些药物利用自身酸碱性，产生中和反应或调节血液酸碱平衡，如碳酸氢钠、氯化铵等。还有些药物补充机体缺乏的物质，如维生素、多种微量元素等。

23. 答案：ABCDE

解析：药物的作用是药物小分子与机体生物大分子之间的相互作用，引起的机体生理生化功能改变。药物作用机制是研究药物如何与机体细胞结合而发挥作用的。药物与机体结合的部位就是药物作用的靶点，已知药物作用靶点涉及受体、酶、离子通道、核酸、免疫系统、基因等。此外，有些药物通过理化作用或补充体内所缺乏的物质而发挥作用。

24. 答案：ABCDE

解析：药物与机体结合的部位就是药物作用的靶点，已知药物作用靶点涉及受体、酶、离子通道、核酸、免疫系统、基因等。

25. 答案：ABCDE

解析：受体具有饱和性、特异性、可逆性、高灵敏性、多样性等五种特性。

26. 答案：ABDE

解析：受体的类型包括G蛋白偶联受体、配体门控的离子通道受体、酪氨酸激酶受体、细胞内受体。

27. 答案：ABD

解析：药物与受体相互作用有三个学说：占领学说、速率学说和二态模型学说。

28. 答案：BCDE

解析：肾上腺皮质激素、甲状腺激素、维A酸、维生素A、维生素D等在细胞核上有相应的受体，这些位于细胞核的受体，称之为细胞核激素受体。

29. 答案：ABC

解析：配体门控的离子通道受体包括N胆碱受体、兴奋性氨基酸受体、γ-氨基丁酸（GABA）受体等。M胆碱受体属于G-蛋白偶联受体，胰岛素受体属于酪氨酸激酶受体。

30. 答案：CD

解析：胰岛素受体和表皮生长因子受体属于酪氨酸激酶受体。

31. 答案：BD

解析：a、b、c三药和受体的亲和力（pD_2）不等，pD_2最大的是a药物，但内在活性（E_{max}）相等。

32. 答案：ABCDE

解析：第一信使是指多肽类激素、神经递质、细胞因子及药物等细胞外信使物质，胰岛素属于多肽类激素，乙酰胆碱与γ-氨基丁酸属于神经递质。

33. 答案：ABCDE

解析：环磷腺苷（cAMP）、环磷鸟苷（cGMP）、二酰基甘油（DG）和三磷酸肌醇（IP_3）、钙离子（Ca^{2+}）和一氧化氮（NO）等都属于受体信号转导的第二信使。

34. 答案：BC

解析：第三信使是指负责细胞核内外信息传递的物质，包括生长因子、转化因子等

35. 答案：AB

解析：两药亲和力相等时，其效应取决于内在活性的强弱，当内在活性相等时，则取决于亲和力的大小。a、b、c三药和受体的亲和力（pD_2）相等，内在活性（E_{max}）不等；x、y、z三药和受体的亲和力（pD_2）不等，内在活性（E_{max}）相等。

36. 答案：ABCD

解析：将与受体既有亲和力又有内在活性的药物称为激动药。根据亲和力和内在活性，激动药又分为完全激动药和部分激动药，前者对受体有很高的亲和力和内在活性（α=1），后者对受体有很高的亲和力，但内在活性不强（α<1），量-效曲线高度（E_{max}）较低，即使增加剂量，也不能达到完全激动药的最大效应。反向激动药对失活态受体的亲和力大于活化态，药物与受体结合后引起与激动药相反的效应。

37. 答案：ACE

解析：根据亲和力和内在活性，激动药又分为完全激动药和部分激动药。部分激动药对受体有很

高的亲和力，但内在活性不强（α＜1），量-效曲线高度（E_{max}）较低，即使增加剂量，也不能达到完全激动药的最大效应，相反，却可因它占领受体而拮抗激动药的部分药理效应。

38. 答案：BCE

解析：完全激动药对受体有很高的亲和力和内在活性（α=1），吗啡（内在活性 α=1）为完全激动药。

39. 答案：ABD

解析：非竞争性拮抗药与受体形成比较牢固地结合，因而解离速度慢，或者与受体形成不可逆的结合而引起受体构型的改变，阻止激动药与受体正常结合，因此，增加激动药的剂量也不能使量-效曲线的最大强度达到原来水平，使 E_{max} 下降。

40. 答案：ADE

解析：竞争性拮抗药可使激动药量-效曲线平行右移，但其最大效应不变。与受体的结合是可逆的，可通过增加激动剂来争夺受体。竞争性拮抗药与受体的亲和力能用拮抗参数 pA_2 表示，pA_2 值越大，其拮抗作用越强。

41. 答案：ACD

解析：竞争性拮抗药与受体的亲和力可用 pA_2 表示。pA_2 值的大小反映竞争性拮抗药对其激动药的拮抗强度。药物的 pA_2 值越小，其拮抗作用越强。

42. 答案：ABCE

解析：由于激动药与受体的结合是可逆的，可通过增加激动药的浓度使其效应恢复到原先单用激动药时的水平，使激动药的量-效曲线平行右移，但其最大效应不变，这是竞争性抑制的重要特征（图A）。非竞争性拮抗药与受体形成比较牢固地结合，因而解离速度慢，或者与受体形成不可逆的结合而引起受体构型的改变，阻止激动药与受体的正常结合，因此增加激动药的剂量也不能使量-效曲线的最大强度达到原来水平，使 E_{max} 下降（图B）。

43. 答案：ABCDE

解析：临床长期应用异丙肾上腺素治疗哮喘，可以引起异丙肾上腺素的疗效逐渐变弱。维生素A可使胰岛素受体脱敏。β肾上腺素受体可被甲状腺激素、糖皮质激素、性激素调节。M胆碱受体可被血管活性肽调节。γ-氨基丁酸受体可被苯二氮䓬类药物调节。胰岛素受体可被β肾上腺素类药物调节等。

44. 答案：BC

解析：因长期应用拮抗药（或激动药水平降低），造成受体数量或敏感性提高。例如，普萘洛尔突然停药，由于β受体的敏感性增高而引起"反跳"现象，导致血压升高；磺酰脲类也可使胰岛素受体增敏。

45. 答案：ABCD

解析：影响药物作用的遗传因素主要包括药物作用靶点、转运体和代谢酶的遗传多态性，表现为种属差异、种族差异、个体差异和特异质反应。

46. 答案：ABCD

解析：对胃肠道黏膜有刺激和损伤作用的药物宜饭后服用，其余均正确。

47. 答案：ABC

解析：影响药物作用的生理因素包括：年龄、性别及体重与体型。

48. 答案：ABCDE

解析：影响药物作用的疾病因素包括：心脏疾病、肝脏疾病、肾脏疾病、胃肠疾病、营养不良、酸碱平衡失调、电解质紊乱、发热等。

49. 答案：ABDE

解析：影响药物作用的遗传因素包括：种族差异、特异质反应、个体差异及种属差异。

50. 答案：ABCDE

解析：已知药物作用靶点包括受体、酶、离子通道、核酸、免疫系统、基因、转运体等，有些药物通过理化作用或补充体内所缺乏的物质而发挥作用。

51. 答案：AD

解析：毒性反应是指在药物剂量过大或体内蓄积过多时发生的危害性反应，一般较为严重。短期内过量用药引起的毒性称急性毒性反应；长期用药时由于药物在体内蓄积而逐渐发生的毒性称为慢性毒性。毒性反应是药物的不良反应的一种，排除了治疗失败、药物过量、药物滥用、不依从用药、用药差错的情况。

52. 答案：ABCE

解析：药物相互作用对药动学的影响包括四个环节：吸收、分布、代谢、排泄。

53. 答案：ABCDE

解析：药物不良事件包括药品不良反应、药

品标准缺陷、药物质量问题、用药失误、药物滥用等。

54. 答案：AD

解析：副作用是指在药物按正常用法用量使用时，出现的与治疗目的无关的不适反应。阿托品用于解除胃肠痉挛时，会引起口干、心悸、便秘等副作用；用麻黄碱治疗支气管哮喘时有中枢神经兴奋作用，可引起患者失眠。

55. 答案：ABCD

解析：遗传因素对药动学的影响主要体现在药物在体内的吸收、分布、代谢和排泄发生改变。

56. 答案：ABCD

解析：根据机体生物节律的不同选择合理的用药时间是时辰药理学的研究目的。其余选项都是遗传药理学的研究目的。

57. 答案：ABCD

解析：药浓度的昼夜节律性变化受多种因素的影响，药物在体内的吸收、分布、代谢及排泄的每一过程都可能有昼夜节律性变化，使得体内药物浓度的变化也出现相应的昼夜节律。

58. 答案：ABDE

解析：常用的α受体阻断药和β受体阻断药对血压昼夜节律无明显的影响，其余选项均正确。

59. 答案：CDE

解析：协同作用指两药同时或先后使用，可使原有的药效增强，包括相加作用、增强作用和增敏作用。

60. 答案：ABD

解析：两药合用的作用是两药单用时的作用之和称为相加作用。例如阿司匹林与对乙酰氨基酚合用可使解热、镇痛作用相加；β受体拮抗药阿替洛尔与利尿药氢氯噻嗪合用后，降压作用相加；氨基糖苷类抗生素（庆大霉素、链霉素、卡那霉素或新霉素）间相互合用或先后应用，对听神经和肾脏的毒性增加。

61. 答案：CE

解析：增强作用是指两药合用时的作用大于单用时的作用之和。磺胺甲唑与甲氧苄啶合用，其抗菌作用增加 10 倍，由抑菌变成杀菌；普鲁卡因注射液中加入少量肾上腺素，肾上腺素使用药局部的血管收缩，减少普鲁卡因的吸收，使其局麻作用延长，毒性降低。

62. 答案：ABCD

解析：药物的毒性通常是在治疗疾病时因用药剂量过高、用药时间过长、或用药者为过敏体质、遗传异常时才会出现毒性作用。

63. 答案：ABCDE

解析：5 个选项都是药物毒性作用的产生机制。

64. 答案：ABCDE

解析：药物的结构、理化性质、剂量大小、给药途径和剂型都是影响药物毒性的因素。

65. 答案：ABCDE

解析：影响药物毒性的机体方面的因素包括营养条件、年龄、性别、遗传因素、种族差异和病理状态等。

66. 答案：ABCDE

解析：在影响药物作用的因素中，属于机体方面因素的有：生理因素、精神因素、疾病因素、遗传因素、时辰因素、习惯与环境等。

67. 答案：BCDE

解析：在影响药物作用的因素中，属于药物方面因素的有：药物剂量、给药时间、疗程、剂型与给药途径。

68. 答案：ABCD

解析：属于受体信号转导第二信使的有：环磷酸腺苷（cAMP）、环磷酸鸟苷（cGMP）、钙离子（Ca^{2+}）、一氧化氮（NO）。乙酰胆碱（Ach）是神经递质，属于第一信使。

69. 答案：ACD

解析：药物的协同作用指两药同时或先后使用，可使原有的药效增强，称为协同作用，包括相加作用、增强作用和增敏作用。

70. 答案：ABCDE

解析：常引起消化系统毒性作用的药物有非甾体抗炎药、抗肿瘤药物（甲氨蝶呤、氟尿嘧啶等）、糖皮质激素类药物、抗凝血药、抗菌药物等。

71. 答案：ABCDE

解析：药物对肾脏的毒性作用主要有急性肾小管损伤或坏死、急性间质性肾炎、慢性间质性肾炎、肾小球肾炎、梗阻性急性肾功能衰竭、慢性肾功能衰竭、肾血管损害等。

72. 答案：BCD

解析：抗心律失常药物胺碘酮、索他洛尔和溴苄胺等能够阻断与复极化过程有关的 K^+ 通道，抑

制 K^+ 外流。

73. 答案：ACDE

解析：对心肌细胞膜 Na^+ 通道具有阻滞作用的药物有奎尼丁、普鲁卡因胺、丙吡胺、氟卡尼、普鲁帕酮、利多卡因、苯妥英钠和美西律等，度抑制心肌细胞的 Na^+ 通道会对心脏产生不良反应。

74. 答案：ABC

解析：维拉帕米、戈洛帕米、地尔硫䓬等通过阻滞 Ca^{2+} 通道，治疗高血压、心绞痛、心律失常、心力衰竭等。但也会出现心脏方面的毒性。

75. 答案：BCE

解析：可引起再生障碍性贫血的药物有抗生素（如氯霉素）、解热止痛药（如保泰松、羟基保泰松等）、抗癫痫药（如苯妥英钠、乙琥胺）、磺酰脲类降血糖药、大多数抗肿瘤药物等。

76. 答案：ABCD

解析：能引起遗传性 G-6-PD 酶缺陷人群溶血性贫血的药物有伯氨喹、奎宁、维生素 K、呋喃妥因、磺胺类药物等。